U0243529

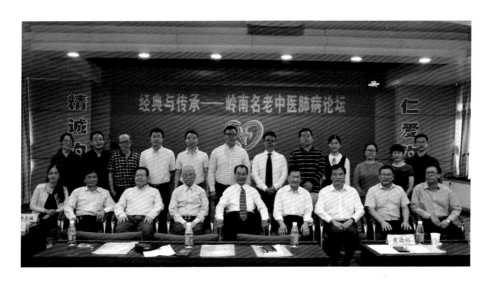

2019 年"经典与传承——岭南名老中医肺病论坛"（广州）与会专家合影
邱建行（前排居中）、刘伟胜（前排左四）、邱志楠（前排右四）、潘俊辉（前排左三）
王鹏（后排左六）、喻清和（后排左五）

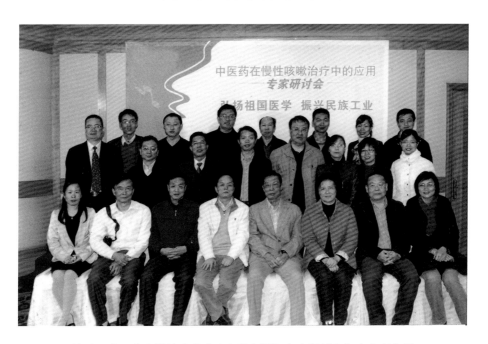

首届"中医药在慢性咳嗽治疗中的应用"专家研讨会与会专家合影
钟南山（前排右四）、潘俊辉（前排右二）
喻清和（中排左四）、黄婉怡（中排右一）、王鹏（后排左三）

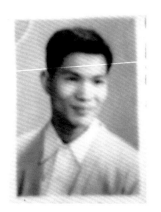 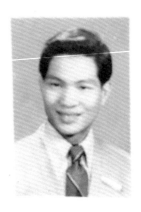

1957 年，邱志楠就读于　　　　1959 年 9 月，邱志楠就读于
广州第四中学　　　　　　　　广州中医学院

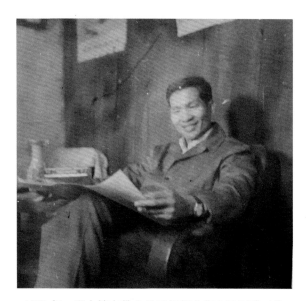

1972 年，邱志楠在佛山地区江门北街人民医院工作

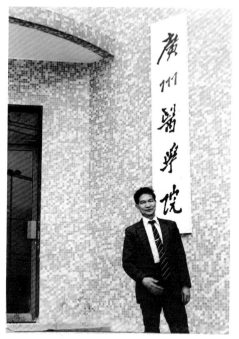

1976 年，邱志楠在广州医学院任教

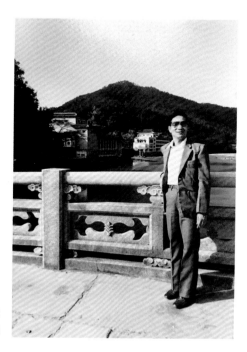

1993 年，邱志楠在从化担任
广东省卫生厅高评委工作

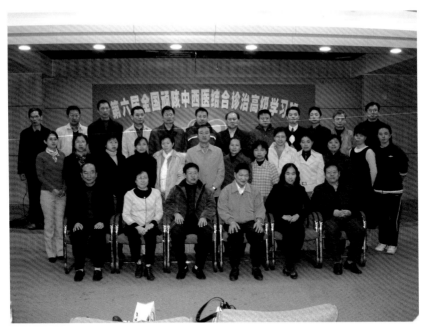

2006 年第六届全国顽咳中西医结合诊治高级学习班合影
邱志楠（前排右三）、潘俊辉（前排右一）
王鹏（后排右一）、喻清和（后排右四）

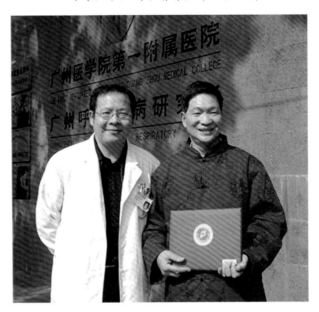

2006 年，邱志楠（右）获得国家"首届中医药传承特别贡献奖"，
与学术继承人潘俊辉合影

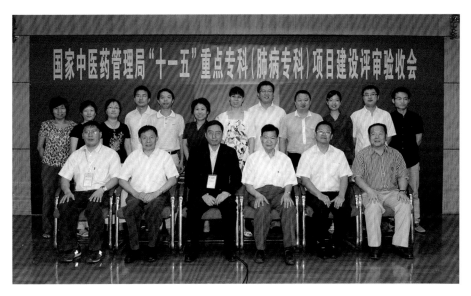

2011 年国家中医药管理局"十一五"重点专科（肺病专科）项目建设评审验收会合影
邱志楠（前排右三）、董竞成（前排左三）、刘凤斌（前排左一）、刘宇平（前排右一）

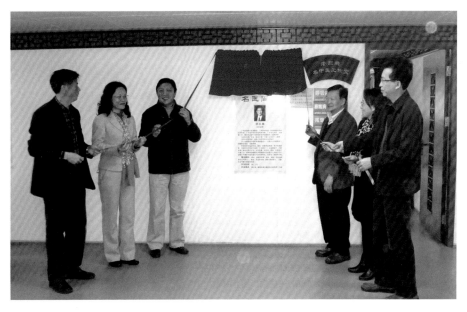

2012 年邱志楠全国名老中医工作室（南海）揭幕
邱志楠（右三）、老昌辉（左一）

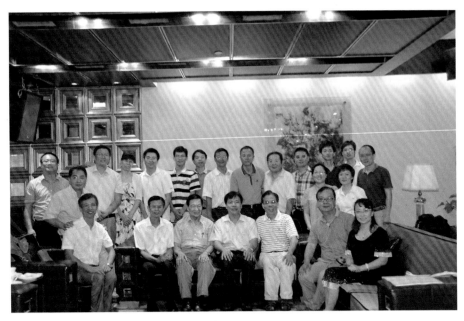

2012 年全国名老中医传承工作室一周年建设汇报会与会人员合影

邱志楠（前排左三）、王新华（前排左四）、李梓廉（前排左二）、陈晓辉（中排左一）

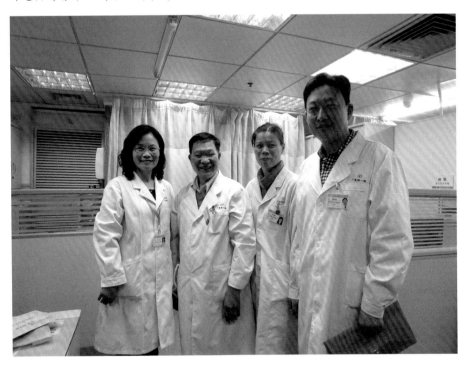

2014 年春节，医院领导慰问科室

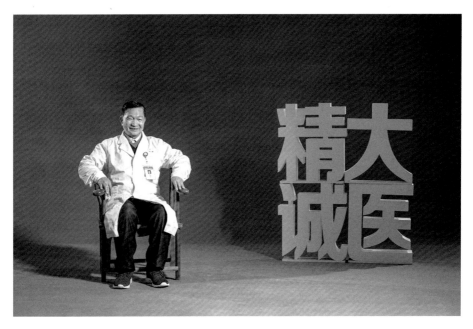

2018 年,《大医精诚》岭南名中医系列视频拍摄

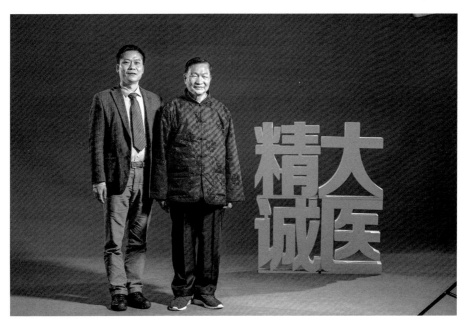

2018 年,《大医精诚》岭南名中医系列邱志楠教授（右）、梁子敬教授

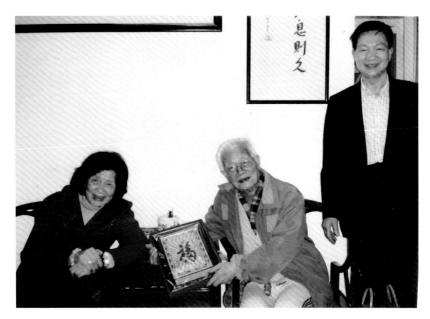

2018 年 9 月 18 日，邱志楠拜访国医大师邓铁涛教授（1916—2019）

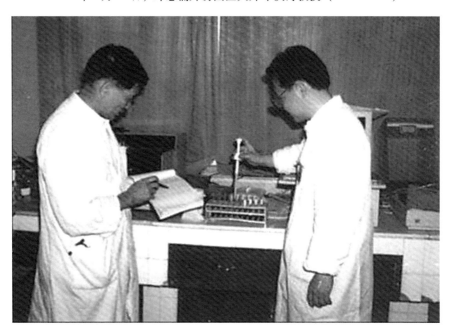

1997 年，邱志楠（左）与潘俊辉在广州医学院实验室

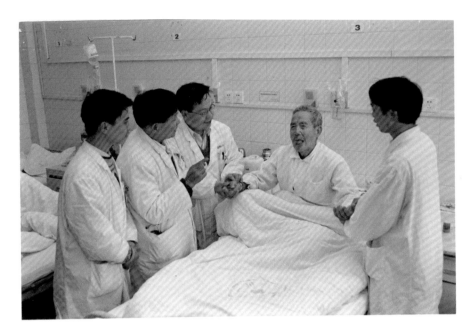

20世纪90年代末，邱志楠（左二）、潘俊辉（左三）、喻清和（右一）
和王峰（左一）查房

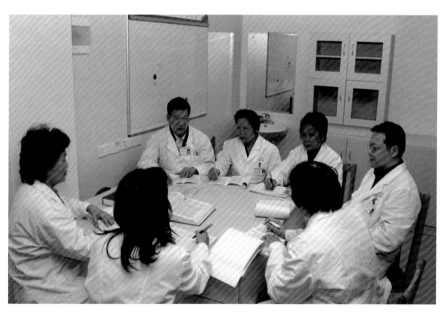

20世纪90年代，邱志楠（后排左一）与潘俊辉（后排右四）等专家在医院讨论

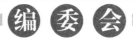

邱志楠平治肺病学

主编 潘俊辉 王 鹏 喻清和

钟南山题

广东高等教育出版社
Guangdong Higher Education Press

·广州·

图书在版编目（CIP）数据

邱志楠平治肺病学/潘俊辉，王鹏，喻清和主编. —广州：广东高等教育出版社，2021.7

ISBN 978 - 7 - 5361 - 7115 - 2

Ⅰ．①邱… Ⅱ．①潘… ②王… ③喻… Ⅲ．①肺疾病 - 中西医结合疗法 Ⅳ．①R563.05

中国版本图书馆 CIP 数据核字（2021）第 182419 号

QIUZHINAN PINGZHI FEIBING XUE

出版发行	广东高等教育出版社 地址：广州市天河区林和西横路 邮政编码：510500　电话：(020) 87551597 http://www.gdgjs.com.cn
印　刷	中华商务联合印刷（广东）有限公司
开　本	787 毫米 × 1 092 毫米　1/16
印　张	31.75
插　页	6
字　数	600 千
版　次	2021 年 7 月第 1 版
印　次	2021 年 7 月第 1 次印刷
定　价	198.00 元

序

广州医科大学原校长　王新华

邱志楠 1959 年就读于广州中医学院（现为广州中医药大学），1965 年毕业后在江门市北街人民医院从事医疗工作，1977 年调入广州医学院（现为广州医科大学）中医学教研室工作，1996 年被聘为中医学教授。他从事中医学医教研工作，至今已届一甲子。邱志楠是我校德高望重、学术精湛的大师，是岭南中医呼吸界名家。

一甲子从医，治病救人，仁心仁术。作为医生，邱志楠教授用自己精湛的医术治病救人，以患者为中心，创造性提出岭南平治肺病的学术观点，临证时肺肾同治呼吸系统疾病，取得了卓越成绩，1993 年荣获广东省人民政府授予广东省名中医称号。邱志楠门诊，求诊患者总是门庭若市，虽然他年逾八旬，仍坚持每周数次门诊，悉心诊治每位患者，体现了大医精神。

六十载育人，桃李天下，成绩斐然。邱志楠教授积极响应党中央和国务院号召，投身到全国老中医药专家学术经验继承工作中，被评为全国第二批、第四批、第五批、第六批师承导师，先后培养中青年医师十余人；全国中医优秀人才的中医研修也都包涵他的悉心指导与教育；2014 年成为首届中国中医科学院师承博士后导师。科室年轻医师的成长也都有他的指导及精神的潜移默化作用。2006 年获得国家"首届中医药传承特别贡献奖"。虽然年岁已高，但仍活跃在教学第一线，为本科及研究生临床带教，常常深入浅出，语言精彩，学术讲堂氛围活跃，走上讲坛体现了中医大师风度。

习近平总书记指出：中医药学是中国古代科学的瑰宝，也是打开中华文明宝库的钥匙。党的十九大报告也提出"坚持中西医并重，传承发展中医药事业"。中医药既要传承，也要发展与创新。中医人才培养需要数年乃至数十年的努力，需要不断积累，更需要创新，学古而不泥古，紧密结合临床实际，中西医结合诊治疾病，优势互补，让患者获得更多益处，从而更好地服务社会，为民众健康谋福祉。邱志楠临床中常利用西医的诊断优势，突出中医药的治疗特色，两者相互补充，相得益彰。对于青年中医的培养，邱志楠甘为人梯，言传身教，悉心指导，加快了我校中医人才的成长，培养出省名中医和中医优秀人才，成为各附属医院学术或专科带头人，弟子的临床水平更是有青出于蓝而胜于蓝之势。

《邱志楠平治肺病学》一书是弟子们根据日常跟师笔记、临床验案、临证经验、用药特色等汇编提炼而成，体现邱志楠深谙至理名言"善诊者，察色按脉，先别阴阳，以平为期"的重大学术思想。本书从理论渊源、学术研究、药用研究、临证思路等方面立章，阐述邱志楠平治肺病学术思想和临证经验，为后世学习中医，中医临证提供重要参考。该书将会成为一盏明灯，指引后来者循径而前行。

《邱志楠平治肺病学》行将出版之际，我愿意向读者推荐，这是一本难得的好书，故为之序。

前　　言

邱志楠教授是广州医科大学附属第一医院（以下简称"广医附一院"）中医肺病学科的学科带头人，全国著名中医药专家学术继承工作指导老师（第二、第四、第五、第六批），全国中医药传承博士后合作导师。邱志楠从医六十余载，学验颇丰，德艺双馨，二十世纪七十年代开始便与钟南山、侯恕等知名专家教授创办了广医附一院的中西医结合呼吸病专科，经过近半个世纪的不懈努力，逐步探索出具有岭南肺病中医治疗特色的学术体系——"岭南平治肺病学"。

科学发展史的客观规律表明，任何一门科学技术的发生发展壮大，都具有时代的烙印，也离不开相关领域的协同发展。中华人民共和国成立后，国家支持中医中药事业发展的政策陆续出台，"中西医结合，中西医并重"国家健康战略逐步实施。伴随着广州呼吸健康研究院（前身为"广州呼吸疾病研究所"）近四十年的强势崛起，邱志楠所带领的广医附一院（国家呼吸医学中心）中西医结合肺病专科在学术与临床上也取得了长足的进步。邱志楠学术思想在邱志楠众多弟子后辈多年来的传承与创新下，历时半个世纪的不断发展与临证完善，在中医哲学思想与现代医学科技相互融合的时代大背景下，逐步以"平治肺病"学术思想的完整面貌展现在世人面前。

本书所收录的内容是对这一学术思想发生、发展与不断完善的一种初步诠释，较系统地展示了"平治肺病学"的理论源流与发展体系。中医学术流派是一种融临证经验性、实证性、地域性、科技发展阶段性与时代性特征于一体，并具有原创性思维的独特医学理论体系。本书章节的设计与展开，符合中医学术流派的基本思路，即：廓清理论源流—结合中国岭南地域的亚热带气候条件下人群体质与呼吸病特征—形成对常见肺病与疑难肺病具有优势的独特疗法—从现代医学科学出发多层次多角度地阐释与验证—推动学术传承，探索人才培养等。

　　岭南文化源远流长，其传统医学流派中不乏名医大家，肺系疾病研究更是名家辈出。本书作者第一次系统阐述"岭南中医肺病证治"丰富的学术内涵，开宗明义，也是吾辈实践"欣逢盛世，当不负盛世"的一种历史担当。本书面世之时，适逢建党百年之际，国家卫生健康委印发《关于进一步加强综合医院中医药工作推动中西医协同发展的意见》。面对新的历史机遇，邱志楠之学唯有发皇古义、知古鉴今、继承创新、迎新慕远、与时俱进，融入到构建人类健康命运共同体的历史洪流当中，方能永葆生机。

潘俊辉　王鹏　喻清和
辛丑年五月初十·广州

目录

邱志楠小传：术贯中西，德惠普众 ·········· 1

一、少年怀志，熟读经典，学名医仁心仁术 ·········· 2

二、明于医理，悉心临床，创名方克制咳喘 ·········· 2

三、医术至精，医德高尚，战"非典"谈古论今 ·········· 3

四、治学严谨，潜心研究，攻难题成绩显著 ·········· 4

五、教书育人，桃李天下，授徒成绩斐然 ·········· 4

上编　邱志楠学术思想

第一章　平治肺病学总论 ·········· 7

一、源流与病因病机 ·········· 7

二、平治原则 ·········· 14

第二章　张仲景治肺学术观 ·········· 16

一、师仲景从风而治顽哮浅析 ·········· 16

二、守前贤，倡辨病与辨证结合 ·········· 19

三、巧用重用细辛 ·········· 20

四、探幽玄，治肺不忘宣降并用 ·········· 22

第三章　岭南肺病特点与难点 ················· 24

一、岭南肺病特点 ················· 24

二、伏风非内风 ················· 25

三、治痰学术观 ················· 26

四、祛邪扶正观 ················· 40

第四章　药用学术观 ················· 46

一、酸枣仁养肝兼能补肺 ················· 46

二、细辛灵活配伍 ················· 49

三、小青龙汤活学活用 ················· 50

四、三子养亲汤化裁 ················· 52

第五章　中西医结合平治呼吸病观 ················· 55

一、呼吸病病因病机 ················· 55

二、呼吸病临床表现 ················· 74

三、实验室与其他辅助检查 ················· 78

四、诊断与鉴别诊断 ················· 87

五、呼吸病治疗 ················· 93

六、中西医结合新思路 ················· 113

第六章　平肺安神学术观 ················· 115

一、失眠的辨证论治 ················· 115

二、典型病案 ················· 116

中编　平治肺病学各论

第七章　外感热病 ················· 123

一、寒温并用辨治外感发热 ················· 123

二、寒温并用治小儿外感 ················· 132

第八章　咳喘 ･････････････････････････････････ 139

　　一、活用"卫气出于肾" ･････････････････････････ 139

　　二、运用莱菔子治疗小儿咳喘 ･･･････････････････ 142

　　三、妙用细辛治婴儿咳喘 ･･･････････････････････ 143

　　四、治疗老年咳喘病经验 ･･･････････････････････ 145

　　五、典型病案 ･････････････････････････････････ 147

第九章　小儿呼吸道感染 ･････････････････････ 166

　　一、小儿反复呼吸道感染 ･･･････････････････････ 166

　　二、典型病案 ･････････････････････････････････ 169

第十章　顽哮 ･････････････････････････････････ 171

　　一、治顽哮学术思想 ･･･････････････････････････ 171

　　二、典型病案 ･････････････････････････････････ 177

第十一章　顽喘 ･･･････････････････････････････ 183

　　一、治顽喘学术思想 ･･･････････････････････････ 183

　　二、典型病案 ･････････････････････････････････ 186

第十二章　小儿哮喘 ･･･････････････････････････ 188

　　一、治疗小儿哮喘学术思想 ･････････････････････ 188

　　二、华盖散辨证论治 ･･･････････････････････････ 190

　　三、典型病案 ･････････････････････････････････ 191

第十三章　肺胀（慢性阻塞性肺疾病） ･････････ 196

　　一、治疗肺胀"八法" ･････････････････････････ 196

　　二、治疗老年慢性阻塞性肺疾病学术思想 ･･･････ 201

　　三、典型病案 ･････････････････････････････････ 202

第十四章　肺癌 ･･･････････････････････････････ 211

　　一、治疗肺癌术后学术思想 ･････････････････････ 211

二、典型病案 ·· 213

第十五章　非典型性肺炎（SARS） ·························· 221
　　一、治疗 SARS 学术思想 ·· 221
　　二、SARS 不同阶段治法 ·· 222

第十六章　鼻炎 ·· 225
　　一、天龙茶辨证治疗鼻炎学术思想 ·························· 225
　　二、典型病案 ·· 227

下编　平治肺病学学术发挥

第十七章　学术研究 ·· 233
　　补肾化痰法在难治性呼吸系统疾病中的应用 ·············· 233
　　邱志楠教授治疗哮喘经验探析 ································· 237
　　邱志楠以温肾法治疗顽咳顽喘经验 ·························· 241
　　邱志楠调平阴阳、扶正祛邪法治疗顽咳顽喘经验 ········· 246
　　慢性阻塞性肺疾病的辨证治疗浅析 ·························· 250
　　邱志楠教授治疗肺癌经验拾萃 ································· 252
　　邱志楠教授治疗肺纤维化的学术探讨 ······················ 255
　　邱志楠教授治疗小儿反复呼吸道感染经验 ················· 260
　　细辛治婴儿咳喘探析 ··· 263

第十八章　临床研究 ·· 267
　　SARS 病例密切接触者抗病毒口服液防治流行病学调查 ·· 267
　　SARS 中医综合诊治方案 ·· 270
　　天龙咳喘灵治疗哮喘 186 例疗效观察 ······················ 274
　　天龙咳喘灵胶囊对难治性哮喘优化治疗的临床研究 ······ 278
　　五子汤治疗老年咳喘症 60 例 ·································· 282
　　中西医结合治疗咳嗽变异型哮喘临床观察 ················· 285
　　天龙定喘汤治疗咳嗽变异性哮喘 168 例疗效观察 ········· 289

中西医结合治疗肺炎喘嗽（痰热壅肺证）的多中心临床研究 ……… 292

中西医结合治疗慢性干咳 126 例临床观察 ……………………………… 297

止咳散加减治疗急性气管炎的临床研究 ………………………………… 300

三莲汤为主治疗慢性喘息型支气管炎 216 例临床观察 ……………… 304

天龙咳喘灵胶囊治疗喘息型慢性支气管炎 368 例 …………………… 307

桃莪丹汤为主治疗特发性肺间质纤维化 68 例临床观察 …………… 310

中西医结合治疗支气管扩张症临床观察 ……………………………… 314

中西医结合治疗支气管扩张合并感染 128 例临床观察 …………… 317

中西医结合治疗慢性阻塞性肺疾病 228 例临床观察 ………………… 320

中西医结合治疗老年慢性阻塞性肺疾病急性加重 82 例疗效观察 … 323

伏风理论对慢性阻塞性肺疾病急性期抗炎效果的临床研究 ……… 327

天龙咳喘灵治疗慢性阻塞性肺疾病疗效观察 ………………………… 332

天龙咳喘灵对慢性阻塞性肺疾病稳定期患者生存质量的影响 …… 335

天龙咳喘灵干预慢性阻塞性肺疾病急性发作期的临床疗效观察 … 339

天龙咳喘灵干预 COPD 稳定期多中心临床观察和 BATMAN-TCM

　药理学—转录组药效机制研究 ………………………………………… 342

天龙咳喘灵合茶碱治疗慢性阻塞性肺疾病临床研究 ……………… 364

复方天龙咳喘灵胶囊治疗肺癌术后 206 例临床观察 ……………… 369

天龙健肺汤治疗中晚期肺癌疗效分析 ………………………………… 372

莪桃汤治疗肺癌术后 118 例临床疗效观察 ………………………… 375

基于数据挖掘技术探析潘俊辉教授辨治小儿外感咳嗽用药特点 … 379

中药超声雾化治疗小儿咳嗽变异性哮喘疗效观察 ………………… 381

天龙咳喘灵胶囊防治小儿反复呼吸道感染的临床观察 …………… 384

天龙茶联合氨溴索口服液治疗小儿支气管肺炎临床疗效观察 …… 386

橘红痰咳膏治疗小儿急性支气管炎 96 例疗效及安全性研究 …… 389

第十九章　实验研究 ……………………………………………………… 393

天龙咳喘灵对哮喘患者嗜酸性粒细胞（EOS）抗体表达的影响 … 393

天龙组方抑制哮喘模型小鼠气道炎性细胞聚集和炎症反应的实验研究

　　……………………………………………………………………………… 396

天龙咳喘灵对慢性哮喘小鼠气道重塑的影响 ……………………… 399

天龙咳喘灵改善慢性哮喘小鼠气道重塑的机制 ································· 405

天龙咳喘灵干预呼吸合胞病毒诱导小鼠哮喘模型 BALF 细胞因子的影响
··· 412

天龙咳喘灵对慢性阻塞性肺疾病大鼠的影响及作用机制 ··············· 416

天龙咳喘灵胶囊对大鼠慢性低氧性肺动脉高压的防治作用 ··········· 439

天龙咳喘灵胶囊防治大鼠慢性低氧性肺动脉高压的 NO 机制 ········ 444

天龙咳喘灵对人气道上皮细胞增殖和迁移的影响 ························· 447

天龙咳喘灵提取物抑制 A549 细胞上皮—间质转化过程中的微 RNA
表达变化 ··· 452

天龙咳喘灵提取物对 A549 细胞上皮间质转化的影响及机制研究 ··· 461

第二十章　药理学研究 ··· 470

天龙咳喘灵胶囊的薄层色谱鉴别研究 ······································· 470

天龙咳喘灵中总黄酮和槲皮素含量测定 ··································· 474

天龙咳喘灵治疗慢性阻塞性肺疾病的物质基础及作用机制的网络药理
学研究 ··· 482

第二十一章　教学研究 ··· 495

在高等医学院校中渗透中医素质教育的实践探索 ························· 495

邱志楠小传：术贯中西，德惠普众

邱志楠，汉族，中共党员，1938 年出生于广东省南海县（现广东省佛山市南海区）。祖父是当地知名中医，以医术卓著名闻乡里。邱志楠年幼时所见病患大多服用中药治愈，他在此环境中耳濡目染，对中医学产生了浓厚的兴趣，为今后从事中医事业埋下了"种子"。自 1965 年始至 2019 年，他已从事中医教、医、研 54 载。

邱志楠 1959 年至 1965 年就读于广州中医学院（现为广州中医药大学），1965 年毕业后在江门市北街人民医院从事医疗工作，1977 年调入广州医学院（现为广州医科大学）中医学教研室从事中医学医教研工作，1982 年被评为广东省优秀教师，1987 年晋升副教授和副主任医师，1991 年参编《中医学》（该书被作为全国二十所高等院校的中医学教材），1992 年晋升主任医师职称，同年被评为广州市优秀教师。1993 年荣获广东省人民政府授予"广东省名中医"称号。1996 年晋升为正教授，并再次被评为广州医学院优秀教师、广州市优秀教师，同年获广州市人民政府授予"广州市中医药先进工作者"称号。1996 年带领中医学教研室评为广州市重点课程，1998 年中医学课程又评为广东省重点课程。1997 年被卫生部、人事部、国家中医管理局评为全国第二、四、五、六批名老中医药专家学术经验继承人指导老师。

邱志楠曾任广州医科大学第一附属医院中医科主任医师，中国中西医结合学会呼吸专业委员会委员、广东省中医药学会理事、广东省中医内科学会常务理事、广东省中医药学会呼吸专业委员会副主任委员、广东省中医药学会肿瘤学会常委、广州市中医药学会内儿急学会副主任委员、广州医学院学报编委等。现为广州医科大学附属第一医院国家中医药管理局重点专科——中医肺病学科带头人、广东省中医药学会终身理事，在广东省中医界具有重要的学术地位。

一、 少年怀志， 熟读经典， 学名医仁心仁术

少年时代的邱志楠才思敏捷，勤奋好学，在班内成绩总是名列前茅。他出于对祖国医学的热爱和兴趣，在1959年参加高考时，毅然在第一报考志愿填上"广州中医学院"。"功夫不负有心人"，当年他以第五名的成绩考入了全国中医药学最高学府——广州中医学院（现为广州中医药大学）。实现了自己多年对中医学进行正规、系统学习的夙愿。

广州中医学院是中华人民共和国成立后，在周总理亲自关怀下，我国最早设立的五所中医学院之一，是岭南培养中医药人才的摇篮。邱志楠便是该校较早期的一批高等中医学生。当时的中医学院，有一批学识渊博、德高望重的中医学前辈任教，校风严谨，学风浓厚。在这种学习环境下，邱志楠如鱼得水，在祖国医学的浩瀚海洋里自由遨游。"书山有路勤为径，学海无涯苦作舟"，大学期间的邱志楠惜时如金，刻苦用功，大学一年级时已经将许多中医学书籍熟读于口，如《汤头歌诀》《医学心悟》等医学经典更是熟记于心。他"勤求古训，博采众方"，随着年级的升高，不再满足于老师所传授的内容，他开始涉猎各种中医学和现代医学的书籍，历代中医学名家的著述更是爱不释手，图书馆成了他最爱去的地方。在众多的医学书籍里面，邱志楠对《黄帝内经》《伤寒论》和《金匮要略》最为钟爱，虽事隔多年，许多条文至今仍能背诵，当时用功程度可见一斑。"纸上得来终觉浅，绝知此事要躬行"，由于中医学自身发展的独特背景，临床经验尤为重要。邱志楠深谙其道，在博览群书的同时，经常课闲时到门诊师从邓铁涛、何汝湛、朱敬秀、关济民等名老中医出诊。1965年7月，邱志楠完成了6年的中医学习，怀着济世仁术、一心赴救的志愿踏出了大学校门。

二、 明于医理， 悉心临床， 创名方克制咳喘

邱志楠毕业后至江门市北街人民医院从事医疗工作，在临床上发现许多患者咳嗽经久不愈，按书本所学难以取得好的疗效。当时在医学界有"伤风咳嗽，医生见了眉头皱"之说，他便反复翻阅古籍，勤于思索，精其医理，提出补五脏之肾在慢性呼吸系统疾病治疗中具有重要意义。

对于"肾"在慢性呼吸系统疾病的发病机制中所起到的作用，历代医家认为咳喘病的后期或年事已高患者才重视"补肾"疗法，而邱志楠提出应将"补肾"疗法贯穿于治疗全程，而且应尤重"温补肾阳"。同时他认为小儿亦有肾虚的病机，也应使用"补肾"疗法。如支气管哮喘，多从幼儿发作，

外界诱发因素较少发现。现代医学认为此病遗传因素是重要致病因素，且与人体免疫机制有密切关系。邱志楠认为这实际上便是肾虚所致。肾为先天之本，主生长发育。肾气之强盛受之于父母，源于先天。若先天强盛，机体免疫机制良好完整，所谓"正气存内，邪不可干"；若先天不足，机体免疫机制有缺陷，则遇外感或食味诱发，而作哮喘。用此理论即可解释为何同样是小儿，有人发病，有人却安然无事。其本质在于先天肾气充足与否，即其机体免疫机制是否完善。在治疗中，邱志楠将温补肾阳之法贯穿始终，习用仙灵脾温补肾阳，许多患儿长期应用，哮喘病情控制良好，发作次数明显减少，甚至消失。邱志楠的这一观点，丰富了中医学对于治疗慢性咳喘证的病因病机，扩大了"补肾"疗法在治疗慢性咳喘证中的应用范围。

邱志楠不拘泥于中西界限，重视中西医结合治疗慢性呼吸系统疾病的研究。钟南山院士主持的广州呼吸健康研究院是我国研究治疗呼吸系统疾病的国家临床医学中心，具有强大的科研能力。为了用现代医学理论阐述中药治疗慢性呼吸系统疾病的机理，邱志楠与广州呼吸健康研究院联合进行了中药"天龙咳喘灵"和"天龙茶"的系列研究，取得了显著的研究成果。其中"天龙咳喘灵为主治疗慢性咳喘证的研究"通过了广东省中医药局组织的成果鉴定，专家认为"该成果达到了国内先进水平，具有广阔的开发和应用前景"。

邱志楠从事中医肺病的研究已五十多年，治好不少顽固性咳嗽。急慢性支气管炎、支气管扩张、支气管哮喘、慢性干咳、咳嗽变异型哮喘、肺炎、肺间质纤维化、肺癌、肺癌术后咳嗽等都可能发展为顽咳。邱志楠提出，顽咳的病机多属于肺虚挟邪，痰瘀互结，新感引动伏邪，治疗上如单纯应用西药抗菌，可能会因祛邪过度而伤正，正伤则邪不去，是以咳嗽缠绵不愈、屡治屡发。他带领的中西医结合肺病专科研究组多年来应用中药扶正祛邪，或中西医结合，祛邪扶正并用，对一般体虚久咳，肺炎、肺癌咳嗽及各种顽固性咳嗽、小儿痉挛性支气管炎、肺虚咳嗽、哮喘均取得明显疗效。

三、 医术至精， 医德高尚， 战 "非典" 谈古论今

"大医精诚"，作为一名医术精湛的中医专家，邱志楠身上体现出来的医德风范更加令人钦佩不已。在广州医科大学附属第一医院（以下简称"广医大一附院"），都知道邱志楠下班晚。因为求治的患者众多，他经常要延时下班，专家门诊从早上 8 点一直到下午 2 点半，他总是要等看完最后一个患者才吃午饭。"时刻把患者放在心上，全心全意为患者服务"，是邱志楠的座右铭，也是一个中医老专家的高尚医德风范！2003 年，急性传染病非典型肺炎（SARS）向人们袭来。广医大一附院成为抗击"非典"的战斗前线。作为医

院的一分子，邱志楠也积极地投身到防治非典的战斗中，被广东省人民政府评为"抗击非典三等功"和广州市人民政府评为"抗击非典先进个人"，并数次被评为大学及医院优秀党员、优质服务先进个人等。

四、 治学严谨， 潜心研究， 攻难题成绩显著

邱志楠对中医学具有精湛的学术造诣，积累了丰富的治疗经验，主持完成广东省"八五"科技攻关项目1项，省中医药管理局科研课题2项，1项课题通过广东省中医药局成果鉴定，指导省中医药局科研课题数项，在省级及国家级杂志发表论文近百篇。1999年获得大学科研成果奖2项，教学成果奖1项，主持完成的"天龙组方治疗慢性咳喘证的基础与临床研究"2002年获广东省科学技术进步三等奖。

五、 教书育人， 桃李天下， 授徒成绩斐然

邱志楠重视培养中青年医师，授徒成绩斐然，2006年获得国家"首届中医药传承特别贡献奖"。其学生潘俊辉于2000年顺利出师，成为全国第二批名中医学术继承人，并相继成为广东省名中医、广东省首批名中医师承导师和第六批全国老中医药专家学术经验继承工作导师，学生王鹏、黄婉怡顺利出师；喻清和、叶振宇于2011年顺利出师，成为全国第四批名中医学术继承人，均晋升为主任中医师；王峰、潘素滢于2016年顺利出师，成为全国第五批名中医学术继承人，均晋升为主任中医师；宋兴华、任培华于2018年成为全国第六批名中医学术继承人，正在学习中；朱琳、张大鹏于2019年顺利出师，成为广东省第二批学术师承人。他的指导及精神对科室年轻医师的成长起着潜移默化的作用。全国中医优秀人才、广州市中医院丘梅清主任医师也在中医研修中得到过邱志楠教授的悉心教导。2014年，邱志楠教授成为第一批中医药传承博士后合作导师，学生为夏鑫华博士。近二十年，广医大一附院举办多期"全国中西医结合临床呼吸病学高级学习班"，学员遍及全国。邱志楠教授亲临指导并参与授课，深受欢迎。虽然邱教授目前年岁已高，但他仍活跃在教学第一线，为本科及研究生临床带教，并常常走上讲坛，其讲解深入浅出，语言精彩，学术讲堂氛围活跃。

邱志楠德高望重，治学严谨，教学育人，为人师表，以自己的实际行动践行"三个代表"精神，时刻"以患者为中心"，为患者解决疾苦，是不可多得的著名中医肺病学术大师。

上　编　邱志楠学术思想

第一章 平治肺病学总论

一、 源流与病因病机

1 平治肺病之学术源流

邱志楠根据《素问·至真要大论篇》中"谨察阴阳所在而调之,以平为期"的理论,提出"平治肺病"观点。所谓平治肺病,亦即通过中药治疗使肺脏阴阳、寒热及气机皆达到正常平衡的状态。

在阴阳上,肺阴为肺之阴气,与肺阳相对,乃肺之滋润、宁静、内守的一面,并可制约过亢的阳热,有濡养肺脏、滋润肺系的功效。肺阴不足则肺燥、虚火、干咳、盗汗诸症丛生。肺之阳气,与肺阴相对,乃肺之温煦、运动、升散的一面。在现实中鲜有人提及"肺阳"这一概念,但临床往往多见形寒饮冷损伤脾阳或素体命火虚衰导致肺阳不足,肺阳不足以温煦敷布津液而酿生痰湿寒饮,不足以宣发卫气而表虚自汗外邪多袭,或咳吐唾涎。

2 《黄帝内经》中"五脏六腑皆令人咳,非独肺也"解析

《黄帝内经》对咳嗽的病因病机论述颇为详细,如《素问·宣明五气篇》所言"五气所病……肺为咳"。《素问·咳论篇》言"五脏六腑皆令人咳,非独肺也",认为咳嗽是由于"皮毛先受邪气,邪气以从其合也……五脏各以其时受病,非其时,各传以与之"所致,并以脏腑命名,分为肺咳、心咳、肝咳、脾咳、肾咳等,揭示了咳虽为肺之病变,但其他脏腑的病变亦会影响肺而发生咳嗽,从而扩展了咳嗽的辨证论治范围,对临床辨证具有重要的指导意义。通过学习经典,结合临床治疗,邱志楠对"五脏六腑皆令人

咳，非独肺也"有了一定的认识与感悟。五脏各在一定的时令受病，而后传至肺脏致咳嗽。各脏咳又传至胃、大肠、胆、小肠、膀胱、三焦。而六腑又可传五脏，以及脏象间横传，皆可导致咳嗽。《黄帝内经》中还根据脏腑与咳嗽的关系分述了五脏咳与六腑咳的特点。五脏咳证，是指邪犯各脏经脉，使各脏经脉气血逆乱，并出现相应的咳证。

中医学认为五脏六腑皆能令人咳，其病理过程与痰瘀密切相关，痰是脏腑功能失调、津液输布障碍，或邪热伤津、炼液而成的。其中脏腑功能失调以肺、脾、肾三脏为主。肺主气，司呼吸，主宣降，为水之上源，感受六淫外邪，或其他脏腑功能失调，如肝气郁结，横逆犯肺，或久病肺虚，均可导致肺失宣降，津液输布失常，停聚为痰。脾主运化水谷津液，《素问·经脉别论篇》说："饮入于胃，游溢精气，上输于脾，脾气散精，上归于肺，通调水道，下输膀胱。"各种原因导致脾胃运化失常，水湿内停而为痰浊，痰浊上乘，蕴贮于肺脏，即所谓"脾为生痰之源，肺为贮痰之器"。肾主水和气化，为水脏，久病肾虚，或劳欲伤肾，肾阳虚弱，以致不能温化水湿，聚成痰浊。慢性阻塞性肺疾病长期反复发作，迁延不愈，而久病必致脾、肾虚损，为痰的产生提供了病理基础。痰既成之后，又作为内源性致病因素作用于人体，痰浊阻肺，肺失宣肃而见喘息气促、咳嗽、咯痰等征。

血液的循行有赖于气的推动及温煦。气虚，或阳失温煦，或气机郁滞，均可致血液郁滞。心主血脉，肺朝百脉，肺助心主治节，调节血液循环。外邪闭肺，或痰郁肺阻皆可致肺失宣降，不能助心主治节而形成瘀血。久咳患者大多肺气渐虚，以致无力推动血行而形成瘀血；久病脾肾阳虚，甚而累及心阳，不能温煦经脉或鼓动血脉，血液凝滞，形成瘀血。临床常出现唇甲青紫、面色黧黑、肌肤甲错、胁下痞块、舌质暗红或紫暗或有瘀斑、脉涩等表现。血瘀络滞，五脏六腑营养障碍而功能受累，可导致机体抵抗力低下，易致外邪侵袭，引起咳嗽反复发作。

痰、瘀常彼此相互影响。痰浊阻遏肺气，肺气被郁，失于宣降，百脉不能正常朝汇于肺，肺不能助心主治节，可形成或加重瘀血；反之，瘀血亦可引起痰的产生，加重痰阻病理，由于肺朝百脉，助心调节血液循环，瘀血停滞，经脉涩滞，势必又会引起肺气郁闭或肺气损伤，从而使肺失宣发、肃降，导致津液失于输布，停滞为痰。痰、瘀既成，极易形成痰瘀相结，出现痰、瘀相兼表现，如咳嗽、咯痰、喘促、唇甲青紫、胁下痞块、舌质瘀暗等。

咳嗽是内、外病邪犯肺，肺脏祛邪外达的一种病理反应，因此常分为外感咳嗽与内伤咳嗽。一般而言，外感咳嗽多属新病，病尚浅而易治疗，属于邪实；内伤咳嗽多是宿疾，呈慢性反复发作，迁延难愈，其病较深，治疗上难取速效。古人在治疗咳嗽时非常注重内伤、外感之辨。外感之咳以治肺为主，内伤之咳除治肺外，还应从整体出发，兼顾健脾、调肝、补肾。因肺主气，司呼吸，上连气道、喉咙，开窍于鼻，直接与外界相通，且外合皮毛。人体感受外邪，肺首当其冲，故外感咳嗽属于邪实，治疗上应以宣肺散邪为主。而内伤咳嗽本身就是由脏腑气血阴阳失调累及于肺所致，按治病必求其本的原则，当以祛邪止咳、补虚扶正分别处理。

《黄帝内经》曰："五脏六腑皆令人咳，非独肺也。"其理论是中医整体观念的典型体现，指导我们在进行肺系疾病诊疗时应重视人体本身的统一性、完整性。现代医学也已认识到许多脏腑的疾病均可造成咳嗽，如鼻后滴漏综合征、咽炎、心力衰竭、胃食管返流、肾功能不全等。因此，将这一理论运用于具体疾病的诊治时，必须结合临床实际情况，对疾病的特殊性、规律性进行深入的研究，辨证论治，灵活应用，才能取得满意的效果。①

3　《素问·咳论篇》之治咳寻根

《素问·咳论篇》主要阐述了咳嗽的病因病机、辨证分类、传变规律及针刺治疗原则，是《黄帝内经》中论述咳病的专篇。故马莳说："内论五脏六腑之咳，各有形状治法，故名篇。"当今中医在临床辨治肺病咳嗽时，显然离不开《黄帝内经》理论的指导，都相当重视《素问·咳论篇》中关于"五藏（脏）六府（腑）皆令人咳"的阐述，然而在研习经典过程中又常常存在断章取义和不求甚解的现象，因此有必要对《素问·咳论篇》进行整体的分析和阐释。

《素问·咳论篇》全篇从咳嗽的病因病机、病证传变、腑咳表现和治咳方法四个方面进行了系统论述。

3.1　病因病机

黄帝问曰：肺之令人咳，何也？岐伯对曰：五藏六府皆令人咳，非独肺也。帝曰：愿闻其状。岐伯曰：皮毛者，肺之合也，皮毛先受邪气，邪气以从其合也。其寒饮食入胃，从肺脉上至于肺，则肺寒，肺寒则外内合邪，因而客之，则为肺咳。五藏各以其时受病，非其时，各传以与之。

人与天地相参，故五藏各以治时，感于寒则受病，微则为咳，甚者为泄为痛。乘秋则肺先受邪，乘春则肝先受之，乘夏则心先受之，乘至阴则脾先受之，乘冬则肾先受之。

---

① 肖小惠，卢丽婷."五脏六腑皆令人咳，非独肺也"之浅见［J］. 中国中医药咨讯，2012，4（6）：146.

此段落关于咳嗽病因病机的论述，首先以"五藏（脏）六府（腑）皆令人咳，非独肺也"开篇点题，表明咳嗽并非肺经病症所独有的症状。肺咳之因，"皮毛者，肺之合也，皮毛先受邪气，邪气以从其合也"，令肺失宣发、肃降之司，导致咳嗽之状，此言外感咳嗽之因。又有"寒饮食入胃，从肺脉上至于肺，则肺寒，肺寒则外内合邪，因而客之，则为肺咳"，此言内伤饮食生冷，邪气入于中焦，循肺手太阴之经脉，"下络大肠，还循胃口，上膈属肺"而使肺失宣降，引起咳嗽的发生。外感六淫邪气从皮毛而入，导致肺咳的病因病机较易理解，而寒饮、冷食之邪气循经脉伤肺的观点已在影响现代医学思维，如慢性咳嗽分类包括胃食道返流征及鼻后滴漏综合征，同时提醒中医临床医生应从经络、非肺脏腑辨证入手，才能提高治咳的辨证水平。

另外，"五藏（脏）各以其时受病，非其时，各传以与之"，"乘秋则肺先受邪，乘春则肝先受之，乘夏则心先受之，乘至阴则脾先受之，乘冬则肾先受之"。邪气入侵五脏之经，则为五脏咳嗽之症状。因此五脏咳从严格意义上讲，应该是五脏经脉之是动病，而非五脏经脉之所生病。故咳嗽并见症状均为该经循行路线的证候。

3.2　病证传变

帝曰：何以异之？岐伯曰：肺咳之状，咳而喘息有音，甚则唾血。心咳之状，咳则心痛，喉中介介如梗状，甚则咽肿喉痹。肝咳之状，咳则两胁下痛，甚则不可以转，转则两胠下满。脾咳之状，咳则右胁下痛，阴阴引肩背，甚则不可以动，动则咳剧。肾咳之状，咳则腰背相引而痛，甚则咳涎。

此段论证了咳嗽之证的发展与传变。从咳嗽和其他病症（如疼痛、泄泻）的关系来看，"五藏（脏）各以治时，感于寒则受病"，邪气有强有弱，"微则为咳，甚则为泄为痛"。正是由于体质不同，感受邪气的季节和强弱有别，外邪如寒邪侵袭，临床上就表现为"咳嗽""疼痛""泄泻"等区别。其他外感邪气致病也是这个道理。五脏受邪，经气不利，必然导致疾病的发展变化，六腑之咳，乃五脏之经气内传所致。

3.3　腑咳表现

帝曰：六府之咳奈何？安所受病？岐伯曰：五藏之久咳，乃移于六府。脾咳不已，则胃受之，胃咳之状，咳而呕，呕甚则长虫出。肝咳不已，则胆受之；胆咳之状，咳呕胆汁。肺咳不已，则大肠受之；大肠咳状，咳而遗失。心咳不已，则小肠受之；小肠咳状，咳而失气，气与咳俱失。肾咳不已，则膀胱受之；膀胱咳状，咳而遗溺。久咳不已，则三焦受之；三焦咳状，咳而腹满，不欲食饮。此皆聚于胃，关于肺，使人多涕唾而面浮肿气逆也。

此段全面分析了咳嗽的表现根据邪气在经在腑的不同而异。因此，治疗咳嗽应从咳嗽表现和病位的不同来看，分清脏咳与腑咳的区别及移于六腑的趋势。

对"聚于胃，关于肺"的认识，从古至今有许多不同的理解，归纳有四：一是于六腑作咳而言，如杨上善云"六腑咳，皆以气聚胃中，上关于肺，致使面壅浮肿气逆为咳也"。二是认为此句是承"三焦咳状"而言，如《素问》吴注者是也。三是认为其是久咳不愈、中上二焦受病的病机，如王冰注："上焦者，出于胃上口，并咽以上贯膈，布胸中走腋。中焦者亦至于胃口，出上焦之后，此所受气者，泌糟粕，蒸津液，化其精微，上注于肺脉，乃化而为血。故言皆聚于胃，关于肺也。"四是认为此句是总结以上诸咳，如张介宾（张景岳）注云："诸咳皆聚于胃、关于肺者，以胃为五脏六腑之本，肺为皮毛之合，如上文所云皮毛先受邪气及寒饮食入胃者，皆肺胃之候也。阳明之脉起于鼻，会于面，出于口，故使人多涕唾而面浮肿。肺为脏腑之盖而主气，故令人咳而气逆。"

"聚于胃，关于肺"与篇首肺咳形成机制相照应，为临床医生辨治咳病的重要提示。诸说不一，首推张介宾所注。张介宾深得此旨，在《金匮要略》治饮方剂中，诸如射干麻黄汤、苓甘五味姜辛汤、小半夏汤、小半夏加茯苓汤、厚朴大黄汤、泽泻汤、葶苈泻肺汤、小青龙汤等，纵有寒热加减，但终不忘干姜或生姜、细辛、五味子此三味中药。因为姜辛而散温，生胃气布津液，宣肺止咳化痰；细辛辛温，能温肺散寒祛风；五味子酸收而安肺气。这是治在肺胃的极好例证。总之，咳嗽的病理变化虽然复杂，然总不离"聚于胃，关于肺"。

3.4 治咳方法

帝曰：治之奈何？岐伯曰：治藏者，治其俞；治府者，治其合；浮肿者，治其经。帝曰：善！

此段落对咳嗽的治疗明确提出"治藏者，治其俞；治府者，治其合；浮肿者，治其经"。正如《灵枢·九针十二原》中所说："所出为井，所溜为荥，所注为输，所行为经，所入为合，二十七气所行，皆在五腧也。"临床上，在治疗咳嗽时，应参考《难经·六十八难》："井主心下满，荥主身热，俞主体重节痛，经主喘咳寒热，合主逆气而泄。"因此，五脏咳选择经脉五腧穴中的输穴，六腑咳选择五腧穴中的合穴，对严重病变影响到三焦气机逆乱之浮肿者，则选用五腧穴中的经穴。

4 《理虚元鉴》清金保肺之探源

《理虚元鉴》二卷，系明末医家汪绮石所撰。汪绮石先生医术离玄，尤独擅长诊治虚劳，其学术思想继承于《素问》《灵枢》及研习后世诸家之长，结合其多年临证经验，撰成该书。他对虚劳的诊治"辨症因，详施治，审脉法，正药讹，精纯涵密"。汪绮石先生所论治的虚劳学术思想，实为发前人所未发，习古而不泥古，自创一家之言，且其对"清金保肺"之阐述及运用，更是别有心悟，不仅为虚劳理论开拓了新的论治思路，而且对后世诊治支气管哮喘、慢性阻塞性肺疾病、肺炎及咳嗽等肺病起了重要启迪作用。本章就其这一学术思想做深入探讨，以备临床之运用。

4.1 "三本二统"之说

汪绮石先生深达先贤之遗训，论虚劳以《素问》《灵枢》为宗，兼采各家之所长，斟酌研习李东垣、朱丹溪、薛立斋等人的学术思想，取长弃短，宗其法而不泥其方。他取东垣重脾胃而舍其辛燥之虞，免伤清肃之肺金；遵丹溪之滋阴而去其苦寒沉降之流弊；效立斋之温补而不徒用桂附之类以助其郁热。不偏不倚执两端以用中，提出治虚劳"三本"（肺、脾、肾）"二统"（阴虚之证统于肺，阳虚之证统于脾）之说。《理虚元鉴》论治虚劳以"清金保肺"为主旨，其效系三家所出之法。绮石先生之所以如此，一方面固然是因为虚劳之疾以肺痨为多见，另一方面则是以前人多论脾肾而少论及肺为基奠，亦是补前人之不足，不使后之学者拘泥于"脾肾"。

4.2 重火伤肺尤甚

清金保肺乃汪绮石先生治虚劳指导思想中最重要的部分。而"虚劳由火说"则是他产生这一思想的根源。所以他在分析虚劳病机时从火立说，创"心肾不交""木火刑金""虚火伏火"三论，认为外感之邪，或七情过极、房事劳倦内伤，均易化火为害，不论是伏逆之火，抑或为君相之火，均极易损伤肺金。

寄寓于此，汪绮石先生对虚劳之症状多以火阐发之。如肺为火迫，则治节无权，清肃失令，精微不布于上下，留连胸膈，滞而为痰，即发劳嗽；火气炎上，真阴燔灼，肺脏渗涩而发干咳；郁怒伤肝，不能发泄，则火郁于肝，金不生水，水火不相济，而阴火复炎，遂致痰血凝结而发生痰中带血；阴虚火动，火盛生风，风火相煽，厥逆上冲，血络受损，血菀乱涌，便成吐血；凡七情内伤，久则精亏而燥，内而五心烦热，外而营卫不和，便生骨蒸。故凡劳嗽、吐血、干咳、痰中带血、骨蒸内热之症，皆为火邪烁金而致。诚其所云："可见虚劳之证，皆由于火乘肺也。"而绮石先生所论之火，多为虚火，乃阴虚火亢使然。总而言之，"若夫阴剧阳亢，木火乘时，心火

邱志楠平治肺病学

肆炎上之令，相火举燎原之焰，肺失降下之权，肾鲜长流之用"是绮石先生阐发"虚劳由火说"病机之总括。

4.3 阴虚总统于肺

肺与肾为母子之脏。肾虽为一身之真阴，但肺为之源，只有源流不竭，则肾水才能充盈不涸，而肺中津液充足，燥金得以涵养，则金清火伏，若肺阴亏虚，不但肾失其源，而火亦由之而起，本脏自焚，虚劳乃成。绮石先生从而提出了"阴虚之证统于肺"之说，而其养阴清金保肺之治亦因之而生。但是，绮石先生所说的"阴虚之证"多指与肺有关的肺痨一类疾病，而其更加精辟可法之处，还在于他并非标一而废百。其所立之"阳虚之证统于脾"及治虚"三本"之说，大可与此相媲美。

4.4 清金保肺法精

虚劳之治，历代医家多注重补脾、补肾。绮石先生对此不但重视脾肾，且在"虚劳由火说"及"阴虚之证统于肺"思想指导下，认为制肺脏之伏火、保金脏之津液，乃治虚劳之又一大法则，因而提出"清金保肺"之说。只有金清火伏、肺阴充沛，则肾得源泉而生化无穷，肝得金令之肃而火不致亢，心得治节之令而下交于肾，君相安位，脾得以宣发精微而升降有序，不致困遏中焦，故阴虚劳证总不离乎清金保肺以为治也。而欲使金清火伏、劳证得疗，其关键在于养肺中之阴津，阴液得其复，虚火何可燎。因此，绮石先生用药喜欢清润之品，既无滋腻之弊，又顺肺脏之性。他极力反对苦寒之物，认为虚劳之火乃虚火也，而苦寒沉降多有亡阴之弊，使阴亏而火更炽，且知、柏之类伤胃滑脾，中土既溃，绝金之源，意在清金保肺，而肺更受其害。

4.5 五脏相交益彰

人体是一个有机的整体，五脏之间生克乘侮互为影响，密切相关。既然清金保肺可以和调五脏，则调他脏亦可获清金保肺之能。故而绮石先生认为，虚劳之证，虽以肺的症状为多，但并不机械地以肺病而专治肺，而应从整体入手，每在清金保肺之中兼他法以调之，如培土生金、平肝制木、滋阴降火、通调水道，澄清肺流、养荣润燥，均可获相得益彰之功效。[1]

---

[1] 王邦才. 汪绮石"清金保肺"学术思想探述 [J]. 浙江中医杂志，2010，45 (2)：3.

二、 平治原则

1　以平为期

肺阴不足者，当予麦冬、太子参、蜂蜜、山萸肉辈养阴润肺；肺阳虚衰者，仿甘草干姜汤予熟附子、干姜、桂枝等温养肺脏，视其阴阳多少而调之；肺中阴阳俱不足者，可予桂枝汤为基础方燮理阴阳。

在寒热上，遵《黄帝内经》"寒者热之，热者寒之"之旨，肺寒者，予甘草干姜汤温肺蠲饮，并可增用熟附子、细辛、羊藿叶温肺散寒。肺热者，可选用黄芩、青天葵、栀子、石膏等清泻肺热。在上方的基础上，倡守孙思邈的《千金方》之旨，处方宜寒中有温，温中兼寒。其意在于：一为佐制，以防苦燥太过，温阳太甚；二为外感之邪辛凉之品虽可散热，但发汗力量不足，不能祛邪外出，故"表邪非辛温不能透达"。岭南地处亚热带地区，终年气温较高，水土饮食偏湿热，外邪极易迅速从阳化热，故"非辛凉不能清解"，预防热化。目的是达到肺脏寒热平衡、阴平阳秘。

又有寒热夹杂郁于胸中者，可分表寒里热及寒热互结内郁两种情况。当遵孙思邈《千金方》中"寒温并用，阴阳互调"之法。表寒里热者，外有恶寒发热、鼻塞流清涕等寒象，内有咳嗽咯黄痰、咽痛烦躁等热象，临床治疗当予麻杏石甘汤加减，又或以邱志楠自拟"天龙茶"方寒温并用。"天龙茶"方由淫羊藿、巴戟天、细辛祛风散寒，温肾补虚，青天葵、黄芩、龙利叶清化肺金，用治体虚反复感染，外界寒热邪气交替侵袭、留而停伏合而致病。

邱志楠关于寒温并用治疗外感的观点，也为中医泰斗邓铁涛教授所认可。如若寒热互结，可拟寒温并用。反复发作如慢性支气管炎、支气管哮喘、慢性阻塞性肺病等疑难疾病，大多阴阳乖违、寒热错杂，同一机体内同时存在截然相反的病理现象。《素问·玉版要论》指出："阴阳反作，治在权衡相夺，奇恒事也，揆度事也。"所谓权衡相夺，即权衡寒热之轻重，用性能相反的药物治疗阴阳反作混杂的病征，于寒热错杂之中斡旋用药。邱志楠每必依据患者寒热之轻重权衡用药，寒多热少者，可予四逆汤为基础温阳散寒，酌加黄芩、蒲公英等；热多寒少者，可在千金苇茎汤清热化痰上，加法半夏、桂枝、白芥子等温散之品，收事半功倍之效。

2　宣降并举

平治肺脏气机，亦即肺气升降出入的有序流行。肺病一症，举凡咳嗽、咯痰、气喘、气促等，其病机不离一个"气"字。肺主气，人体之气的生成、运行皆受肺所主司影响。而气机的正常与否也密切影响肺脏的功能正常与否。如现代医学所谓的慢性阻塞性肺病之 CO_2 潴留即肺气不出，间质性肺炎的限制性肺通气功能障碍及弥散功能降低均属肺气不入。肺气的宣发肃降更是肺气升降的具体体现，肺脏的功能大多靠宣肃功能正常发挥来实现。临床大多医家强调肺的宣发，而忽视肃降方面，事实上，没有正常的宣发，就没有很好的肃降；没有很好的肃降，也必然会影响正常的宣发。两者不可偏废。由于宣发和肃降在生理上相辅相成，病理上相互影响，故治疗上必须宣肺和降肺同时并举。临证运用宣肺法时，可加紫苏子、杏仁、半夏等以降肺气；使用降肺方时，亦常增麻黄、细辛、白芥子等药助肺宣发。宣降并举是治疗肺系疾病的基本大法。临床运用可在宣降并举的基础上，根据病证的特点而有所侧重，或根据兼症的不同随证加减。

对于肾在慢性呼吸疾病的发病机制中所起的作用，应将补肾的疗法贯穿于整个治疗过程中，而且应尤重温补肾阳。同时小儿亦有肾虚的病机，也应使用补肾疗法。在治疗中，温补肾阳之法贯穿始终，可用仙灵脾、紫河车温补肾阳，许多患儿长期应用，哮喘病情控制良好，发作次数明显减少。

3 平润调理

在肺病愈后，邱志楠指出，肺为娇脏，不耐寒热，更应平润调理。广东地处岭南亚热带海滨，湿郁热蒸，岭南人大多容易上火生热，民众素有喝凉茶的习惯，苦寒易伤肺阳，导致久咳。故针对肺病患者愈后饮食调理，邱志楠常常嘱咐患者饮食既不可偏寒也不可偏热，切忌辛辣油炸食物，又或香蕉、雪梨、西瓜、豆浆等寒凉之品，唯有予性味甘平之品，如莲子、百合、党参、淮山等健脾养肺，方能收十全之功效。

第二章　张仲景治肺学术观

一、师仲景从风而治顽哮浅析

张仲景在《伤寒论》中对风邪所致的咳喘、短气、不得息有精辟的论述和行之有效的治法方药。现分述如下。

1　汗法治风

1.1　发汗解表，宣肺平喘

《伤寒论》第35条："太阳病，头痛发热，身疼腰痛，骨节疼痛，恶风，无汗而喘者，麻黄汤主之。"文中之喘，证属风寒外袭，肺气不宣，为外感伤寒表实证，故可用麻黄汤发汗解表，宣肺平喘。若太阳、阳明合病，病情偏重于表者，仍属风寒外袭，肺气不宣，亦宜麻黄汤。

1.2　调和营卫，降气平喘

《伤寒论》中，桂枝汤可调和营卫、解肌发表，凡见发热、恶风寒、头痛、汗出、脉浮缓者，均可使用本方。若桂枝汤证兼有喘者，可用桂枝加厚朴杏子汤。用桂枝汤解肌祛风、调和营卫，加以厚朴、杏仁，宣降肺气，下气消痰。

1.3　外解风寒，内化水饮

《伤寒论》第40条："伤寒表不解，心下有水气，干呕，发热而咳，或渴，或利，或噎，或小便不利，少腹满，或喘者，小青龙汤主之。"第41条："伤寒心下有水气，咳而微喘，发热不渴，……小青龙汤主之。"以上两条，均为外寒里饮之证。外感风寒，内有水饮，相互搏击，壅塞于肺，肺失宣发肃降，则咳嗽、喘息。故以小青龙汤解表化饮，止咳平喘。

2　吐法治风

《伤寒论》第 171 条：“病如桂枝证，头不痛，项不强，寸脉微浮，胸中痞硬，气上冲咽喉不得息者，此为胸有寒也，当吐之，宜瓜蒂散。”本证虽与桂枝汤证类似，但头不痛，项不强，而以胸中痞硬、气上冲咽喉不得息为其主证，则与桂枝汤证有别，属痰实阻于胸膈，气机不畅。故用瓜蒂散涌吐痰涎，吐后则上焦得通、中焦得畅，取效甚捷。

3　下法治风

3.1　**泻热逐水**

《伤寒论》第 138 条：“太阳病，脉浮而动数……医反下之，动数变迟，膈内拒痛，胃中空虚，客气动膈，短气烦躁，心中懊憹，阳气内陷，心下因硬，则为结胸，大陷胸汤主之。”大结胸证由邪热与内蕴之水饮结于胸中所致，水热互结，气不得通，故亦可见肺气不利之短气。治当以大陷胸汤泻热逐水，胸中水热得去，则肺气通利，短气之症自除。

3.2　**攻逐水饮**

《伤寒论》第 157 条：“……其人漐漐汗出，发作有时，头痛，心下痞硬满，引胁下痛，干呕短气，汗出不恶寒者，此表解里未和也，十枣汤主之。”悬饮一证，为水饮停于胸胁之间，饮为阴邪，阴遏阳气，气机壅滞，肺气不利，故而见有短气，当用十枣汤峻下逐水治之。

4　和法治风

4.1　**和解少阳**

《伤寒论》第 98 条：“……往来寒热，胸胁苦满，默默不欲饮食，心烦喜呕……或咳者，小柴胡汤主之。”伤寒邪在少阳，病在半表半里之间，则以小柴胡汤和解少阳为治。小柴胡汤方后注云：“若咳者，去人参、大枣、生姜，加五味子半升、干姜二两。”程郊倩曰：“咳者，半表之寒凑入于肺，故去参枣，加五味子，易生姜为干姜，以温之。”（《伤寒论后条辨》）尤在泾曰：“咳者，肺寒气逆也……故加五味子之酸以收逆气，干姜之温以却肺寒，参枣甘壅不利于逆，生姜之辛，亦恶其散尔。”（《伤寒贯珠集》）因此若兼有肺寒气逆咳嗽的病证，则以小柴胡汤去人参、大枣、生姜，加五味子、干姜，和解少阳，温肺止咳以治之。

4.2　**疏肝解郁**

《伤寒论》第 318 条：“少阴病，四逆，其人或咳，或悸，或小便不利，或腹中痛，或泄利下重者，四逆散主之。"本证主要为肝气郁结，气机不畅。方后注："咳者，加五味子、干姜。"兼咳者，亦属肺寒气逆，故以四逆散加五味子、干姜，疏肝解郁，温肺止咳以治之。

5　温法治风

5.1　温阳利水

《伤寒论》第 316 条："少阴病，二三日不已，至四五日，腹痛，小便不利，四肢沉重疼痛，自下利者，此为有水气，其人或咳，或小便利，或下利，或呕者，真武汤主之。"本证为阳虚水泛，少阴阳虚水气不化，而见腹痛下利，小便不利，四肢沉重疼痛，脉沉微。方后注："若咳者，加五味子半升，细辛、干姜各一两……"若水气上逆犯肺，则见咳喘等症。以真武汤温阳化气行水，加五味子以敛肺气，细辛、干姜以降水寒。如此配合，温阳利水，敛肺散寒止咳，以治阳虚水泛、水气上逆犯肺之咳喘病证。

5.2　温阳散寒，祛风除湿

《伤寒论》第 180 条："风湿相搏，骨节疼痛，掣痛不得屈伸，近之则痛剧，汗出短气，小便不利，恶风不欲去衣，或身微肿者，甘草附子汤主之。"本条文属风寒湿三邪侵入筋骨关节，营卫不利，气血凝滞之痹证。以甘草附子汤温阳散寒、祛风除湿，风寒湿得除，三焦气化通行，肺气宣畅，则无短气之患。

6　清法治风

6.1　清宣肺热

《伤寒论》第 63 条："发汗后，不可更行桂枝汤，汗出而喘，无大热者，可与麻黄杏仁甘草石膏汤。"第 167 条："下后，不可更行桂枝汤，若汗出而喘，无大热者，可与麻黄杏仁甘草石膏汤。"以上两条为太阳病发汗不得法，或发汗太过，或误用下法，使邪热内传、热壅于肺，肺司呼吸，热盛则气逆，故喘。论中"无大热"，乃因汗出热泄及邪热内陷，而表无大热。但邪热入里，肺热壅盛，故用麻黄杏仁甘草石膏汤清宣肺热。

6.2　清热止痢，兼以解表

《伤寒论》第 34 条："太阳病，桂枝证，医反下之，利遂不止，脉促者，表未解也；喘而汗出者，葛根黄芩黄连汤主之。"本条文为太阳病表证未解，误下致邪热入里，邪陷阳明。肺与大肠相表里，里热壅盛，上蒸于肺则喘，外蒸于体表则汗。当用葛根黄芩黄连汤清热止利，兼以解表，肠热得清，气喘亦可得愈。①

---

① 金永祜.《伤寒论》治疗咳喘六法浅析［J］.湖北中医杂志，2000，22（1）：9 – 10.

二、 守前贤， 倡辨病与辨证结合

邱志楠临证多次指出，《伤寒论》《金匮要略》对某些疾病的认识，已有相当深度，在一定程度上揭示了它们的证治规律。如《伤寒论》的"六经病"反映了外感病发生发展的过程及不同时期的证型；《金匮要略》的百合病、胸痹病、风水病、狐惑病等，均有其自身的内涵与规律。这些疾病常由一组症状提示相应的病因、病机、病位等，并有贯穿始终的治疗大法，治疗也趋向于专病专方，或以基本方加减变化。例如，阳明病的病机是"胃家实"，临床表现是"身热，汗自出，不恶寒，反恶热"，病位在肠胃，治疗可用白虎汤、大承气汤类方剂。又如，胸痹病的病机是上焦阳虚，下焦阴盛，阴乘阳位，气机闭塞，主要临床表现是"胸痛彻背，连及两胁，咳唾喘息，脉阳微阴弦"，病位在心胸，治疗可用栝蒌薤白白酒汤等方。这些皆展示了古人对疾病的特殊性探索。且从《伤寒论》和《金匮要略》两书可以看出，张仲景常常将辨病与辨证相结合。如太阳病的主要表现是"脉浮，头项强痛而恶寒"，由于病邪性质的不同，以及患者体质的差异，可表现为不同证型。《伤寒论》将太阳病区分为太阳中风证、太阳伤寒证及太阳温病三种证型，并采用有针对性的治疗。这里的"证"有"病"的含义，在古代，有时"病"与"证"是混用的。如《列子·周穆王》载："其父之鲁，过陈，遇老聃，因告其子之证。"因此"六经病"也可用"六经证"来表达，六经是证候分类的方法。张仲景为了区别疾病的不同层次，用"病"与"证"分别表达，而更多的是以证为病，辨证论治。《金匮要略》所举40多种疾病，很多是以单个症状命名，如小便不利、呕吐、腹满、咳嗽、短气、下利等。这些病很难表现出贯穿疾病始终的特殊规律。实际上是症状或证的诊断与鉴别诊断，突出了中医辨证的精神，类似于今天西医学的疾病鉴别诊断。以症为病的现象至今在中医临床中尚未能摆脱，这是中医学的局限之处。这种以症为病，以证为病，"证"与"病"、"症"与"病"相混淆的情况不容忽视。我们应该搞清楚以症为病、以证为病的真正含义，才能更好地辨证论治。①

邱志楠进一步阐发辨病当以西医病名为准，西医疾病分类科学，定位明确，较易于把握发病机制，判断疾病轻重、预后。中医辨证更类似于个体化治疗，适合不同体质、病情和外界环境变化。因此，现代中医更应注意病证

---

① 张再良，程磐基. 谈仲景的辨病与辨证［J］. 上海中医药大学学报，2002，16（3）：6－8.

结合，才能不出现漏诊、误诊，才能进一步提高中药治疗的有效性。邱志楠认为，一名现代中医医生必须坚持中西医结合，与国际主流医学沟通，才能长盛不衰，老树才能长出新枝。一味因循守旧，故步自封，排斥现代医学技术，只会成为文化博物院里的"古董"，要有"师夷长技"的精神才能创新进步。邱志楠在辨证上普遍运用西医辨病、中医辨证的方法，认为西医宏观辨病准确，不致漏诊，能较好把握疾病预后，凡内科治疗效果差的疾病，如肿瘤、气胸、糖尿病坏疽等，可先转由外科手术治疗，中医调理善后。同时，有些疾病从中医角度无证可辨，但西医检查可早期发现，如糖尿病、早期肿瘤、高血脂症、高尿酸血症等，这些均要从西医病理机制角度出发，推理归纳中医病证，做到早期治疗。中医辨证个体化，能较好地符合患者具体情况，用药更为准确。现代中医两者不可偏废，提倡辨证论治与专方专药相结合为主的临床方法。事实上，西医也并不排除个体化诊断，如急性支气管炎，西医可分为细菌性、病毒性或混合性。临床上分清不同类型，便于使用中西医不同治疗方法，如细菌感染的急性支气管炎以抗生素疗效较佳，病毒性和混合性的急性支气管炎则以中医药疗效较为满意。又如糖尿病在中医古籍上属于"消渴病"范畴，古代医家普遍认为辨证上分为上、中、下三消论治，其病机不过为阴虚、燥热两方面而已，但临床实践发现降糖效果不佳。邱志楠发现糖尿病患者血液普遍存在凝、聚、浓、黏状态及微循环障碍，这些都与中医的血瘀证相似，提示血瘀证也是糖尿病的重要病机。因此"病证结合"既要从中医辨病辨证出发，也要充分利用现代科学各种先进技术和方法，发挥西医对疾病定性定位诊断的长处，同时按照中医的思维和临床的方法进行全面分析归纳推理，结合病证的现代研究成果中的微观指标，得出准确的辨证判断。

三、 巧用重用细辛

邱志楠善用重用巧用细辛，临床常用于婴幼儿咳喘、慢性咳喘、外感诸症、风湿、脑动脉硬化等多种病症，皆有奇效。其运用细辛之法皆师自仲圣，发挥化裁，拓展了治疗范畴。

细辛，又名细草、少辛、小辛，乃因其根细小味辛辣而名细辛。细辛始载于《神农本草经》，是为上品，其"味辛温，主咳逆，头痛，脑动，百节拘挛，风湿痹痛，死肌。久服明目，利九窍，轻身长年"。

宋代陈承所著的《本草别说》载："细辛，若单用末，不可过半钱匕，多即气闷塞不通者死，虽死无伤。"文中所说的半钱匕，相当于今之公制的0.6～0.79克。首先提出"细辛不过钱"说法的是明代的李时珍。

然邱志楠并不赞同先贤的说法，其常谓敢于重用细辛，必先通读熟读《伤寒论》《金匮要略》，方能妙用巧用。在《伤寒论》和《金匮要略》中，细辛是一味使用频率较高的中药，两书中有 18 余方中使用，分别有汤剂、散剂和丸剂三种剂型。仲景用细辛，入汤剂量大，多用 2~3 两，入丸散剂量小，仅 1 两。《伤寒杂病论》中细辛的用量并不拘泥古训"不过钱"。总结两书细辛的用法，不难发现张仲景用细辛的一般规律。

1 细辛用 3 两，是以治疗寒实证为主

（1）细辛 3 两，干姜 3 两，比例 1：1，治疗内有寒饮。《伤寒论》中小青龙汤主治外受风寒，内有寒痰留饮证。《金匮要略·肺痿肺痈咳嗽上气病脉证治第七》第十四条："肺胀，咳而上气，烦躁而喘，脉浮者，心下有水，小青龙加石膏汤主之。"其中用细辛 3 两，驱散外感风寒，温化内停水饮，以止咳喘。

（2）《金匮要略》苓甘五味加姜辛半夏杏仁汤用于支饮，水去呕止，其人形肿。《金匮要略》第十二篇痰饮咳嗽病脉证从第三十七条到第四十一条，变证迭出，加减频繁，唯有细辛与干姜不减，且比例 1：1，可见均取细辛温肺化饮之功效。

（3）治疗血虚寒凝厥证，细辛 3 两。《伤寒论》中当归四逆汤治疗血虚寒阻所致的"手足厥寒，脉细欲绝者"，其中用细辛 3 两。若内有久寒者，再加吴茱萸、生姜，则成为当归四逆加吴茱萸生姜汤。

2 细辛 2 两，与附子配伍，因虚证方中有附子，故细辛用量相应减少

《伤寒论》中，麻黄细辛附子汤主治少阴病兼阳虚外感风寒，仲景在本方中用气味辛温之细辛二两，专走少阴，一助麻黄疏散外邪以解表，一助附子温阳。《金匮要略·腹满寒疝宿食病脉证治第十》中，大黄附子汤中细辛用二两；治疗少阴阳虚水泛证的真武汤中："若咳者，加五味子半升，细辛、干姜各一两。"上述三方中均有大辛大热的附子，所以仲景用细辛的量稍有减少，更重于疏散之功。正如《本草经百种录》曰："细辛气盛而味烈，其疏散之力更大。"

3 丸散剂中细辛用量不过钱

乌梅丸中细辛用量为 6 两，而赤丸中细辛只用 1 两，由于制成丸剂，因此每次用量都很少。白术散中细辛也只用 1 两，日三夜一服用，每次服用的量极少，可以认为细辛的使用是安全有效的。

4 加大水量久煎

《金匮要略》中，射干麻黄汤与厚朴麻黄汤重用细辛 3 两，而用"以水

一斗二升，先煮麻黄两沸，去上沫，纳诸药，煮取三升，分温三服"的煎服方法，加大水量降其浓度，久煎亦可解毒。

古代本草著作大多记载细辛的药用部位是根部。例如《神农本草经》《新修本草》及《本草纲目》等都指出："二月、八月采根，阴干。"细辛中所含有毒成分主要在其挥发油中，因此细辛挥发油、浸取制剂的毒性大于水煎制剂。其对中枢神经系统有抑制兴奋的功效，过量服用可致死亡。在相同剂量情况下，细辛根中黄樟醚含量分别是全草煎煮 10 分钟、20 分钟、30 分钟的 4 倍、12 倍和 50 倍，即汤剂的用量即使是散剂的 4 倍、12 倍也不至于引起不良反应。实验同时表明，细辛挥发油中含量高且为主要有效成分之一的甲基丁香酚，其含量随着煎煮时间的增加而下降的速度较有毒成分黄樟醚慢。可以认为黄樟醚的挥发性优于甲基丁香酚，所以经煎煮 30 分钟后，煎剂中还保留着一定量的有效成分甲基丁香酚，而黄樟醚含量则大大下降，不足以引起中毒。细辛也含有毒成分马兜铃酸，但含量很低，在细辛复方煎剂中检测不到。[①]

张仲景临床应用细辛谨守章法，深得其要。邱志楠奉为圭臬，临床多次将细辛大剂量配于汤剂中使用，不但未出现任何不良反应，而且明显地提高了疗效，缩短了疗程，减少复发。若当用不用，或用量太少，则会贻误病机，使疾病缠绵难愈。邱志楠多次强调：在使用复方配伍细辛的汤剂时，只有将方剂中细辛用量上升到 9 g，疗效才会显著；若据病情将其渐增至 15 g，则疗效尤著。应该特别指出的是，细辛也是治疗风寒湿邪留滞肝肾，导致筋骨肌肉痹痛、麻木的首选药物之一，在复方配伍的汤剂中，更要加大其用量。

四、 探幽玄， 治肺不忘宣降并用

肺病以咳嗽、气喘为常见的症状，因肺主气而司呼吸，功主宣发与肃降，宣则浊气以出，降则清气以入。浊气之出以清气之入为前提，清气之入以肺气之降为契机。邱志楠提出，辨治若仅用宣肺之品，或仅用降肺之品，其症状、体征可能大多在用药期间会有明显改善或减轻，但因论治未能有效地照顾到肺主宣、降的两方面，常常会使患者移时复作，经久不愈。此时若能遵循张仲景组方之理，既用宣肺之品，又用降肺之品，遵循宣降并举，顺应肺气，调整脏腑功能，肺宣降复常则咳喘自平，将会提高长期疗效。他举

① 李照福，苏颖，等. 细辛使用探析 ［J］. 北京中医药，2009 (4).

例说，《伤寒杂病论》中用以辨治咳喘病的方剂颇多，如麻黄汤、桂枝加厚朴杏子汤、小青龙汤、大青龙汤、小柴胡汤、四逆散、真武汤、麻杏石甘汤、射干麻黄汤、越婢加半夏汤等，目前临床上治咳喘病仍为常用，虽然各方所治的具体病证不同，但在配伍特点上却存于宣降并用一理，深蕴仲师配伍之精妙。

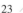

第三章 岭南肺病特点与难点

一、 岭南肺病特点

岭南，五岭以南，古为百越之地，位于中国最南端，属热带亚热带气候，四季不甚分明，夏长冬短，日照时间长。岭南气候炎热，而且长年受偏东或偏南暖湿气流影响，潮湿而多雨。春夏两季湿热相兼，冬季则以"湿冷"为主，湿热与寒湿气候特点显著。肺气通于天，为清肃之脏。湿热、寒湿之邪从口鼻而入，犯肺犯脾，可导致肺脾功能失调。湿为阴邪，易阻阳气，困于中焦，导致脾之运化失常，易聚而成痰。岭南人易"上火"，好饮凉茶，或冰冻饮冷，伤及脾阳，也可导致水湿不化而成痰。肺为贮痰之器，痰阻于肺，肺失宣发肃降，而成肺病。

岭南地区气候炎热，人体长期腠理疏松，阳气易外泄，导致阳气相对不足，卫阳气虚，卫外无力，肌表失于固护，易感受外邪。《黄帝内经·灵枢·本藏》云："卫气者，所以温分肉，充皮肤，肥腠理，司开合者也。"风为百病之长，往往夹邪为患，当机体正气不足，易于潜伏体内，伺机而作。

湿为犯，痰气阻，风内伏，正气虚，岭南肺病特点由此而见。

邱志楠认为风有内外之别，外风祛之可也，内风息之可也，但伏风则较为难治，究其理，因脏器虚弱，邪气内伏，易反复发作。痰因湿而来，且易兼风，易化热，易阻窍，为阴邪，致病缠绵难愈，且多怪病。如若风痰相兼为患，时作时止，即如哮病反复发作，临床治疗甚难痊愈。

二、 伏风非内风

邱志楠治疗肺病时，喜用（乌梢）蛇、（川足）虫、蜂（房）、蝎等虫类，善于走窜，剔除络脉之风。他认为久肺病之疾潜藏之风非一般之草本风药如紫苏叶、荆芥、防风之辈所能疏泻。此处潜藏之风当为伏风，而非一般人所认识的内风，理由如下。

1 从病邪角度看

"内风"是描述病症的名词，"伏风"是描述病因的名词。"伏风"即潜伏伺机待发之风邪，是机体外感疾病后反复发作最重要的致病因素。"伏风"具有善行数变、善动、深藏待发等特点。"内风"继发于热盛、阳亢、阴虚、血虚以及阳气亏虚等病理变化的基础上，表现为眩晕、视物模糊或肢体麻木、瘙痒，或震颤、抽搐等症候。"伏风"与"内风"两个概念，无论从病机、诊断还是治疗等角度来考虑，都不应被视为同一事物的两个不同方面，因为实际病邪中并无内风一物。肺病发作，多有病邪侵袭因素。因此，反复发作之肺病，只能为外风入扰、内伏潜藏之内风所致。

2 从病机角度看

外风并非其他病机作用的结果，而是最基本的致病因素。外风可以使机体产生寒热、痹证、风疹等多种病症，但外风不会被其他病因直接诱发。与之相比，"内风"是由热盛、阳亢、阴虚、血虚等多种病机引发的病理现象，是多种病理因素作用的结果。内风不是基本的致病因素，通常也不会进一步诱发其他疾病。因此可以说"外风"描述的是病因，"内风"描述的是症状。邱志楠治疗肺病多用宣发肃降之风药，甚或虫类祛风，没有运用四逆、逍遥辈疏肝药，即使有时运用理气药治肺，也只是用药对苍耳子、葶苈子一升一降，再配以全瓜蒌、法半夏、前胡等调理脾胃气机，更未见其运用凉（补）血药治疗肺病，因其认识到临床上肺病寒多于热，不可妄用寒凉之药。

3 从治疗角度看

伏风的治疗，普遍都要选择使用虫类药等典型意义上的祛伏风药物。但治疗内风时，主要针对诱发内风的病机对证治疗，很多情况下并非必须使用钩藤、天麻、石决明等典型意义上的息风药物。如用大定风珠治疗阴虚引发的风病，地黄饮子治疗肾虚引发的类中风，两个方剂中都没有典型的息风药物。可以说在治疗思路上，治疗伏风时选用疏风、祛风的药物主要是针对病因，而治疗内风时选用息风的药物主要是针对症状。这些从邱志楠大量的医案中可以得到引证，其用药治疗的是"伏风"而非"内风"。

所谓"论邪之伏，在于少阴；论邪之发，则以证候为依据"，意思是说所伏何邪、邪伏何处并不重要，重要的是伏邪外发的表现。因为中医是根据患者的证候推求病因，从而论治，所以，伏邪发病学说是医家提出的一种病因学理论，目的是在治疗方面能与新感温病有所区别，并可在思考过程中做到言之成理，理论上能够做到自圆其说，实践上能够区别对待。

三、 治痰学术观

1 顽痰辨治观

痰是呼吸系统疾病的重要病理基础，是其临床的重要特点，又是临床表现之一。它在呼吸疾病的发生、发展及转归中起着重要作用。因此，呼吸疾病中对痰证的诊治尤为重要。许多疾病的咳嗽，也大多由痰所引发，痰出则止。而胸闷、气促、喉中痰鸣或胸内痰声辘辘等也是痰之征，由于痰性重浊黏滞缠绵，从而致使病情多缠绵难愈，因此临床上常难以取得速效。邱志楠的治痰经验总结如下：

1.1 痰的产生关键在于脏腑功能失调

（1）痰的形成在因为六淫、饮食、情志，在脏为肺、脾、肾。痰的形成过程中，外邪、情志、饮食等导致脏腑功能失调，水液代谢异常，而产生痰饮。张景岳的《景岳全书》中有"夫痰即水也，其本在肾，其标在脾。在肾者，以水不归原，水泛为痰也；在脾者，以食饮不化，土不制水也"，指出了"肾为生痰之根"且与脾密切相关。脾处中焦，主司转输，为津液代谢之枢纽，"脾主湿，湿动则为痰"，故而"脾为生痰之源"。痰有无形及有形之分，邱志楠认为，"有形之痰症易见，无形之痰多怪异"。有形之痰积于肺或气道，可咳唾而出。无形之痰作祟怪异，多隐匿，多变化，多夹风，或与气血相搏，流注经络，而成瘀结，或伏于脏腑，顽而不化，谓之顽痰。中医认为"肺为贮痰之器"，顽痰伏于肺中久积不去，而致疾病难于治愈。痰郁于肺，郁久化热，易出现痰热之征。临床难治的胸痹心痛、慢性咳嗽、哮病、喘病等多由顽痰伏宿机体，外邪或内伤引动而发。

（2）顽痰病在肾。邱志楠认为痰证与人体五脏功能失调密切相关，但肾虚在痰的生成过程中起着关键作用。《医贯·卷四》云："盖痰者病名也，原非人身之所有。非水泛为痰，则水沸为痰，但当分有火无火之异耳。"中医理论认为，肾寄元阴元阳，主司水液代谢，肾阴肾阳为五脏阴阳之根本，心、脾、肺脏也要源于肾气的温养，才能发挥作用。肾气亏虚，气化无力，开阖失司，水湿停聚，则水泛为痰；肾水不足，虚火内炽，煎灼津液为痰；

命火秘藏，则心阳充足，命火虚衰，则心阳不振，无以化气行水，水湿内停而为痰；若命门火衰，火不暖土，致脾失健运，湿聚成痰；金水不能相生，肺虚不能布津，津液停聚而为痰；肾水不能涵养肝木，导致肝失条达，疏泄失调，水液代谢异常，水湿聚而为痰。由此可以看出，"肾为生痰之本"之理。肾虚会导致其他脏腑功能失调，从而导致水液代谢异常，形成痰，痰为阴邪，致病易缠绵难愈，如宿痰内伏之哮病。

1.2　治痰须辨证用药

中国医学对呼吸系统疾病中痰的认识颇为丰富，从痰的颜色、形态、质地、咳出难易等方面进行综合分析，从而分辨为寒痰、热痰、燥痰、湿痰、风痰、顽痰等。邱志楠在临床上把痰分为热痰、寒（湿）、风痰、顽痰，治疗上有所不同，但目的都是要恢复脏腑正常功能。热痰喜用苇茎汤，风（燥）痰好用酸药、动物类药，顽痰则重补肾类药。

（1）苇茎汤用治热痰。中医理论认为"肺为贮痰之器"，痰存肺内，日久不出，郁久化热，而致痰热。苇茎汤的使用正是清肃贮痰之器。苇茎汤出自唐代孙思邈的《备急千金要方》，由苇茎、薏苡仁、冬瓜仁和桃仁组成，具有清肺化痰、逐瘀排脓的功效，主治肺痈咳嗽，在临床中应用甚广，适用于诸多证属热毒蕴滞、痰瘀互结所致的疾病。邱志楠用苇茎汤来治疗热痰，恢复肺之宣发和肃降功能，使之气机畅顺。方中最为重要的是冬瓜仁和桃仁，清热化痰，化瘀通腑，使痰热之邪有出路。其中桃仁是味活血化瘀药，用于治疗炎性黄痰，使人称奇。薏苡仁已经现代医学研究证实可以稀释黏稠分泌物，促进痰液排出。苇茎清热化痰，中空引痰外出，利于排痰，如《本经逢源》说："芦苇中空，专于利窍，善治肺痈，吐脓血臭痰。"

（2）三子养亲汤用治寒痰。慢性咳喘证患者往往中焦虚寒，特别是岭南土地卑湿，夏天长而炎热，冬则暖而无雪，风湿之气极易伤人。加之居民过食寒凉，导致脾阳受损，中焦虚寒。另外，患者感受初秋之湿，咳嗽亦在冬天发作，正如《素问·阴阳应象大论》所言："秋伤于湿，冬生咳嗽。"邱志楠认为，咳嗽不论外感或旧病，只要是痰涎壅盛，咳吐白痰量多，脉滑者均是三子养亲汤证。古人亦云："痰为阴邪，非温不化"，"病痰饮者，当以温药和之"。三子养亲汤出自明代《韩氏医通》，由紫苏子、白芥子、莱菔子三种药物组成，具有降气行痰、止咳平喘、消食导滞之功，常用于治疗慢性支气管炎、肺气肿、小儿喘息性支气管炎等。《本草分经》中记载："苏子，降气消痰，开郁温中，润心肺，止喘嗽。"《本草经疏》中记载："白芥子味极辛，气温。能搜剔内外痰结，及胸膈寒痰，冷涎壅塞者殊效。"莱菔子在《医林纂要》中有记载："生用，吐风痰，宽胸膈，托疮疹；熟用，下气消痰，攻坚积，疗后重。"朱震亨曰：莱菔子治痰，有推墙倒壁之功。现代药理研究表明，紫苏子、白芥子都有明显的祛痰和平喘作用，白芥子的祛痰作用较紫苏子强，而紫苏子的平喘作用较白芥子强，镇咳则以莱菔子作用为最强。

（3）补肾药用治顽痰。顽痰即为经久不化不散，深伏于内，临床上难于治愈之痰。中医认为"肾为生痰之根"，治病必求于本。张景岳的《景岳全书》中曰："故治痰者，必当温脾强肾，以治痰之本，使根本渐充，则痰将不治而自去矣。"邱志楠临床喜用山茱萸和淫羊藿两药，且常重用。山茱萸味酸、涩，微温，归肝、肾经。其功效为补益肝肾，涩精固脱，既能平补又能固脱，既能补阴又能壮阳，而且药性平和。肺科疾病病变由实到虚，由肺及肾，往往病变已久，久病及肾，导致肾气或肾精不足。人体脏腑失于肾之阳气温煦或肾之阴精濡养，而出现脏腑功能失调，痰病日久不愈；肾气虚，肾不纳气或失于固涩，而出现动则气促，大汗淋漓，甚者咳而遗尿。因而调补肾之阴阳，非山茱萸莫属。淫羊藿味辛、甘，性温，归肝、肾二经，具有补肾阳、强筋骨、祛风湿的功效。临床用淫羊藿具温补肾阳，恢复肾阳对人体脏腑温煦功能，同时又可复其蒸腾汽化作用，使水液代谢恢复正常，痰之根得以强壮，顽痰得以渐愈。现代药理研究发现淫羊藿有镇咳、祛痰、平喘作用，有降低血糖的效果，且能抗炎，降低组织胺所致的毛细血管通透性增加，还有明显的镇静作用。淫羊藿的主要成分淫羊藿多糖、淫羊藿苷具有提高免疫力和免疫激活作用。

（4）动物类药用治风痰、顽痰。顽痰日久不化，风痰无处不到。肺科疾病中风痰也很常见。临床上患者咳嗽，痰白夹泡沫，中医认为此为风痰，且为有形之风痰，无形之风痰则多内伏，或流窜肌肤经络等。邱志楠临床喜用乌梢蛇、盐蛇，且重用两药。乌梢蛇，甘，平，归肝经，具有祛风、通络、止痉功效，本用于祛风止痉，治疗风湿痹痛。邱志楠用来治疗风痰，正因乌梢蛇搜风通络祛痰，其药力外达皮肤，内走脏腑，疏通经络，透骨搜风，以逐藏于皮里膜外、腹腔脏器之痰。盐蛇又称壁虎，咸，寒，有小毒，具有祛风、解痉、除痰、散结之功效，临床大多用来治疗肿瘤疾病。邱志楠用来治疗风痰，或痰稠难于咯出。患者用后痰液易于咳出，痰液明显减少，而使疾病容易痊愈。

痰为阴邪，易阻气机，致病广泛多端，缠绵难愈。在呼吸疾病中治痰至关重要，痰的变化往往揭示病情变化。邱志楠提出治痰以清肺为要，强脾温肾为本的观点，临床常常清肺、健脾燥湿、补肾并举，寒温并用，攻补兼施，治愈许多疑难疾病，治痰堪称一绝。

2 寒温并用治顽痰

慢性支气管炎是一种常见病、多发病，可见于中医"咳嗽""痰饮""上气"等证中的相关论述。其主要临床表现为咳嗽、咳痰，与痰饮的关系最为密切，有谓"肺不伤不咳，脾不伤痰不多，肾不伤咳不喘"。"痰饮阻肺"是其发病机制，故而辨证关键在治痰。慢性支气管炎的发生，外因是邪，内因是虚，痰饮阻肺是标，肺、脾、肾三脏功能失调是本。又因老年人有其不同的生理、病理特征，用常法治疗多不尽如人意。邱志楠结合老年慢性支气管炎的病机特点，采用中药寒热并调的方法治疗，往往可收到事半功倍的效果。

2.1 病机特点

老年人多正虚体弱。正虚主要表现为肺气不足、脾胃虚弱、肾精亏虚。肺气虚则不能布津，脾胃虚弱则痰饮内生，肾亏阴虚则内热。内、外诸因所生之痰相结合，潜伏于肺，使肺失宣发肃降之职，气机郁滞，津液运行失调，进而凝痰聚饮。正如元代巢元方认为"肺主于气，邪乘于肺，则肺管不利，不利则气道涩，故气上喘逆，鸣息不通"；"其胸膈痰饮多者，嗽则气动于痰，上搏咽喉之间，痰气相击，随嗽动息，呼呼有声"。气为血之帅，其者影响血液运行，郁而成瘀，痰瘀互结留蓄于肺络。根据《诸病源候论》中所云"诸痰者，此由血脉壅塞，饮水结聚而不消散，故能痰也"，以及丹溪提出的"痰挟瘀血，遂成窠囊"，老年慢性支气管炎的病机主要表现为正虚痰阻，痰瘀互结，寒热虚实错杂。

2.2 治疗方法

（1）寒痰寒热并调。此法适用于肺寒痰盛者。证见咳吐白色泡沫样痰，痰色清白。用温肺法，代表方：小青龙汤。药用桂枝、半夏、干姜、细辛温肺化饮，但其辛温燥热之性有伤阴之弊，故佐以酸苦寒之芍药、五味子，既益养阴，又缓干姜、细辛、半夏、桂枝之燥，使补阳而不亢烈、饮去而不伤阴。

（2）热痰寒热并调。此法适用于肺热痰盛者。证见咳吐黄色黏稠状痰，常伴口渴。用清肺法，代表方：麻杏石甘汤、控涎丹、葶苈大枣泻肺汤。药用石膏、葶苈子、苇茎、桑白皮凉寒之品，清热化痰，佐以白芥子、麻黄、大枣辛甘温之品，一则配甘温和胃之品可防寒凉药物伤及脾胃，二则可宣通气机，且防凉遏冰伏之虞。

（3）肾虚咳喘寒热并调。此法适用于反复咳嗽，久病及肾，以咳逆喘息不得卧、水肿为主要临床表现者。代表方：黑锡丹合肾气丸。黑锡甘寒补阴，镇摄浮阳，降逆平喘，辅予硫磺酸热峻补命门之火，散寒暖肾。六味地黄丸滋补肾阴，少配附子、桂枝以"少火生气"。

【按语】临床上治疗老年慢性支气管炎应考虑老年人正虚体弱的体质因素、痰饮伏肺易挟瘀的病机特点。虽然湿痰、寒痰多用偏温的药治疗，但痰易生热，组方时要加入寒凉药物。热痰以清热化痰为主，但痰易阻气，一派寒凉也不利气机宣畅，治痰必先顺气理气，故于清热祛痰药中常佐温燥之品。鉴于痰瘀错杂，还需配伍甘温、凉寒之活血药，如当归、红花、桃仁、丹参。

3　痰证平治思想

邱志楠运用"扶正祛邪，调平阴阳"的理论，研制出"天龙咳喘灵""天龙茶"用于治疗急慢性咳喘病，取得了良好的疗效。

中医理论认为痰为肺、脾、肾、三焦等脏器功能失调，导致水液代谢异常而产生的一种病理产物。邱志楠运用"扶正祛邪，调平阴阳"的理论，研制出"天龙咳喘灵"和"天龙茶"用于治疗急慢性咳喘病，取得了良好的疗效。

3.1　调理脏腑治痰

中医认为脾失健运易聚湿生痰，肾失气化易水泛为痰，脾胃之痰上渍于肺而为病。清代李挺的《医学入门》曰："痰源于肾，动于脾，客于肺，水火升降，脾胃调和，痰从何生。"明代张景岳的《景岳全书》提出："治痰者，必当温脾强肾，以治痰之本，使根本渐充，则痰将不治而自去。"邱志楠对此颇有研究，并加以发挥，提出治痰以清肺为要、强脾温肾为本的观点。清肺化痰，实为肃痰之器，复其宣发肃降，气道畅顺，应用青天葵、黄芩、葶苈子等药。临床中发现岭南名药青天葵具有清肺心热、润肺止咳、散瘀消肿、止血止痛等作用，既能泻肺中壅塞之气、复宣发肃降之机，又能化解隔上胶固之痰，系同治痰瘀热三证之品，有消痰解毒化瘀又不伤阴血耗气的特性，其祛痰之力大于贝母。葶苈子泻肺祛痰，降气利水，破坚逐邪，通利水道。强脾以杜痰之源，则好用干姜、神曲以温脾暖胃，助脾胃阳气，复健脾之运化，水湿运经正常，痰无所生。温肾以固本，当用附子、淫羊藿等补肾阳，温通三焦，强筋骨，祛风湿，纳气平喘，对于慢性咳喘病尤为适用。

3.2　蛇类药搜风逐痰

顽痰平素藏于脏腑，匿于经络，伏留不动，或郁久化热生风，痰借风势，风夹痰行，而变化百端。邱志楠惯用乌梢蛇搜风通络祛痰，其药力外达皮肤，内走脏腑，疏通经络，透骨搜风，以逐藏于皮里膜外、腹腔脏器之痰。如支气管哮喘的重要机理是伏痰内留，遇邪而发，处方重用蛇类药常能奏效。

3.3 辛散活血化痰

痰邪不论外感抑或内伤所化生，其性属阴，且重浊黏滞，不易除去，以致病程缠绵反复。久病必虚，久病及肾，肾虚而致冷痰泛上。《医学入门》亦有"若阳虚肾寒，不能收摄邪水，冷痰上泛……"之说。同时痰易阻气机，气机不畅，血脉不利而成瘀，血瘀则痰难化，痰滞日久，又致血瘀，痰瘀互夹为病。邱志楠临床喜用三子养亲汤，温通透散，降气消痰，重用辛散而入肺、肾经的细辛，辛散温行，振奋人体阳气，而消阴痰，正是"痰为阴邪，非温不化"之理。痰病临证，不论有无面色晦暗、唇舌青紫等血瘀兼证，均加桃仁或大黄以活血祛瘀，血行则痰易消，痰消则气顺。

总之，治痰之法，贵在"扶正祛邪，调平阴阳"，正盛邪去，阴平阳秘，疾病而愈。痰之为病，其证怪异，病之深，疾之重，非常法、常药而能为。寒热并用，攻补兼施，攻之可峻，量亦宜大，便能屡起沉病，消顽痰。重用细辛（10 g）、葶苈子（30 g），辛开苦降，通利三焦，气顺痰消，往往能奏效。补之宜温，可防攻伐太过，并复肾之阳以助正气。

4 治痰瘀学术观

临床上很多难治性、反复发作性疾病，之所以缠绵难愈，均与痰瘀胶结的病理状况有关。由于痰瘀阴性凝滞，胶结难化，互相影响，仅去其一，病难根除，故痰瘀必须同治，即治痰必治瘀，瘀去痰易化；治瘀必治痰，痰化则瘀易除。邱志楠治病常用青天葵一味，谓青天葵"性味甘凉、无毒，具有清肺心热、润肺止咳、散瘀消肿、止血止痛等功效，系同治痰瘀热三证之品，有消痰解毒化瘀又不伤阴血耗气的特性，恰中痰瘀互结之病机"。邱志楠临床运用痰瘀学说治疗多种疾病颇有心得，简述如下。

4.1 慢性支气管炎

慢性支气管炎是一种常见病，多因急性期失治或治疗不彻底迁延而成。中医学认为本病可归属于"咳嗽"范畴，乃因外感六淫邪气致令肺失肃降，咳、痰、喘诸症相继出现，日久耗伤肺气，损及脾肾，痰浊内蕴，变生瘀滞，形成气虚痰瘀、痰瘀互结之证，其标在肺，其本在脾肾。痰为阴邪，非温不化。《金匮要略》谓："病痰饮者，当以温药和之。"这是一般的治疗原则。但有时应用辛温化痰止咳法治疗，疗效却未尽如人意，这大概与疾病发生变化，未能抓住病机本质有关。痰阻则血难行，血瘀则痰难化，痰滞日久，必致血瘀，瘀血内阻，久必生痰。临床上本病常有面色晦暗、唇舌青紫，或舌下静脉紫黑等瘀血见症。因此，临床治痰的同时酌加活血化瘀之品，可使疗效显著提高，尤其是久病顽痰的患者，切勿忽略"痰夹瘀血"。

4.2 慢性阻塞性肺疾病

慢性阻塞性肺疾病多因各种肺病失治或治疗不彻底迁延而成。中医学认为本病属于"咳嗽""喘证""肺胀""饮证"范畴，乃因外感六淫邪气致肺失肃降，咳、痰、喘诸症相继出现，日久耗伤肺气，损及脾肾，痰浊内蕴，变生瘀滞，形成气虚痰瘀之证，其标在肺，其本在脾肾。脾肾阳虚，升清降浊失常，水液失于气化，聚而为痰，冷痰上泛，堵塞气道，致肺气宣发、肃降失常，故咳喘咯痰、胸中胀满。痰亦可随气血流行，内而脏腑，外而经脉。痰的黏滞和嗜动性质，必然影响气血的运行，由痰生瘀，或挟瘀而致病。治疗应注意温肾化痰与活血逐瘀。本病迁延日久，多成肺肾脾虚及痰瘀同病之证，临床表现为面色晦暗、唇舌发紫，或舌下静脉紫黑等瘀血见证。因此，临床除注重补肺化痰外，同时酌加温肾化痰与活血化瘀之品，能提高疗效，尤其是久病顽痰的患者，切勿忽略"肾主纳气""痰挟瘀血"之性，温肾则纳气平喘，活血则瘀去痰化。

4.3 特发性肺间质纤维化

中医学文献中虽无"特发性肺间质纤维化"的病名记载，但类似症状的记载，则可见于中医有关典籍，如对肺痿、喘证的记载。《金匮要略·肺痿肺痈咳嗽上气病》指出："寸口脉数，其人咳，口中反有浊唾涎沫者，……为肺痿之病。"根据《金匮要略》旨义及后世医家认识，本病多属肺部多种疾患伤肺，进一步演变发展成痿。肺痿是肺叶萎弱不用的肺部慢性虚损疾患。元代朱丹溪指出"怪病多属痰"，"痰火生异证"。明代《景岳全书》谓："痰生百病，百病多兼有痰。"《杂病源流犀烛》指出："邪积胸中，阻塞气道，气不得通为痰……为血……，皆邪正相搏，邪既胜，正不得制之，遂结成形而有块。"这种"成形而有块"的病理产物与今天所见的特发性肺间质纤维化相类似。至于治疗，清代周学海谓"治痰必用破瘀"和"不得补火，不得利水"。可见对于特发性肺间质纤维化的治疗应抓住肺痿、肺气亏虚、痰瘀互结这个病机，才能取得较好的疗效。

4.4 支气管扩张

支气管扩张患者由于支气管—肺脏反复感染，炎症损害支气管壁各层组织，削弱其弹性，最终导致支气管扩张。风寒、风热、痰湿、燥火等内外之邪犯肺，导致肺气宣发肃降失常，肺津失布，聚液为痰，痰浊壅塞气道，损伤肺络，血液妄行，故气逆咳嗽，咳大量脓痰，或痰中带血，或咳血。离经之血溢于肺内，形成败血、瘀血，与肺中伏痰互结，形成痰瘀互结的病理变化。痰瘀互为因果，不断发展，形成恶性循环，每因邪气外犯内扰即可引动而发咳血，使支气管扩张患者迁延难愈。又因肺脏受损，子病及母，致脾（胃）气受损，运化失常，一方面水湿停聚生痰而加重病情，另一方面土不生金而使肺损难以修复。又因肺脏受损，母病及子，令肾气受损，纳气失常，无根之气浮逆而为咳为喘，使疾病难愈。因此，支气管扩张可概括为其标在肺，其本在脾肾，痰瘀互结是病理基础，外内邪扰是发病之机。治疗上，根据急则治其标、缓则治其本的原则，化痰止咳、祛瘀止血为当务之急，同时注意调理肺气，健脾固肾。

4.5 肺癌

中医学文献中虽无"肺癌"的病名记载，但类似肺癌的主要症状记载，则早见于中医有关典籍。如《素问·奇病论》曰："病胁下满气逆，二三岁不已……病名曰息积。"《难经》曰："肺之积，名曰息贲。在右胁下，覆大如杯。久不已，令人洒淅寒热，喘咳，发肺壅。"《杂病源流犀烛》曰："邪积胸中，阻塞气道，气不得通，为痰……为血，皆邪正相搏，邪既胜，正不得制之，遂结成形而有块。"这种"成形而有块"的病理产物与今天临床所见的肺癌病变相类似。元代朱丹溪指出"怪病多属痰"，"痰火生异证"。明代《景岳全书》谓："痰生百病，百病多兼有痰。"清代周学海则明确指出，"治痰必用破瘀"和"不得补火，不得利水"。可见本病的主要病机为痰瘀互结、肺气亏虚。只有抓住这个病机，治疗才能收到预期的效果。邱志楠认为，机体切除肿瘤后，停留在脏腑、经络的痰瘀余邪及导致肿瘤形成的病邪，并未因肿瘤切除而清除。机体一旦因七情所伤或饮食不节导致气血逆乱、阴阳失调，则新邪极易引动伏邪，新旧痰瘀互结，积聚于或脏或腑或脑或骨，遂导致临床所见的肿瘤术后转移。

4.6 糖尿病

糖尿病属于中医学消渴病范畴。"消渴"之名首见于《黄帝内经》。《灵枢·五变》说："五脏皆柔弱者善病消瘅。"现代医学认为糖尿病患者由于糖、脂肪、蛋白质代谢紊乱，全血比黏度、血浆比黏度、红细胞压积、红细胞电泳时间、红细胞变形能力，以及血胆固醇、甘油三酯均高于正常人，血液呈凝、聚、浓、黏状态，出现微循环障碍。这些都与中医理论的痰瘀证非常相似，又患者形体逐渐羸瘦，动则气促乏力，当亦伴有气阴不足之象。故治疗糖尿病，应以活血化痰、益气养阴，佐以清热为主要治则。

4.7 冠心病

冠心病是指由冠状动脉粥样硬化引起的心脏病，临床表现为心绞痛、心肌梗死、心律不齐、心力衰竭等。中医学虽无"冠心病"的病名，但对其认识由来已久，如《素问·脏气法时论》曰："心病者，胸中痛，胁支满，胁下痛，膺背肩甲间痛，两臂内痛。"《金匮要略》曰："心痛彻背，背痛彻心。"冠心病属中医学胸痹、真心病、厥心痛、心悸等范畴，其病因多与劳倦、思虑过度、饮食不当、起居失调有关。冠心病的中医病理机制，初病在心，久病及肾，治疗宜心肾同治，气血兼顾。本病发病的关键在于肾阳虚，肾阳先虚于下，心阳继虚于上，肾阳为一身之元阳，上注心脉则心阳强盛有力，振奋胸阳，鼓动血脉运行不息，令人精足神旺。若肾阳虚衰，无力上济心阳，则胸阳不振，血脉鼓动无力，寒邪乘虚客入血脉，寒凝气滞，久则瘀阻脉道，此乃冠心病病机之一。脾主水谷运化，为气血生化之源，脾之运化全赖肾阳温煦。肾阳虚衰，中焦脾阳亦随之不振。脾失健运，湿浊聚而为痰，痰浊阴邪，随气机升降为痰为饮，上泛心脉，痰瘀互结，阻滞脉道，发为胸痹心痛，此冠心病病机之二。冠心病之治，必须谨察本虚标实之病机，本虚者为肾脾心之虚损，实则为痰瘀凝滞血脉。

【按语】 痰浊源于津液，瘀血源于血液，而津血同源，津液障碍形成的因素环境与瘀血形成过程相似，诸如气虚、气滞、寒邪等因素均可同时导致瘀血津停，出现水液代谢障碍而导致水湿停聚成痰。在水液代谢障碍时亦可导致气血失调、运行不利而形成瘀血。两者互为因果，共成痰瘀胶结。正如朱丹溪所说："自气成积，自积成痰，痰挟瘀血，遂成窠囊。"故痰瘀密切相关。

4.8 典型病案

慢性支气管炎

姓名：董某某　　性别：男　　出生日期：1969 年 12 月 15 日

[初诊]

日期：2009 年 11 月 8 日。

主诉：反复咳嗽、气喘、咳痰 8 年，加重 2 个月。

现病史：患者反复咳嗽、咳痰、气喘 8 年，在外院确诊为"慢性支气管炎"。2 个月前感冒后咳嗽、咳痰、喘闷加重，在社区卫生室反复输注青霉素等药物，症状虽减轻，但一直迁延不愈，遂寻求中医治疗。就诊时阵发咳嗽，痰多色白质稀，胸部憋闷不适，汗多，纳可，二便调，舌淡苔白略腻，脉滑。

既往史：无特殊。

体格检查：左下肺可闻及中量湿啰音。

辅助检查：无。

中医诊断：咳嗽。

证候诊断：肺脾肾虚，痰浊阻肺。

西医诊断：慢性支气管炎迁延期。

治法：祛痰平喘，温肾固卫。

处方：金水六君煎加减。熟地20 g，当归10 g，半夏10 g，陈皮10 g，川贝10 g，瓜蒌10 g，细辛10 g，茯苓10 g，虎杖15 g，甘草6 g。水煎服，每日1剂。

［复诊］

服药6剂后胸部憋闷消失，咳嗽减轻，痰量减少。上方去瓜蒌，加炒山药15 g、白术10 g，继服10剂，病情临床控制。

【按语】慢性支气管炎属中医"痰饮""咳喘"等范畴。迁延期病情较为复杂，病变累及肺、脾、肾三脏。由于慢性支气管炎患者肺、脾、肾三脏素亏，急性期外邪犯肺后，正虚无力祛邪，致使外邪羁留不退，痰浊内生，病情迁延不愈。因此，外邪羁留、痰浊贮肺、肺脾肾虚为慢性支气管炎迁延期的主要病机，三者互为因果。本虚标实，故宜扶正祛邪、标本同治，补益肺、肾、脾以治本，化痰逐邪以治标，治实不忘补虚，补虚方能祛邪。金水六君煎为张景岳治疗肺肾虚寒、水泛为痰方。方中二陈汤为治痰专药，兼有健脾之功，熟地、当归滋补肾精以化生阳气，党参健脾益肺，细辛、虎杖、川贝除肺实，使邪去正复。组方标本兼治，切中病机，收效较好。

慢性支气管炎迁延期患者常伴有不同程度的营养不良和免疫功能低下。中医食疗重视从食物调治，强调补肺健脾以坚其卫、补肾养阴以固其本和慢性肺病七分调脾三分治肺的原则，采用相应药膳以补肺健脾益肾，对提高慢性支气管炎患者的生活质量有很大的帮助。中医认为气血和津液皆为人体必需的营养物质，所以益气养阴生津的药物皆可营养和加固人体，提高机体免疫力。可选用山药、莲子、薏苡仁、芡实、百合、银耳、枸杞、杏仁等药食兼具的食物。其中，山药健脾且补肺气益肺阴；百合具有润肺化痰止咳等作用；白果敛肺定喘而祛痰；杏仁辛而性温，入肺经宣肺化痰止咳。合理药膳可达补脾益肺、健脾化痰、温肾纳气、祛痰止咳之功效。

慢性阻塞性肺疾病

姓名：李某　　性别：女　　年龄：40岁　　发病节气：大寒

[初诊]

主诉：反复咳嗽、气喘10年余。

现病史：反复咳喘10年余，冬季尤甚。今年自冬至夏，发作持续不已，呼吸困难，动则喘甚，稍有咳嗽，少痰，喉中少有痰鸣，心慌，双下肢酸软无力，如踩踏棉絮样感。舌质淡，脉沉细。

既往史：无特殊。

体格检查：双肺呼吸音粗。

辅助检查：无。

中医诊断：喘证。

证候诊断：肺肾两虚，痰浊阻气。

西医诊断：慢性阻塞性肺病。

治法：补益肺肾，化痰降浊。

处方：苏子降气汤加减。肉桂（后下）3 g，当归10 g，法半夏10 g，前胡10 g，紫苏子10 g，白芥子10 g，莱菔子12 g，酸枣仁10 g，生麻黄10 g，杏仁10 g，仙鹤草20 g。7剂，每日1剂。

[二诊]

经服7剂后，患者气喘减轻，但仍动则尤甚，咳少无痰，舌苔白，脉沉细。原方加五味子3 g、羊藿叶15 g、巴戟天15 g。续服7剂后，患者气喘明显减轻，稍感口干。

[三诊]

以原方加熟地12 g，续服7剂后，患者病情基本稳定，持续4月气喘未作，是年冬季轻度发作2次，经用上方迅即控制。

【按语】喘证的发病机理主要在于肺和肾。肺的宣肃功能正常，则能吐浊吸清，呼吸调匀；肾主摄纳，有助于肺气之肃降，故有"肺为气之主，肾为气之根"之说。且肺与肾为金水之脏，病久则肺损及肾，表现为肺实肾虚的"上实下虚"证。金水之病，顽痰自生，伏于肺络，伺机自发。此患者有喘证病史多年，病属久远，更兼呼吸不续，动则喘甚，病属虚喘无疑。察其起病则兼双下肢无力，如踩踏棉絮样感，则可知病位及肾。久病及肾，肾阳亏虚，纳气不力，变为喘证。方中以苏子降气汤治疗上实下虚，病证相符，加以酸枣仁酸收敛气，增强免疫力。仙鹤草，又名脱力草，历代名医均指出其有明显抗疲劳作用，现代药理亦证实其有很好的消炎之药理，为治疗呼吸系疾病之常用经验药。

临床上邱志楠常以苏子降气汤和龙蛇散为代表方，并根据上盛下虚的主次分别处理。其中龙蛇散为自拟验方，由地龙干和盐蛇干组成。地龙走窜地道，药擅入络剔风，清肺平喘；盐蛇干为南方特色用药，功擅除顽痰，更兼有祛风通络。两者合用有通络剔风、襄化寒痰之妙。上盛为主则用紫苏子、白芥子、莱菔子泻肺实；下虚为主则加用杜仲、川续断、淫羊藿。

肺间质纤维化

姓名：范某某　　性别：男　　出生日期：1943 年 4 月 8 日

[初诊]

日期：2011 年 2 月 7 日。

主诉：气短、气喘 2 年余，加重 1 个月。

现病史：缘患者于 2 年余前无明显诱因开始出现气喘、气短，活动后加重，休息可稍缓解，当时未引起重视。1 个月前患者气喘、气短逐渐加重，呼吸浅短气促，活动后加重，咳嗽、咳痰，色白质黏，难咯出，咳声低怯，伴乏力，汗多，胸闷不适。舌紫暗，苔薄白，脉细涩弱。

既往史：无特殊。

体格检查：呼吸频率 27 次/min，面色晦暗，口唇微绀，双肺呼吸音粗，双下肺可闻及 Velcro 啰音，杵状指。

辅助检查：肺部 CT 示：双下肺野弥漫性网状、斑点状阴影；肺功能检查示：限制性通气功能障碍。

中医诊断：肺痹。

证候诊断：气虚血瘀。

西医诊断：特发性肺间质纤维化。

治法：益肺通络，活血化瘀。

处方：黄芪 30 g，党参 20 g，鸡血藤 30 g，水蛭 6 g，当归 15 g，甘草 10 g，丹参 15 g，川芎 15 g，五味子 10 g，紫苏子 10 g，白芥子 6 g，款冬花 10 g，前胡 10 g。10 剂，水煎服，每日 1 剂。

[二诊]

服上方后，气促稍减，咳嗽、咳痰减轻，舌暗，苔薄白，脉细弱。

处方：黄芪 30 g，党参 20 g，鸡血藤 30 g，水蛭 6 g，当归 15 g，甘草 10 g，丹参 15 g，川芎 15 g，前胡 10 g，桔梗 10 g，五味子 10 g，款冬花 10 g，紫菀 10 g。服 18 剂。

[三诊]

服药后，仍有活动后气促、乏力等症，偶有咳嗽、咳痰，双肺呼吸音粗，双下肺仍可闻及 Velcro 啰音，舌淡，苔薄白，脉细弱。

处方：黄芪 30 g，党参 20 g，鸡血藤 30 g，水蛭 6 g，当归 15 g，甘草 10 g，丹参 15 g，川芎 15 g，枸杞子 10 g，山药 10 g，五味子 10 g，菟丝子 15 g，杜仲 10 g。

服 18 剂后随证加减。调治半年余，活动后气喘、气短明显减轻，无咳嗽、咳痰，无胸闷乏力等不适，可参加一般体力活动。

【按语】西医学认为，肺间质纤维化的发病机理主要为肺泡免疫炎性反应和受损肺泡纤维化修复。邱志楠认为，肺间质纤维化为肺气亏虚、痰浊瘀血痹阻凝结肺络所致。该病发病以老年人居多。老年人年老体弱，脏腑功能及免疫防御能力下降，"邪之所凑，其气必虚"，故肺肾亏虚为发病之本。正如《医门法律》言："肺痿者总由，其积渐已非一日，其寒热不止一端，肾中津液不输于肺，肺失所养，转枯转燥，然后成之。"肺痿病机乃为肺肾气阴两虚，血瘀肺络，由于久病，气阴两虚，使之脉络失其濡养，以致肺叶津枯，肺失清肃，咳嗽、乏力、气促，故治疗以益肺通络、活血化瘀兼以补肾为原则。辨证治疗常与选择现代药理中具有明确的逆转肺纤维化的药物及具有调节免疫功能的药物相结合。方中生黄芪能"补五脏诸虚"，取其"通调血脉，流行经络"，补气行血，当归行气养血，两者合用既可补气血，又可通肺络。现代药理研究表明生黄芪与丹参皆有逆转肺纤维化的作用，而生黄芪、当归均具有调节免疫功能。五味子能增强机体体液免疫和细胞免疫功能，同时有祛痰镇咳的作用；水蛭具有活化纤溶系统作用；大剂量的甘草有类糖皮质激素的作用。目前对于肺间质纤维化的认识还处于逐步提高的过程中，应不断探索新的治疗方法，改善患者临床症状及生活质量。

支气管扩张

姓名：胡某某　　性别：女　　年龄：32 岁　　职业：工人

[初诊]

日期：2008 年 7 月 1 日。

现病史：患者 2 岁时患麻疹合并肺炎，经治疗，麻疹虽愈而咳嗽反复发作未见好转，7 岁以后反复咯血，出血量时多时少。25 岁以后无明显诱因咳嗽、咯血增加，每年咯血 4～5 次，每次咯血量 50～200 mL，伴气促，多发于秋冬两季。本次发病前咯痰量增加，痰为黄绿色黏稠性脓痰，自觉胸中有痰液翻滚，伴气促。6 月 25 日下午因剧咳后出现咯血，遂至当地社区打"止血针"，处理后效果不佳。就诊时咳嗽不止，日咯血十余次，伴气促，胸闷心慌，尿微黄，大便干结，每日 1 次。

查体：两肺可闻及湿性啰音，以右下肺为多。舌质红、苔黄腻，脉滑数。

检查：CT 报告：右下肺支气管扩张合并感染。血常规：白细胞 16.4×10^9/L，中性 79%，淋巴 20%，大单核 1%，红细胞 3.2×10^{12}/L，血红蛋白 100 g/L。

辨证：痰热蕴肺，热伤肺络。

治法：清热化痰，凉血止血。

处方：千金苇茎汤化裁。鲜芦根 60 g，生薏苡仁 60 g，鱼腥草 30 g，败酱草 30 g，紫珠草 30 g，冬瓜仁 10 g，紫草 10 g，茜草 10 g，天竺黄 10 g，淡竹茹 10 g，黄芩 10 g，火麻仁 10 g，郁李仁 10 g，枳壳 10 g，陈皮 10 g，茯苓 10 g，侧柏炭 10 g，前胡 10 g，紫苏子 10 g，甘草 5 g。每日 1 剂，清水煎，分早晚 2 次服。

[二诊]

服药后排腥臭大便 2 次，咳嗽、气促减轻，咯血量明显减少。1 周后血痰消失，咳少量白痰，舌红、苔薄白，脉滑。

处方：鲜芦根 60 g，生薏苡仁 60 g，前胡 10 g，紫苏子 10 g，杏仁 10 g，枇杷叶 10 g，紫草 10 g，茜草 10 g，天竺黄 10 g，淡竹茹 10 g，黄芩 10 g，陈皮 10 g，冬瓜仁 10 g，茯苓 10 g，鱼腥草 30 g，甘草 5 g。

又服 14 剂后，咳嗽、咳痰基本消失，继予调补肺脾之剂以巩固疗效。

【按语】邱志楠最擅以千金苇茎汤化裁治疗支气管扩张症。方中重用鲜芦根、冬瓜仁、生薏苡仁清热排脓，鱼腥草、七叶一枝花、败酱草等清热解毒，天竺黄、生竹茹、竹沥、半夏清化热痰。患者伴有咯血的症状，故加入黄芩炭、侧柏炭、紫珠草等清热凉血止血之品。同时根据"肺与大肠相表里"的理论基础，加予火麻仁、郁李仁、枳壳行气通便，使肺气得以宣降，而咳喘自止。诸药合用，共奏清肺化痰、凉血止血之功，故收效甚佳。

四、 祛邪扶正观

1 肺病多虚夹邪说

肺病多反复发作,缠绵难愈。邱志楠认为肺病多肺虚夹邪,从正邪角度看,正虚是邪伏的基础,即《时病论》所谓"壮者邪不能居"之意。《灵枢·百病始生》云:"风雨寒热,不得虚,邪不能独伤人","两虚相得,乃客其形"。《素问·刺法论》所载:"正气存内,邪不可干。"《素问·评热病篇》云:"邪之所凑,其气必虚。"有关伏邪"藏于精者,春不病温"的论述即是明训。正所谓最虚之处,便是容邪之所。肺卫更是人体抵御外邪的第一道藩篱。肺卫不守,邪即入居,卫气失于监视、防御。《素问·生气通天论》云:"阳者,卫外而为固也。"《灵枢·经脉》云:"饮酒者,卫气先行皮肤。"《素问·疟论》云:"人身热饮下胃……卫气起,因不得循常道","疟气随经络,沉以内薄,故卫气应乃作",论述了卫气的防御、监视作用。异常情况下,卫气应激而起,护卫周身,甚至不循常道。一旦卫气不足,或如《灵枢·口问》所云"卫气稽留,经络空虚,血气不次,乃失其常",疾病由之而生。领会了《黄帝内经》中论述卫气的精神,对于《瘦吟医赘》认为邪气伏于"卫气不到之区""神光不照之区"的说法即思过半矣。

肺病多肺虚夹邪,治疗当祛邪扶正。邱志楠认为现代医学应用抗生素治疗,虽有祛邪之效,但因抗生素常使无病之脏受到攻伐(即药物的副作用),损伤正气,使得病邪更容易深伏,而成发病之根,每每因新感引动伏邪而发展为喘咳,且因慢喘支迁延日久,抗生素反复使用,疗效越来越不理想。正气亏虚,邪之内伏便是反复发作之理。

2 攻补并举加减

对于虚实夹杂之证,只有巧妙运用攻补并举、扶正祛邪的方法才能收到显著疗效。

如急性支气管炎病因虽以邪袭为主,但病机却又离不开虚的因素,所谓"邪之所凑,其气必虚",况且急性支气管炎初期往往挟杂外感症状,患者因多服祛邪解表药而致表虚,或因过服清热解毒药而致脾虚失运,痰浊停留,咳嗽缠绵不愈。此时病机属邪实为主,兼有表虚,单攻邪易伤正,单补正又易恋邪,故宜祛邪为主兼扶正,在祛邪止咳方药中加入白术、茯苓之类以健脾化浊,多能收到事半功倍的效果。慢性支气管炎急性发作期是一个邪实正虚的阶段,此时积极祛邪兼以扶正,常可获得较好的效果。如虚寒型可在小青龙汤内加入党参、白术、破故纸,助阳以祛寒,益智仁温脾暖肾,故能达到邪去正复的目的。痰热型可在麻杏石甘汤内加入蒲公英、川贝母、制南星，能增强祛除肺经痰浊热邪之力，免痰热过盛而堵阻肺络，咳剧而高热。肺燥型可在清燥润肺汤内加入青天葵、黄芩，以达润燥而不留邪、苦寒而不化燥。支气管扩张的肺热型、热毒型，均为邪实为主而正虚不显的实性病证。邪去则正自复，故宜以祛邪为主，佐以扶正，适当使用清热解毒、化痰止咳药物常可收到较好效果。如肺热型可在泻白散方内加入黄芩、鱼腥草、葶苈子，以达祛邪扶正的目的。热毒型宜在千金苇茎汤内加入蒲公英、青天葵、桔梗，能祛痰邪而解肺经之热毒，祛邪而不伤正，解毒而不伤阴。

中医学认为肺为娇脏，外合皮毛，布卫气以御外邪，灌津液以濡五脏。肺气一旦受损，邪则乘虚侵袭，损津耗气，使肺气宣发肃降失常，发为喘咳。此时若行补肺，则邪无出路，喘咳反增，若攻伐太过，正气再度受损，病情更趋迁延不愈。治疗又常因体虚挟邪误用补剂留邪，致使咳痰喘症状加重，或因攻邪太过损及正气使病情迁延，故更需合理安排祛邪扶正。

3 典型病案

慢性阻塞性肺疾病伴痰多咳喘案

姓名：陈某某　　性别：男　　年龄：56 岁　　发病节气：小寒

[初诊]

主诉：反复咳嗽 15 年，气喘加重 1 周。

现病史：近 1 周来，由于天气变化而气喘，胸闷，痰多色白质稠，难于咳出。动则喘甚，下肢软而无力，行走需搀扶。口渴不欲饮，大便干结，小便频数，舌红，苔黄，脉沉滑。

检查：检查可闻双肺少量干啰音。X 线检查：肺气肿，肺纹理增粗。肺功能测定：提示肺中度混合性通气功能障碍。

中医诊断：咳嗽（肾虚夹痰热）。

本病是因痰热阻滞于肺，肾虚而不纳气，治以清肺化痰，温肾平喘。

处方：青天葵 10 g，黄芩 15 g，葶苈子 30 g，桃仁 10 g，紫苏子 10 g，白芥子 10 g，莱菔子 12 g，细辛 10 g，甘草 10 g，干姜 6 g，神曲 15 g，乌梢蛇 20 g。水煎，连服 4 天。

[二诊]

患者诉服药后咳痰较多，咳嗽、气喘症状明显减轻，并可平地行走，但不能远走，痰出渐少，仍有胸闷，大便通，小便同前，舌红，苔白，脉沉。患者痰热情况改善，而以肾虚为主。在上方加五味子 6 g，淫羊藿 20 g，再服 20 天，临床诸症消失。

嘱坚持服天龙咳喘灵胶囊，每次 2 粒，每天 3 次。追踪观察 2 年，未见复发。

急性慢性阻塞性肺疾病长者案

[初诊]

2009 年 3 月 7 日，一老妇金某来诊，八十高龄，形瘦体弱，精神疲倦，面白无华，举步维艰，由其子挽扶。金某一坐下便伏首在案，呈难以支持之状，气短、气促明显，言语声微，问其病苦，而气不足支，言辞续断，不能达意。由其子代诉病情。乃知其久咳难愈，痰多，甚则接连咯吐如涌，色白质稀。近 5 年来，并作喘促，动则甚，休可稍缓，日夜更作，屡发屡重，常年服用西药抗生素。近一年来，每况愈下，更易感冒。一遇外感，必继发肺炎，迁延难愈，加重病情。汤药已不能及，需急诊或住院输液治疗，每月不少于 2 次。患者与家属均苦不堪言，欲求方挽回。此次来诊前又因感冒、肺炎住院。现无发热，咳、痰、喘仍俱甚。

查体：舌红，苔薄白，脉来沉细。

阅其 X 线摄片，见两上肺陈旧性钙化灶，肺纹理粗乱，肺气肿，两下肺炎。此证痰壅气逆，肺脾肾俱损。治以清化痰热，兼养气阴。

处方：紫花地丁 30 g，紫草 30 g，紫菀 15 g，半枝莲 30 g，白花蛇舌草 30 g，黄芩 10 g，黄连 3 g，玉竹 30 g，南沙参 30 g，北沙参 30 g，麦冬 30 g，黄芪 20 g，党参 30 g，白前 15 g，前胡 15 g，桔梗 10 g，甘草 10 g。14 剂，水煎服，每日 1 剂。

[二诊]

3 月 22 日。仍气促，呻吟，咳嗽痰多，胸闷，下肢不肿。舌干红，苔薄黄腻，脉细滑数。拟方：

蒲公英 30 g，紫花地丁 30 g，胡颓叶 15 g，野荞麦根 30 g，黄荆子 30 g，白前 15 g，前胡 15 g，葶苈子 15 g，生蒲黄、炒蒲黄各 15 g，细辛 5 g，麻黄 10 g，泽漆 15 g，鬼箭羽 30 g，南沙参、北沙参各 30 g，麦冬 30 g，甘草 10 g。服 14 剂。

[三诊]

4 月 6 日。病情趋稳，夜间起床时气促加重，胸闷，痰仍多。舌质红，苔薄腻，脉弦细。拟方：

桑白皮 30 g，白果 30 g，地骨皮 30 g，法半夏 15 g，制南星 15 g，紫菀 15 g，款冬花 15 g，鬼箭羽 30 g，泽漆 15 g，前胡 15 g，白前 15 g，紫草 30 g，紫花地丁 30 g。服 14 剂。

[四诊]

4 月 19 日。气促气短，间断发作，有时平息，已停用抗菌药物，面色好转，呻吟，痰渐少，胸痛时有，咳嗽时胸闷、胸痛。舌红苔薄，脉弦细。拟方：

桑白皮 30 g，白果仁 30 g，法半夏 15 g，蒲公英 30 g，紫花地丁 30 g，半枝莲 30 g，白花蛇舌草 30 g，川贝母 6 g，黄连 3 g，黄芩 10 g，泽漆 15 g，鬼箭羽 30 g，党参 30 g，黄芪 20 g，甘草 10 g。服 21 剂。

［五诊］

5 月 10 日。病情较前控制，夜晚不喘，可安卧。原先时常发作肺部感染，今已有 2 月余未发。无胸闷，未闻呻吟。苔薄，脉缓。拟方：

桑白皮 30 g，白果仁 30 g，法半夏 15 g，蒲公英 30 g，紫花地丁 30 g，半枝莲 30 g，白花蛇舌草 30 g，泽漆 15 g，鬼箭羽 30 g，党参 30 g，黄芪 20 g，女贞子 30 g，南沙参、北沙参各 30 g，淫羊藿 15 g，巴戟天 15 g。服 14 剂。

［六诊］

2009 年 5 月 24 日。夜间已不喘。咳嗽控制，苔薄，脉细缓。病情起稳，精神好转，面色稍润，步履较前轻快。以肺、脾、肾同治，兼顾痰喘之法调治 1 年余，气短仍有，余症大为好转。其间仅一次因感触风寒，继发感染，症状加重而住院治疗，4～5 日即恢复如常。

【按语】患者症候纷繁，错综杂出。然一言以蔽之，曰大实大虚。实者，痰壅、气逆、瘀阻；虚者，在肺、脾、肾三脏。实邪阻滞，有碍肺脾之升清降浊；脾肺之不足，则不能化其痰瘀，行其气血。故两相影响，互为牵制。何处入手，为此案之关键。若不得其法，动手便错。虽则扶正祛邪并用最为稳当，然要在知其轻重，以何为主，以何为辅；贵在晓其分寸，几分祛邪，几分扶正。观初诊数方，皆以大队清肃之品为主，少扶气阴。邱志楠之意重在清邪，而稍佐一二分扶正。缘其正气虽虚，尚未至耗竭之境，欲复其旧，乃非旬日之功。而邪实太甚，更加日夜进展，若不断然截止，势必日益猖盛，不待正气来复，则早已克伐脏真，果若如此，则更难挽救。故初时四诊，均以祛邪为务，至五诊之时，邪势渐得安稳，则再入补肾气之品，使肺、脾、肾三脏兼顾。后数月转以扶正为主，但仍不忘邪实，降气平喘、化痰清肺之品仍穿插其间。前后调治年余，病症已大为改善。尤为可贵之处在于患者未再频繁罹患感冒而继发肺炎，足以证其邪实得清，正气渐充，而外邪不易来犯。

回顾此案，关键是理清三大关系：一者，正邪之关系，此前文已论；二者，标实之中咳、痰、喘三者之关系；三者，正虚之中肺脾肾、气阴阳之关系。邱志楠认为咳喘并见者，以治咳为先，以咳则动喘，咳甚则喘甚，故咳不宁，则喘无从以休。若再兼痰饮，则必当以治痰为要，缘痰为有形之饮病，咳喘为无形之气病。有形之邪结，则无形之气乖。故当先清有形之痰，再安无形之气，则顺理成章。

治痰者，世人皆禀张仲景之"病痰饮者当以温药和之"为正法。此案患者之痰总以白色涎沫为主，却大用清化苦寒之药，然亦收化痰之功。邱志楠认为痰多即是有热，虽色白亦无妨清热之用。一则，肺为娇脏，其气清肃，不容邪实。痰饮结聚，肺失肃降，则易郁而化热。再则，痰为阴邪，以静为主。若常人之痰，只一二口，随咳而嗽出。患者之痰，尤以久病痰喘者，多而如涌，若非火气之激越，安得涌出？经云："诸逆冲上，皆属于火。"痰之上涌，亦可视为逆而冲上之一种。其中必夹火热而动，故必以清化之品，平其冲逆之势，清其激越之火。火清气降，则痰饮自静，再配合扶正之治，肺气肃，则水道通，脾气振，则痰源绝，其痰自清。若纯以辛温治之，则更增其激越之势，又恐烁灼痰饮，使其胶固难出矣。痰为阴邪，诚然也，而其有在上在下、在脏在腑之不同，故治法当有异也。

再论治虚，证属气、阴、阳俱损，肺、脾、肾皆虚。或曰，气阳之虚外证可见，而阴虚之证何以明之？不知肺属燥金，秉性清肃。而久咳痰喘，则动气上逆，有余之气化为火邪，劫其脏阴；又津液痰涎无非水湿，不得运化，聚为痰饮，则真阴为耗，故必有阴虚之变。虽外无虚火之象，但察其舌红，乃可知矣。香岩之《外感温热篇》论舌最为精详，虽为外感热病而设，然其原理亦可引申于杂病之中。概而言之，察舌苔可知正邪之进退，辨舌质可知阴阳之偏颇。故邱志楠临证常以此定治法，若舌红则偏气阴，舌色如常或淡者则偏气阳。扶正当分缓急，更应计较病邪之轻重而立法。此患者非无气阳之虚，乃不为当前之要也，当前之要在清其痰饮。故扶正重在气阴，使其脾肺之气来复，更可助其化痰之治。虚实之治相互呼应，并力一处，见效则速。待其痰清，再议方平喘，值此，增入补肾之药，以补肾纳气而助平喘。如此前后缓急，井然有序，不失章法。若此则清化痰饮，彼则补肾纳气，两不照应，各自为政，则化痰与平喘之效俱减。

昔贤有云"治内伤如相，神机默然"，其"默然"二字，于此案中，则其意豁然。内伤之证不若外感之病机单纯，用药可立见功效，而常见虚实错杂，邪实并非只有一种，正虚又往往牵涉数脏。且病积多年，或加失治误治，如三尺之冰，可期一日而化之？唯当辨其轻重，分清先后，守定宗旨，安心服药，则病可渐去如丝抽。虽不得立竿见影之效，然累月之后，多见良效。此案初时数诊亦未见明显起色，而治将三月，症状明显缓解，亦不再频繁感冒。患者深感不易，信心倍增，坚持用药，至期年之际，已有焕然之新矣。此诚示吾医者，治内伤之证切忌浮躁。投方数日，不见效验，即易法更方，又未见效，即再换药，如此反复无常，方寸全无，安可言效？洞察病机，默然于胸者，方为高明。

第四章 药用学术观

一、 酸枣仁养肝兼能补肺

1 酸枣仁概述

酸枣仁为鼠李科植物酸枣的种子，现代中药学根据其功用，将其归入养心安神类药物。对其药性，《中药大辞典》言："性味：味甘性平；归经：归心肝脾经；功能：养心、安神、敛汗。"《中药学》云："药性：甘、酸、平；归心肝胆经；功效：养心益肝，安神敛汗，主治：心悸失眠、自汗盗汗、津伤口渴、骨蒸劳热。"其他相关现代中药著作对酸枣仁性味、归经、功用的描述亦各有不同，但对其养心安神的功用，认识基本一致。邱志楠在临床上广泛运用酸枣仁，认为酸枣仁不只专入肝经，还入其余四经，关键在于运用药物配伍得法，便有强肝、敛肺、敛脾之效。

2 酸枣仁归经

酸枣仁的性味，有云酸者，有云甘者，有云酸甘者，但对其功用无实质性影响。而诸家本草著作对其归经的描述则不同，差异甚大，大体可归纳为以下几类。

2.1 归肝经、肺经、心包经

《神农本草经三家合注·酸枣仁》中叶天士注："枣仁气平，禀天秋敛之金气，入手太阴肺经。味酸无毒，得地东方之木味，入足厥阴肝经、手厥阴风木心包络经。"《本草经解要·酸枣仁》："枣仁气平，禀天秋敛之金气，入手太阴肺经；味酸无毒，得地东方之木味，入足厥阴肝经、手厥阴风木心包络经。"对酸枣仁归肺经、心包经，其他本草著作提及较少。

2.2 归心经、肝经、胆经

《本草约言·酸枣仁》："入手少阴心、足少阳胆、厥阴肝"。酸枣仁归心经，另有《药义明辨·酸枣仁》："入心、肝、胆、脾四经。"其他本草著作提及亦较少。

2.3 归肝经、胆经、脾经

《本经逢原·酸枣仁》："足厥阴少阳本药，兼入足太阴脾经。"

2.4 归心经、肝经、脾经

《本草思辨录·酸枣仁》："酸枣仁自当为心肝脾三经之药。"

2.5 归心经、肝经、胆经、脾经

《药义明辨·酸枣仁》："入心、肝、胆、脾四经。"

2.6 归肝经、胆经

《本草求真·酸枣仁》："本肝胆二经要药，因其气香味甘，故又能舒太阴之脾。"《本草图解·酸枣仁》："酸枣仁味酸性收，故其主治多在肝胆二经。"《握灵本草·酸枣仁》："皆足厥阴少阳药也。今人专以为心家药，殊昧此理。"《药性粗评全注·酸枣仁》："酸枣仁酸平无毒，足厥阴少阳药也。"《本草纲目·酸枣》："酸枣实味酸性收，故主肝病，其仁甘而润，皆足厥阴、少阳药也。今人专以为心家药，殊昧此理。"《本草通玄·酸枣仁》："味酸，性收，故其主疗多在肝胆二经。"其他本草著作亦多有归肝胆经者。

由上可知，诸家本草著作对酸枣仁归经的认识有种种不同，但归肝经却为共识，认为酸枣仁归肝经、胆经的占大多数。

3 酸枣仁功用

对酸枣仁的功用、主治，《神农本草经》与后世的认识差异甚大。《神农本草经》："主治心腹寒热，邪结气聚，四肢酸痛，湿痹。久服安五脏，轻身延年。"而后世著作多认为其主疗多寐、不寐、烦渴虚汗。

对于酸枣仁主治多寐与不寐两种截然相反的病证，诸家本草著作讨论的角度各有不同。

有从用药部位论者，认为枣肉醒睡，枣仁主寤寐。如《本草崇原·酸枣仁》："枣肉味酸，肝之果也。得东方木味，能达肝气上行，食之主能醒睡。枣仁形园色赤，禀火土之气化。火归中土，则神气内藏，食之主能寤寐。"

有从炮制方法论者，认为生用主多寐，熟用主不寐。如《握灵本草·酸枣仁》："其仁甘而润，故熟用疗胆虚不得眠，烦渴虚汗之症；生用疗胆热好

眠。"《医学要诀·酸枣仁》："多睡宜生，少睡宜熟。"《本草纲目·酸枣仁》："熟用疗胆虚不得眠，烦渴虚汗之证生用疗胆热好眠。"《药义明辨·酸枣仁》："又取（炒）香温肝胆，若胆虚血少，心烦不寐，用此使肝胆血足则五藏安和，睡卧自宁。"如胆有实热则多睡，宜生用以平胆气，"因其味炒香，香气入脾，甘且香，能醒脾阴，用治思虑伤脾，久泻者，皆能奏效"等等。

然也有不少医家力主酸枣仁可补敛五脏，如明代倪朱漠《本草汇言》曰："酸枣仁，均补五藏，如心气不足，惊悸怔忡，神明失守，或腠理不密，自汗盗汗；肺气不足，气短神怯，干咳无痰；肝气不足，筋骨拳挛，爪甲枯折；肾气不足，遗精梦泄，小便淋沥；脾气不足，寒热结聚，肌肉羸瘦；胆气不足，振悸恐畏，虚烦不寐等症，是皆五藏偏失之病，得酸枣仁之酸甘而温，安平血气，敛而能运者也。""敛气安神，荣筋养髓，和胃运脾。"《本草再新》："平肝理气，润肺养阴，温中利湿，敛气止汗，益志定呵，聪耳明目。"明代方谷《本草切要》："酸枣，性虽收敛而气味平淡，当佐以他药，方见其功，如佐归、参，可以敛心；佐归、芍，可以敛肝；佐归、术，可以敛脾；佐归、麦，可以敛肺；佐归、柏，可以敛肾；佐归、苓，可以敛肠、胃、膀胱；佐归、芪，可以敛气而灌溉营卫；佐归、地，可以敛血而营养真阴。又古方治胆气不和，甚佳。如胆气空虚，心烦而不得眠，炒用可也。"

4　酸枣仁运用经验

邱志楠对酸枣仁认识较深，应用范围较广。他认为酸枣仁不但有养心安神、养肝强肝的作用，还有补肺敛肺等功效，五脏皆可补益。他常常提到古书即已有述，如明代倪朱漠《本草汇言》，故其在肺病、肝炎、肝硬化、脂肪肝、眩晕、心悸及失眠等诸多病中运用酸枣仁。

久咳顽喘症，可在辨证论治基础上加酸枣仁补肺敛肺。其敛肺效果优于五味子，正如明代方谷《本草切要》所说："酸枣，性虽收敛而气味平淡，当佐以他药，方见其功，……佐归、麦，可以敛肺。"关键在于配以入肺经之品，加强其治肺作用。仿其意，邱志楠常常用酸枣仁与山茱萸为药，对以益肺敛肺。

心肝血虚失眠症，邱志楠往往选用酸枣仁汤加味，方中重用酸枣仁至30 g，并加用柏子仁、五味子，三药联用加强养心安神之效果。如为心脾血虚之失眠神经衰弱患者，邱志楠则仿归脾汤之意，在四君子汤基础上加用酸枣仁养心安神、羊藿叶温肾益智。其言心为君主之官，必以血为基础才能发挥其正常功用。故心悸一病，不论何证型均加酸枣仁养心补心，皆获良效。古有"生枣仁治多睡，熟枣仁治少睡"一说，邱志楠认为临床应用表明，生枣红与熟枣仁并没有区别，均有安神作用，但没有治疗多睡之效果。

【按语】临床应用该药，需要叮嘱患者捣碎，以免因坚硬外壳包裹、煎煮不透而影响药效。

酸枣仁一药历来亦有强肝补肝一说，邱志楠自拟加味四逆散（柴胡、白芍、枳壳，甘草、蛇总管、丹参），在原方基础上加用酸枣仁、五味子强肝补肝，脂肪肝则配以决明子、酸枣仁以清肝养肝。

二、 细辛灵活配伍

细辛性味辛温，具有祛风散寒、止咳宣肺、止痛温脉、温化水饮之效，故《神农本草经》将其列为上品。迄今为止，细辛在临床应用已有 2000 多年的历史，而细辛的临床用量及毒副作用，历代众说纷纭，莫衷一是，一般临床医者因古有"细辛不过钱"，"以其气味俱厚而性过烈耳"之说而不敢重用细辛。邱志楠综合古今有关资料，反复进行分析研究，认为细辛的临床用途和用量，关键在于正确的辨证，但须注意其品种、剂型、煎煮、服用方法等几个方面，才能避免细辛的毒副作用。若临床准确运用细辛剂量，便能起到事半功倍的作用。

邱志楠用细辛常常过钱，甚则用至 15 g 而未出现毒副作用。邱志楠认为辨证准确则以毒为能，不拘药量。前贤曰："有病则病受，无病则体受。"辨证论治是中医理论的核心，中药必须在中医理论的指导下才能正确地发挥功效。服用细辛是否会发生毒副作用并非在于用量的多少，关键在于辨证准确则药毒为药能，反之则药能为药毒。《黄帝内经》言"有故无殒"正是此意。细辛味辛性温，《中华本草》言其功效为"散寒祛风，止痛，温肺化饮，通窍"。

《本经疏证》认为细辛主咳逆、痹痛，惟寒证适宜，曰："小青龙汤治咳逆上气之剂也……寒去欲解也……细辛不当用矣……百节拘挛而不恶寒者，细辛非所宜矣。……风湿痹痛下无沉寒者，细辛无能为力矣。总之细辛惟治寒，乃为恰合。"《本草正义》曰："细辛味辛气温，禀阳升之性，辟除风寒湿邪……譬如旭日当天，而群阴退舍，滞结安有不开之理？……无非温通二字，足以尽之矣。"可见证属沉寒固冷凝滞不通者，可据病情超量使用。《伤寒论》中细辛功用主要为温化水饮、温通血脉、散寒止痛。张仲景在治疗外寒内饮及血虚寒厥时，细辛用量皆达 3 两之多。

据此，邱志楠在临床上曾多次将细辛大剂量配于汤剂中使用，结果不但未引发任何不良反应，而且明显地提高了疗效，缩短了疗程，减少了复发。若当用不用，或用量太少，则会贻误病机，使疾病缠绵难愈或不愈。这是邱志楠五十多年的临床体会：在使用复方配伍细辛的汤剂时，只有将方剂中细辛的用量上升到9 g，疗效才会显著；若据病情将其渐增至15 g，则疗效尤著。应该特别指出的是，细辛亦系治疗风寒湿邪留滞肝肾，导致筋骨肌肉痹痛、麻木的首选药物之一，在复方配伍的汤剂中，更要加大其用量。邱志楠在婴儿咳喘与哮喘治疗中重用细辛的用法，完全是受仲景学说中科学理论所启发，再结合现代中药药理研究结果而形成的。另外，临床使用细辛，必须高度注意的是，根据现代中药药理研究证实，其粉末之毒性相当于煎剂的5倍，故临床大剂量用之，切不可"单用末"冲服，因张仲景在配用细辛诸方中，未有一方是"单用末"冲服者，此为后人临证用细辛之明鉴。细辛应与其他药物相伍配用煎服为妥，可同煎服，切不可后下用之，若量重过10 g以上，则应先煎、久煎，挥发其毒性，严防中毒，致不必要的医疗事故。

邱志楠将一味细辛广泛、灵活地用于婴儿外感、咳嗽、哮喘等诸多呼吸疾病的治疗，剂量颇重，用当通神，可为医林垂范。

【按语】为何如此重用细辛却无明显毒副作用，反而有显著疗效？药理学研究证实，细辛的功效及毒性在很大程度上与其所含的挥发油有关。挥发油中主要的有效成分是甲基丁香酚和黄樟醚。其中，黄樟醚为有毒成分，可致青蛙、小白鼠、家兔等动物呼吸中枢麻痹而死亡。这与本草所言"气闭塞而亡"吻合。并有研究进一步证实，细辛全草经一定时间煎煮后，煎液内挥发油中黄樟醚的含量会随着煎煮时间的延长而减少，而挥发油中含量最高的主要有效成分——甲基丁香酚含量的下降速度较黄樟醚慢，即黄樟醚的挥发性远快于甲基丁香酚。所以，细辛全草煎煮一定时间后，煎汁中仍保留着足够量的有效成分甲基丁香酚，而有毒成分黄樟醚的含量则大为降低，从而减轻细辛的毒副作用。实验证实，煎剂中细辛用量即使是散剂的4倍、12倍，也不会引起毒性反应，对类风湿性关节炎、强直性脊柱炎等痹证，其疗效远较常规剂量为优。可见，细辛"用不过钱"，恐指散剂而言。

三、 小青龙汤活学活用

邱志楠在治疗咳喘证时常用小青龙汤加减治疗。他认为：水饮为患时，一般不渴，但也有其他情况，在水饮内停、气不化津时也可见口渴。但本证毕竟是属于寒饮内停，因此常见渴而不多饮，或口渴喜热饮等表现。因而在平常的学习和临床应用时，应该用辩证的思想去看待疾病，将疾病的症状综合起来判断，而不是依靠单一的脉象或疾病的某一表现去认定疾病的性质和治疗方药。

小青龙汤出自张仲景《伤寒论》中的辛温解表剂。

> 伤寒表证不解，心下有水气，干呕发热而咳，或渴，或利，或噎，或小便不利、少腹满，或喘者，小青龙汤主之。

> 伤寒心下有水气，咳而微喘，发热不渴。服汤已渴者，此寒去欲解也，小青龙汤主之。

1　小青龙汤方

小青龙汤方：麻黄（去节）、芍药、细辛、干姜、甘草（炙）、桂枝各三两（去皮）、五味子半升、半夏半升（洗）。

功用：解表散寒，温肺化饮。

主治：外寒里饮证。恶寒发热，头身疼痛，喘咳，痰涎清稀而量多，无汗，胸痞，或干呕，或痰饮喘咳，不得平卧，或身体疼重，头面四肢浮肿，舌苔白滑，脉浮。

本方常用于支气管炎、肺炎、支气管哮喘、过敏性鼻炎、百日咳、肺心病、卡他性眼炎、卡他性中耳炎等属于外寒里饮证者，是治疗外感风寒、寒饮内停喘咳的常用方。临床上以恶寒发热、喘咳、痰多而稀、无汗、舌苔白滑、脉浮为辨证要点。因本方辛散温化之力较强，应已确属水寒相搏于肺者，方宜使用，且视患者体质强弱酌定剂量。

2　方解

本方主治外感风寒、寒饮内停之证。风寒束表，皮毛闭塞，卫阳被遏，营阴郁滞，故见恶寒发热、无汗、身体疼痛。素有水饮之人，一旦感受外邪，每致表寒引动内饮。《难经·四十九难》说：

> 形寒饮冷则伤肺。水寒相搏，内外相引，饮动不居，水寒射肺，肺失宣降，故咳喘痰多而稀；水停心下，阻滞气机，故胸痞；饮动则胃气上逆，故干呕；水饮溢于肌肤，故浮肿身重；舌苔白滑，脉浮为外寒里饮之佐证。对此外寒内饮之证，若不疏表而徒治其饮，则表邪难解；不化饮而专散表邪，则水饮不除。故治宜解表与化饮配合，举而表里双解。方中麻黄、桂枝相须为君，发汗散寒以解表邪，且麻黄又能宣发肺气而平喘咳，桂枝化气行水以利里饮之化。干姜、细辛为臣，温肺化饮，兼助麻、桂解表祛邪。然而素有痰饮，脾肺本虚，若纯用辛温发散，恐耗伤肺气，故佐以五味子敛肺止咳、芍药和养营血，二药与辛散之品相配，一散一收，既可增强止咳平喘之功，又可制约诸药辛散温燥太过之弊；半夏燥湿化

痰，和胃降逆，亦为佐药。炙甘草兼为佐使之药，既可益气和中，又能调和辛散酸收之品。药虽八味，配伍严谨，散中有收，开中有合，使风寒解，水饮去，宣降复，则诸症自平。

在原文中，水饮停蓄于心下胃脘部，以致形成外寒内饮的证候。外寒引动内饮，寒饮犯肺，则咳嗽喘息；饮停心下，横犯胃腑则呕，构成小青龙汤证的基本证候。而水饮为患，常随气机升降随处流溢，因而会出现相应病变。

水饮下趋肠道，清浊不分则下利；水饮停蓄下焦，致膀胱气化不利，则小便不利，少腹满；水饮冲逆于上，阻碍气机，则咽喉有梗塞感。且水饮内停，气不化津也可见口渴。因此，小青龙汤辛温发汗，温化水饮，可实现表里同治。

外有伤寒表证，内有水饮停聚，因而"伤寒，心下有水气"，表不解，则有发热，水饮内停，多不见口渴。服用小青龙汤后，由"不渴"转为"渴"，则说明寒饮已消，是疾病转好的表现。

四、 三子养亲汤化裁

三子养亲汤出自《韩氏医通》，由紫苏子、白芥子、莱菔子组成，具有顺气降逆、化痰消滞之功，可用于治疗气逆痰滞而致咳嗽、气喘、痰多、胸痞、食欲不振、苔腻、脉滑等症。邱志楠临床运用三子养亲汤辨证化裁，治疗肺系疾病，屡屡效验。其三子养亲汤运用心得如下。

1 辨证要点

1.1 辨虚实

《素问·通评虚实论》曰："邪气盛则实，精气夺则虚。"邪正消长盛衰，不仅影响着疾病的发生、发展及转归，也决定了疾病的虚实变化。唯有准确把握疾病的邪正盛衰变化情况，才能对疾病进行正确的辨证，从而选出攻补适宜的治法。

三子养亲汤为降气豁痰、消食定喘、祛邪治标之组方，其性主疏泄，故而耗气伤正，临床只适用于痰盛气滞或食积之实证，而对于气虚久咳、阴虚咳喘、脾虚泄泻、无食积或无气滞，临床症见气短心悸、倦怠乏力、痰少、纳差、便溏、声低微、脉细欲绝等虚证，则不宜选用。

1.2 辨寒热

寒热是辨别疾病性质的纲领，反映机体阴阳的偏盛偏衰。《黄帝内经》云："阳胜则热，阴胜则寒"，并提出"热者寒之""寒者热之"的治法。三子养亲汤中，紫苏子，性味辛温，有止咳平喘功效，《别录》云其："主下气，除寒温中。"白芥子，性味辛温，温肺祛痰。《本草经疏》云："白芥子味极辛，气温，能搜剔内外痰结及胸膈寒痰，冷涩壅塞者殊效。然肺经有热，与夫阴虚火炎咳嗽生痰者，法在所忌。"莱菔子，性味辛甘平，消食化积，降气化痰。《本草纲目》曰："下气定喘，治痰，消食除胀，利大小便，止气痛，下痢后重，发疮疹。"三药组方，性温主疏泄，适用于寒痰壅盛、气滞或食积者，而肺经有热、阴虚火旺所致咳嗽、痰少者，不宜选用。

2 用药原则

2.1 三味药用量，依主证而定

三子养亲汤原方中对于三味药的用量并无明确规定，故而在临床应用时，三味药的用量可依其主证而定，何证居多，则以何药为君，其效尤佳。若痰涎盛者，则以白芥子为主药，以加强利气化痰之功；若咳喘尤甚者，则以紫苏子为主药，以增强止咳平喘之功；若食滞胃胀甚者，则以莱菔子为主药，以助消食导滞之功；若痰壅、气滞、食积同时并重，可三药等量。

三子养亲汤为豁痰利气、祛邪之剂，易耗气伤正，故各药用量均不可太过。其主药用量可用 9～12 g，余药用量次之。三味药等量时，则以 8～12 g 为宜。

2.2 祛邪不忘扶正

肺为水之上源，肾为水之下源，脾为水液升降输布的枢纽。凡水液上腾下达，均赖于脾气的枢纽作用。若脾气运化水液功能失常，必导致水液停聚于体内而产生水湿痰饮等病理产物，故有"脾为生痰之源"之说。《素问·至真要大论》亦云："诸湿肿满，皆属于脾。"《临证指南医案·痰》谓："善治者治其所以生痰之源，则不消痰而痰自无矣。"《景岳全书》亦曰："故治痰者，必当温脾、强肾，以治痰之本，使根本渐充，则痰将不治而自去矣。"由此提出了治痰求本的重要性。所以在应用三子养亲汤祛痰时，要注重治痰之本。且因此方为祛邪之剂，易耗气伤正，故临床应用时常配伍白术、茯苓、扁豆等健脾祛湿之品，一是以其固本，防"三子"耗气伤正；二是取其能绝"痰之源"，加强化痰祛湿之功。

2.3 用药不拘于老人

三子养亲汤虽原为老年人所设，但临床应用时可不必拘泥于患者年龄。但对年幼者及年长者，需顾及年幼者"脏腑娇嫩"、年长者"年老体衰"的体质特征，酌情配伍健脾补肾之品，扶正祛邪并施。

3 配伍运用

咳嗽、咯痰为三子养亲汤临床应用时最为常见的主要症状，因患者体质差异、感邪不同，以及环境、治疗得失等因素影响，而呈现出的咳嗽性质、时间，及咳痰量、色、质、味等就会有所不同，同时患者的伴随症状亦各有差异，故临床上三子养亲汤多合方化裁、辨证治疗。

3.1　三子养亲汤合二陈汤

二陈汤（法半夏、橘红、茯苓、甘草、生姜、乌梅）具有燥湿化痰、理气和中之功，与三子养亲汤相合加减，则具有健脾化痰、止咳平喘之功，对因痰浊壅盛所致的以咳嗽、咳大量白痰、气喘、胸膈痞闷、肢体困倦、舌苔白润、脉滑等为主症的病证，疗效甚佳。咽喉肿痛者加牛蒡子、僵蚕；痰涎壅盛者加苍术；喘息甚者加地龙、葶苈子；大便秘结者加枳壳、厚朴。

3.2　三子养亲汤合三拗汤

三拗汤（麻黄、苦杏仁、甘草）有宣肺解表的功效，与三子养亲汤合用加减，则具有宣肺止咳、化痰平喘之功，适用于风寒袭表、肺气郁闭、痰盛气滞所致的以鼻塞、恶寒、咳嗽、咳白痰、胸闷、苔白腻、脉浮滑等为主症的病证。痰涎壅盛者加葶苈子；喘息甚者加地龙；鼻塞恶寒等表证重者，加防风、苍耳子、荆芥。

3.3　三子养亲汤合小青龙汤

小青龙汤（麻黄、白芍、细辛、干姜、甘草、桂枝、法半夏、五味子）有解表蠲饮、止咳平喘之功，与三子养亲汤合用加减，适用于风寒客表、水饮内停，以呼吸急促、喉中哮鸣有声、胸闷、咳白泡沫样痰、恶寒、鼻塞、头身重、舌白滑、脉浮紧或弦紧等为主症的病证。痰壅喘甚者加葶苈子、地龙；胸闷甚者加瓜蒌、薤白；大便秘结者加枳壳。

三子养亲汤除与以上三方配伍外，还可根据临床辨证论治，与射干麻黄汤、定喘汤、止嗽散等方合而化裁，辨证治疗各种肺系疾病。

【按语】现代药理实验证实，三子养亲汤具有镇咳、祛痰、平喘及消食作用。合方和拆方研究表明，紫苏子、白芥子都有明显的祛痰和平喘作用，白芥子祛痰作用较紫苏子强，而紫苏子平喘作用较白芥子强，镇咳则以莱菔子作用强。由白芥子、紫苏子、莱菔子组成的三子养亲汤，其平喘作用优于各单味药。三药经配伍组方后，既可增强药效，又可取其各药之所长，协同发挥作用。咳嗽是人体清除呼吸道内的分泌物或异物的保护性呼吸反射动作，痰液是感染等因素影响呼吸道分泌的病理产物。药理研究证实，三子养亲汤中含有的石油醚、醇提取物等成分，有较强的镇咳、平喘作用，其水提物也具有明显的祛痰作用。

第五章　中西医结合平治呼吸病观

一、 呼吸病病因病机

1　中医认识

肺居胸中，上通喉咙，开窍于鼻。其主要生理功能：主气，司呼吸，为体内外气体交换的通道；助心行血而贯通血脉，通调水道，参与水液代谢，输精于皮毛，主一身之表。

1.1　肺的部位和形态

（1）肺的部位。肺位于胸腔，上连气道，喉为门户，开窍于鼻，为气体出入的器官，在人体脏腑之中位置最高，故称为华盖。"肺者，五脏六腑之盖也"（《灵枢·九针论》）。"肺者脏之盖也"（《素问·病能篇》）。"心肺独居膈上"（《难经·十二难》）。"喉下为肺，两叶白莹，谓之华盖，以复诸脏"（《医贯》）。以上均指出了肺在人体中的位置。

（2）肺的形态。肺为白色分叶状，质地疏松，"肺重三斤三两，六叶两耳，凡八叶"（《难经·四十二难》）。"肺叶白莹、谓为华盖，以复诸脏，虚如蜂窝，下无透窍、吸之则满，呼之则虚"（《医宗必读》）。"肺得水而浮"，"肺熟而复沉"（《难经·十三难》）。这里的"虚如蜂窝"，"得水而浮"，就是说肺脏本身是质地疏松的含气的器官。至于重量问题，《难经》中记载心肺重量的比例与现代解剖学所讲的心肺重量的比例十分相似，说明古人对肺确有较深刻的了解。

1.2　肺的生理功能和病理变化

"肺者，相傅之官，治节出焉。"（《素问·灵兰秘典论》）"傅"同"辅"，有辅佐、协助的意思。"相傅"是与心为"君主之官"的"君主"相对而言的，意即肺对心脏有协助作用。所谓"治节"，就是"治理""调节"。也就是说，人体的各种生理调节代偿功能，均属于肺的职能范围。"脉气流经，经气归于肺，肺朝百脉，输精于皮毛。毛脉合精，行气于府。府精神明，留于四脏，气归于权衡"（《素问·经脉别论》）。"四脏"，是指五脏中肺以外其余的器官。"权衡"，就是调节作用，说明了肺与全身器官的关系。"肺与心皆居膈上，位高近君，犹之宰辅，故称'相傅之官'。"肺的主要生理功能为主气，主宣发、肃降，司呼吸，通调水道，朝百脉，主治节。肺在志为忧，在液为涕；在体合皮，其华在毛，在窍为鼻。现简述肺的主要生理功能与病理变化。

（1）肺主气。气是人体赖以维持生命活动的重要物质。所谓肺主气，是指人身之气均为肺所主，所以说"诸气者皆属于肺"（《素问·五脏生成论》）。肺主气，包括两个方面：一是指肺的呼吸功能；二是指肺在真气生成方面的作用。

①肺司呼吸。在新陈代谢过程中，机体需要不断地从环境中摄取氧气并排出二氧化碳。这种机体与环境之间的气体交换称作呼吸。肺是体内外气体交换的场所，通过肺的呼吸作用，自然界的清气（氧气）被吸入，体内的浊气（二氧化碳）被呼出，实现机体与外界环境间的气体交换，以维持机体的正常活动，所以说"天气通于肺"（《素问·阴阳应象大论》）。肺是怎样司呼吸的呢？"肺气通于鼻。"（《灵枢·脉度篇》）"咽喉二窍，同出腕……喉在前主出，咽在后主吞。喉系坚空，连接肺本，为气息之路。呼吸出入，下通心肝之窍，以激诸脉之行，气之要道也；咽系柔空，下接胃本，为饮食之道路。水谷同下，并归胃中，乃粮运之关津也。二道并行，各不相犯，盖饮食必历气口而下，气口有一会厌，当饮食方咽，则会厌即垂，厥口乃闭。故水谷下咽，了不犯喉。言语呼吸，则会厌开张，当食言语，则水谷乘气，送入喉腔，遂呛而咳矣。喉下为肺，两叶白莹，谓之华盖，以复诸脏，虚如蜂巢，下无透窍，故吸入则满，呼之则虚。呼吸，本之有源，无有穷也，乃清浊之交运，人身之橐籥。"（《医贯》）从上述可知，鼻、咽喉、气管、肺构成了呼吸系统，中医称之为"肺系"。肺及其辅助结构如鼻、咽喉等一起完成呼吸运动。由此可见，中医对气管、食道、会厌等器官的位置、结构及其在呼吸及进食时彼此之间的协调运动，肺脏的位置、呼吸中的动态变化和作用都有较深刻的理解。

肺司呼吸的功能还需肾的协作。肺主呼，肾主纳，呼纳，出入，才能完成呼吸运动。故有"肺为气之主，肾为气之根"（《景岳全书》）之说。正常情况下，气道通畅，呼吸调匀。如因病邪致使气机不畅，肺气壅塞，则呼吸功能失调而出现咳嗽、气喘、呼吸不利等临床症状。

②肺主一身之气。肺与人体真气的生成有关。肺吸入的自然界的清气（受于天）、脾吸收的饮食物中的营养物质（谷气）和肾中精气相结合，共同组成人体中的真气以充养机体。真气是人体一切生命活动的动力，它的生成、分布与调节均赖于肺。故曰："肺主一身之气"，"肺为气之本"，"诸气者皆属于肺"。若肺气不足，则不但会引起呼吸功能减弱，而且会影响真气的生成，从而导致全身性的气虚，出现体倦乏力、气短、自汗等临床症状。若肺失去了呼吸功能，不能吸清呼浊，机体不能和外界进行物质交换，真气不能生成，肺也就失去了主一身之气的作用。随着呼吸运动的停止，生命也就告终了。所以说，肺主一身之气主要取决于肺的呼吸功能。

（2）肺主宣发和肃降。宣发，是宣布、发散的意思。肺主宣发是指由于肺气的推动，气血津液得以散布全身，内而脏腑经络，外而肌肉皮毛，无处不达，以滋养全身的脏腑组织。肺气宣发通畅，则能主一身之气而呼吸调匀，助血液循环而贯通百脉；通过汗液、呼吸调节水液代谢，宣发卫气，输精于皮毛，使其发挥屏障作用。

肃为清肃、宁静；降为下降。肃降即清肃下降之意，有向下、向内、收敛的特点。肺主肃降是指肺气宣清宜降。肺气以清肃下降为顺，通过肺气之肃降作用，才能保证气和津液的输布，并使之下行，以保证水液的运行并下达于膀胱，使小便通利。肺气必须在清肃下降的情况下，才能保证其正常的机能活动。

肺的宣发和肃降是相辅相成的两个方面。上与下，外与内，散与放，既对立又统一。没有正常的宣发，就不能很好地肃降；不能很好地肃降，必然影响正常的宣发。肺有宣有肃，才能气道通畅，呼吸均匀，保持人体内外气体的交换；才能使气血津液散布于周身，以濡养各脏腑组织；才能使无用的水液下输膀胱，排出体外，而无水湿痰浊停留之患。如果肺的宣发和肃降功能遭到破坏，就会引起肺气不宣、肺失肃降或肺气上逆等病理变化，出现咳嗽、喘促、胸闷、尿少、水肿等症。

（3）肺主通调水道。人体水液代谢的调节，是由脾、肺、肾以及肠、膀胱等脏腑共同完成的。"饮入于胃，游溢精气，上输于脾，脾气散精，上归于肺，通调水道，下输膀胱，水精四布，五经并行。"（《素问·经脉别论》）"通调"是疏通调节之意。"水道"是指水液运行和排泄的途径。肺气能调节和维持水液代谢平衡，这种作用叫作"通调水道"。

肺通调水道的机制，主要依赖肺气的宣发和肃降。宣发，就是使水液布散到周身，特别是皮毛，由汗孔排泄。肃降，就是使无用的水液下归于肾而输于膀胱，排出体外。由于肺有调节水液代谢的作用，因此有"肺主行水"，"肺为水之上源"的说法。如果肺在水液调节方面失于宣散，就会形成腠理闭塞，出现皮肤水肿、无汗等临床症状；失于肃降，水液不得通调，就会出现水肿、小便不利等临床症状。可见汗的分泌和小便的通利与肺的宣发肃降有密切关系。当肺失宣肃而出现水肿时，可用"宣肺利水"法治之，亦称"提壶揭盖"法。

肺之宣肃失调，则水液代谢失常，水湿停聚而为痰饮，可致短气、咳逆喘息不得平卧、尿少、水肿等。故善治痰饮者必先治气，气顺则一身之津液亦随气而顺，肺气顺，膀胱之气化而水自行。

（4）肺朝百脉，助心行血。"朝"是朝向、会合的意思，指百脉（经脉）会合于肺，即脉在呼吸过程中，全身血流均须流于肺。"经脉流动，必由乎气，气主于肺，故为百脉之朝会。"（《类经》）说明肺与经脉中血液运行有密切关系。肺和血液运行有什么关系呢？肺有协助心脏推动血液运行的作用，即助心行血。这种助心行血的作用是肺主气功能的一种表现。在真气生成过程中，肺吸入的自然界的清气和脾吸收的水谷之精气结合起来称为"宗气"。宗气积于胸中，有上走息道（呼吸之道）以助呼吸、贯通心脉、推动血液运行作用。由此可见，肺助心行血的作用是通过宗气来实现的，肺气有贯通心脉的作用，百脉又朝会于肺。肺主气，心主血。肺与心在生理或病理上的密切关系，主要反映在气和血的关系上。肺气壅塞可导致心的血脉运行不利，甚至血脉瘀滞，出现心悸、胸闷、唇青舌紫等临床症状；心气虚，心阳不振，心的血脉运行不畅，也能影响肺气的宣通，而出现咳嗽、气喘等临床症状。

（5）肺主声。声音出于肺系而根于肾。咽喉是呼吸的门户和发音器官。喉为肺系，肺脉通会厌，会厌为声音之门户。肺主气，声由气发，所以声音的产生与肺的功能有关，又肾脉挟舌本，肾精充足，上承会厌，鼓动声道而出声。因此，有"肺为声音之门，肾为声音之根"（《直指方》）的说法。总之，中医认为声音的产生和肺、肾有关。若肺气充足，则声音洪亮；肺气虚弱，则声音低微；风寒袭肺，肺气闭塞，则声音嘶哑或失音等。客邪壅肺者，为金实无声，其病属实；肺气亏损或肺肾阴虚者为金破不鸣，其病属虚。故有"金实则无声，金破亦无声"之说。

（6）肺主皮毛。皮毛为一身之表，包括汗腺、皮肤与毛发等组织，有分泌汗液、润泽皮肤、调节呼吸和抵御外邪之功能，是人体抵抗外邪的屏障。肺通过其宣发作用能将卫气和气血津液输布全身，温养肌腠皮毛，以维持其正常生理功能。可见皮毛的功能是受肺气支配的，所以有"肺主皮毛"（《素问·阴阳应象大论》），"皮毛者，肺之合"（《素问·咳论》），"肺主一身之皮毛"（《素问·痿论》）等说法。

皮毛的具体生理功能是：①调节水液代谢，如肺主通调水道中所述。②调节呼吸。皮肤之汗孔也有散气作用，所以称汗孔为"气门"（《素问·生气通天论》）。后世医家唐容川明确指出皮毛有"宣肺气"的作用，谓："皮毛属肺，肺多孔窍以行气。而皮毛尽是孔窍，所以宣肺气，使出于皮毛以卫外也。"（《中西汇通医经精义》）。③调节体温。卫气司汗孔的开合，有调节体温的作用。这种作用是肺气宣发卫气于皮毛的结果。若肺卫气虚，外邪侵袭，体温调节功能失常，则出现发热恶寒等临床症状。④屏障作用。卫气能温养皮毛，有护卫肌表、抵御外邪的作用。

肺主气，助心行血，通过其宣发作用将气血津液敷布于皮毛，即所谓输精于皮毛，保证了皮毛能充分发挥上述生理功能。肺气充足，则皮毛润泽，汗孔开合正常，机体不易受外邪的侵袭。若肺气虚弱，则卫外之气不足，肌表不固，易受外邪侵袭而经常感冒。若肺气虚弱不能输精于皮毛，则皮毛因营养不良而憔悴枯槁，不仅会出现多汗或无汗等症，而且外邪也易侵入。所以说"手太阴气绝则皮毛焦"（《灵枢·经脉篇》）。因此，临床上不仅外感病的卫气分证可从肺治，而且一部分皮肤病也可以用治肺的方法治之。如针刺耳部肺穴可治神经性皮炎，用荆芥、防风、麻黄、杏仁、薄荷、浮萍等治疗皮肤病就是肺主皮毛这一理论的具体运用。

（7）肺开窍于鼻。鼻是气体出入的通道，与肺直接相连，所以称鼻为肺之窍。鼻的通气和嗅觉作用，必须依赖肺气的作用，肺气和畅，呼吸调匀，嗅觉才能正常，所以说"肺气通于鼻，肺和则鼻能知香臭矣"（《灵枢·脉度篇》）。鼻为肺窍，因此鼻又成为邪气侵袭肺脏的道路。在病理上，肺部的疾病多由口鼻吸入外邪所引起。肺气正常，则鼻窍通利，嗅觉灵敏；若肺有病，则可出现鼻塞、流涕、嗅觉异常，甚则鼻翼扇动、呼吸困难等症。因此，临床上可把鼻的异常表现作为推断肺病变的依据之一。在治疗上，鼻塞流涕、嗅觉失常等疾病，又多用辛散宣肺之法，如针刺耳部肺穴可治鼻息肉、慢性鼻炎等疾病就是以"肺开窍于鼻"这一理论为指导的。

1.3　肺与五脏关系

（1）肺与肝。生理方面，肝主升发，肺主肃降，肝升肺降则气机调畅，气血上下贯通，所以二者的关系主要表现在人体气血的升降运行上。肺居膈上，其位最高，为五脏六腑之华盖，其气以清肃下降为顺；肝位居下，主疏泄，调畅气机，助脾气升清，贮藏血液，调节血量，疏泄于心脉，其经脉由下而上，贯膈注于肺，其气升发而上。如是，肝升肺降，以调节人体气机的升降运动。

病理方面，若肝气郁结，气郁化火，循径上行，灼肺伤津，影响肺之宣肃，形成"肝火犯肺"（又称"木火刑金"）之证，出现咳嗽咽干、咳引胁痛，甚或咯血等。反之，肺失清肃，燥热下行，灼伤肝肾之阴，使肝失调达，疏泄不利，则在咳嗽的同时，还可能出现胸胁引痛、胀满、头晕、头痛、面红目赤等症。如温热病的秋燥，燥热伤肺，肺热阴伤，清肃无权，导致肝失疏泄，则在干咳无痰、咽喉干燥的同时，又伴有胸满胁痛之症。甚者燥热传入下焦，多伤肝肾之阴，易于造成水不涵木、肝阳偏亢或虚风内动。

（2）肺与肾。生理方面，首先，肺为水之上源，肾为主水之脏。肺主一身之气，水液只有经过肺气的宣发和肃降，才能达到全身各个组织器官并下输膀胱，故称"肺为水之上源"。而肾阳为人体诸阳之本，其气化作用有升降水液的功能，肺肾相互合作，共同完成正常的水液代谢。肺肾两脏在调节水液代谢中，肾主水液的功能居于重要地位，所以有"其本在肾，其标在肺"之说。其次，肺为气之主，肾为气之根。肺司呼吸，肾主纳气，呼吸虽为肺主，但需要肾主纳气作用来协助。只有肾的精气充沛，吸入之气经过肺的肃降，才能使之下归于肾，肺肾互相配合共同完成呼吸的生理活动。

病理方面，若肺失宣肃，不能通调水道，肾不主水，水邪泛滥，肺肾相互影响，导致水液代谢障碍。水液代谢障碍虽然与肺有关，但其根本仍在于肾，所以"水病下为胕肿大腹，上为喘呼不得卧者，标本俱病"；"其本在肾，其末在肺"（《素问·水热穴论》）。由于肺、脾、肾三脏在调节水液代谢过程中相互联系、相互影响，发挥不同的作用，因此，治疗水液代谢病变的关键是以肾为本、以肺为标、以脾为中流砥柱。若肾气不足，摄纳无权，气浮于上；肺气久虚，伤及肾气，而致肾失摄纳，均会出现气短喘促、呼多吸少、动则尤甚等症。这种现象称为"肾不纳气"或"气不归根"。它的治疗也必须用补肾纳气的方法。

此外，肺肾阴液也是互相滋养的（称为"金水相生"），而肾阴又为人体诸阴之本，因此，肺阴虚可损及肾阴。肾阴虚不能上滋肺阴，则肺阴亦虚，最后导致肺肾阴虚，而见腰膝酸软、潮热、盗汗、咽干、颧红、干咳、音哑、男子遗精、女子经闭等症。如为肺痨患者、咳喘患者，病久不愈，均可出现肺肾两虚之候。

（3）肺与脾。肺主气，脾益气。肺为水之上源，脾主运化水湿，所以肺与脾的关系主要表现在气和水两个方面。生理方面，肺为主气之枢，脾为生气之源。肺主气，脾益气，两者相互促进，形成后天之气。脾主运化，为气血出化之源，但脾运化生的水谷之气必赖肺气的宣降方能输布全身。而肺所需的津气要靠脾运化水谷精微来供应，故脾能助肺益气。正所谓"脾为元气之本，赖谷气以生；肺为气化之源，而寄养于脾者也"（《薛生白医案》）。因此，何梦瑶说："饮食入胃，脾为运行其精英之令，虽曰周布诸脏，实先上输于肺，肺先受其益，是为脾土生肺金，肺受脾之益，则气益旺，化水下降，泽及百体。"（《医碥》）所谓肺为主气之枢，脾为生气之源，就是肺与脾在气的生成和输布方面的相互作用。

病理方面，肺为贮痰之器，脾为生痰之源，脾应运化水湿，肺应通调水道。人体的津液由脾上输于肺，再通过肺的宣发和肃降布散至周身及下输于膀胱。脾之运化水湿赖肺气宣降的协助，而肺的宣降又靠脾之运化以滋助，两者相互合作，参与体内水液代谢。如果脾失健运，则水液停聚，就会酿湿生痰，甚至聚水而为饮为肿，犯肺上逆而为喘等症，所以有"肺为贮痰之器，脾为生痰之源"的说法。

若肺虚累脾，脾虚及肺。肺气久虚，精气不布，必致脾气虚弱；脾气虚弱，营养障碍，抗病力降低，易患肺病，形成肺虚→脾虚→肺虚的恶性循环，常出现食少、便溏、消瘦、面色苍白、懒言、咳嗽等脾肺俱虚的证候。临床上对某些肺的疾患，可用补脾的方法进行治疗，如肺气不足者，可采用补脾的方法以益气。又如慢性气管炎的病理传变规律，就是肺虚→脾虚→肾虚这样一个过程。当慢性气管炎由肺虚发展到脾虚阶段，常采取健脾的治法方药而获效。所以说"扶脾即所以保肺，土能生金也"（《慎斋遗书》）。"土能生金，金亦能生土，脾气衰败，须益气以扶土"（《医法心传》）。

脾肺均能调节水液代谢，若脾虚不运，水湿不化，聚为痰饮，出现久咳不愈、痰多而稀白之候，病象多表现在肺，而病本却在于脾。痰之动主于脾，痰之成贮于肺，肺不伤不咳，脾不伤不久咳。所以临床上治疗痰饮咳嗽，以健脾燥湿与肃肺化痰同用，就是依据"肺为贮痰之器，脾为生痰之源"的理论。

1.4 几种肺部疾病的病因病机

（1）顽哮。哮喘在民间称"吼病"或"气喘病"，有"外科不治癣，内科不治喘"之说，可见治疗之艰难。中医所指的哮喘病多属现代医学的支气管哮喘。支气管哮喘目前被认为是一种多细胞、多因子介导的气道慢性炎症性疾病，其病因和发病机理相当复杂，迄今尚未完全阐明。中医药学在此方面进行了许多有益的探索和尝试，并取得了一定成绩。

邱志楠认为，顽哮实际是一种顽固性哮喘病，呈发作性，临床上以呼吸急促、喉间哮鸣为特征。初次发病多因外邪犯肺、肺失宣降、气道不利所致，随着病情发展，肺、脾、肾三脏俱损，宿痰内伏于肺。哮喘反复发作，迁延不愈，肺气壅塞，宣降失常，必然会影响肺的布津行血，从而使津停成痰。而肺虚之根，多为卫阳渐损。从脏腑生理病理分析，肺居上焦，《黄帝内经》谓："上焦开发，宣五谷味，熏肤，充身，泽毛"，"上焦出气，以温分肉而养骨节，通腠理"。即指人体精微之气是通过肺气的宣发充养全身，温煦肌腠，润泽皮毛，发挥卫外防御机能。《黄帝内经灵枢集注》中指出，"卫者，阳明水谷之悍气，从上焦而出，卫于表阳，故曰卫出上焦"，"卫气者，所以温分内，充皮肤，肥腠理，可开阖者也"。可见，卫气通于肺，肺主卫阳，只有肺气宣调，卫外才有权。肺气虚弱与不足，卫表就不固；卫表不固，则外邪频繁侵犯，伏邪与外邪更易伤及肺气。肺主皮毛，开窍于鼻，通于天气，所以外感之邪首先侵犯肺系，且肺为娇脏，尤畏寒邪。所以《黄帝内经》有"形寒饮冷则伤肺"之说。张景岳亦明确指出："外感之嗽，无论四时，必皆因于寒邪。"验之以临床，顽哮之病因以风寒首发或诱发者最为多见。

久哮难愈，必见肺虚夹邪伏之象。就正与邪的关系来说，肺虚是顽哮的基础，伏邪是顽哮的病根。伏邪以痰为多，多见有夹风或夹瘀。邪实常致肺虚，肺虚反致邪盛，因此，肺虚夹邪遂渐成为顽哮反复发作的病理基础。同时，肺虚又致脾虚及肾虚。但当今临床上，哮喘多伴有咳嗽，更有咳嗽变异型哮喘，故哮喘正气方面以肺虚为主，伴有脾虚或肾虚之证。传统观念中，伏邪多指痰饮之邪，但邱志楠认为，哮喘之伏邪除了伏痰以外，常常有伏风或夹杂风邪作祟。现代医学近年发现，支气管哮喘患者的气道非炎症细胞亦可释放哮喘因子，即正常气道组织细胞（相当于中医所说的"肺中精气"）遇见的气候突变、饮食不当、情志失调及劳累等多种诱因（相当于中医所说的"邪气"），均可参与哮喘病变过程。因此，邱志楠根据自己多年积累的临床和科研经验，首次明确地提出"肺虚夹邪为顽哮的主因"的新观点，并将这一学术观点贯穿于整个哮喘疾病治疗过程之中。

（2）顽咳。顽咳与一般的外感咳嗽不同，其起病初期多有外感症状，但这类患者大多在基层医院或单位卫生所诊治，疗效欠佳始到市级大医院诊治，通常是先看西医，服药打针，疗效欠佳才找中医，因此往往表现为咳嗽难止，病程长达3～10周，经多种药物治疗无效。其临床表现不是单纯的实证或虚证，可总属虚实夹杂证或寒热错杂证。广东地处亚热带，加上高热量、高脂肪、高蛋白的饮食结构，与快节奏、精神高度紧张、活动量及体力劳动相对减少的生活习惯，导致广东人普遍内热偏盛，稍有不慎，人体正常生理的动态平衡被打破，邪多从热化，表现出偏热证的病机状态。加上人们患咳嗽初始喜自己用药调服，或找西药治疗，当疗效不佳才来找中医诊治，病情多有发展，故顽咳的患者以热证夹杂或虚证兼夹者居多。因此，邱志楠提出顽咳亦分外感咳嗽和内伤咳嗽，但应注意外感咳嗽之虚、内伤咳嗽之实的病机特点，临床当细分辨清楚，并创立天龙茶辨治顽咳之法，遣方用药随证加减而别。

（3）传染性非典型肺炎（SARS）。传染性非典型肺炎，世界卫生组织将其命名为严重急性呼吸综合征（SARS）。自 2002 年 11 月开始，先后波及亚洲、欧洲、美洲等 29 个国家和地区。根据 SARS 临床表现特征和尸解病理特点，依据临床症状、辨证施治效果，SARS 既非"冬温"，亦非"春温"，当属"瘟疫"，是感受疫疠之毒邪而发生的急性热病。其特点为发病急剧，病情险恶，并发急性呼吸窘迫综合征多，传染性强，人群易感而引起流行，有别于四时温病，当属中医温病学之新发疾病，可命名为"喘疫病"或"肺疫病"。正如《素问·刺法论》说："黄帝曰：'五疫之至，皆相染易，无问大小，病状相似，不施救疗，如何可得不相移易者？'岐伯曰：'不相染者，正气存内，邪不可干，避其毒气，天牝从来，复得其往，气出于脑，即不邪干。'"

吴又可在《瘟疫论》中说"瘟疫之为病……乃天地间别有一种异气所感"，"疫者，感天地之异气……此气之来，无论老少强弱，触之者即病，邪从口鼻而入"，阐明了疫疠之邪有别于"六淫"之邪。其发病与人体正气强弱和疫邪的强弱有关，病因是疫疠之毒，或称"戾气""疫气""疠气"，是具有强烈传染性的致病因子，不是气候异常而致病的"六淫"之邪。且疫疠之毒有明显嗜肺脏性，初在肺卫，迅速犯肺脏，肺热毒壅，肺失宣降，甚入营入血所臻。SARS 病性初期属实热证，后期病性属虚实夹杂证，病机以热、毒、湿为关键，热毒邪贯穿本病始终。

2 西医认识

呼吸疾病的发病机制相当复杂，比如，哮喘的发病及反复发作有许多复杂的综合因素，大多是在遗传的基础上受到体内外某些因素的激发。又如 SARS 的病原体是一种新的冠状病毒，又称 SARS 冠状病毒，由于该病的发病机制尚未十分清楚，因此本书不多作论述。本节主要论述支气管哮喘的病因与发病机制。

2.1 过敏原

（1）特异性抗原。

①花粉。因吸入花粉而引起的哮喘，称为花粉性哮喘，即在一定地区及季节内因吸入某些致敏花粉而引起季节性发作或季节性加重的支气管哮喘。典型者在一定月份内先出现枯草热等前驱症状，逐渐形成阵发性发作。由某种花引起的单纯性哮喘的发作期限，一般随花粉期的长短而决定，发作时症

状与典型支气管哮喘无异，药物治疗效果很差。无并发症者可随空气中花粉的消失而自行缓解。作为致敏原的花粉必须具备下列五个条件：a. 产量多；b. 善于在空中飘浮而且适于远距离飞扬；c. 含有致敏毒性；d. 产生这些花粉的植物以风媒类型为主；e. 这些植物在当地是广泛分布的。由此可以针对春季型或者秋季型的花粉症患者，选择不同的致敏原进行皮肤试验和脱敏治疗。

②灰尘。各种各样的灰尘常可激发或加重哮喘的发作，无机尘如街道上的灰尘常是一种刺激性物质。有机尘可以是刺激性也可由免疫介导而引起反应。家尘是由各种成分组成的，主要有腐烂物质、被褥、衣服、破旧家具等产生的脱屑、皮屑、细菌、霉菌等。某些有过敏体质的患者，可用粗制的灰尘浸出液皮试而呈立即阳性反应，但不同来源的灰尘含有各种不同的成分。

③尘螨。螨是导致哮喘病的重要的过敏原之一。近年来证明，在世界上广泛分布的螨类是一种非常强烈的过敏原。与人类过敏关系最大的螨是屋尘螨和粉尘螨，它们均有卵圆形但扁平的体形，成熟的个体大小约为 0.25 mm × 0.35 mm，肉眼勉强能看得见。屋尘螨与粉尘螨主要滋生在室内床垫、枕头、棉絮、不常洗涤的毛衣、棉袄及某些具有软垫的沙发、家具中。此外，许多在动植物纤维（羊毛、羽毛、棉花）、面粉中和潮湿而又温暖的地面上都可生长繁殖。人们居住的房屋大多能满足螨生活所要求的温度和湿度，加之它的食物丰富（人脱落的皮屑和有机物微尘），因此人类很难完全避免与它接触。屋尘螨和粉尘螨及其排泄物都具有极强烈的抗原性，用 0.001% 浓度的尘螨浸出液作皮肤试验，就可对大多数外源性哮喘患儿获得阳性反应。

据报道，一半以上的外源性哮喘患儿对尘螨过敏。因此，哮喘患儿家中，平时要注意保持室内清洁，常洗被褥，屋内尽量不铺地毯，少养猫、鸽子、狗、兔等。尘螨滋生于人类居住环境中，如卧室、床褥、枕头、沙发、衣服等处极多，学校地板、棉纺厂、面粉厂、食品仓库等处也有生螨。螨性过敏发病率儿童高于成人，男性高于女性。

④表皮致敏原。对狗、猫、马的皮屑引起的 I 型变态反应性疾病，是众所周知的。而狗、猫的毛皮并非是重要的致敏原，其皮屑是重要的过敏原。农村中应注意对牛、猪、马、羊的过敏。动物房管员或动物试验者应注意对兔、大白鼠、小鼠、豚鼠、狗、猴、猫等过敏。其他的如羽绒服、羽绒被及羊毛衫也应重视。

⑤霉菌。1924 年，Van Leeuwen 首先研究了霉菌与哮喘的关系。潮湿的空气或住室中霉菌易产生。文献上由间链孢霉菌引起哮喘的记载很多，用其浸出液作脱敏疗法对该种霉菌特别过敏的患者有效。

⑥昆虫排泄物。甲虫、蝗虫、蛀虫、豆中的象鼻虫、谷中的螨、蟑螂的

排泄物可引起Ⅰ型变态反应而致哮喘发作。已有实验证明排泄物为可致敏的生物活性物质。

（2）特异性因素。工业气体、氨、煤气、氧气、沼气、冷空气、硫酸等皆可诱发哮喘。常见的职业性哮喘致病物质有：生产粘合剂、铝罐、氟；鼠、兔、豚鼠；麦、稞麦、面粉、荞麦、淀粉；真菌。接触过敏原的职业有：啤酒厂的化验员、工人（蛇床子、氨、胺），化工生产者（环氧树脂、过硫酸盐、染料、杀虫剂），伐木工、锯木工（红杉、枫、条纹木、胡桃木等），汽轮机清洁工（钒），化妆品生产工（胭脂），钻石磨光工（钻石），电子产品生产者（松香），昆虫学家（蛾、蝴蝶），农业工人（谷尘、家禽、真菌），养蚕工人（蚕），鱼饵饲养者（蜂、蛾），铸造业工人（呋喃基树脂、二苯基甲烷二异氰酸酯），实验室工人［甲醛、六氯酚酶（胃蛋白酶）］，肉类包装工（苯二酸），肉类工厂工人（猪尿、猪毛），金属磨工（碳化钨、钴、金属折边），金属精炼工（铂盐、镍铬），办公室或工厂工人（受污染的湿化物），药剂师（各种易致敏的药物），制冷业工人（氟里昂），茶业工人（茶），烟草工人（烟草），甲壳类动物生产者（蟹、对虾），纺织工人（棉、亚麻、大麻、黄麻）。

职业性哮喘的诊断标准：病史中有因职业因素而接触上述过敏原史，最初为无症状，后出现哮喘症状，但在工作间期（如周末和假期）哮喘严重程度改善，而在工作期间呈进行性恶化。客观依据包括系列峰流测试证实职业与哮喘相关，存在针对特异性过敏原的特异性IgE抗体（通过皮肤或血清学试验），低于毒性浓度的特异性过敏原吸入试验激发可重复的迟发哮喘反应和气道反应性增高。

（3）过敏原检测的意义。实际上，哮喘确实可被存在于室内、室外和工作环境中的过敏原所诱发，如日常生活中所见的蛋白质过敏原（花粉、螨和霉菌等），其相关过敏原的提取物溶液可激发患者发生直接皮肤试验反应，而且在该患者血清中可发现特异性IgE抗体。对于引起职业性哮喘的蛋白质过敏原和某些存在于工作环境中的低分子量化学物质，如铂盐、酸酐和反应性染料（但不包括异氰酸酯、树脂、木屑），上述反应是同样敏感的。从总体上讲，上述有关特异性IgE抗体的反应，不论是直接皮肤试验反应还是检测血清中特异性IgE抗体，其敏感性很高（即较少假阴性），但特异性较差（即较多假阳性）。故过敏原检测的阴性结果较阳性结果更有意义，因为阴性结果可以排除某一导致哮喘的特异性原因，而一个阳性结果对于确认某一因素为引起哮喘的特异性原因的意义并不大，必须同时认真研究该患者的临床病史。

（4）避免接触过敏原的意义。避免接触过敏原对于哮喘的控制有重要意义。在家中或工作场所中减少过敏原接触，不仅能减少速发哮喘反应的发作频率，还能减轻气道反应的严重程度和触发哮喘的发作机会。当患者的哮喘是由单一的优势过敏原所诱发时，避免过敏原的措施尤为重要。以职业性哮喘和某些家庭过敏原（如尘螨、猫和蟑螂）所致的哮喘为例，已证明采取避免措施是有效的。

因此，识别家庭和工作环境中的过敏原或致敏化学物质，对采取避免措施就显得非常重要。在室内，宠物与哮喘的发生密切相关。随着避免措施的改进，确认与尘螨有关的变态反应显得越发重要。在工作环境中，在早期准确识别导致过敏性哮喘的特异性因素（过敏原或化学物质），以避免进一步接触，是控制职业性哮喘的基础。

2.2　呼吸道感染

呼吸道感染与哮喘有着重要的关系。许多哮喘患者在呼吸道感染后喘鸣加剧，儿童更为明显。早期的流行病学调查表明，病毒性呼吸道感染会使哮喘加重。其激发哮喘的机制是多因素的，现有资料表明，病毒性呼吸道感染似有提高气道炎症作用的潜能，这一因素与哮喘的发病机制很相似。

哮喘继发呼吸道感染是临床上常见的现象，这不仅是因为发病时的多痰、多汗和被迫坐起容易受凉感冒，而且过敏体质本身也易受到感染。反之，呼吸道感染又是支气管哮喘最主要的诱发原因之一。

哮喘患者容易继发呼吸道感染，其中病毒是引起上呼吸道感染的重要病因，细菌感染只是在以咽痛或化脓性扁桃体炎为主要表现的患者中占优势，尤其是儿童，在急性病毒感染时可以立即激发哮喘。

下呼吸道（气管、支气管和肺）的感染，也可由病毒引起，但大部分的病原是细菌。哮喘继发下呼吸道感染常在病毒感染基础或者并发了慢性支气管炎的基础上产生，病原菌主要是流感杆菌和肺炎双球菌。

哮喘与感染关系比较密切，但也不可滥用抗生素。滥用抗菌药物不仅有许多副作用，而且易引起菌群失调，导致霉菌感染。通常哮喘患儿有下述情况存在时亦可考虑抗菌药物的应用：咳喘加重伴发热或痰色变黄；咽喉痛，咽部充血伴扁桃体肿大且表面有白色分泌物；伴有慢性支气管炎的哮喘患者，近1~2天咳嗽，咯痰和喘息的症状明显加剧；经医生检查有支气管炎或肺炎存在。

2.3　气候因素

（1）气温。气温的突然变化可能为一种刺激因素，正如一般哮喘患者吸入煤气或其他刺激性气体后，哮喘立即发作一样。有人认为，气候及环境的变化对人体是一种"应激"，这种应激可影响人体的神经系统、内分泌、体液中酸碱度、钾钙的平衡及免疫机制等。

（2）湿度。湿度太高可影响体表水分的蒸发，机体呼吸加快以代偿之，这对哮喘患者是有害的。这时检查肺功能可观察到气道阻力增高。湿度太低，可使呼吸道黏膜干燥而引起哮喘发作。运动性哮喘因气道干燥而症状明显。一般认为最理想的湿度应为35%～50%。迄今为止尚难阐明湿度激发哮喘的机制，一般认为细菌及霉菌在潮湿的空气中容易生长繁殖，从而引起呼吸道感染而诱发哮喘。

（3）气压。气压低时，各种过敏原如花粉、霉菌、细菌、灰尘及工业性刺激物等不易飘散或高飞，因此容易被人吸入。

（4）空气离子。有人认为引起变态反应症状的并不是气温、湿度及气压等的变化，而可能是空气中所存在的离子。

（5）雨天。在日常生活中，常有一些哮喘患者，每当刮风下雨，便有哮喘发作，这是因为：①下雨天空气温暖且湿润，有利于微生物的生长，所以下雨天空气中尘螨增加，被哮喘患者吸入。②在阴雨天，气候变化急骤，使人的抵抗力下降、人体防御屏障减低，呼吸道易被病毒、细菌所侵袭引起感染，而感染又是哮喘发作的主要诱因。③有研究表明，雨量、风向、强度、阳光和温度均能影响花粉的浓度与散布。雨天没有阳光，气温一般较低，这些都影响花粉在空气中的分布，而且花粉的浓度也发生改变，人体易吸入浓度高的花粉，而致哮喘发作。④刮风下雨改变了电场的强度和离子导电性，使空气中的正负离子比例发生改变，较多的阳离子，特别是其与灰尘结合后，更会对人体产生大的危害，引起支气管平滑肌收缩，结果引发哮喘。⑤阴雨天，霉菌生长繁殖，造成致敏物质增加，导致哮喘易于发作。可见，雨天哮喘发作是多种因素作用的结果。

2.4 其他因素

（1）药物。引起哮喘的药物并不少见，如含酊剂的化痰止咳药水、磺胺类、阿司匹林、青霉素、心得安、局部麻醉剂等临床上常用的药物。因此在治疗时必须询问患者的药物过敏史。阿司匹林引起哮喘较常见，其机理是：阿司匹林能抑制前列腺素合成，使花生四烯酸被合成为白细胞三烯（白细胞三烯是哮喘常见炎性介质），从而引起支气管平滑肌强烈而持久地收缩，导致哮喘发作。

阿司匹林及同类药（如消炎痛、去痛片、安乃近、布洛芬、保泰松等）有解热镇痛的作用，因小儿感冒发热较多，因此常常使用。若口服后引起哮喘发作，则称为阿司匹林哮喘。若同时伴有鼻窦炎及鼻息肉，则称为阿司匹林三联症。阿司匹林三联症是一种少见但相当严重的哮喘病。

阿司匹林哮喘的特点：内源性，发作无季节性，服用阿司匹林或同类药物后几分钟或几小时引起支气管平滑肌收缩，导致哮喘发作。持续时间一般几小时至几天，如发于原有支气管哮喘患儿，查周围血嗜酸性粒细胞常明显升高。因此，哮喘患儿发热时，要慎用阿司匹林药物退热。

（2）精神因素。已知精神刺激和暗示疗法可以诱发和治疗哮喘。Agarwal 报告，单独精神因素诱发哮喘者占15%，变态反应合并精神因素者占50%，而普通人群中忧郁性疾病的发生率仅为2%～5%。Peter 将哮喘的医学、心理、社会性问题的动态相互作用进行归纳，显示哮喘同样属于生物—心理—社会医学模式，受生物学（生）、精神心理学（心）、社会诸因素相互作用。哮喘和忧虑之间在生物学、病理生理学方面的重叠应更深入研究，临床上常可见到精神紧张、恐惧、焦虑等诱发哮喘发作的例子。精神因素不仅有诱发哮喘的作用，也能产生治疗作用。

据研究，支气管哮喘的发病与中枢神经兴奋性有联系，所以情绪对哮喘病的影响是很明显的。一般认为，它是通过大脑皮层和迷走神经反射或换气过度造成支气管收缩的。

精神因素是儿童哮喘发作的主要因素之一。儿童得了哮喘病后，其家长容易有两种对待倾向：一种是过分宠爱，百依百顺，就怕得罪了患儿，引起发病，久而久之，使孩子在心理上产生了"因病而贵"的想法，不但易在今后形成不正常性格，而且会使病情随着情绪变化而波动；另一种是对患儿关心太少，孩子得病后，给家庭的生活和经济都带来不少负担，并且家长感到对哮喘病的治疗一时收效不大，产生了厌弃的心理，态度冷淡，认为患儿是个包袱，对他们关心甚少，这样会使孩子的心理压力更大，对病情不利。

对已经形成上述第一种情况的孩子，因其对家长有过度依赖的思想，有人主张在积极治病的同时，试将患儿暂时与父母分开一个时期，能对治病有帮助；对于已经上学的孩子，应当鼓励他们多参加学校里的集体活动，自幼培养热爱集体与关心集体的良好品质，这对改善病情，防止形成孤独和内向性的性格都有好处。家长和患儿本人要树立治愈的信心，有一半左右的哮喘患儿至青春期，病情能得到极大的好转甚至痊愈。

（3）运动因素。运动诱发的哮喘又称运动性哮喘，指经过一定量运动后，引起气道阻力增加，出现急性、暂时性大小气道阻塞，支气管平滑肌痉挛，导致哮喘发作或原喘息症状明显加重。临床上以急性发作轻重不同的哮喘为主要表现，多能自行缓解。运动性哮喘主要发生于有哮喘史或哮喘家族史者，可在任何年龄发生，成人和儿童患者的发生率几乎相同，但多见于较大儿童哮喘患者，健康人很少发生。

运动性哮喘不是一种独立的疾病，在大多数情况下，仅是哮喘患儿在运动后诱发哮喘发作而已。剧烈持续（5 分钟以上）的奔跑以后，最易诱发哮喘。这是由于运动后，热量由气道丢失，造成气道冷却，这些物理因素可使肥大细胞或嗜碱细胞释放化学介质或刺激感觉神经末梢，造成支气管痉挛从而哮喘发生。

正常人从事剧烈运动后，虽可引起气短、气急，但短暂休息后即可完全恢复。若运动后有哮鸣音、咳嗽、胸闷者均应怀疑有哮喘的存在。因此，哮喘患儿要限制从事剧烈的运动，或运动前服用茶碱类药物或口服色甘酸钠预防。但是，哮喘患儿在缓解期参加一些适当的体育运动，可以改善肺功能，增强体质。

一般来说，急性发作期哮喘患者或近期内有急性发作史者，采用合适的激发试验和较敏感的肺功能测定，在接近最大运动量时均可诱发运动性哮喘。

（4）牛奶因素。牛奶属于乳制品。在母乳缺少的情况下，牛奶是较好的代乳品，内含丰富的蛋白质、脂肪、钙、磷、铁等人体必需物质，是较理想的婴幼儿代乳品，可首先选用。但是有些人喝了牛奶后亦会引起哮喘，多发生于有过敏体质的人。

牛奶对人体来讲，属于异体蛋白，在进入胃肠道后，人体内对异种抗原产生了免疫球蛋白 E（IgE），IgE 与肥大细胞结合，成为致敏细胞。当抗原（牛奶）再次入侵，与致敏细胞结合引起致敏细胞释放生物活性物质，如组织胺、前列腺素等，引起机体发生一系列反应，表现在胃肠道，会出现恶心、呕吐、腹痛、腹泻等，表现在呼吸道，就出现支气管平滑肌痉挛，导致哮喘。因而，在幼儿早期，特别是出生后最初 6 个月内，应尽量用母乳喂养，以尽量避免牛奶喂养诱发支气管哮喘发作。对牛奶过敏的人，则应禁忌饮用牛奶及牛奶制作的各种饮品及食品，改用其他代乳品。

2.5　遗传倾向

许多研究认为，哮喘有一定的遗传倾向。上海的一项调查显示，在1 220 例患者中，589 例患者的家族中有哮喘、过敏性鼻炎和（或）其他过敏性疾病，占 48.2%。同样一项调查对上海地区 145 例哮喘患者的 3 992 名亲族进行了调查分析，按内源性哮喘及外源性哮喘进行临床分组，结果表明，支气管哮喘是一种遗传性疾病。内源性哮喘的遗传方式属于常染色体隐性遗传，外源性哮喘的遗传方式属于多基因遗传，其遗传度为 56% ~ 76%。上海某医科大学于 1984 年对 200 例哮喘患儿的 Ⅰ 级亲属共 672 例进行研究分析，其中 139 例（20.7%）发现有 Ⅰ 型变态反应疾病，与 200 例正常儿童的Ⅰ 级亲属 757 例中仅有 39 例（5.2%）有过敏史差异显著。

Schwartz 关于哮喘遗传的研究表明，哮喘患者的亲族中患有哮喘者多于对照组的亲族，因此认为哮喘是由遗传决定的。同时因为未发现过敏及非过敏性哮喘间有什么亲族发病率差异，所以认为哮喘的遗传可能与过敏无关。Turner Warwick 的研究结论是，内源性哮喘患者及外源性哮喘患者中有无哮喘家族史的比例并没有什么差异。

支气管哮喘是过敏性疾病的一种。一般来说，过敏性疾病具有某种遗传倾向。许多国内外研究资料证实：哮喘具有遗传性，患儿家族及个人过敏史中，哮喘、婴儿湿疹、荨麻疹、过敏性鼻炎等患病率较一般的群体高。

近年来，有人认为过敏原的致敏能力是可以遗传的。外源性哮喘病的细胞染色体上存在遗传基因，即外源性哮喘属于多基因遗传；内源性哮喘为常染色体隐性遗传。一般来说，哮喘的发病年龄越小，其特应性家族史越明显。据调查，双亲都有特应性体质者，其子女发病率较高，约75%可发生特应性体质；一方有病者，其子女发病率约为50%。

支气管哮喘和其他过敏性疾病具有一定的遗传倾向，但它绝不是许多人所认为的"先天性"疾病，在哮喘患者致病因素中，后天的即非遗传的因素所占比例更大。因此，患者和医护人员都要树立信心，在起病之初，不论病情轻重都要积极治疗，发病时及时适当地用药，缓解期积极采取相应预防措施。并且随着青春期的到来，80%的哮喘患儿的病情是可以减轻、控制甚至痊愈的。

2.6 变态反应与炎性介质

（1）变态反应概念。Clemens Freiherr Von Pirquet 最早于 1906 年以"在最初接触异种蛋白后机体出现的特异性获得性反应"这一描述提出变态反应的概念。该描述包含了免疫与变态反应两个方面的含义。虽然目前变态反应已因其对于宿主组织的不当损害而与免疫反应相区别，但二者的免疫学反应基础是相同的，仅仅是临床结果不同。哮喘主要涉及依赖 IgE 的 Th2 淋巴细胞反应，该反应以局部嗜酸细胞的聚集和活化为特点。当直接针对寄生虫（如血吸虫和丝虫）时，这一反应被认为是免疫反应；而直接针对花粉和螨时，其被认为是变态反应。

因此，变态反应是特应性个体对环境过敏原 IgE 相关反应的临床结果。特应性个体的典型变态反应包括湿疹、枯草热和哮喘。它们可以（但并不总是）共存于同一患者，因此，哮喘可以被认为是变态反应在特应性个体上的多种表现之一。

与哮喘相同，枯草热和湿疹也是特应性患者变态反应的表现。并非所有的变态反应都是特应性的，如药物反应。并非所有的变态反应性哮喘都是特应性的，如低分子量化学物质（如聚乌拉坦涂料所含的异氰酸酯）所致哮喘。非免疫学反应也可导致哮喘，如非甾体类抗炎药和β-阻滞剂。支气管哮喘的变态反应类型主要有速发性和迟发性两种。

（2）速发性哮喘反应（IAR）。速发性哮喘反应的临床特点是再次接触过敏原后，10 分钟内发病，15 ~ 30 分钟内达到高峰，持续 1.5 ~ 3 小时后缓解。吸入过敏原特异性激发试验时，15 ~ 30 分钟内产生的 FEV_1 下降 15% ~ 20%；用过敏原皮肤试验可得到与吸入激发试验一致的即刻皮肤风团出现。速发性哮喘反应的免疫学致病机理是Ⅰ型变态反应。

（3）迟发性哮喘反应（LAR）。速发性哮喘反应后数小时内患者哮喘再次发作，或表现为顽固性哮喘。吸入过敏原特异性激发试验时，开始于 15 ~ 30 分钟内 FEV_1 下降，恢复后 6 ~ 8 小时再次下降。过敏原皮肤试验也能看到，在开始出现的风团消失后，3 ~ 12 小时后注射部位再次出现皮肤红斑。这些迟发性哮喘反应发生于速发性哮喘反应后，即双相反应，也可能不伴有速发性哮喘反应而只出现迟发性哮喘反应。迟发性哮喘反应发生率各家报告不一致，成人患者约为 50%，儿童患者可高达 73% ~ 86%。免疫学致病机理方面的研究表明迟发性哮喘反应仍为 IgE 介导的Ⅰ型变态反应。无论是速发性哮喘反应还是迟发性哮喘反应，均有气道炎症，但前者主要以平滑肌痉挛为特征，炎症成分轻。而后者以各种炎症反应为特征，表现为：支气管纤毛上皮脱落，上皮组织内神经末梢暴露；各种炎症细胞浸润，如嗜酸性粒细胞、中性粒细胞、淋巴细胞、肺泡巨噬细胞；黏膜下血管扩张，通透性增加，黏膜水肿；黏液腺分泌增加；基底膜上纤维连接蛋白、免疫球蛋白沉淀。引起炎症的刺激物除过敏原外，尚有病毒或细菌感染、职业性化学物质等。

（4）炎性介质。

①组胺。组胺储存于组织肥大细胞和血液循环嗜碱粒细胞的胞浆颗粒中，有许多因素可促使胞浆中颗粒释放，引起组胺进入血液中。如下列因素：IgE 介导的抗原反应，补体 C3a、C4a、C5a，P 物质，鸦片样物质（内啡肽）；物理因素，如振动、寒冷、加压；组胺释放活性物质或组胺释放因子，这种因子可来源于淋巴细胞、中性粒细胞、血小板、内皮细胞等；细胞因子，如白细胞介素、粒细胞巨噬细胞集落刺激因子和结缔组织激活肽Ⅲ等。肥大细胞被激活后，发生一系列形态学变化，最后把组胺释放到细胞外，和组胺受体结合，发挥其生理效应。

组胺受体有三个亚型：H1R、H2R、H3R。其中 H1R 兴奋可引起气道和消化道平滑肌收缩，增加毛细血管的通透性，使渗出增加而致黏膜下水肿；增加呼吸道黏液分泌；提高环磷鸟苷水平；兴奋气道传入性迷走神经；缩短房室传导时间，致心律失常；引起皮肤瘙痒。H2R 兴奋可引起气道平滑肌舒张，胃酸分泌增加，胃和下呼吸道黏液分泌增加，提高环磷酸腺苷水平，抑制嗜碱粒细胞释放组胺，抑制中性粒细胞释放因子和一些酶，引起心律失常。H3R 兴奋可反馈性地抑制组胺的合成和释放，作用于副交感神经节和节后神经纤维，调节胆碱能神经传递；抑制非肾上腺素能、非胆碱能神经性支气管收缩；调节 H1R 和 H2R 的功能。

组胺诱发哮喘主要是 H1R 起作用。H2R 和 H3R 的作用相反，正常情况下，二者存在某种平衡和制约作用，一旦该平衡遭到破坏，则诱发哮喘发作。

②白细胞三烯：是花生四烯酸经脂氧化酶代谢的产物。肺内各种正常细胞和在哮喘时出现在肺内的细胞都具有合成白细胞三烯的能力。在速发性和迟发性变态反应时，该介质释放，参与变态反应。生物活性有如下几个方面：可使气道平滑肌收缩；可使气道微血管通透性增加和黏膜水肿；使气道黏液分泌增加；增加肺血管床的阻力；激活磷脂酰肌醇水解过程。白细胞三烯是强有力的炎症细胞因子，对多种血细胞有强烈的化学吸引和化学增活作用，主要招引中性粒细胞到气道聚集和滞留，形成炎症。

③前列腺素：由机体多种细胞产生，并广泛存在于所有组织和体液中。肺是合成前列腺素的主要器官之一。生理作用有如下几个方面：对气道平滑肌的作用：支气管对前列腺素的反应，常因前列腺素的种类和动物种属的不同而有差异，前列腺素对气道功能具有四个基本作用：调节气道平滑肌张力；调节气道平滑肌对收缩剂的反应；参与对收缩剂的快速减敏；调节神经介质的释放。对肺血管的影响：具有较强的血管收缩和血管舒张作用。气道炎症反应是一组参与气道炎症反应的强力炎性介质，化学、抗原等刺激都可导致前列腺素生成增加。

④血小板活化因子：人类嗜酸性粒细胞、中性粒细胞、巨噬细胞、血小板、血管内皮细胞等是合成和释放血小板活化因子的主要细胞，正常情况下，血小板活化因子的合成与释放很少，但在机体受到特异性抗原攻击和一些非特异性刺激时，如离子载体 A23187、免疫复合物、ATP、肿瘤坏死因子、凝血酶、血管加压素、白介素 I、多种趋化因子以及炎性介质的刺激，均可促成血小板活化因子的大量合成和释放。其生物活性可使支气管收缩，使支气管微血管通透性增加。

⑤其他介质：包括激肽、腺苷、P 物质、氧自由基、补体等介质，它们在哮喘的发作中都起重要的生物作用。

（5）气道高反应性。所谓气道高反应性，是指气管、支气管对各种非特性物质（包括抗原和非抗原）的刺激所做出的反应，主要表现为支气管平滑肌收缩的增强和黏液腺体分泌的亢进。研究证明，90%以上的支气管哮喘和99%以上症状性哮喘患者的气道反应性均高于正常。有报道称，哮喘患者的气道反应性较正常人高100~1 000倍。所以，气道高反应性是支气管哮喘患者区别于正常人的重要特征。

影响气道反应性的因素较多，主要与神经调节的紊乱有关，特别是植物神经功能紊乱尤其受人们重视。支气管平滑肌受交感神经和副交感神经双重支配，在大脑皮层下丘脑垂体的调节下保持着动态平衡，正常人支气管平滑肌张力几乎都取决于胆碱能受体的兴奋状态。而哮喘患者则不同，他们的副交感神经张力增高，α-肾上腺素能神经活动增强，β-上腺素能神经功能低下或被部分阻滞等。由于这些异常，他们的气道反应性亢进，形成哮喘发作的病理生理基础。有报道称，支气管哮喘的这种高反应性特性还与上皮细胞损伤或支气管炎症等有一定的关系。

接触自然环境中或实验室中的过敏原，可诱发气道狭窄和气道高反应性。例如，对豚草花粉过敏者在豚草生长季节表现出与其哮喘严重程度相一致的的进行性的气道高反应性。

吸入过敏原的可溶性提取物可以激发速发哮喘反应，20分钟左右达到高峰，约1小时后缓解，这一反应的激发和严重程度取决于吸入过敏原的量和气道高反应性的程度。约50%的患者3小时后还会发生迟发反应，6~12小时达到高峰，并能持续12~24小时。低分子量化学物质可诱发单一的迟发反应。

有研究显示，哮喘速发反应是以IgE依赖的肥大细胞所释放介质（如组胺和白三烯）介导的，而迟发反应则是嗜酸细胞性气道炎症的表现。二者均被认为是针对吸入性过敏原的Th2淋巴细胞反应的结果。

哮喘迟发反应（非速发反应）是与气道高反应性的形成相关联的，很可能是被诱发的气道炎症的一种表现。在迟发反应中，气道高反应性发生时1秒钟用力呼气量（FEV_1）和气道内径可以不减低，并且在FEV_1恢复正常后仍可持续数日。在气道反应性增高期间，气道内径的昼夜变化程度可能变大，导致夜间哮喘反复发作。并且非特异性刺激（如运动、冷空气和吸烟）同特异性抗原导致机体产生特异性IgE抗体一样，可以诱发速发哮喘反应。

二、 呼吸病临床表现

1 SARS[①]

SARS 的临床表现与一般的典型肺炎类似,但又具有本身的特点和规律。经过众多科学家的研究,发现导致 SARS 的病原体为冠状病毒。认识其临床特征有利于预防和早期治疗。

SARS 早期与一般的感冒、流感、上呼吸道感染等可以导致发热的疾病有一定的类似,表现为发热、全身不适、肌肉酸痛等;进展期的 SARS 又与普通的典型肺炎有很多类似之处,表现为发热、咳嗽、咳痰、气促、胸痛、全身不适等。然而,SARS 也具有一些相对的特点和自然病情变化的规律。

1.1 潜伏期

SARS 的潜伏期通常限于 2 周之内,一般为 2 ~ 10 天。在收集流行病学依据时需注意在 2 周内患者接触史、旅游或乘坐公共交通史,或一个小集体多人同时起病,或者可以作为传染源感染别人的依据。

1.2 常见的症状与体征

常见的症状及出现的百分比见表 1。

表 1 SARS 常见的症状及发生的百分比

症状	百分比/%	
	世界卫生组织报道	广州呼吸疾病研究所总结
发热	100	100
畏寒/寒颤	97	59
肌肉酸痛	81	39
乏力	100	—
头痛	84	—
咳嗽	39	83

---

① 中华医学会,中华中医药学会,钟南山. 传染性非典型肺炎（SARS）诊疗方案 [J]. 中华医学杂志,2003,83（19）: 1 731 – 1 752.

续上表

症状	百分比/%	
	世界卫生组织报道	广州呼吸疾病研究所总结
咳痰	—	55
呼吸困难	—	75
咽痛	23	—
流涕	23	—

（1）发热及相关症状：常以发热为首发和主要症状，体温一般高于38.0 ℃，常呈持续性高热，可伴有畏寒、肌肉酸痛、关节酸痛、头痛、乏力。发热的热程变化特点：在早期，使用退热药可以缓解；进入进展期，通常难以用退热药控制高热。使用了糖皮质激素（简称激素）的患者，发热呈双峰现象，即规律使用激素的情况下热退数天后又出现发热，直到高峰期过后才真正退热。

（2）呼吸系统症状：早期呼吸系统症状不明显，也多数没有上呼吸道卡他症状；在中后期出现逐渐出现咳嗽，多为干咳、少痰，个别病人有少量血性痰，大咯血少见。部分患者可有胸痛，咳嗽或深呼吸时加重；部分病人在疾病的高峰期（10～15天）出现气促，甚至缺氧的表现，个别进展为急性呼吸窘迫综合征（ARDS）。肺部体征常不明显，部分患者可闻少许湿啰音，或有肺实变体征。偶有局部叩浊、呼吸音减低等少量胸腔积液的体征。病程一般3～4周。

（3）其他方面症状：部分患者出现腹泻、恶心、呕吐等消化道症状。

（4）常见的并发症。急性期常见的并发症有纵隔气肿、气胸、肺气囊、细菌或真菌感染、休克、心律紊乱或心功能不全、肾功能损害、肝功能损害、骨髓抑制、播散性血管内凝血、消化道出血等。恢复期主要的并发症有纵隔气肿、气胸、肺的纤维化等。

1.3 临床特点

SARS除了具有一般的典型肺炎的临床表现，如发热、畏寒、头痛、全身不适、肌肉酸痛、乏力、纳差、咳嗽、咳痰、胸痛、呼吸困难、肺部炎性浸润影等外，主要的特点如下：

（1）有明显的传染性。

（2）有相对的临床特点：通常起病比较急，开始以感染的全身症状为主，表现为发热、可有畏寒、全身不适、肌肉酸痛、头痛、关节酸痛、乏力等。早期呼吸系统症状不明显，也少有卡他症状，在中后期逐渐出现咳嗽，偶有血丝痰、胸痛，严重者出现呼吸困难，个别进展为急性呼吸窘迫综合征。肺部体征不明显，可闻少许湿啰音和肺实变体征。从起病到第 14 天左右（平均值）属于进展期，以后逐渐平稳和缓解。

（3）早期血白细胞计数不升高，或降低。

（4）肺部 X 光影像学检查显示，发热后 2～8 天肺部出现不同程度的片状、斑片状浸润性阴影或呈网状样改变，14 天内（平均值）逐渐进展，多数从局部发展为多叶或从单侧发展为双侧。

（5）抗菌药物治疗无明显效果。

1.4　严重病例的临床表现

《传染性非典型肺炎（SARS）诊疗方案》提出的重症 SARS 的诊断标准如下：

具备以下三项之中的任何一项，均可以诊断为重症 SARS。

（1）呼吸困难，成人休息状态下呼吸频率≥30 次/min，且伴有下列情况之一。

①胸片显示多叶病变或病灶总面积在正位胸片上占双肺总面积的 1/3 以上。

②病情进展，48 小时内病灶面积增大超过 50% 且在正位胸片上占双肺总面积的 1/4 以上。

（2）出现明显的低氧血症，氧合指数低于 300 mm Hg（1 mm Hg = 0.133 kPa）。

（3）出现休克或多器官功能障碍综合征（MODS）。

2　支气管哮喘临床表现

支气管哮喘的临床表现不尽相同。轻者以胸闷为主；支气管黏膜肿胀明显者，则以咳嗽为主。

典型临床表现：发病前常有鼻痒、喷嚏、流鼻涕、喉痒、胸闷、咳嗽等症状。感染型哮喘则常伴有发热、精神不振、烦躁。典型哮喘常突然发作，表现为喘鸣性呼吸困难，伴有胸闷、咳嗽。由于呼气时支气管腔变窄，呼气困难尤为明显，患者被迫取端坐前俯位，两手前撑，两肩耸起，所有辅助呼吸肌都参与活动，如鼻翼、颈、两肩、腹肌。咳嗽短促而无力，痰黏稠而不易咯出。额部以至周身出冷汗、软弱无力。发作严重者唇与指甲发绀。颈静脉于呼气时怒张，胸部饱满，叩诊呈清音，肺下界下移，心浊音界缩小，呼吸音减弱，呼气延长，两肺布满哮鸣音。哮喘发作时间轻者几分钟，重者几小时，在发作将停止时，咯出黏稠痰液，此时自觉胸部舒爽，而喘随即停止。

部分患者哮喘持续 24 小时以上，甚至数日之久，称为哮喘持续状态。这种持续状态用一般平喘药无效，患者呼吸极度困难，焦虑不安或意识障碍，大量出汗，伴有脱水表现、明显紫绀，心动过速，可有奇脉和明显的肺气肿体征。两肺布满哮鸣音，也可以在呼吸音极微弱的基础上有明显哮鸣音，老年人常并发气胸或纵隔气肿、消化道出血。

老年人患此病以感染型为主，发作期较长，常持续数天至数周，缓解不彻底，很容易与喘息型支气管炎混淆，但发作以哮喘为主，呈阵发性咳嗽和咯痰不重。由于反复发生呼吸道感染，容易继发肺炎、肺纤维化、阻塞性肺气肿，以至慢性老年性支气管哮喘。哮喘的发生与应用某些药物明显相关，如阿司匹林、消炎痛等类解热镇痛药，心得安等 β 受体阻滞剂，用药后即发作哮喘，停药后哮喘可渐缓解，再用药则复发。

成年人的支气管哮喘，半数以上发病既有过敏因素又有感染因素（主要为呼吸道感染），终年发作无季节性，症状常较重，临床治疗效果不尽如人意。

3　慢性阻塞性肺疾病临床表现

3.1　症状

咳嗽多为昼轻夜重，急性发作时，日夜均咳或伴有发热；咳痰多为白黏痰，咯而不爽，或有白色泡沫痰，或有黄色脓痰，痰量以发作时为多，缓解时为少；气促为进行性加重，活动后尤甚，或伴汗出，呼多吸少为其特征；胸闷以痰多时为甚，痰出则稍减。

3.2　体征

患者可呈桶状胸，肋间隙增宽，语颤减弱，呼气相延长，双下肺持久的吸气相细湿啰音，呼吸音减弱，心音遥远。杵状指，面色晦暗。

3.3　分期

急性发作期：外因诱发，症状加重，咳嗽增多，痰量增加，痰色变黄或质地变稠结，胸闷加重或伴有发热、鼻塞等症。

慢性缓解期：咳嗽少，痰少色白，胸闷气促明显好转，能与正常人一样生活，但不能从事劳力活动，或遇外界刺激仍有不适。

三、 实验室与其他辅助检查

1 肺功能测定与临床评价

1.1 常用肺通气功能指标

（1）肺容量（lung volume）。反映外呼吸的空间，是呼吸道与肺泡的总容量，为具有静态解剖意义的指标，由以下几部分组成：

①潮气量（tidle volume，V_T）：平静呼吸时每次吸入或呼出的气量。正常值约 500 mL。

②补吸气量（inspiratory reserve volume，IRV）：平静吸气后所能吸入的最大气量。正常值：男性约 2 000 mL，女性约 1 500 mL。

③补呼气量（expiratory reserve volume，ERV）：平静呼气后能继续呼出的最大气量。正常值：男性约 900 mL，女性约 560 mL。

④残气量（residual volume，RV）：补呼气后肺内不能呼出的气量。正常值：男性约 1 500 mL，女性约 1 000 mL。残气量与肺总量的比值是判断肺内气体潴留的主要指标。

以上四种称为基础容积，彼此互不重叠。

⑤深吸气量（inspiratory capacity，IC）：平静呼气后能吸入的最大气量，由 V_T 和 IRV 组成，用于判断吸气代偿的能力。正常值：男性约 2 600 mL，女性约 1 600 mL。

⑥肺活量（vital capacity，VC）：最大吸气后能呼出的最大气量，由 IC 和 ERV 组成，是判断肺扩张能力的主要指标。正常值：男性约 3 500 mL，女性约 2 500 mL。

⑦功能残气量（function residual capacity，FRC）：平静呼气后肺内含有的气量，由 ERV 和 RV 组成，是判断肺内气体潴留的主要指标。正常值：男性约 2 300 mL，女性约 1 500 mL。

⑧肺总量（total lung capacity，TLC）：深吸气后肺内所含有的总气量，由 VC 和 RV 组成。正常值：男性约 5 000 mL，女性约 3 500 mL。

（2）肺通气量。肺通气量为单位时间进出肺的气量，显示时间与容量的关系，并与呼吸幅度、用力大小有关，是一个较好的反映肺通气功能的动态指标。

①每分钟通气量（minute ventilation，V_E）：静息状态下每分钟所呼出的气量，即维持基础代谢所需的气量。正常值：男性约 6 700 mL，女性约 4 200 mL。每分钟通气量 ＝ 潮气量 × 呼吸频率。

②肺泡通气量（alveolar ventilation，V_A）：静息状态下每分钟吸入气能达到肺泡进行气体交换的有效通气量。肺泡通气量能确切反映有效通气的增加或减少。

③最大自主通气量（maximal voluntary ventilation，MVV）：在单位时间内以尽快的速度和尽可能深的幅度重复最大自主努力呼吸所得的通气量。这是一项简单而实用的负荷试验，用以了解肺组织的弹性、气道阻力、胸廓的弹性和呼吸肌的力量，常用于胸腹部手术前肺功能的评价。

④用力呼气量（forced expiratory volume，FEV）：用力呼气时容量随时间变化的关系。

⑤用力肺活量（forced vital capacity，FVC）：最大吸气至 TLC 位后以最大的努力、最快的速度呼气至 RV 位的呼出气量，正常情况下与肺活量一致。

⑥一秒量（forced expiratory volume in one second，FEV_1）：最大吸气至 TLC 位后 1 秒内的最快速呼气量。它既是容量测定，也是一秒之内的平均流速测定，是肺功能受损的主要指标，判断气道阻塞常以 $FEV_1/FVC\%$ 或 $FEV_1/VC\%$ 表示。

⑦最大呼气中期流量（maximal midexpiratory flow，MMEF），又称用力呼气中期流速（$FEF_{25\%\sim75\%}$）：用力呼气 25% ~ 75% 肺活量时的平均流速，是判断气道阻塞（尤为小气道病变）的主要指标。

⑧流速与容量的关系：容量的时间微分即为流速。流速与容量的关系以流速 – 容量曲线（flow-volume curve）表示。流速 – 容量曲线的特点是呼气相早期流速迅速增至最高值（最高呼气流速，PEF），峰值点约位于肺总量位至 75% 肺总量位之间，其值与受试者的努力程度有关（高肺容量呼气流速用力依赖性）。在呼气相中后期，即低肺容量时呼气流量与用力无关（低肺容量呼气流速用力非依赖性）。流速 – 容量曲线随肺容量降低而缓慢下降，逐渐向下倾斜至残气位。

（3）最大呼气流速 – 容量曲线（MEFV）的几个常用指标。

①最高呼气流速（peak expiratory flow，PEF）：用力呼气时的最高流速。它是反映气道通畅性及呼吸肌肉力量的一个重要指标，与 FEV_1 呈高度直线相关。

②用力呼气 25% 肺活量的瞬间流速（余 75% 肺活量）（forced expiratory flow after 25% of the FVC has been exhaled，$FEF_{25\%}$，$V_{75\%}$）：反映呼气早期的流速指标。

③用力呼气 50% 肺活量的瞬间流速（余 50% 肺活量）（$FEF_{50\%}$，$V_{50\%}$）：反映呼气中期的流速指标。

④用力呼气 75% 肺活量的瞬间流速（余 25% 肺活量）（$FEF_{75\%}$，$V_{25\%}$）：

反映呼气末期的流速指标。$V_{50\%}$，$V_{25\%}$ 的下降反映有气道阻塞或小气道病变等。

1.2　影响肺通气功能的因素

（1）呼吸中枢及其支配神经通路。

（2）呼吸肌肉功能（主要为膈肌）。

（3）气道通畅性。

（4）肺顺应性（肺泡可扩张及可回缩性）。

（5）胸廓顺应性。

1.3　肺功能检查的意义、适应证及禁忌证

（1）意义及适应证：早期检出肺、气道病变；疾病功能及病变部位诊断；评估疾患的病情及预后；评定药物等临床疗效；鉴别呼吸困难的原因；评估肺功能对手术的耐受力或劳动强度耐受力；危重患者的监护。

（2）禁忌证：近周内有大咯血、气胸、巨大肺大泡且不准备手术治疗、心功能不稳定者慎做需用力呼气的肺功能检查；对支气管舒张剂过敏者禁用该舒张剂；喉头或声带水肿、中度或以上通气功能异常者禁做支气管激发试验。

1.4　肺功能正常值

肺功能结果的判断是将所测结果与肺功能正常预计值进行比较。预计值与年龄、身高、体重、性别等因素密切相关，不同种族、性别、年龄、身高、体重的人群，其肺功能正常值各不相同，不同职业者（如运动员、强体力劳动者等）的肺功能正常值亦有所差异。因此，在做肺功能评价时应选择条件相同的正常参考值作比较。

我国地域广阔，不同地区（如东北地区与华南地区）的人群差异亦较大，正常值难以用统一标准。鉴于此，全国组织了华南、华北、东北、华东、西北五个地区以及强体力劳动者等六个人群的肺功能调查，并公布了各地区的肺功能正常值，可供临床医师参考。

肺功能检查结果在正常预计值的 95% 可信限范围内为正常，部分预计值无提供 95% 可信限，则用其"预计值 ± 百分率"表示，如 FEV_1、FVC 的正常范围为"预计值 ± 20%"，PEF、MVV 的正常范围为"预计值 ± 25%"，$FEF_{25\%\sim75\%}$、$FEF_{50\%}$、$FEF_{75\%}$ 的正常范围为"预计值 ± 35%"。但有许多研究者报道的"预计值 ± 百分率"与正常值的 95% 可信限之间差异较大，年龄较大及身材较高者尤甚。

1.5　肺功能障碍的评价

肺功能结果的判断若结合临床病史、体检及其他辅助检查（如胸部影像

学、纤维支气管镜等）综合分析，能为临床提供极有价值的信息或依据，孤立地以肺功能检查做出临床诊断乃至病情判断，则其价值有限。单就肺功能而言，应做出是否在正常范围、异常的类型、异常的程度等判断，并相应提出可能的病因或病变部位。若曾做过多次肺功能检查，还应做出肺功能变化趋向的判断。

（1）肺容量改变。肺组织切除可直接损害肺容量，导致 TLC、VC、RV、FRC 等下降。其中以 VC 在临床上最为常用，因其常与有功能的肺组织的切除量呈比例下降，且测定简便。其他引起肺实质损害的病变（如肺炎、肺部巨大占位性病变等），支气管病变（单侧主支气管或叶、段支气管完全性阻塞），胸腔病变（胸腔大量积液、胸膜广泛增厚硬化等），均可引起肺容量的减少；肺间质性病变（如肺间质纤维化、间质性肺炎等）使肺弹性回缩力增高亦可导致 TLC、VC、FRC、RV 等减少；而肺气肿等使肺弹性回缩力下降的疾病则可导致 TLC、RV、FRC 等增高。

（2）通气功能障碍。

①通气功能障碍的类型。临床上通气功能障碍包括阻塞性通气功能障碍、限制性通气功能障碍及混合性通气功能障碍（见表2）。

表2　各类型通气功能障碍的判断及鉴别

项目	阻塞性通气功能障碍	限制性通气功能障碍	混合性通气功能障碍
病因	呼吸道阻塞性疾病（COPD，哮喘）	弥漫性肺间质纤维化、肺肉芽肿病、肺水肿	兼有阻塞性及限制性两种因素，胸、腹腔、胸廓疾病
通气功能特征	呼气流量降低	肺总量，肺活量降低，呼气流量正常	呼气流量降低，肺总量，肺活量降低
FVC	正常或↓ −/↓	↓ ~ ↓↓↓	↓ ~ ↓↓↓
FEV_1	↓ ~ ↓↓↓	正常或↓↓/ −	↓ ~ ↓↓↓↓
FEV_1/FVC	↓ ~ ↓↓	正常或↑↓/ −	↓ ~ ↓↓↓
RV	↑↑↑	正常，↓或↑↓/ −	↑ ~ ↑↑
TLC	正常或↑↑	↓ ~ ↓↓↓	↓

注：↓为轻度降低，↓↓为明显降低；↑为轻度升高。

● 阻塞性通气功能障碍，是指由于气道阻塞引起的通气障碍，主要表现为 FEV_1 及其与 FVC 的比值即 FEV_1/FVC% 的显著下降，MVV、MMEF、$V_{50\%}$

等指标也有显著下降，但 FVC 可在正常范围内或只有轻度下降。RV、FRC、TLC 和 RV/TLC% 可增高，气速指数 <1，流速－容量曲线的特征性改变为呼气相降支向容量轴的凹陷，凹陷越明显者气道阻塞越重。引起气道阻塞的病变常见有 COPD、哮喘等。

小气道病变。小气道是指吸气末管径 ≤2 mm 的支气管，其数量多，总横截面积大，但对气流的阻力仅占总阻力的 20% 以下。因此，当它早期发生病变时，临床上可无症状和体征，通气功能改变也不显著，FVC、FEV_1 及 FEV_1/FVC 比值尚在正常范围内，但时间容量曲线的 MMEF 及流速－容量曲线的 $V_{50\%}$、$V_{25\%}$ 均有显著下降，反映该病对通气功能的影响主要为呼气中期、后期的流速受限，是目前最常用而简便的方法。

小气道病变是气道阻塞的早期表现，其病变部分是可逆的，常见于慢性阻塞性肺部疾病早期、哮喘或吸烟者。

●限制性通气功能障碍，是指肺容量减少，扩张受限引起的通气障碍，以 TLC 下降为主要指标，VC、RV 减少，RV/TLC% 可以正常、增加或减少，气速指数 >1，流速－容量曲线显示肺容量减少。常见于胸或胸膜病变、肺间质病变等。

●混合性通气功能障碍，兼有阻塞性及限制性两种表现，主要表现为 TLC、VC 及 FEV_1/FVC 的下降，而 FEV_1 降低更明显。流速－容量曲线显示肺容量减少及呼气相降支向容量轴的凹陷，气速指数则可正常，大于或小于 1。此时应与假性混合性通气功能障碍区别，后者的 VC 减少是由于肺内残气量增加所致，常见于慢阻肺及哮喘病者，做肺残气量测定或支气管舒张试验可资鉴别。

②通气功能损害程度。依肺通气功能障碍的程度可将之分为轻度、中度、中重度、重度、极重度。

●阻塞性通气功能障碍。小气道功能异常：FVC、FEV_1、FEV_1/FVC 在正常范围，MMEF、$FEF_{50\%}$、$FEF_{75\%}$ <65% 正常预计值。轻度：FEV_1% ≥70%，但 <正常预计值下限或 FEV_1/FVC% <正常预计值下限。中度：FEV_1 在 60%～69%。中重度：FEV_1 在 50%～59%。重度：FEV_1 在 35%～49%。极重度：FEV_1 <35%。

●限制性通气功能障碍。a. 轻度损害：TLC、FVC 或 VC <正常值 95% 可信限，但 ≥60% 正常预计值。b. 中度损害：TLC、FVC 或 VC 在 59%～40% 正常预计值之间。c. 重度损害：TLC、FVC 或 VC <40% 正常预计值。

●混合性通气功能障碍。a. 轻度损害：FEV_1 <正常值的 95% 可信限可在 79%～60% 正常预计值之间。b. 中度损害：FEV_1 在 59%～40% 正常预计值之间。c. 重度损害：FEV_1 <40% 正常预计值。

1.6　气道可逆性测定：支气管舒张试验

对于已有阻塞性通气障碍的患者，为了了解其阻塞气道的可逆程度，即是否可恢复至正常或接近正常，可做支气管舒张试验。常用吸入药物为 β_2 受体激动剂，如沙丁胺醇气雾剂（Salbutamol MDI）200 ug 或沙丁胺醇溶液（Salbutamol Sol.）1 mg，特布他林气雾剂（terbutaline MDI）500 ug 等。

$$肺功能改变率 = \frac{吸药后值 - 吸药前值}{吸药前值} \times 100\%$$

支气管舒张试验判断标准：

①阳性：FVC 或 FEV_1 增加率 $\geqslant 15\%$，绝对值增加 $\geqslant 0.2$ L。

②阴性：达不到上述标准。

支气管舒张试验阳性说明气道阻塞是气道痉挛所致，经用舒张药物治疗可以缓解，对临床治疗有重要指导意义。阴性可能有三种原因：气道阻塞是不可逆的；患者对该种舒张药物不敏感，但其他舒张药物（如茶碱等）仍可能有效；患者在做舒张试验前已使用了支气管舒张剂，痉挛的气道已得到部分缓解或已达到患者的最好值，此时再做舒张试验可能表现为阴性结果。因此，做舒张试验前 4 小时内应停用 β 激动剂吸入，12 小时内停用普通剂型的茶碱或 β 激动剂口服，24 小时内停用长效或缓释剂型的舒张药物。

1.7　气道反应性测定：支气管激发试验

气道反应性（bronchial reactivity）是指特异性或非特异性刺激物作用于气道引起的气道平滑肌痉挛收缩的反应。当这种反应过易过强或过早出现，则称为气道高反应性（bronchial hyperreactivity，BHR）。BHR 主要见于哮喘，也可见于急慢性支气管炎、过敏性鼻炎等疾病。BHR 是哮喘最典型的病理生理特征之一，它与哮喘的严重程度、症状发作频度、防治疗效观察等有密切关系。

支气管激发试验通过吸入激发剂刺激气道平滑肌，观察肺通气功能的改变，可判定气道反应性。

（1）激发试验程序及其结果判断。激发前先做肺功能测定（基础值），然后吸入用作稀释激发剂的稀释液（常用生理盐水），以做吸入方法的训练与适应，再测定肺功能（对照值），观察稀释液是否对肺通气功能有所影响。若对照值与基础值变异 <5%，取其最大值为基础参考值，否则以对照值为参考值，接着吸入起始浓度的激发剂（起始激发浓度常为乙酰甲胆碱 0.075 mg/mL，组胺 0.03 mg/mL，抗原 1：1000000）再测定肺功能，继续吸入下一浓度的激发剂和测定肺功能，直至肺功能指标达到阳性标准或出现明显的临床不适，或吸入最高浓度的激发剂仍呈阴性反应时，停止激发剂吸

入，若激发试验阳性且伴明显气促、喘息，应予支气管扩张剂吸入以缓解患者症状。

支气管激发试验阳性的肺功能诊断指标以一秒量（FEV_1），比气道导气性（sGaw）及最高呼气流速（PEF）较为常用，FEV_1重复性好，sGaw敏感性高，PEF测定简便。

激发剂量（PD）或激发浓度（PC）可定量测定气道反应性。如PD_{20} - FEV_1是使FEV_1下降（20%）时累积吸入刺激物的剂量。BHR依PD_{20} - FEV_1（组胺）可分为四级：< 0.1 umol（0.031 mg）为重度BHR；0.1 ~ 0.8 mol（0.031 ~ 0.275 mg）为中度BHR；0.9 ~ 3.2 umol（0.276 ~ 1.012 mg）为轻度BHR；3.3 ~ 7.8 umol（1.013 ~ 2.400 mg）为极轻度BHR。

当FEV_1下降15% ~ 20%，无气促喘息发作，诊断为可疑阳性，应2 ~ 3周后复查，必要时2个月后复查；当FEV_1下降 < 15%判断为阴性，但应排除影响气道反应性的因素。

（2）影响气道反应性的因素。激发剂、雾化颗粒、吸入方法及测定指标、昼夜节律性变化、季节性变化、影响气道反应性的药物、呼吸道感染、近期过敏原接触、运动等可使气道反应性增高。

因此，影响气道反应性的药物及其他因素应予避免，如 β 受体兴奋剂（舒喘灵等）应停用12小时以上，缓释型停用24小时以上；甲基黄嘌呤类（茶碱）普通型停用12小时以上，缓释型停用24小时以上，抗胆碱能类药（阿托品等）停用12小时以上；抗组织胺类药停用48小时以上；糖皮质激素停用12小时以上；避免剧烈运动、冷空气吸入2小时以上；避免吸烟、饮用咖啡、饮用可乐饮料等6小时以上。

（3）气道反应性测定的意义。气道反应性增高（BHR）是确诊支气管哮喘的重要指标之一，评估疾病严重程度及预后。BHR的严重程度与哮喘的严重程度呈正相关；评价疾病的治疗效果，治疗前后的比较能为治疗效果的评价提供准确的依据；研究哮喘的发病机理；流行病学调查。

（4）适应证、禁忌证、注意事项和激发试验过程中的症状及注意事项。

适应证：①不能解释的咳嗽、呼吸困难、喘鸣、胸闷或不能耐受运动等，为排除或明确哮喘的可能性；②因临床征象不典型或不能取得预期疗效的未被确诊的哮喘患者；③对临床诊断哮喘患者提供客观依据及做随访疗效的评价；④其他疑有气道高反应性的各种疾病。

禁忌证：对诱发剂吸入明确超敏；肺通气功能损害严重（FEV_1占预计值的70%以下，FEV_1 < 1.5 L）；心功能不稳定；有不能解释的荨麻疹或血管神经性水肿；妊娠。

测定过程中的症状可有：①气道痉挛：咳嗽、胸闷、喘鸣，伴通气功能下降；②非气道痉挛：咳嗽、声嘶、咽痛（咽部受刺激所致）、头痛、面红等。

注意事项：由于支气管激发试验可诱发气道痉挛，因此在进行本试验时应注意备有支气管扩张剂（β受体兴奋剂），最好备有雾化吸入装置；备有吸氧及其他复苏药物和器械；试验中应有富有经验的医生在场，以便在必要时进行复苏抢救。

1.8 最高呼气流速变化率监测

最高呼气流速（PEF）反映患者的气道通畅性，并与患者的努力程度、肺容量和呼吸肌肉力量有关。当排除后三者的影响时，PEF 常直接反映气道的通气功能情况。哮喘患者在哮喘发作时，PEF 常降低，提示通气能力受到影响，PEF 绝对值是反映哮喘疾病的常用指标之一。

此外，PEF 的变异率（PEFR）也较好地反映了气道的舒缩功能。正常人体有一定的生物钟规律，人体的某些代谢和功能随时间的变化会有一定的改变。正常人的 PEF 在清晨最低，下午最高，但变异较少（<12%）。支气管哮喘患者因气道敏感性较高，舒缩变异较大，故最高呼气流速的变异也大（常 >15%）。最高呼气流速的变异随着病情的好转而减少，或恶化而增大。因此监测 PEFR 可准确地反映哮喘的病情严重程度和变化趋势。由于 PEFR 监测常需连续多天监测，因此需要患者配合及掌握测定的方法。

PEFR 测定的方法：利用微型呼气流速仪测定最高呼气流速（PEF）及其变异率（PEFR），可于每天的早晚各测定 1 次，或每天测定 4 次（06：00、12：00、18：00、24：00），每次最少吹 PEF 3 下，记录最高值。计算公式：$PEFR = 2 \times (PEF_{最高值} - PEF_{最低值}) / (PEF_{最高值} + PEF_{最低值}) \times 100\%$。

PEF 的最高值和最低值可取同一天的数值，为日内 PEFR；或取 1 周内的最高值和最低值，为周内 PEFR。当哮喘病情较重时，PEF 绝对值及 PEFR 可能均较小，但随着病情的好转，PEF 可能增大，而 PEFR 也可能随之增大，因此周内变异有时能较全面地反映哮喘病的真实情况。

结果判断：PEFR ≥ 20%，气道可逆性改变程度较高，提示支气管哮喘；PEFR < 20%，需排除仪器的故障和患者能否很好地掌握测定技术的因素。

2 支气管镜检查

1904 年美国的 Jackon 改良和完善了金属支气管镜（硬镜）并应用于临床。1964 年日本 Ikeda（池田）成功研制出可弯曲的纤维支气管镜。20 世纪 80 年代又推出了电子内窥镜。随着器械的不断改进以及大量的临床实践，支气管镜已被广泛地应用于临床，是呼吸科不可替代的最重要检查治疗手段之一。

2.1 可弯曲支气管镜检查的适应证

可弯曲支气管镜检查的适应证有：不明原因的咳嗽、咯血；临床或胸部影像学阴影疑及肺癌者；疑为支气管腔内阻塞病变者，如肺不张、阻塞性肺炎、局限性肺气肿等；性质不明的弥漫性病变或孤立性病灶，这类病变经支气管镜直视不能窥及病灶，可在 X 光引导下行肺活检和刷检，也可行支气管肺泡灌洗等检查；收集下呼吸道分泌物行细菌学、细胞学、生化指标等检查；支气管壁外的病变可应用经支气管镜针吸的方法获得细胞学或组织学标本；选择性支气管造影；肺部手术术前检查了解支气管腔内情况，有助于手术范围、方式的决定；胸部外伤疑有气管、支气管损伤；不明原因的喉返神经、膈神经麻痹；长期气管插管、疑为气管食道瘘；替代胸腔镜对胸腔疾患进行检查。

2.2 经可弯曲支气管镜治疗的适应证

经可弯曲支气管镜治疗的适应证有：摘取气道内异物；肺部肿瘤的局部治疗；经支气管镜可应用激光、高频电刀、微波、药物等方法局部治疗肺部肿瘤；经支气管镜引导经鼻（口）气管插管，尤其适用于清醒患者、常规方法插管困难的患者；清除气道分泌物；危重患者、胸部手术后等排痰能力下降的患者，可应用支气管镜抽吸气道内分泌物；气道狭窄的治疗。支气管结核、大气道肿瘤等疾患引起气道狭窄时，可予局部注药、激光、高频电刀等治疗，必要时可经支气管镜放置气道支架；支气管—肺部慢性感染（如肺脓肿、支气管扩张等）经药物治疗效果不佳的，可经支气管镜抽吸分泌物、局部冲洗、滴入药物；经支气管镜放置胃管；危重患者经常规方法置放胃管失败时可应用此方法；支气管肺泡灌洗；对肺泡蛋白沉着症等疾患有显著效果。

2.3 支气管镜检查的禁忌证

支气管镜检查的禁忌证有：全身状况极差；严重的心血管疾患，如心功能不全、严重的冠心病、严重的肺动脉高压和高血压、严重的心律失常、主动脉瘤、近期发生心肌梗死或心绞痛等；肺功能严重损害；凝血机制严重障碍者；急性呼吸道感染者宜在感染控制后进行检查；哮喘发作期原则上属禁忌，若作为治疗措施时应做好气管插管通气等预防抢救措施；大咯血原则上属禁忌，但为明确出血部位可在手术室做好插管、紧急手术准备下谨慎进行。

2.4 支气管镜检查的并发症及处理

支气管镜检查是一种较为安全的检查手段，但它也是一种侵入性检查，有一定的并发症，严重时可危及生命，文献报道死亡率为 0.01% ~ 0.2%，因此应特别重视。

（1）麻醉药过敏。地卡因虽然麻醉效果较好，但容易出现过敏，目前多主张使用利多卡因。术前麻醉时应询问病史，注意观察，有不适时及时处理。

（2）缺氧、支气管痉挛。尤易发生于肺功能较差、哮喘患者。麻醉充分，术中予外周血氧饱和度监测，操作轻巧，出现时应停止操作，予吸氧、舒喘宁吸入，严重时予补液、茶碱、激素等，并做好气管插管机械通气准备。

（3）出血。少量出血可自行停止，大出血时可引起窒息，是支气管镜检查常见和严重的并发症。术前应行血常规检查了解凝血功能，出血时予局部和全身用药（止血药、垂体后叶素等），并做好气管插管的准备。

（4）心血管并发症。如心律失常、心跳骤停、心肌梗死、血压升高等。术前了解病史，术中进行血氧饱和度、心律监测，出现异常时应停止操作，并依情况进行相应的处理。

（5）气胸。主要由肺活检引起。术后如出现气促时应进行 X 光检查，出现气胸时可予吸氧、抽气、闭式引流等处理。

（6）感染。应注意器械消毒、规范操作，术后发热依情况必要时予抗感染治疗。

（7）其他。如毛刷折断、鼻腔出血等。

四、 诊断与鉴别诊断

1 SARS

1.1 《传染性非典型肺炎临床诊断标准（试行）》（2003 年 5 月卫生部）

1. 流行病学史

1.1 与发病者有密切接触史，或属受传染的群体发病者之一，或有明确传染他人的证据；

1.2 发病前 2 周内曾到过或居住于报告有传染性非典型肺炎患者并出现继发感染疫情的区域。

2. 症状与体征

起病急，以发热为首发症状，体温一般 >38 ℃，偶有畏寒；可伴有头痛、关节酸痛、肌肉酸痛、乏力、腹泻；常无上呼吸道卡他症状；可有咳嗽、多为干咳，少痰，偶有血丝痰；可有胸闷，严重者出现呼吸加速，气促，或明显呼吸窘迫。肺部体征不明显，部分患者可闻少许湿啰音，或有肺实变体征。

注意：有少数患者不以发热为首发症状，尤其是有近期手术史或有基础疾病的患者。

3. 实验室检查

外周血白细胞计数一般不升高，或降低；常有淋巴细胞计数减少。

4. 胸部 X 线检查

肺部有不同程度的片状、斑片状浸润性阴影或呈网状改变，部分患者进展迅速，呈大片状阴影；常为多叶或双侧改变，阴影吸收消散较慢；肺部阴影与症状体征可不一致。若检查结果阴性，1～2 天后应予复查。

5. 抗菌药物治疗无明显效果

疑似诊断标准：符合上述 1.1＋2＋3 条或 1.2＋2＋4 条或 2＋3＋4 条。

临床诊断标准：符合上述 1.1＋2＋4 条及以上，或 1.2＋2＋4＋5 条，或 1.2＋2＋3＋4 条。

医学观察诊断标准：符合上述 1.2＋2＋3 条。

鉴别诊断：临床上要注意排除上感、流感、细菌性或真菌性肺炎、艾滋病合并肺部感染、军团病、肺结核、流行性出血热、肺部肿瘤、非感染性间质性疾病、肺水肿、肺不张、肺栓塞、肺嗜酸性粒细胞浸润症、肺血管炎等临床表现类似的呼吸系统疾患。

1.2 SARS 与其他常见疾病的区别

SARS 与一般的感冒、流行性感冒、咽喉炎、急性（支）气管炎、典型肺炎等其他原因引起的发热的区别见表3。

表3 急性传染性非典型肺炎与其他常见疾病发热原因的区别

项目	SARS	感冒	流感	（支）气管炎	典型肺炎
病因	冠状病毒	多种呼吸道病毒之一	流感病毒	细菌、支原体、衣原体、呼吸道病毒等	肺炎球菌、流感嗜血杆菌、支原体、军团菌等
接触史	SARS 患者	无	流感患者、流感季节	无	无

续上表

项目	SARS	感冒	流感	（支）气管炎	典型肺炎
首发症状	发热（常为高热）、肌肉酸痛等	鼻塞、流涕、喷嚏等	发热、全身无力等	咳嗽、咳痰	发热、咳嗽、胸痛等
病程	常 >2 周	3～5 天	5～7 天	5～7 天	1～2 周
外周血 WBC	正常和降低	正常	正常	正常或增高	多增高
X 光胸片	单侧发展为双侧，进展快	无异常	无异常	可有肺纹理增加	多为单侧肺炎表现，进展较慢
抗菌药物疗效	无	无	无	多数显著	多数有

1.3 SARS 诊断标准在临床应用中存在的问题

传染性非典型肺炎的临床特点与普通的非典型肺炎有较多的共同之处。主要的区别是：①传染性；②积极的抗菌药物治疗无效；③病情演变有一定的规律性；④外周血白细胞计数一般正常或降低。SARS 的诊断标准尚在不断的修改和完善之中。2003 年 5 月发布的诊断标准主要依据流行病学和临床资料。然而，在缺乏明确的流行病学依据的前提下，临床资料的特异性并不高，容易导致诊断和鉴别诊断的困难。如何提高诊断的准确性是一个值得深入探讨的问题。依据 2003 年 5 月发布的诊断标准，在临床实践中常常遇到下列问题。

（1）将"无传染性的非典型肺炎"误诊为"传染性非典型肺炎"的比例高。争论最多的问题为是否应该将"2 周内曾到过或居住于报告有传染性非典型肺炎病人"作为诊断条件之一。对于广东省、北京市等有 SARS 发病的省市来说，所有的人都符合此条件。这样，按照"符合 1.2 +2 +3 +4 条"的临床诊断标准，有可能将"无传染性的"、外周血白细胞计数不高的肺炎全部纳入"传染性非典型肺炎"中。广州市回顾分析的结果显示，2002 年 2—4 月，符合"2 +3 +4 条"的肺炎患者每月有 110～140 例。如何把这些"无传染性的"、外周血白细胞计数不高的一般肺炎鉴别出来，具有重要的意义。

（2）动态观察病情演变规律特别重要。对于每一个病例，不应该单纯套用诊断标准的条目，而应该动态观察其演变规律和对抗菌药物治疗的反应，才能提高诊断的准确性。因此，2003 年，广州市专家组建议建立规范的疑似病例处理程序。具体的建议如下：单独隔离原则；充分积极应用抗菌药物、观察临床变化；按需使用解热镇痛药，不宜使用糖皮质激素；至少3天复查胸片、血常规等指标；动态密切观察病情，3天后重新评估；达到临床诊断标准，则按临床诊断病例处理。达到排除病例标准：①在5～7天内，经过抗菌药物治疗或自然退热；②退热3天后，复查胸片无明显异常，或原有的异常改变有所好转。排除病例应该继续接受常规的肺炎治疗，同时转为医学隔离观察对象。未达到上述标准则继续隔离观察14天以上（从开始发热之日计算起），注意做好发热的鉴别诊断。

在没有诊断的客观标准以前，不同的主管医生对2003年5月诊断标准的理解和执行有比较大的差异。广东省采用5名专家组对每一个疑似病例进行严格审定的做法："临床诊断"和"排除"需要5名专家取得一致的意见，否则仍归为"疑似病例"。结果发现，大部分病例属于可以排除的病例。这一做法只能诊断出典型的病例，对于不典型，甚至隐性感染的病例则无能为力。为了保证排除病例中没有所谓"不典型"或"轻症"的传染性非典型肺炎病例，广东省和广州市疾病控制中心随访了这些患者的流行病学和恢复期血清抗体的情况，结果绝大多数为没有传染性的病例或抗SARS病毒抗体阳性的病例。

在卫生部、科技部和各级领导部门的组织和安排下，经过众多科技工作者的共同努力，SARS病毒检测技术和相应的试剂盒研究成功，有利于SARS病毒感染的明确诊断和快速诊断。2003年，有多家机构试验生产检测血清中抗SARS病毒抗体的试剂盒，即荧光RT-PCR检测SARS病毒基因片段的试剂盒。从研究结果（内部交流资料）来看，荧光RT-PCR检测早期（发病3天内）患者的阳性率为61.8%，特异性达到94.6%，但发病3天后阳性率降低到39.7%。抗体检测的结果因采用的方法、试剂和检查对象的不同而有比较大的差异。广州呼吸疾病研究所、广州市第八人民医院检测98例临床诊断的典型病例的恢复期患者血清，全部（100%）抗体呈强阳性反应；而密切接触患者的1 000多名医务人员中，阳性率仅为2.5%（弱阳性）。

可见，新的特异性诊断检查会提高临床诊断的可靠性，为正确分析临床资料提供科学的基础。

2 支气管哮喘

2.1 诊断要点

（1）喘息、呼吸困难、胸闷或咳嗽等症状反复发作，常因接触变应原、病毒性上呼吸道感染、冷空气、物理刺激、化学性刺激、运动等诱发。

（2）发作时在双肺可闻及散在弥漫性的哮鸣音，以呼气相为主，呼气相延长。

（3）用平喘药能明显缓解症状。

符合以上三个条件即可建立临床诊断。随诊治疗后，反应符合哮喘的规律，即可确定诊断。

2.2 协助哮喘确诊的检查

如无明显喘息和体征的不典型患者，应选择下列检查，符合下列三项中的一项为阳性，同时平喘治疗能明显缓解症状、改善肺功能的，可以确定诊断。

（1）支气管激发试验或运动试验阳性。支气管激发试验常采用组织胺或乙酰甲胆碱吸入法。吸入组织胺累积剂量 7.8 umol 或乙酰甲胆碱浓度 8 mg/mL 以内，肺通气功能（FEV_1）下降 ≥20% 者为气道高反应性，是支持支气管哮喘诊断的有力证据，一般适用于通气功能在正常预计值的 70% 或以上的患者。

（2）支气管舒张试验阳性。吸入 β_2 受体激动剂后 15 分钟，或强化平喘治疗（包括激素的使用，故亦称激素试验）1~2 周后，EFV_1 增加 15% 以上，且绝对值增加 ≥ 200 mL 为阳性，适用于发作期 $EFV_1 < 60\%$ 的正常预计值者。

（3）PEFR 日内变异率或昼夜波动率≥20%。

2.3 支气管哮喘的分期和严重程度分级

支气管哮喘根据临床表现可分为急性发作期和缓解期。在 4 周内哮喘的症状间有发作，称为哮喘急性发作期。经过治疗或未经治疗，症状、体征消失，肺功能恢复到急性发作前水平，并维持 4 周以上，称为缓解期。

支气管哮喘患者的病情评价应分为两个部分：

（1）非急性发作期病情的总评价。即使就诊当时没有急性发作，但患者在相当长的时间内有不同频度和（或）不同程度的喘息、咳嗽、胸闷，就需要依据就诊前一段时间的发作频率、严重程度、需要用药物和肺功能情况，对病情进行总的评价。

（2）急性发作时严重程度的评价。气促、咳嗽、胸闷等症状突然发生或加重，常有呼吸困难和喘鸣，伴有呼气流量降低，为哮喘的急性发作。对病情是否严重做出正确评估，是给予及时有效治疗的基础。对重症哮喘的确诊，是避免哮喘引起死亡的关键。哮喘急性发作时病情严重程度评估的方法见表 4，支气管哮喘患者长期治疗方案见表 5。

表4 哮喘急性发作时病情严重程度的分级

临床特点	轻度	中度	重度	危重
气短	步行、上楼时	稍事活动	休息时	—
体位	可平卧	喜坐位	端坐呼吸	—
讲话方式	连续成句	单词	单字	不能讲话
精神状态	可有焦虑,尚安静	时有焦虑或烦躁	常有焦虑、烦躁	嗜睡或意识模糊
出汗	无	有	大汗淋漓	—
呼吸频率	轻度增加	增加	常 >30 次/min	—
辅助呼吸肌活动及三凹征	常无	可有	常有	胸腹矛盾运动
哮鸣音	散在,呼吸末期	响亮、弥漫	响亮、弥漫	减弱,乃至无
脉率/(次/min)	<100	100～120	>120	脉率变慢或不规则
奇脉	无,<10 mmHg	可有,10～25 mmHg	常有,10～25 mmHg	无,提示呼吸机疲劳
最初支气管舒张剂治疗后 PEF 占预计值或个人最佳值	>80%	60%～80%	<60% 或100 L/min或作用时间 <2 h	—
PaO_2（吸空气）/mmHg	正常	≥60	<60	<60
$PaCO_2$/mmHg	<45	≤45	>45	>45
SaO_2（吸空气)/%	>95	91～95	≤90	≤90
pH	—	—	—	降低

注：只要符合某一严重程度的某些指标，而不需要满足全部指标，即可提示为该级别的急性发作；1 mmHg = 0.133 kPa；PEF 为呼气流量峰值；SaO_2 为动脉血氧饱和度；"—"表示无反应或无变化。

表5　支气管哮喘患者长期（阶梯式）治疗方案[①]

治疗方案	第1级	第2级	第3级	第4级	第5级
首选控制药物	不需使用药物	低剂量ICS	低剂量ICS-LABA	中/高剂量ICS-LABA	添加治疗，如噻托溴铵、口服激素、IgE单克隆抗体、抗IL-5药物
其他可选控制药物	低剂量ICS	LTRA 低剂量茶碱	中/高剂量ICS 低剂量ICS-LTRA（或加茶碱）	加用噻托溴铵中/高剂量ICS-LTRA（或加茶碱）	—
缓解药物	按需使用SABA或ICS-福莫特罗复合制剂	按需使用SABA或ICS-福莫特罗复合制剂	按需使用SABA或ICS-福莫特罗复合制剂	按需使用SABA或ICS-福莫特罗复合制剂	按需使用SABA或ICS-福莫特罗复合制剂

注：该推荐适用于成人、青少年和≥6岁儿童；茶碱不推荐用于<12岁儿童；6~11岁儿童第3级治疗首选中等剂量ICS。噻托溴铵软雾吸入剂用于有哮喘急性发作史患者的附加治疗，但不适用于<12岁儿童。ICS为吸入性糖皮质激素；LTRA为白三烯调节剂；LABA为长效β2受体激动剂；SABA为短效β2受体激动剂。

2.4　鉴别诊断

哮喘的临床表现并非哮喘特有，因此在建立诊断的同时，还需要排除其他疾病如心源性哮喘、喘息型慢性支气管炎、支气管肺癌、气管内膜病变、变态反应性肺浸润等所引起的诸如喘息、胸闷和咳嗽等。

五、　呼吸病治疗

1　辨证治疗

1.1　顽哮治疗

（1）治疗原则：扶正祛邪。肺虚痰伏、风邪窜走气道、肺气壅塞是顽哮

---

① 中华医学会，中华医学会杂志社，中华医学会全科医学分会，等. 支气管哮喘基层诊疗指南（实践版·2018）[J]. 中华全科医师杂志，2018，17（10）：763－769.

发作的主要机理，顽哮发作期之标是痰阻气道。使痰阻气道解除，是迅速控制症状、缓解病情的关键，邱志楠抓住顽哮之本——肺虚夹邪，根据张仲景的"病痰饮者，当以温药和之"和朱丹溪的"善治痰者，不治痰而治气"理论，提出顽哮发作期的治疗新思路"治顽哮当以温药和之"，并在朱丹溪"阳有余阴不足"论的启示下，以扶正祛邪和调和阴阳为治则，以温补肺肾并固托肺阴，兼清肺利气且温化伏痰合祛瘀为治顽哮之法，创立了治哮良方"天龙咳喘灵"。天龙咳喘灵为邱志楠的经验方，研制成胶囊剂，由青天葵、款冬花、法半夏、熟附子、五味子等组成，每粒胶囊含生药 1 g。用法：6 ~ 14 岁每次 2 粒，每天 1 ~ 2 次；成人每天 3 次，每次 3 粒，连服半年或更长时间。临床使用时，如他症明显，可根据辨证酌情加药。若兼见痰白清稀、喉痒、畏寒肢冷等偏寒证者，用细辛、干姜煎水送服；若并见痰黄黏稠、发热、咽痛、口渴等偏热证者，加用紫花地丁、鱼腥草煎水送服；若伴见气短神疲、心悸寐少、汗多纳呆等偏虚证者，用白术、山茱萸煎水送服；若挟见胸闷恶心、气粗痰鸣、喘息不能平卧等偏实证者，用葶苈子、桑白皮煎水送服。药理实验证明，天龙咳喘灵有抑菌作用，无急性毒性反应，具有较强的平喘镇咳作用，明显优于祛痰止咳冲剂。

（2）防哮特色：不远温补。如前所述，肺虚夹邪为顽哮之本，肺虚则卫阳不足，易患伤风，加上内伏痰邪，阳气更伤。哮喘初期则表现肺为痰阻，肺气郁闭不用，卫外无权，日久可伤及肺中阳气，致使卫阳不足。肺气虚弱，卫阳不固，机体防御外邪和调节能力低下，极易感受外邪，如遇风寒或某些过敏因素，屡屡新感引动内饮，而哮喘诸症反复发作，患者常需在持续服药中度过敏感季节。邱志楠根据《内经》"邪之所凑，其气必虚"的理论，明确指出哮喘病补肺祛邪始终重要，无论是在急性发作期，还是在慢性迁延期。邱志楠在"病痰饮者，当以温药和之"和"痰为阴邪，非温不化"等理论指导下，认为顽哮之疾当以温散、温化、温通、温补等治本之法为防治原则，提出了"防哮不远温和补"的学术观点。临床上运用有以下几个方面：

①痰热郁阻气道，宜以清肺化痰为本，佐以温散之法。顽哮发作常因风寒或风热诱发，由于肺虚夹邪之机理，常常以外寒郁热证呈现。邱志楠谨守清肺化痰佐以温散之法，以青天葵、黄芩、鱼腥草、蒲公英清肺热，麻黄、白芥子、生姜、细辛、法半夏等温散外寒与化痰，并配合天龙咳喘灵治疗，其哮喘发作较易控制。

②肺虚夹杂伏痰化热，以温补肺脾阳为主，佐以清化肺热。肺气虚弱为顽哮的病理基础，临床哮喘不甚，咳嗽、痰白清稀量多，或痰白黏稠，或白黏稠痰与黄脓痰并见，此时切不可因痰多以为"炎症"而肆用寒凉之品，更

不可将黄脓痰误认为痰热伏肺而单纯采用清化痰热的寒凉之品，而应立足于肺虚为本，痰热为标，治疗仍应坚持以"温"为主的原则，如紫苏子、党参、白术、五味子、防风、莱菔子，酌情施用"清化"药物，如黄芩、青天葵等。

③肺虚肝郁、气逆痰阻，以温补肺脏、疏肝平喘为主，佐以搜风化痰。顽哮发作是正邪交争、脏腑功能失调的结果。病位虽在肺，但与肝关系密切；病性总属肺虚夹邪，其发作期常以邪实为主。邱志楠在防治顽哮过程中，常常施用温肺疏肝之法，其效甚笃，是防治顽哮发作的重要治法，如在方中加苍耳子、葶苈子为君药，一肝一肺、一升一降，启动升降之机，专治哮喘之气逆甚者；全瓜蒌、青天葵、黄芩、法半夏、前胡宽胸理气，清热化痰，寓小陷胸之意；乌梢蛇、防风、地龙、僵蚕等祛外风又息内风；柴胡、白芍调肝柔肝理气，使气得宣降、外邪得解、痰浊得化、卫表得固、肺道得通、气机升降自如、气机调畅开阖有序而顽哮自平。

④长期小剂量天龙咳喘灵疗法。针对顽哮的主要病机特点，采用补肺气祛痰止哮的天龙咳喘灵进行防治，要求哮喘患者长期服用小剂量天龙咳喘灵，并配合小剂量茶碱等，以温阳护卫，增强机体防邪能力，减少感冒，从而达到治疗、预防哮喘病发作的目的。临床观察小剂量茶碱合天龙咳喘灵治疗顽哮 60 例，与常规茶碱对照组 46 例比较。结果显示治疗组临床控制率为 60.00%，总有效率为 95.00%；对照组临床控制率为 36.96%，总有效率为 71.74%；两组比较 $P < 0.05$。可见，小剂量茶碱与中药天龙咳喘灵配合应用，对改善顽哮的气促和肺功能有明显的疗效。

1.2 顽喘治疗

慢性支气管炎、支气管哮喘、慢性阻塞性肺气肿是临床常见的呼吸道疾病，属于中医"咳喘"范畴，临床以病情复杂、容易复发、经久不愈为特点，严重危害患者的生命健康，故有"顽喘"之称谓。

（1）治疗原则：攻补并举。咳喘患者由于长期咳喘不愈，正气虚损，若为老年或小儿咳喘患者，攻伐太过，患者难以耐受；但病邪内蕴，久伏不出，若单纯补益，又恐助邪。针对本病虚实夹杂的病机，邱志楠指出，咳喘治疗必须扶正祛邪并举，方可收事半功倍之效。这是邱志楠临床治疗一贯坚持并行之有效的治疗原则。

①攻补兼施宜分主次缓急。攻补是针对不同病情所采用的两种对立的治疗方法，若合理应用，两者组成有机的统一体，发挥出单一疗法所不具备的作用。咳喘初起，邪气方盛，正气尚充，此时当以祛邪为主、扶正为辅；病情迁延，邪正对持，则宜扶正祛邪并重；迁延日久，正气虚损较甚，则以扶

正为主、祛邪为辅。抑或虽咳喘初起，但患者正气已衰，无抗邪之力，则宜扶正为主、祛邪为辅；或患病虽久，患者体质尚健，仍可祛邪为主、扶正为辅。总之，无论病情如何复杂，追根溯源，总由邪正盛衰变化引起，所以根据患者具体的病情和体质，确立扶正、祛邪的度量，达到"祛邪不伤正，扶正不留邪"的治疗目的。

②扶正固本以补脾肾为要。邱志楠通过长期临床观察研究，认为慢性咳喘患者以脾肾虚损为本，而且以肾虚贯穿顽喘证的整个急性发作期与缓解期，所以扶正固本当以补脾肾为要。脾属土，肺为金，两者为母子关系，培补脾土则肺金健旺。"脾主运化水湿，为生痰之源"，健旺脾土，则水湿运化调畅，痰饮无由以成。对肾与肺的关系，邱志楠认为，"久病入肾，久咳而肾必虚"。《黄帝内经》曰"肾主纳气"。长期咳喘者，肾气日久失于摄纳，故临床常见呼多吸少，看似肺病，其实与肾虚不摄有关。认识到咳喘正虚的根本，通过补益脾肾，使肺金健旺，气机通畅，痰饮无犯，则咳喘自平。临床中，邱志楠善用四君子汤以补脾土，而补肾则喜用制附子、淫羊藿，通过温补肾阳以补肾气，临床使用取得良效。

（2）临床验方：五子汤。五子汤是邱志楠临床治疗顽咳喘病的验方，由紫苏子、白芥子、莱菔子、葶苈子、车前子五味药组成。该方由三子养亲汤演化发展而来，较三子养亲汤治疗范围更广，临床疗效更高。方中紫苏子降气行痰，白芥子温肺行气、快隔消食，莱菔子消食导滞、行气祛痰。此三味药为化痰而设，医者亦多识此法。而葶苈子、车前子利水平喘是该方的画龙点睛之笔。

邱志楠认为长期咳喘者，尤其是老年患者，水饮犯肺是致病的重要一端。《素问·示从容论》曰："咳喘者，是水气并阳明也"，又云"颈脉动喘疾咳，曰水"，均提出水饮为患是导致咳喘的重要病因。喻嘉言《医门法律》指出："咳嗽必因之痰饮……不去支饮，其咳永无宁宇矣。"张仲景《金匮要略·痰饮咳嗽脉证并治》云"咳家，其脉弦，为有水，十枣汤主之"，提出用利水平喘法治疗咳喘病。邱志楠受此启发，结合多年临床用药经验，选用葶苈子、车前子二味，化痰消食兼具利水平喘之功。《本草纲目》："葶苈子：……然肺中水气膹满急者，非此不能除……"《神农本草经》："车前子：……利水道小便……"临床使用此二者利水平喘力佳。邱志楠临床使用五子汤加减治疗老年咳喘病每获良效，尤其是应用于慢性咳喘之急性发作时，效果尤佳。

（3）用药特色：量重灵变。邱志楠临床用药别具特色，自成一家。主要特点为：

①药量偏重。邱志楠认为"用药如用兵，欲达良效，使药力深及病所，

药量须大"，陈年痼疾，非大剂不能见效，用药若轻，如隔靴搔痒，故其细辛用量达 10～15 g，白芥子、淫羊藿、乌梢蛇 30 g，一般 1～3 剂即能收效。

②灵活变通。邱志楠强调用药应因人因病制宜。男性患者药量大于女性患者。体质虚弱者药量宜轻，体质壮实者药量宜重。疾病新起，药量宜重，以达速战速决之效；迁延不愈，病势缠绵，宜缓缓图之，药量宜减。所谓"医者用药，存乎一心"，观邱志楠用药，斯理明矣。

1.3　顽咳治疗

邱志楠在长期的临床实践中对肺系疾病的中西医结合辨治有一套独特的见解，在总结前人经验的基础上自成体系，特别是在治疗顽咳病方面有独到之处，获得了显著疗效，创立了以天龙茶为基础方药的一系列辨证疗法。天龙茶辨证治疗之法具体如下。

（1）病证范畴。咳嗽是肺系疾病的常见病证之一。咳为有声无痰，嗽为有痰无声，而咳嗽为有声有痰，然证之临床，实难分开，故以咳嗽并称。所谓顽咳，指慢性长期咳嗽者，多见于慢性支气管炎、肺炎、支气管扩张、小儿反复呼吸道感染、咳嗽变异型哮喘、肺结核、肺脓疡及胸膜炎等疾病。

（2）治疗要点。邱志楠十分推崇朱丹溪的学说，如《丹溪心法·咳嗽》云："上半日多嗽者，此属胃中有火，用贝母、石膏降胃火。午后嗽者，多属阴虚，必用四物汤加炒黄柏、知母降火。"此说在南方地区有实际意义。邱志楠崇古而不复古，在长期实践中总结出自己的一系列治疗咳喘病方法，其中对顽咳的治疗提出以下三要素：

①务必审证。邱志楠认为咳嗽是人体正气祛邪外达的表现，顽咳多为虚实相杂之疾，故治疗时，切不可单纯地"见咳止咳"，而必须审证求因，针对病因病机而治。即要以治肺为主，包括清肺、温肺、补肺、降肺、宣肺、敛肺等疗法，同时应注意运用调治脾胃、补肾纳气、清肝疏肝等疗法进行治疗。

②分清标本。外感咳嗽，病位尚浅，易治愈，但若为燥咳或湿咳，则较缠绵，不易速愈，如失治误治，易渐成内伤，故凡遇燥或湿两邪，应仔细辨证，并加强润燥或化湿祛湿之法，方可奏效。内伤咳嗽，治疗宜先祛邪，而祛邪除用中药治疗外，应适当加服西药，如新菌灵、阿莫西林、泰利必妥、罗红霉素等抗生素，待缓解后以丸药慢慢调治，不可操之过急。

③注重利导。外感咳嗽属实证为多，当以祛邪为主，一般忌用收敛补益之法，应当因势利导，使肺气宣通，则咳嗽自止。而内伤咳嗽夹杂外感咳嗽者，当视病情而调理之，若正气尚足、邪气较甚，仍可因势利导，祛邪为主。

（3）临证经验。

①天龙茶组方与辨证用法。天龙茶为邱志楠多年的经验方，制成袋泡茶剂。其组方为青天葵、款冬花、黄芩、百部、龙利叶、巴戟天等，每袋6小包，每小包含生药17 g。用法：成人每天3次，每次1~3包；6~14岁，每次1~2包，每天2次；6岁以下，每日1次，每次1小包。本方重在扶正祛邪，适用于急性支气管炎中后期或慢支急性发作者，对顽咳有奇效。邱志楠认为，此方偏于辛凉，治疗顽咳时，应在临床辨证用药的基础上，配合天龙茶共同煎服，则临床治疗效果特别显著。如兼见痰白清稀、喉痒、畏寒肢冷等偏寒证者，用熟附子6 g、细辛3 g、干姜4 g同煎服；若并见痰黄黏稠、发热、咽痛、口渴等偏热证者，与黄芩25 g、鱼腥草30 g、岗梅根30 g、紫花地丁15 g同煎服；若伴见气短神疲、汗多纳呆、心悸寐少等偏虚证者，用党参10 g、白术10 g、五味子10 g、山茱萸10 g同煎服；若挟见气粗痰鸣、喘息不能平卧、胸闷等偏实证者，与大黄10 g、葶苈子15 g、桑白皮15 g同煎服。药理实验证明，天龙茶具有较强的镇咳化痰作用，明显优于痰咳净，有抑菌作用，无急性毒性反应。

②妙用熟附子与随机应变。熟附子性大热，味辛甘，有毒，入心肾脾经，为回阳补火、散寒除湿的要药，是治疗亡阳欲脱、四肢厥冷、咳喘痰多呕吐下利、水肿阳痿、腰酸膝软等证的良药，临床上一般需炮制用，且中病即止，不宜长期服用。邱志楠平时甚少用药性峻烈的中药，但治疗顽咳甚者，或者是在疾病关键时刻，则选用熟附子，其量不以年龄大小为准，而以证候轻重为准，3岁小童亦可用10 g熟附子，往往起到画龙点睛的作用。

③重用虫类药。邱志楠不仅对易水学说有较为深入的研究，还善用乌梢蛇、白僵蚕、地龙、全蝎等虫类药，在治疗应用上提出了新的见解，弥补了前人的不足，主要表现在治顽咳之选用上。邱志楠主张治顽咳证要药味少、药量大，集中优势兵力打歼灭战，以期取得较明显效果，如清代徐大椿《医学源流论·用药如用兵论》所言："实邪之伤，攻不可缓，用峻厉之药，而以常药和之，富强之国，可以振威武也。"邱志楠治疗小儿顽咳，症见日夜呛咳甚时，或夜咳时咳声扰民者，用全蝎3~6 g或乌梢蛇10~15 g，以期搜风走肺络，使肺气通降为顺。治疗咳嗽变异型哮喘，常以全蝎、地龙配伍青天葵、紫苏子、莱菔子、白芥子、苍耳子，认为咳嗽变异型哮喘以风邪为主要病因，虽初期有外风因素，但后期常伴有内风因素，所以咳嗽较剧，常伴有咳嗽遗尿、咽喉痒，对各种气体异味、烟味等敏感等症状，选用全蝎、地龙等祛风化痰、活络止咳，扩大了虫类药的应用范围，为今后虫类药的应用开辟了新的途径。

2　其他治疗

2.1　针灸疗法

急性发作期宜针，浅刺用泻法。常用穴位有大椎、风门、身柱、肺腧、膻中、丰隆、曲池、合谷、商阳、外关、鱼际等。慢性迁延期和临床缓解期宜灸或针，针用平补平泻或用补法。常用穴位有天突、肺腧、璇玑、膻中、气海、关元、神阙、膏肓、三阴交、复溜、肾俞、命门等。

2.2　穴位埋线

选取定喘、大椎、中府、肺腧、厥阴俞、尺泽等穴，埋植羊肠线，每20～30天1次，连续数次。

2.3　紫外线定位照射法

（1）寒痰型。紫外线分区照射法：紫外线照射胸前相当气管及背部肩胛间的颈七至十二胸椎，应用红斑量，各区照射4～6次，16～24次为一个疗程；短波疗法：150～300 cm²电极板放胸部相当气管与支气管分布区前后对置。皮距1～3 cm。微热量，隔日1次，15～20次为一个疗程。拔罐疗法：拔罐有祛风散寒、宣肺化痰的作用。主穴有大椎、肺俞、风门、中府、膻中等穴，每日或隔日1次，每次2～4个穴位，可前后轮换，一般6～10次。

（2）痰热型。超声波穴位疗法：取大椎、天突、膻中、合谷等穴位，合谷两侧交替。剂量：脉冲波1/2，0.75～1.25/cm²，每穴10分钟，每天1次，15～20次为一个疗程。电流穴位疗法：取大椎、天突、肺腧、定喘，配穴合谷、足三里、丰隆、太渊、内关、列缺、神门等根据病情辨证加减，治疗中电流强度达到向下传导但不觉刺痛为宜，每次每穴5～10分钟，总治疗时间不超过30分钟，每2日1次，20次为一个疗程。离子导入法：用百部煎剂导入治疗支气管炎有明显止咳作用，两个12 cm×17 cm电极置两侧胸部或前后对置，8～15 mA，每次15～20分钟，15次为一个疗程。

2.4　磁场疗法

敷贴法：选用800～1 500 GS磁片。主穴：肺腧、膻中、定喘。配穴：内关、中府。肾虚配复溜，脾虚配阴陵泉，一般每次3～5穴，15天为一个疗程。可持续治疗数个疗程，安全而有效。

2.5　点穴按摩法

（1）点穴。主穴：天突、肺腧、定喘、中府、列缺。配穴：有寒热加合谷；胸闷加内关；痰多加足三里、丰隆。

（2）按摩法。①开肺门；②会膻中；③揉中府、云门穴；④推擦胸胁部；⑤按摩胸骨；⑥按摩胸背；⑦搓擦大椎穴；⑧按摩颈后。

2.6　耳针疗法

常用穴位有支气管、肺、神门、肾上腺、交感。每次选 3~5 穴，连针 3~5 天为一个疗程。

2.7　拔火罐疗法

常用穴位有大椎、风门、肺腧。隔日 1 次，1~3 次为一个疗程。

2.8　药物敷贴法

用白芥子、延胡索各 30 g，甘遂、细辛各 15 g，加入麝香、丁香、冰片 姜汁调涂肺腧、膏肓、百劳等穴，敷贴 4 小时后除去。在夏月三伏天时敷贴 更有效，可起防治呼吸系统疾病的作用。

2.9　脐疗

用白芥子、延胡索各 30 g，丁香、肉桂各 10 g，再加面粉、姜汁制成面 饼，敷于脐部（神阙穴）8 小时后除去。

3　西医治疗 SARS

3.1　SARS

SARS 采用的治疗主要是生命支持、对症治疗、防治急性呼吸窘迫综合 征、急性肺损伤以及并发症，尚缺乏特效的药物治疗。治疗的基本原则是：①密切观察病情动态，在治疗过程中注意鉴别诊断；②依据治疗指引进行相 对规范的治疗，同时结合每一个个体的情况进行综合处理；③注意早期认识 和处理严重的病例；④合理使用糖皮质激素、正压通气和防治并发症（"三 合理"原则）。这些治疗的原则和方法，是从大量的临床实践中总结出来的，对临床防治工作具有重要的指导意义。尽管目前缺乏临床随机对照研究的依 据，然而从国内采用这些治疗原则和方法治疗的总体疗效来看，能够有效降 低病死率。部分有一定争议的治疗方法，如抗病毒药物、肾上腺糖皮质激 素、免疫增强剂等的应用，有必要进行更加严格的研究来论证其有效性、合 理的指征、剂量、疗程等。一些新的治疗方法，如患者恢复期血清的治疗价 值等，也需要进行严格的随机对照试验来论证其治疗效果和安全性。然而，我们不可能等待所有的问题都弄清楚以后才给患者治疗。因此，SARS 患者 的治疗，是对医务人员的一种新的挑战。要在遵循治疗指引的基础上，结合 实际，在实践中不断总结提高。

（1）治疗指引。

①监测病情变化。多数患者在发病后 14 天内都可能处于进展期，必须 密切观察病情变化，监测症状、体温、呼吸频率、血氧饱和度（SpO_2）或动 脉血气分析，血象、胸片（早期复查间隔时间不超过 2~3 天），心、肝、肾

功能等。

②一般性和对症治疗。

• 卧床休息，避免劳累、用力。

• 避免剧烈咳嗽，咳嗽剧烈者给予镇咳，咳痰者给予祛痰药。

• 发热超过38.5 ℃者，可使用解热镇痛药。高热者给予物理降温。需要注意的是儿童忌用阿司匹林，因该药有可能引起 Reye 综合征。

• 有心、肝、肾等器官功能损害者，应提前做好相应的处理。

• 加强营养支持，注意水电解质平衡。

③出现气促，或动脉血氧分压（PaO_2）<70 mmHg，或 SpO_2 <93% 时，给予持续鼻导管或面罩吸氧。

④糖皮质激素的应用指征为：有严重中毒症状，高热3天不退；48小时内肺部阴影进展超过50%；有急性肺损伤或出现 ARDS。一般成人剂量相当于甲基强的松龙80~320 mg/d，必要时可适当增加剂量，大剂量应用时间不宜过长，具体剂量及疗程根据病情来调整，待病情缓解或胸片上阴影有所吸收后逐渐减量停用。建议采用半衰期短的激素。注意糖皮质激素的不良反应。儿童慎用糖皮质激素。

⑤预防和治疗继发性细菌感染。根据临床情况，选用喹诺酮类等适用抗生素。

⑥早期可试用抗病毒药物。

⑦重症可试用增强免疫功能的药物。

⑧可选用中药辅助治疗。治疗原则为：温病，卫、气、营、血和三焦辨证论治。

⑨重症病例的处理：

• 加强对患者的动态监护。

• 使用无创正压机械通气（NPPV）。模式通常使用持续气道正压通气（CPAP），压力水平一般为4~10 cm H_2O；吸入氧流量一般为5~8 L/分，维持血氧饱和度 >93%，或压力支持通气 + 呼气末正压（PSV + PEEP），PEEP 水平一般为4~10 cm H_2O，吸气压力水平一般为10~20 cm H_2O。NPPV 应持续应用（包括睡眠时间），暂停时间不宜超过30分钟，直到病情缓解。

• 若患者不耐受 NPPV，或氧饱和度改善不满意，及时进行有创正压机械通气治疗。

• 出现休克或 MODS，予以相应支持治疗。

（2）重症患者的治疗。

①认识重症的病例。大约有30%的"非典"患者属于重症病例，有可能导致呼吸衰竭，甚至引起死亡。如何预测发展为重症病例的可行性，对重

症病例及时进行监护和积极的处理，这些都是临床上急需解决的问题。根据卫生部的诊疗指引，符合下列标准中的 1 条即可诊断为重症"传染性非典型肺炎"：

- 呼吸困难，呼吸频率 >30 次/min。
- 低氧血症，在吸氧 3 ~ 5 L/min 条件下，动脉血氧分压（PaO_2）< 70 mmHg，或脉搏容积血氧饱和度（SpO_2）< 93%；或已可诊为急性肺损伤（ALI）或急性呼吸窘迫综合征（ARDS）。
- 多叶病变且病变范围超过 1/3 或 X 线胸片显示 48 小时内病灶进展 > 50%。
- 休克或多器官功能障碍综合征（MODS）。
- 具有严重基础性疾病或合并其他感染或年龄 >50 岁。

这些指征的有效性和可行性尚有待进一步在临床工作中论证。我们在实践中发现，患者活动后的呼吸困难和血氧饱和度降低是严重病例的早期征象，需要注意发现和及时处理。

②重症病例的治疗。

- 监护和一般性治疗：重症病例的病情变化比较快，可以在短时间内发展为危及生命的呼吸衰竭。因此，应该进行密切的动态监护。监护的指标应包括：呼吸和基本的生命体征，如体温、咳嗽、咳痰、呼吸困难、呼吸频率，SpO_2、BP、液体出入量、心电图等。重要器官的功能，如肾功能、肝功能、心脏功能、造血系统功能、凝血机制等。并发感染，密切监测有无细菌或真菌的肺部感染或败血症。监测有无其他的并发症，如休克、DIC、代谢障碍等。及时准确的判断，早期做出相应的处理，是降低病死率的重要保障。

- 器官功能保护。从目前研究的初步结果来看，非典有可能是一种伴有病毒血症的肺部感染性疾病。回顾分析临床病例，有部分出现肝功能、心肌、肾功能的异常，主要表现为酶学的改变，部分患者可出现心律紊乱。应该密切监测器官功能，减少损伤器官功能的有害因素。持续高热、缺氧、休克、药物的不良反应等都是主要的损伤器官功能的因素，应该注意及时纠正。常用的治疗主要包括：保护心肌，可选用 2，5 - 二磷酸果糖、参脉注射液等；保护肝脏可选用还原型的谷胱甘肽和/或其他的肝脏保护药物，但不主张过多地联合用药，尽可能减少有可能损伤肝脏的药物。大部分患者经过上述对症处理可恢复至正常。若出现肾功能不全的临床表现或前驱症状，应予以高度重视，因为合并肾功能不全是导致死亡的直接原因之一。

- 糖皮质激素（简称激素）的应用。重症病例是推荐使用激素的主要适应证。希望能够减轻肺的渗出、损伤和后期的肺纤维化，并改善肺的氧合功能、中毒症状和一般状况。目前多数医院使用的成人剂量相当于甲基强的松龙 80~320 mg/天。待病情缓解或胸片有吸收后逐渐减量停用。不宜在胸部影像学稍有吸收即立即停药或减量过快。一般减量的方案可遵循根据病情和胸部影像学的吸收情况，每 3~5 天减 1/3 的总剂量。

激素的应用目前尚缺乏合理的应用指南。我国香港推荐的常规的 21 天激素疗法实施方案如下（采用甲基强的松龙或强的松龙为代表计算药量）：

静脉用 1 mg/kg，每 8 小时 1 次，共 5 天；

减量为静脉用 1 mg/kg，每 12 小时 1 次，共 5 天；

减量为口服 0.5 mg/kg，每日 2 次，共 5 天；

减量为口服 0.5 mg/kg，每日 1 次，共 3 天；

减量为口服 0.25 mg/kg，每日 1 次，共 3 天，然后停用。

对部分进展极快、病情严重的患者，有报道采用冲击疗法，即用 500 mg/次，每天 2 次，连续应用 2 天后改为上述 21 天的常规用法。

● 呼吸衰竭的处理。SARS 常可以导致以低氧血症为主的 I 型呼吸衰竭，应该给予及时的处理。

A. 氧疗。对于有活动后呼吸困难的病例，即使在休息状态下无缺氧的表现，也应给予持续鼻导管吸氧。有低氧血症者，通常需要比较高的吸入氧流量，使 SpO_2% 维持在 93% 以上。避免离开氧气活动（如上洗手间、医疗检查等）。须注意部分患者经氧疗后虽 SpO_2% 能维持在 93%~95%，但仍有明显的呼吸增快和费力，呼吸频率 >30 次/min，应考虑作气道内正压辅助通气。

B. 无创正压人工通气（NIPPV）。经过一段时间的临床实践，初步的经验总结发现，NIPPV 可以改善呼吸困难的症状，有利于患者度过危险期，改善肺的氧合功能，减少插管通气的需要和降低病死率。应用指征：a. 呼吸次数 >30 次/min 或有呼吸窘迫的表现；b. 在吸氧 3~5 L/min 条件下，SaO_2 <93%，有明显的胸闷和呼吸困难。

禁忌证：a. 有危及生命的情况，需要紧急插管；b. 气道分泌物多和排痰能力障碍；c. 不配合或不能耐受 NIPPV 治疗；d. 血流动力学不稳定和有多器官功能损害。

常用的模式和参数：a. 持续气道正压通气（CPAP）：常用的压力水平一般为 4~10 cm H_2O。b. 压力支持通气 + 呼气末正压（PSV + PEEP）：PEEP 水平一般为 4~8 cm H_2O，吸气压力水平一般为 10~18 cm H_2O。FiO_2 按照实际需要来调整，一般不超过 0.6，使 SaO_2≥93%。

应用注意事项：先试用鼻罩，如果患者不能闭嘴或不耐受则可试用面罩，注意选择舒适和密封性好的鼻（面）罩；压力水平从低压（如 4 cm

H$_2$O）开始，逐渐（一般每 15 ~ 30 分钟调节上升 1 ~ 2 cm H$_2$O）增加到治疗的压力水平；严密观察治疗效果，应使呼吸困难改善，氧和功能改善，PaO$_2$ 至少≥60 mmHg，呼吸频率改善减慢（< 30 次/min）。有效者应当全天持续应用（包括睡眠时间），间歇不超过 30 分钟，直到病情缓解；如应用上述方法积极处理 2 ~ 4 小时后，呼吸困难仍不缓解，应该及时改为有创正压通气。通气过程中应注意观察患者对通气的反应和评价。如无创通气的 FiO$_2$ 超过 0.6，仍未能使患者的氧合状态改善（OI < 200 mmHg），则应及时改用有创人工通气支持。应用过程中应注意监测有无气压伤（纵隔气肿或/和气胸）。

C. 有创人工通气。

a. 应用指征：同时具有下列 3 条标准：严重呼吸困难；吸氧 5 L/分条件下 SatO$_2$ < 90% 或氧合指数 < 200 mmHg；使用无创正压通气治疗不耐受后或呼吸困难无改善，氧合改善不满意，或病情显示恶化趋势。此外，如果有危及生命的临床表现应该马上进行气管插管。存在多器官功能衰竭时，应放宽气管插管的指征。

b. 人工气道的选择：应该根据每个医院的经验和患者具体情况来选择经鼻气管插管、经口插管或气管切开。

c. 有创人工通气中应该注意模式及参数的选择。

模式：应根据具体情况灵活选用通气模式，压力限制性通气模式有助于减少气压伤。早期在充分镇静的条件下可选用压力控制 + 呼气终末正压（PC + PEEP），或容量控制 + PEEP（VC + PEEP）或其他有利于改善氧合功能的模式；后期无须镇静的条件下，可选择同步间歇指令通气 + 压力支持 + PEEP（SIMV + PSV + PEEP）或压力调节容量控制 + PEEP（PRVC + PEEP）；脱机过程可用 PSV + PEEP。

参数的选择：采用 ARDS 的通气策略"肺保护性策略"：①应用小潮气量（6 mL/kg 左右），限制吸气平台压 < 35 ~ 40 cm H$_2$O。随着潮气量的减少，可能会出现一定范围的 PaCO$_2$ 的升高（此谓"允许性高碳酸血症"）。②比较充分的 PEEP，保持肺泡的开放，让萎陷的肺泡复原，避免肺泡在潮气呼吸时反复关闭和开放引起的牵拉损伤。常用的 PEEP 的范围是 8 ~ 15 cm H$_2$O。注意 PEEP 的升高对循环系统的影响。

d. 镇静药物的使用：特别在通气的早期，应予充分镇静，必要时予肌松剂，防止人机不协调和降低氧耗。镇静药可选用：咪唑安定，先予 3 ~ 5 mg 静注，再予每小时 0.05 ~ 0.2 mg/kg 维持；异丙酚，先予 1 mg/kg 缓慢静注，再予每小时 1 ~ 4 mg/kg 维持静注。上述两种药物应交替使用，一般每种药物连续使用不宜超过 72 小时。必要时加用肌松药（如万可松 4 mg 静注等），必要时可重复使用。

e．人工气道的管理：按照常规的气道护理。对于严重低氧血症者，注意保持密闭状态下（使用带有活瓣的三通阀）进行吸痰等气道内操作。

D．营养支持。由于大部分重症患者均因病情加重而出现营养不良，故应注意及时补充营养。早期应鼓励患者正常进食易吸收消化的食物。当疾病恶化时，应及时发现并予以纠正。一般热量供应应按每天 30 ~ 50 kcal/kg 供给。碳水化合物比例不宜过高。

E．合理应用抗生素，预防继发感染。根据临床情况，可选用大环内酯类、氟喹诺酮类及第二、第三代头孢类抗生素，必要时参考病原学资料（痰、血等培养结果）调整。

（3）治疗中需要注意和有争论的问题。

①常见死亡原因的防治。总的来说，SARS 治疗的主要目的是降低病死率。从广东省的死亡病例原因分析的结果来看，60% 左右死于严重的缺氧性呼吸衰竭（ARDS），40% 左右死于各种的并发症，包括：并发严重的细菌或真菌感染、气胸和纵隔气肿、休克、DIC、心律紊乱或心功能不全、肝功能衰竭、消化道出血、肾功能衰竭、插管过程中的呼吸心跳停止、人工气道的并发症等。针对这些死亡的原因，作出合理的预防和处理，对提高治疗成功率起到重要的作用。要实现上述目标，需要注意下列问题。

●合理安排重症病例的收治：危重症的监护需要有配套的设施、专业的医生和护理队伍。从广东的经验来看，在缺乏条件的隔离病区收治重症的"非典"患者时，出现并发症的机会明显增加，病死率也增加。因此，应该安排具有危重监护工作经验和人工通气应用技术的医院，统一收治重症 SARS 病例。

●建立工作规程，落实各项治疗的措施：SARS 的传染性比较强，一定程度上影响了医疗护理措施的实施过程。必须在做好病区通风、隔离消毒和个人防护的前提下，安排足够的医疗资源和人力资源，落实好各项的工作规程。典型的例子是应用无创气道内正压通气。必须由有经验的医护人员来实施操作，对患者进行合理的解释和指导，选择合适的口罩，从低压开始进行适应性的调节，做好每一个环节的监护，才能达到理想的治疗效果。

●重视并发症的监测和预防：有必要密切监测重要器官的功能和并发感染（肺部、败血症）等。同时也要避免加重器官功能损害的危险因素，如：休克、严重缺氧、药物的不良反应等。

②激素应用的有效性和安全性。激素的使用是引起关注和有争论的问题。广东省提出的激素应用的指征和方案，是在临床工作中总结出来的。开始尝试使用的理由是：

●经过积极的感染病原学检查，没有细菌、真菌、结核菌等感染和常见的传染性疾病的依据。

●按照重症肺炎的治疗原则，尝试使用多种抗菌药物和抗真菌药物，均无明显的疗效。

●肺部渗出性的病变进展迅速，很快出现急性肺损伤和急性呼吸窘迫综合征的表现。

●持续高热等严重的全身中毒症状，伴有多种器官功能的异常。

●对部分患者进行了肺活检，发现肺组织的病例改变有肺透明膜形成、肺出血、淋巴细胞浸润和肺纤维化，没有明显的中性粒细胞的浸润。这些改变与一般的细菌感染性肺炎导致的 ARDS 明显不同。

在上述情况下，有必要进行缓解中毒症状、维持生命和保护器官功能的治疗，为进一步寻找病因和治疗争取时间。在早期的尝试性应用中发现，激素能够改善患者的氧合功能、减少肺部渗出和改善全身中毒症状。随后，多家医院经过临床应用，取得比较一致的共识。尽管 2003 年没有随机双盲对照的临床研究结果，但从总体的临床治疗效果来看，广东省总的病死率为 3.4%，显著低于国际报道的病死率为 10% 左右的平均水平。

激素有可能带来的不良反应也是十分明显的。激素导致的免疫功能低下、继发感染、代谢紊乱、消化道出血、股骨头坏死等，也是可以导致死亡的危险因素之一。如何合理使用激素？仍有许多问题需要深入探讨，比如激素应用对病死率、肺纤维化等的影响；合理的应用指征、剂量、疗程等问题，缺乏科学研究结果的支持。

我国香港学者提出，SARS 的病程可分为三个阶段：早期主要是病毒复制，中期主要是全身炎症反应（超敏反应），后期主要是肺损伤（ALI 或 ARDS）以及并发症。建议早期不宜使用激素，随后使用激素主要减轻免疫反应、降低对肺的损伤、改善氧合功能。这一观点与卫生部建议的激素应用指征基本相吻合。美国 CDC 专家则建议大剂量激素应在 SARS 病程早期应用以终止疾病的发展。然而，也有美国学者提出，在 SARS 病原尚未完全确定，亦缺乏有效的抗病毒药物，全身使用激素是不可取的观点[①]。这些学术上的争论，无疑需要通过很多的严格的动物试验和临床对照研究来阐明。因此，在临床实际工作中，应该以指南为基本参照，按照患者的具体情况，权衡利弊来选择治疗的剂量和疗程。

③免疫增强治疗。指南中提出："重症可试用增强免疫功能的药物。"较常使用的免疫增强药物包括胸腺肽、干扰素、静脉丙种球蛋白。目前其临床

---

① 华伦荣，刘仁昌. 论寒温合用在岭南外感热病治疗中的作用 [J]. 新中医，1994（10）.

治疗的效果尚不肯定，多数临床回顾资料认为没有明确的疗效。此外，免疫增强药物的临床定位如何？是应该在疾病的早期（可能是病毒复制的阶段）使用，非特异性地抑制病毒的复制，还是应该在重症病例（肺损伤期）中使用，调节免疫反应？尚无法定论。

特别令人关注的问题是"恢复期患者的血浆"对 SARS 的治疗价值。2003 年的研究结果显示，恢复期患者的血浆含有高浓度的针对 SARS 相关冠状病毒的抗体。有医院尝试使用恢复期患者血浆治疗 SARS，由于多数用于重症患者，多种治疗方法无效以后才使用恢复期血浆，较难判断其疗效。有个例报道认为能够显著改善病情，挽救患者的生命。恢复期血浆来源比较困难，从理论上讲，恢复期血浆应该用于病毒复制期，也就是说，应该用于早期治疗。考虑到恢复期血浆的来源缺乏，是否应该考虑在刚开始出现重症 SARS 表现时应用？

⑤无创与有创正压通气的选择。SARS 导致的 I 型呼吸衰竭（ALI 或 ARDS），与一般的细菌感染导致的重症肺炎有一些区别。SARS 患者通常除了严重的呼吸困难外，一般状态比较好，气道分泌物少，很少有意识状态的改变。这些特点有利于无创正压通气（NIPPV）的应用。采用 NIPPV 治疗 SARS 引起的 ALI 和 ARDS 时，主要是通过气道内正压，增加肺容量、维持肺泡开放、改善氧合功能。这种效应与作用的时间相关。去处正压后 15～30 分钟，这种效应会消失。所以需要持续应用，间歇时间不能超过 30 分钟。这一点与 NIPPV 治疗 COPD 有明显的区别。NIPPV 的优点是十分明显的。缺点是有可能出现漏气、通气不保证和不能使用镇静药物。所以 NIPPV 适合于 ALI 和早期比较轻的 ARDS。NIPPV 与有创正压通气有各自的适应证，在治疗上起到互补的作用，而不是相互替代的作用。应用 NIPPV 治疗后无改善或达到了插管指征者应该及时插管，否则延误插管会增加病死率。

⑥心理治疗。SARS 对患者、家属和社会造成非常沉重的心理压力。疑似和临床诊断病例需要医学隔离，会增加心理压力。这种心理压力可能导致患者跳楼自杀、逃跑和精神障碍。做好心理治疗显然对 SARS 患者的管理和治疗有非常积极的意义。

· 全社会的宣传教育。通过医疗界官方网站、各大正规传媒的途径等，使广大人民群众了解 SARS "可防可治"，消除恐慌，为心理治疗提供基础。

· 对疑似病例的心理治疗。关心和体贴患者，向患者解释需要隔离的原因，承诺为患者安排尽可能好的病房条件，有足够的措施可以防止隔离治疗和观察期间出现交叉感染的可能性。解释规范处理程序，让患者知道鉴别诊断的计划。医务人员每天向患者解释检查的结果和治疗的反应。

· 临床诊断病例的处理。医务人员主动解释，给予正面的鼓励。讲述一些治疗成功的例子，特别是比较严重但又治疗成功的例子，使患者感觉有希望完全康复。医护人员的关心和体贴、家属的支持都是重要的心理治疗措施。

● 心理精神科的参与。对于已经有明显心理障碍的患者，应该及时要求心理精神科会诊，给予相应的治疗。

● 重视安全保护措施。设立保安人员，去除患者有可能逃跑和自杀的环境因素，有利于避免意外的发生。

总的来说，对于 SARS 这一疾病，许多治疗应该说是摸索性、经验性的。大量的临床实践证明，如果能够按照治疗指引，将医疗工作做得落实细致，总的治疗成功率可达 96% 以上。根据深入的实验和临床研究的结果，进一步改进和完善治疗的方案，达到最终完全控制 SARS 的目标。

3.2　支气管哮喘

哮喘的病因及发病机理尚未完全阐明，目前，只要能够规范地长期治疗，就能够使绝大多数患者的哮喘症状得到理想的控制，减少复发甚至不发作，与正常人一样生活、工作和学习。1994 年美国国立卫生院心肺血液研究所协同世界卫生组织，联合 17 个国家的 301 多位专家组成小组，制定了关于哮喘管理和预防的全球策略（GINA），使哮喘诊断治疗工作规范化。中华医学会呼吸病学分会也分别于 2003、2008、2016 和 2020 年修订了中国的"支气管哮喘防治指南"，促进哮喘防治水平的提高。

（1）治疗目标。成功的哮喘治疗的目标：

①尽可能控制症状，包括夜间症状。

②改善活动能力和生活质量。

③使肺功能接近最佳状态。

④预防发作及加剧。

⑤提高自我认识和处理急性加重的能力，减少急诊或住院。

⑥避免影响其他医疗问题。

⑦避免药物的副作用。

⑧预防哮喘引起死亡。

治疗目标的意义在于强调：哮喘应该积极地治疗，力争完全控制症状；尽可能保护和维持最大的肺功能；尽量避免或减少药物的不良反应。为了达到上述治疗目标，关键是要有合理的治疗方案并且坚持长期治疗。吸入疗法是目前达到较好疗效、减少不良反应的重要措施。

（2）药物治疗。治疗哮喘的药物均有平喘作用，常被称为平喘药。根据药物作用的主要方面，平喘药可分为以下几类。

［支气管舒张药］此类药的主要作用是舒张支气管，用于控制哮喘的急性症状。

①β₂受体激动剂。这是控制哮喘急性发作症状的首选药物。β₂受体激动剂主要通过激动气道平滑肌的β₂受体，活化腺苷酸环化酶，使细胞内的环磷酸腺苷（cAMP）含量增加，游离Ca^{2+}减少，从而松弛支气管平滑肌；也能激动肥大细胞膜上的β₂受体，抑制介质的释放。但长期应用可引起β₂受体功能下调和气道反应性增高，因此，经常使用（>2次/周）β₂受体激动剂者，应该配合长期规律应用吸入激素。此类药物可分成三代：第一代药物是非选择性β₂受体激动剂，如麻黄素、肾上腺素和异丙肾上腺素等，但其心血管副作用多，现已被高选择性的β₂受体激动剂所代替。第二代药物是选择性短效β₂受体激动剂，如特布他林（terbutaline）、沙丁胺醇（salbutamol）和酚丙喘宁（fenoterol）等，作用时间4~6小时，对心血管系统的副作用明显减少。第三代是新一代长效的选择性β₂受体激动剂，如福莫特罗（formoterol）和丙卡特罗（procaterol）等，作用时间大于12小时，尤其适用于夜间哮喘。部分药物（如沙美特罗）起效时间较慢。总的来说，β₂受体激动剂是缓解急性发作症状的第一线药物，以第二代药物最为常用。第三代药物主要用于与吸入激素联合应用，起到稳定气道、减少发作的作用。

β₂受体激动剂的用药方法，首选吸入法，作用迅速，气道内药量高，全身副作用少，也可口服或静脉注射。吸入的方法有定量气雾剂（MDI）、干粉吸入剂和持续雾化吸入，以MDI最为常用。要提醒的是，MDI的使用需要吸气时同步喷药，需要医务人员认真指导和定时检查使用的方法，才能保证疗效。对于儿童患者、老年患者或重症患者，可在MDI上加贮雾瓶（spacer），使喷出的药物气雾停留在瓶中，患者可从容吸入，并减少雾滴在口咽部沉积引起刺激。

②茶碱类。这是目前常用的治疗哮喘的药物之一。茶碱类药物既能抑制磷酸二酯酶，以提高平滑肌细胞内的cAMP浓度，又具有腺苷受体的拮抗作用，并且能促进体内肾上腺素的分泌，增强气道纤毛清除功能和抗炎作用。目前临床药物品种有氨茶碱、茶碱、羟丙茶碱、二羟丙茶碱、恩丙茶碱等，可口服或静脉用药。口服药有普通剂型和长效缓释放型。缓释放型茶碱血药浓度平稳，起效时间较长，有利于提高疗效和降低不良反应。

口服氨茶碱一般剂量每日5~8 mg/kg，缓释放型茶碱每日8~12 mg/kg。静脉给药主要应用于危重症哮喘。首次注射剂量为4~6 mg/kg，而且应缓慢注射，注射时间应大于15分钟，静脉滴注维持量为每小时0.8~1.0 mg/kg，每日用量一般不超过750 mg。

茶碱的主要不良反应为恶心、呕吐等胃肠道症状，心动过速、心律紊乱、血压下降等心血管症状，偶可见呼吸中枢兴奋，严重者可引起抽搐乃至死亡。用药中最好监测血浆氨茶碱浓度，安全浓度为 $10 \sim 20\ \mu g/mL$。发热患者、小儿、老年患者、妊娠期患者，患有甲状腺功能亢进者或肝、心、肾功能障碍者尤须慎用。合用药物如甲氰咪胍、喹诺酮、大环内脂类等可影响茶碱代谢而使其排泄减慢，应减少用药量。

③抗胆碱药物。吸入性抗胆碱药物可以阻断节后迷走神经通路，降低迷走神经兴奋性，起到舒张支气管的作用，并能阻断反射性支气管收缩。不良反应少，少数患者有口苦或口干感。可用 MDI 或持续雾化吸入，每日 $3 \sim 4$ 次，每次吸入 $80 \sim 250\ \mu g$，约 15 分钟起效，维持 $6 \sim 8$ 小时。吸入性抗胆碱药物与 β_2 受体激动剂联合吸入治疗，可使支气管舒张作用增强并持久，主要应用于单独应用 β_2 激动剂未能控制症状的哮喘患者，对合并有慢性阻塞性肺疾病患者尤为合适。

［抗炎药或称作控制病情的药物］哮喘的病理基础是慢性非特异性炎症，所以控制慢性气道炎症是哮喘的基本治疗，对哮喘长期理想的症状控制起到重要的作用。常用的药物是吸入的糖皮质激素和色酮类药物，白三烯调节剂、长效 β_2 受体激动剂和控释型茶碱也有一定的抗炎作用。

①糖皮质激素。糖皮质激素（简称"激素"）是目前防治哮喘最有效的药物。其主要作用机制是：抑制炎症细胞的迁移和活化；抑制炎症介质的释放；抑制细胞因子的生成；增强平滑肌细胞 β_2 受体的反应性。可分为吸入、口服和静脉用药。

吸入激素是哮喘的一线治疗药物，是控制哮喘长期稳定的最基本的治疗。吸入激素所用剂量较小，作用于呼吸道局部，分子结构上增加了酯性基团，抗炎效价明显增加，药物进入血液循环后在肝脏迅速被灭活，全身性不良反应少。主要的不良反应是声音嘶哑、口咽不适、口咽炎或口咽念珠菌感染，喷药后用清水漱口可减轻局部反应。不同的吸入剂型或药物，使口咽炎的发生率有一定的差别。通常停用 $4 \sim 7$ 天后口咽炎能自然恢复。常用的吸入激素有布地奈德（budesonide）、二丙酸培氯米松（beclomethasone）、氟尼缩松（flunisolide）和曲安缩松（triamcinolone aacetonide）等。还有一些新的活性更强的吸入激素，如氟替卡松（fluticasone propionate）等，其作用增强 2 倍，副作用更小，借助 MDI、干粉剂或持续雾化吸入。因吸入激素起效缓慢，患者需规律吸入一周以上才开始有效，连续应用 3 个月以上才能达到最佳作用。根据哮喘病情，吸入剂量一般每天 $200 \sim 1\ 200\ \mu g$。

口服或静脉用激素是控制中重度哮喘发作的重要治疗药物。按照病情需要选用合适的剂量和疗程，症状缓解后应逐渐减量至停用，序贯应用吸入激素。

②色苷酸二钠。这是一种非皮质激素抗炎药物，作用机制尚未完全阐明。其能够稳定肥大细胞膜，抑制介质释放，对其他炎症细胞释放介质亦有一定的抑制作用；能预防变应原引起速发和迟发反应，以及运动和过度通气引起的气道收缩。雾化吸入 5～20 mg 或干粉吸入 20 mg，每日 3～4 次。本晶体内无积蓄作用，少数病例可有咽喉不适、胸闷，偶见皮疹，孕妇慎用。

③其他药物。白三稀调节剂包括白三烯受体拮抗剂和合成抑制剂（5－脂氧合酶抑制剂）。目前能成功应用于临床的半胱氨酸白三烯受体拮抗剂有扎鲁斯特（zafirlukast，每次 20 mg，每日 2 次）和孟鲁斯特（montelukast，每次 10 mg，每天 1 次），不仅能缓解哮喘症状，且能减轻气道炎症，具有一定的临床疗效，可以用于不能使用激素的患者或者联合用药。主要不良反应是胃肠道症状，通常较轻微，少数有皮疹、血管性水肿、转氨酶升高，停药后可恢复正常。长效 β_2 受体激动剂或控释茶碱类药物在单独应用时无明显抗炎作用，但与吸入激素联合使用，可明显加强吸入激素的抗炎作用。

（3）急性发作期的治疗。急性发作期的治疗目的是尽快缓解气道阻塞，改善低氧血症，恢复肺功能，预防进一步恶化或再次发作，防止并发症。一般根据病情的严重程度进行综合性治疗。

①脱离诱发因素。处理哮喘急性发作时，要注意寻找诱发因素。多数与接触变应原、感冒、呼吸系统感染、气候变化、进食不适当的药物（如解热镇痛药）、剧烈运动或治疗不足等因素有关。找出和控制诱发因素，有利于控制病情，预防复发。

②用药方案。正确认识和处理重症哮喘是避免哮喘死亡的重要环节。对于重度哮喘发作患者，应该在严密观察下治疗。治疗的措施包括：a. 吸氧，改善低氧血症。b. 迅速缓解气道痉挛，首选雾化吸入 β_2 受体激动剂，其疗效明显优于气雾剂；亦可同时加入溴化异丙托品（每次0.25 mg）进行雾化吸入。必要时可在 1 小时内重复应用 2～3 次，好转后改为每 4～6 小时一次。如果有呼吸缓慢或停止的情况，可用舒喘宁 0.2 mg 或叔丁喘宁 0.25 mg 加入生理盐水 20 mL 中静脉缓慢注射。静脉使用氨茶碱有助于缓解气道痉挛，但要注意详细询问用药史和过敏史，避免因重复使用而引起茶碱中毒。激素的应用要足量、及时。常用琥珀酸氢化可的松（300～1 000 mg/天）、甲基强的松龙（100～300 mg/天）或地塞米松（10～30 mg/天）静脉滴注或注射。然而，激素一般需要 3～6 小时后才有明显的平喘效果。c. 经上述处理未缓解，一旦出现 $PaCO_2$ 明显增高（＞50 mmHg）、吸氧下 PaO_2 ＜60 mmHg、极度疲劳状态、嗜睡、神志模糊，甚至呼吸减慢的情况，应及时进行人工通气。d. 注意并发症的防治。包括：预防和控制感染；补充足够液体量，避免痰液黏稠；纠正严重酸中毒和调整水电解质平衡，当 pH ＜7.20 时，尤其

是合并代谢性酸中毒时，应适当补碱；防治自发性气胸等。

（4）哮喘非急性发作期的治疗。一般哮喘经过急性期治疗症状得到控制，但哮喘的慢性炎症病理生理改变仍然存在。因此，必须制定哮喘的长期治疗方案，主要目的是防止哮喘再次急性发作。根据哮喘非急性发作期的病情估价按病情不同程度选择合适的治疗方案。

（5）提高哮喘疗效的临床处理原则。为了提高哮喘的疗效，需要注意临床用药的方案。希望达到长期稳定，必须积极治疗，使症状完全控制，肺功能恢复到最佳状态，然后逐渐减药和长期吸入抗炎药物。中重度哮喘患者需要长期联合用药治疗。对于经过系统治疗症状控制仍不理想者，应从以下几个因素来考虑。

①诊断方面。要论证诊断是否正确。

②治疗方面。应检查药物的依从性和使用方法是否正确。老年慢性病患者，不按照医嘱用药者超过 30%。吸入药物使用不正确是常遇到的问题。在调查研究中发现，门诊患者中超过 50% 吸入方法不正确。详细的指导和反复检查是保证吸入疗法使用正确的关键。

③合理的治疗方案和联合用药是提高疗效和减少不良反应的重要措施。为取得理想的治疗效果，应该注意：a. 急性发作期或开始治疗时，应有强化治疗的阶段，使肺功能恢复到最佳状态和哮喘症状被完全控制，再进入长期治疗的方案。b. 中重度患者，除增加吸入抗炎药物的剂量外，宜联合应用长效 β_2 受体激动剂、小剂量茶碱、吸入 M 受体阻断剂等药物。联合用药时能明显提高疗效，并可减少单药的剂量，从而减少不良反应。近年的临床研究结果显示，联合应用长效 β_2 受体激动剂或小剂量茶碱，可增强吸入激素的抗炎作用，但其确切的相互作用机制尚不清楚。

（6）哮喘的教育与管理。哮喘患者的教育和管理是提高疗效、减少复发、提高患者生活质量的重要措施。根据不同的对象和具体情况，采用适当的、灵活多样的、为患者及其家属乐意接受的方式对他们进行系统教育，提高积极治疗的主动性，提高用药的依从性，才能保证疗效。对哮喘患者进行长期系统管理，包括以下六个相关的部分：

①鼓励哮喘患者与医护人员建立伙伴关系。

②通过规律的肺功能监测（PEF）客观地评价哮喘发作的程度。

③避免和控制哮喘促（诱）发因素，减少复发。

④制定哮喘长期管理的用药计划。

⑤制订发作期处理方案。

⑥长期定期随访保健。

六、　中西医结合新思路

1　有机结合

邱志楠经常强调西医长于祛邪，中医优于扶正，临床上恰当运用两种方法，会取得意想不到的奇效。然而中西医结合并不是机械的"1＋1"结合，而是有机结合，产生新的模式。例如慢性支气管炎急性发作时，西医抗菌消炎效果明显，但当缓解期缓解膈肌疲劳、提高肺功能却是中医药发挥着不可替代的作用。如其所言："西医祛邪有余，扶正不足；中医扶正效显，祛邪不足。"又如高血压病，尤其高血压2～3级患者，长期血压波动，会对全身心、脑、肾靶器官有损害，西药降压明显准确，中药温和缓慢，但降压不易反弹。同时中药对治疗头痛、眩晕等症状起着西药不可替代的作用。巧妙地运用中西医两种方法，对治愈疾病有事半功倍的作用。

中医药学是从临床经验基础上发展而来的一门学科。传统中医学往往还停留在望、闻、问、切四诊方法，内容较少，观察面局限，主观成分大，往往造成千人千说，"十个医生九条方"的情况。邱志楠认为必须延伸中医诊疗手段，广泛吸收现代西学文明成就，利用一切高端检查仪器，结合现代医学诊疗方法，寻找更多客观症状指标，以中医基础理论为指导，应用到中医疾病认识上来。如对咳嗽变异性哮喘（CVA）似哮非哮、似咳非咳，临床治疗莫衷一是。邱志楠根据该病肺功能提示有小气道痉挛的特点提出：气道痉挛与风性主动特点相符；且《黄帝内经》病机十九条也有"诸暴强直，皆属于风"，故风邪为患确矣。该病反复发作，遇感染、寒冷、异味、粉尘等外邪引动触发，缓解潜藏则一如常人，与古医籍"伏邪"的伏而潜藏、遇时而发特点相似，可确定为伏风藏络。又CVA有异于普通哮喘，哮喘可闻发作性痰鸣，CVA则无，可知该病并无宿痰为患，唯伏风窜络而已。

【按语】中西医结合是人类健康需要的必然结果，医学的自我完善与发展是中西医学体系在"提高中结合，发展中结合"的集中体现。它不仅需要借鉴中医和西医的理论与实践，更需要在此基础之上进行创新突破及理论升华；不仅需要引进借鉴医学的最新成果，更需要引进借鉴所有现代科学的最新成就。它们的结合不是一加一的加减法，而是文化精髓的融合。中西医的结合具有理论上的支持，在实践上具有推广应用的价值。

2　西医辨病，中医辨证

邱志楠认为一名现代中医医生必须坚持中西医结合，与国际主流医学沟通，才能使中医长盛不衰，老树才能长出新枝。一味因循守旧，故步自封，排斥现代医学技术，只会成为文化博物院里的"古董"，要有"师夷长技"的精神才能创新进步。邱志楠在辨证上普遍采用西医辨病、中医辨证的方法，认为西医宏观辨病准确，不致漏诊，能较好地把握疾病预后，凡内科治疗效果差的疾病，如肿瘤、气胸、糖尿病坏疽等，可转由先外科手术治疗，中医调理善后。同时有些疾病从中医角度无证可辨，但西医检查可早期发现如糖尿病、早期肿瘤、高血脂症、高尿酸血症等，这些均要从西医病理机制角度出发推理归纳中医病证，做到早期治疗。中医辨证个体化，能较好地符合患者具体情况，用药更为准确。现代中医两者不可偏废，提倡辨证论治与专方专药相结合为主的临床方法。事实上，西医也并不排除个体化诊断，如急性支气管炎，西医可分为细菌性、病毒性或混合性。临床上分清不同类型，便于应用中西医不同治疗方法，如细菌感染引起的急性支气管炎使用抗生素疗效较佳，病毒性和混合性感染引起的急性支气管炎则以中医药疗效满意。又如，糖尿病在中医古籍上称为"消渴病"，古代医家普遍认为辨证上分为上、中、下"三消"论治，其病机不过为阴虚燥热两方面而已，但临床实践发现降糖不佳。邱志楠发现糖尿患者血液普遍存在凝、聚、浓、黏状态及微循环障碍，这些都与中医的血瘀证相似，提示血瘀证也是糖尿病的重要病机。因此"病证结合"既要从中医辨病辨证出发，又要充分利用现代科学各种先进技术和方法，发挥西医对疾病定位定性诊断的长处，同时按照中医的思维和临床的方法进行全面分析归纳推理，结合病证的现代研究成果中的微观指标，得出一个准确的辨证诊断。

【按语】在现代医学背景下，西医的诊断明晰，中医的诊断模糊。对于能够明确诊断，且诊断能切实指导治疗，影响预后转归者，应明确西医的诊断；对于现代医学可治疗的、可逆转的器质性病症，应明确西医诊断。而对于老年退行性变化、现代医学治疗尚无明确效果的病证，诊断治疗效果尚有争议的病证，原因机理不明的病证等，都可以采取中医诊断。而不可能也不必都能得到清晰明了的临床诊断。对于需要应用损伤性检查来筛查的病证、需要应用异常昂贵的检查来确诊的病证或确诊以后影响心理且难以治愈的病证，征得患者或家属同意后，可以采用中医诊治。

第六章　平肺安神学术观

　　失眠，中医学称为"不寐""不得卧""不得眠"，是以经常不易入寐为特征的一种证候。

　　邱志楠认为失眠证情不一，但总的病机多属于"虚劳"范畴。关于"失眠"的论治，历代中医文献均有记载，如《黄帝内经》云："胃不和则卧不安。"《金匮要略》云："虚劳虚烦不得眠……酸枣仁汤主之。"《类证治裁》云："思虑伤脾，脾血亏损，经年不寐。"观诸家所述，其病因总离不开一个"虚"字。五脏六腑亏虚，精血不足，皆可出现失眠症状。失眠患者往往由于精神紧张，情志抑郁，而致气机不畅，郁而化热，加之元气亏损，遂成气阴两虚的病理机转。治疗上若温补，必助阳伤阴；若苦寒，势必耗气化燥，唯养阴益气、益志宁神最宜。因此，邱志楠喜用生脉散辨证治疗失眠，疗效突出。

　　生脉散一方出自《医学启源》，主治气阴两虚，心悸气短，神倦眩晕，心烦不寐。方剂组成：党参15 g、五味子6 g、麦冬（去心）9 g、夜交藤30 g、龙齿30 g。方中党参有益气养元神、滋五脏之功；五味子有敛五脏之气、宁神定志之效；麦冬有养心阴、除烦热之能，补而不燥，清而不寒；夜交藤功能养心安神；龙齿镇惊安神，除烦热。诸药合用是治疗气阴两虚较理想的方剂。

一、失眠的辨证论治

　　鉴于失眠病因复杂，不能以一方统治各症，宜以生脉散加味为基本方，结合辨证施治，随症加减，才能取得满意的疗效。具体如下：

1 入睡困难型

虚烦失眠，久久不能入睡，头晕耳鸣，头痛健忘，口燥咽干，五心烦热，溺黄短赤，舌红苔少，脉细数。上方加远志10 g，女贞子15 g，炒枣仁15 g。

2 早醒失眠型

入睡较易，易醒，醒后则难以入寐，多梦，饮食无味，神疲心悸，舌质淡脉细弱。上方加黄精30 g，山药15 g，首乌15 g。

3 睡不稳型

睡眠浅而多梦，似醒非醒，似睡非睡，心悸易惊，坐卧不安，舌淡脉弦细。上方加茯神15 g，炒枣仁15 g，锻磁石30 g，石菖蒲6 g。

4 通宵失眠型

彻夜失眠，头晕健忘，心悸纳呆，精神抑郁，急躁易怒，舌红苔少，脉弦细数无力。上方加熟地15 g，龟板20 g，炒枣仁30 g，茯神15 g，素馨花10 g。

服法：水煎，晚饭前温服，留渣复煎，晚上睡前1小时再服。服药期间，午后不宜饮浓茶及咖啡。

二、 典型病案

病案1

姓名：张某某　　性别：女　　年龄：42岁　　发病节气：大寒

[初诊]

主诉：失眠2周。

现病史：头晕心悸，胸闷多痰，口苦泛呕，夜不安寐，舌黄，脉数。

既往史：无特殊。

体格检查：血压130／70 mmHg。

辅助检查：无。

中医诊断：不寐。

证候诊断：阴虚阳亢，痰热中阻。

西医诊断：失眠。

治法：以清热和胃为主。

处方：陈皮6 g，茯苓12 g，姜半夏9 g，枳实6 g，姜竹茹12 g，远志5 g，生甘草6 g，红枣6 g，生姜2片。4剂，水煎服。

[复诊]

3天后复诊。药后泛呕已平，夜寐较安，头眩胸闷减轻，唯痰尚多，原方加减续进。

陈皮 6 g，茯苓 12 g，姜半夏 9 g，枳实 6 g，浙贝母 9 g，生姜 2 片，生甘草 6 g。4 剂，水煎服。

【按语】导致失眠的相关因素繁多，与患者自身的易感素质，包括性别、年龄和个性、遗传因素等有关，也与外界的特定条件如经济条件、生活质量、人际关系、精神因素、睡眠环境、睡眠习惯和躯体疾患等有关。充分了解以及认识这些因素，才能更好地防治失眠。

胸闷多痰，头眩心悸，夜不安寐，口苦泛呕，脉数苔黄，显然是痰热中阻。所谓"无痰不作眩"，"胃不和、卧不安"也。以半夏秫米汤合温胆汤清热和胃化痰。半夏秫米汤又名半夏汤，为《灵枢·邪客》方，认为不眠是内脏受邪气的干扰，卫气行于阳而不能入于阴。治用半夏秫米汤"补其不足，泻其有余，调其虚实，以通其道而去其邪，饮以半夏汤一剂，阴阳已通，其卧立至"。

本例合温胆汤之清胆和胃，理气化痰，用于不眠、口苦、呕吐和（或）惊悸不宁，具有祛痰、镇吐、镇静的作用。古人认为这是"决渎壅塞、经络大通，阴阳和得者也"，"其新发者，覆杯即卧"。临床应用半夏秫米汤治疗失眠，往往有出神之效。

病案 2

姓名：徐某　　性别：男　　年龄：64 岁　　发病节气：寒露

[初诊]

主诉：失眠 4 年。

现病史：每晚睡眠时间不足 3 小时，且入寐困难，心烦多梦，头晕耳鸣，腰膝酸软，健忘，病来每晚睡前服艾司唑仑片，由开始的 1 片已增至 3 片，效果不显，遂来本院就诊。舌红少苔，脉细数。

既往史：无特殊。

体格检查：无特殊。

辅助检查：无。

中医诊断：不寐。

证候诊断：肝肾阴虚，肝阳上亢，阴不敛阳，虚阳浮越。

西医诊断：失眠。

治法：滋阴潜阳，镇静安神。

处方：酸枣仁 20 g，知母 10 g，茯苓 15 g，半夏 10 g，川芎 10 g，石菖

蒲 10 g，夜交藤 20 g，郁金 10 g，丹参 20 g，枸杞子 20 g，陈皮 15 g，胆南星 9 g，夏枯草 10 g，熟地 20 g，白芍 15 g，五味子 10 g。每日 1 剂，水煎服。嘱患者停服艾司唑仑片。

[复诊]

治疗 1 个疗程（15 天为一个疗程）后，每晚夜梦减少，已能睡 5 ~ 6 小时，后连续服药 2 个疗程，正常睡眠，伴随症状消失。随访半年，失眠未再复发。

【按语】人的正常睡眠是体内阴阳协调的结果。《灵枢·口问》言："阳气尽，阴气盛，则目瞑；阴气尽，而阳气盛，则寤矣。"可见阴阳平衡对于人体正常睡眠十分重要。治疗失眠就是"和阴阳"。加味酸枣仁汤滋阴潜阳，达到调和气血阴阳、安神定志的目的。方中的酸枣仁、川芎酸收辛散并用，相辅相成，顾全肝脏体阴用阳之性；知母、茯苓宁心滋肾并施，还有水火既济之功；半夏化痰解郁，调和阴阳，合夏枯草清肝泻火、得阳而长，而半夏乃得阴而生，一阴一阳配合周密；夜交藤、五味子、石菖蒲、白芍、枸杞子合用有养血滋阴、镇静安神之功；因"久病必瘀，百病皆痰"，加入陈皮、郁金、胆南星、丹参清热化痰、活血通经除烦。诸药合用，使阴阳和，失眠自愈。

病案 3

姓名：韩某某　　性别：女　　出生日期：1963 年 5 月 2 日
发病节气：白露

[初诊]

日期：2012 年 9 月 21 日。

主诉：反复失眠 1 年余，加重 1 个月。

现病史：反复失眠史 1 年余，近 1 个月来，因工作较忙、精神压力较重，致失眠明显加重，卧床难寐，一夜睡 2 ~ 3 小时，恶梦纷纭，在睡梦中常见到已故的亲人，若出差在外则几乎通宵不眠。平时神疲乏力，说话时间稍长即头晕胀痛感，腰脊疲软，口干，大便如常。苔薄微黄，舌暗红，脉细。

既往史：无。

过敏史：花粉过敏。

体格检查：神清、颈软、巩膜无黄染，血压 110/60 mmHg，心率 79 次/分，心律齐，两肺听诊呼吸音清，腹平软、无压痛，肝脾肋下未触及。

辅助检查：无。

中医诊断：不寐。

证候诊断：肝郁化火。

西医诊断：失眠症。

治法：平肝解郁，滋阴降火。

处方：酸枣仁30 g，大枣7枚，炙甘草10 g，炒柴胡10 g，郁金15 g，生龙骨、牡蛎（各先）30 g，菖蒲10 g，五味子10 g，麦冬15 g，百合30 g，川黄连6 g，焦山栀15 g，赤芍、白芍（各）15 g，合欢皮30 g，夜交藤30 g，远志10 g。7剂，水煎服。

嘱睡前勿饮浓茶或兴奋型饮料，晚上入睡时间不宜太晚，注意减轻工作压力。

［复诊］

睡眠渐有好转，一夜睡3～4小时，入眠时间较长，仍梦多，口干略减，腰脊酸软减轻，大便日行一次。舌质暗红，苔薄微黄，脉细。再续前方加减。方药：原方去川黄连、焦山栀，加菊花30 g，桑叶15 g，丹参30 g，14剂。

本病例失眠系因肝木郁而化火，火性炎上，虚火上扰脑神所致。邱志楠在处方用药上，偏重平肝潜阳、泻火宁神，既有柴胡、龙骨、牡蛎平肝疏肝，又有川黄连、焦山栀清热泻火，再配合酸枣仁、菖蒲、郁金、合欢皮、夜交藤等解郁安神。患者服药后失眠症状迅速减轻。

【按语】失眠在临床中是一种常见病症，多与心肾两脏失调关系密切。本例患者比较特殊，其病机为肝郁化火，上扰脑神。故在临床诊疗中，应牢牢遵循辨证论治的基本原则，不可墨守成规。另外，酸枣仁在临床治疗中具有良好的安神作用，用量以30 g为佳，不宜过少。

中 编

平治肺病学各论

第七章 外感热病

外感热病，是指感受六淫邪气导致体温升高、持续不降，伴有恶寒、面赤、烦渴、脉数等主要临床表现的一种疾病，在中医典籍中有"发热""寒热""壮热"等名称。本章所指的外感热病主要是原有内伤杂病基础上复感外邪所致的发热，为病理性的体温升高，腋温在 37.2 ℃ 以上，口温在 37.3 ℃ 以上，肛温在 37.5 ℃ 以上，或昼夜温度波动在 1 ℃ 以上。

现代医学中呼吸内科常见多种急性感染性疾病而有发热者，均可参考本章论治。

一、 寒温并用辨治外感发热

邱志楠寒温并用治疗肺病，独具特色。如运用小青龙汤亦加黄芩以佐制温燥，用千金苇茎汤清肺（痰）热，加用淫羊藿使寒而温化。

邱志楠认为，寒温并用首倡《伤寒论》，而伤寒学说和温病学说是寒温并用的两大理论基础。伤寒是由寒邪引起的外感热病，温病是由温热之邪引起的外感热病。伤寒学说和温病学说分别从不同的病因、病机建立完善的理法方药，但伤寒理论和温病理论不能囊括中医治疗外感热病的所有规律和经验，单纯的"寒者热之""热者寒之"治法很难适应临床上寒热之证错综复杂的外感热病。现代不少中医生一见发热，旋即投入大剂量清热寒凉药物，效果却往往不好。因此中医对外感热病的辨治，有必要针对其理论发展渊源，开拓外感辨治思路，进一步构建符合现代外感热病的治疗思路和方法。

1 外感热病发病机制

邱志楠认为，伤寒和温病发热原因众多，根本原因是温邪和寒邪外侵，引起正邪交争，邪气内侵致阳气郁闭、气机不畅。伤寒中属于外感范畴的主要有太阳中风、太阳伤寒。太阳中风是由"卫强营弱"所致。风寒外袭，卫阳浮盛于外与邪相抗，故发热。因邪正相争于表，肌腠疏松，营阴不能内守，故有汗出恶风、脉浮缓等证。太阳伤寒是由寒邪外袭、卫阳被遏、营阴郁滞所致。卫阳被遏，未与邪争则"未发热"，但卫阳被遏只是暂时，势必与寒邪相争而出现"已发热"。这是太阳病早期症状，随着邪气传变、寒邪入里化热或阳气遏阻化热，邪气入里或阳气不输引发经脉不利，出现体痛乏力、胸闷、腹胀等。温病发热主要病因是温邪或天地间疠气。叶天士的《温热论》中提到"温邪上受，首先犯肺"，这段条文奠定了温病传变基本规律，温邪最先引发的症状在上焦和肺卫，温病中属于上感的常见证型有卫分证、气分证和上焦证。

刘完素在风、热、火、湿、燥、寒六气中，着重强调火、热二气，其余四气虽与火、热不同，但通过"兼化"和"同化"亦皆可化热、生火，火热亦是生成其余四气的原因之一。这就是刘完素的"六气皆从火化"论，强调温热之邪是外感疾病的主要病因。刘完素还提到外感热病的重要病理基础为阳气怫郁。吴又可在《瘟疫论》中亦提到"正气被伤，邪气始得张溢，营卫运行之机，乃为之阻，吾身之阳气，因而屈曲，故为热"，说明温邪不仅有从阳化热的特点，还可阻遏人体气血阴阳运行，引起阳气怫郁。阳气怫郁是正邪交争于上焦、肺卫，导致阳气郁闭不舒、气机不畅所致，可见温邪是病因，阳气怫郁是其伴随症状。

2 寒温统一的基础

伤寒学说、温病学说对外感热病的认识，均遵循由外到内、由简单到复杂、由实到虚的基本规律。伤寒六经辨证把外来邪气经由路径引发的临床表现分为太阳病、少阳病、阳明病、太阴病、厥阴病和少阴病。温病学说将外感热邪传变分为卫气营血和三焦。从外感热病认识发展的角度分析，伤寒学说是温病学说的理论基础。伤寒学说和温病学说对疾病传变规律的认识，均建立在寒邪或热邪损伤部位规律的基础上。所谓的六经辨证、卫气营血和三焦辨证，只不过是人为划分的结果，二者都能充分阐述疾病的发展规律，其本质是一致的。

外感热病是正邪对立的结果，正气即人体抗病的能力，邪气是外来之邪（包括热邪或寒邪）。太阳病、少阳病和阳明病是正气逐渐衰弱、邪气逐渐盛实的病理表现；而到了三阴证，正不胜邪，邪气由表入里，病势逐渐加重。温病的卫气营血和三焦辨证，也是正邪两方在病势上抗争的表现，在卫气阶段，为正气尚盛、正邪交争阶段，进入营血阶段，则耗血动血，伤及正气。

病势的发展取决于正邪双方力量的强弱，就此而言，伤寒、温病在外感疾病发病机制认识上是内在统一的。

温病的治法是伤寒治法的传承和发展。伤寒病，在太阳证以辛温解表法立麻黄汤、桂枝汤；在阳明证以白虎汤、诸承气汤清下；在少阳证以小柴胡汤和解；在三阴证，则分寒热，温之、寒之。温病初起上焦卫分证，以银翘散、桑菊饮辛凉解表；在气分证，邪热壅塞于肺，以麻杏石甘汤清热宣肺；邪热盛于阳明，以白虎汤、承气汤清下；湿热弥漫三焦，以甘露消毒丹清热祛湿；热入营血，以清营汤、犀角地黄汤等清热凉血。温病的辛凉解表、清营、凉血等治法补充了《伤寒论》的不足，经过历代医家在实践中总结归纳，完善外感热病的治疗思路、扩展了治疗方法。伤寒和温病治法方药都是外感热病的基础，抛弃任何一方都是不客观、不科学的。只有将伤寒和温病治法方药有机结合，才能建立适合现代外感病特点的治法方药。

3　外感热病的治法

随着对外感热病认识的不断深入，不少医家发现单纯按"热者寒之，寒者热之"方法治疗并不能取得预期效果，临床辨证结果、处方立法有时取决于医者的个人见解。邱志楠总结临床50余年的治法经验，指出既然伤寒方与温病方都能治疗外感发热，那么辛凉辛温药物合用以配伍成方，不拘于单一使用寒药或温药。寒温合用，指的是寒凉药物和温热药物合用。如何控制寒热药物的多少，这是中医辨证的精妙所在。如施今墨辨治外感热病，根据患者临床表现、舌脉象，辨寒热比重的多少，分别予以三分清七分解，或五分清五分解，或七分清三分解。外感热病的病位分表里，表在上焦、肺卫，里在中焦和下焦，治法上要体现解表和清里。丁甘仁深入钻研《伤寒论》与温病学说的辨证方法，在大量临床实践中指出，由于人之禀赋各异，病之虚实不一，伤寒可以化热，温病亦能转为寒，在临床外感热病的辨证论治中主张把两种学说融会贯通，多采取伤寒六经辨证与温病卫气营血、三焦辨证及其主治方药综合应用。历代不少经典方剂也早已体现这种思路。

3.1　解表透邪

外感热病伤于寒者，以辛温发散之，如邪气入里化热，则加用清解透热药物。如《伤寒论》第三十八条"太阳中风，脉浮紧，发热恶寒身疼痛，不汗出而烦躁者，大青龙汤主之"。既有恶寒、发热、身痛等外感寒邪症状，又有"不汗出而烦躁"等内有郁热之征象，只用寒凉清热则有碍透散在外之寒邪，单用温热发散则助在内之郁热，故应寒热并投。温邪外袭，卫阳被遏，可见发热、恶寒、汗出不畅、胸闷等证，治宜辛凉解表，银翘散主之。单纯的辛凉解表虽可疏风清热，但发汗之力较弱，不足以透邪外出，常要辛温辛凉合用，避免单纯的辛温助热和辛凉遏邪外出。如银翘散中以银花、连翘、薄荷、牛蒡子等疏风清热，又有荆芥解表透邪，达到透邪外出之效。如《本草求真》所谓"荆芥……不似防风气不轻扬，驱风之必入人之骨肉也，是以宣散风邪用以防风之必兼用荆芥者，以其能人肌肤宣散故耳"，是以两药合用，可防止麻桂之热、银翘之寒。

3.2　解表化湿

现代气候偏于温热，在外感病中无论是风寒还是风热外侵，容易入里化热，再加上现代人生活规律紊乱，嗜食肥甘厚味，劳思伤脾，容易化湿生痰。湿为黏腻之邪，易湿热互结，闭阻气机，遏阻热邪，使邪气难以外泄，留滞经络，甚至弥漫三焦，故常见遍体不舒，头重如裹而痛，发热缠绵难愈。因为湿为寒邪，非温药不解，治疗上宜分上中下部位采用宣、躁、利法温化湿邪，使气机通畅，邪热也随之外泄。用化湿药物来防治病毒性疾病早在古代就已有之。如在春夏之际，人们常用苍术、白芷、藿香等芳香化湿的药物制成香袋，佩带于身，以避秽浊之气，用以预防疾病。如薛雪治疗阳湿伤表证，"湿热证，恶寒无汗，身重头痛，湿在表分。宜藿香、香薷、羌活、苍术皮、薄荷、牛蒡子等味"，意在合用温药祛湿透热。现代研究认为，这些芳香化湿的药物确有较好的抗病毒作用，因而能够防治时令性疾病。寒温合用在外感热病中的应用并不是抉弃伤寒或者是温病的治法，而是对上述两种治法的补充，是建立在伤寒和温病基础上的。华伦荣认为岭南虽地处亚热带，但阳气怫郁仍是其外感热病的基本病机，因而主张在外感热病治疗中，应用辛凉寒凉药物的同时宜配伍具有宣通作用的辛温之品，寒温合用，既可疏通开达、透泄邪热，又可防寒凉冰伏之弊。因而外感热病辨证上要分寒热的比重，才能正确地遣方用药，避免现代医家顾名思义将清热法统一成热病的唯一治法。[①]

3.3　在寒热上，遵《黄帝内经》"热者寒之，寒者热之"旨

肺寒者，习予甘草干姜汤温肺蠲饮，并可增用熟附子、细辛、淫羊藿温肺散寒。肺热者，可选用黄芩、青天葵、栀子、石膏等清泻肺热。在上方的基础上，倡守孙思邈《千金方》之旨，处方宜寒中有温，温中兼寒。其意在于：一为佐制，以防苦燥太过，温毒太甚；二为外感之邪辛凉之品虽可散热，但发汗力量不足，不能祛邪外出，故"表邪非辛温不能透达"。岭南地处亚热带地区，终年气温较高，水土饮食偏湿热，外邪极易迅速从阳化热，

---

①　华伦荣，刘仁昌. 论寒温合用在岭南外感热病治疗中的作用［J］. 新中医，1994（10）.

故"非辛凉不能清解"，预防热化。目的是达到肺脏寒热平衡、阴平阳秘。

4 典型病案

气虚发热案（支气管肺炎）

姓名：陈某　　性别：男　　年龄：56 岁

[初诊]

主诉：低热 8 天。

现病史：患者 8 天前患感冒，出现鼻塞、流涕、发热，以低热为主，最高不超 38 ℃，服抗病毒口服液、伤风胶囊及维 C 解毒丸等效果不明显，1 天前症状加重。四诊所见：神疲，乏力，恶寒，发热，头痛无汗，鼻塞流涕，频繁呛咳，痰少而黏，舌淡，苔薄白，脉浮缓。

既往史：无特殊。

体格检查：体温 37.5 ℃。咽部无异常，双侧扁桃体正常。右肺可闻及干性啰音。

辅助检查：肺病 X 线胸片，右肺中叶纹理增粗，边缘模糊呈羽毛状，有少量斑点状片状模糊阴影。

中医诊断：发热。

证候诊断：气虚外感证。

西医诊断：支气管肺炎。

治法：益气解表、疏肺止咳。

处方：黄芪 6 g，党参 15 g，茯苓 10 g，炮附子 15 g（先煎），山茱萸 6 g，炙麻黄 10 g，北杏仁 10 g，桔梗 10 g，炙甘草 5 g，紫苏叶 10 g，前胡 10 g。3 剂，每日 1 剂。

[二诊]

上方服 3 剂，寒热已退，头痛、鼻塞等减轻，咳嗽不甚，痰稀薄量少，汗出，腰痛，口淡不渴，胃纳差，舌淡苔白腻，脉缓不浮。

处方：党参 20 g，茯苓 10 g，炙甘草 6 g，细辛 10 g，半夏 10 g，紫苏梗 6 g，淫羊藿 10 g，巴戟天 10 g，北杏仁 10 g。5 剂，每日 1 剂。

[三诊]

上方服 5 剂，多数症状消失，仅偶发咳嗽，痰少，疲乏无力，脉缓。

处方：黄芪 30 g，山茱萸 15 g，茯苓 10 g，熟地 10 g，炙甘草 10 g，酸枣仁 10 g，炮附子 10 g（先煎），山药 10 g，北杏仁 10 g，桔梗 10 g，仙鹤草 15 g，五味子 10 g。6 剂，每日服 1 剂。

[四诊]

诸症消失，体力已基本恢复。胸片复查提示右肺阴影全部吸收。

[临证心得] 本病初起时有鼻塞、流涕、发热无寒等风寒外束之证，按《伤寒论》法当予麻黄汤治之，但岭南地区多温、多暑，不宜过用温燥，故予三拗汤为宜。而患者并见神疲乏力、舌淡、脉缓，虚证明显，故当攻邪扶正并举。二诊在表之风寒已解大半，仍肺气不利，正气尚虚，治疗仍以扶正为主，疏肺化瘀为辅，方宜六君子汤加减，补肾贯穿治肺全程。三诊证属邪退正虚，治宜扶元益气，辅以化痰止咳，予肾气丸加味。

【按语】 支气管肺炎与中医"风温"症状相类似，中医治疗以清热方药居多，然临床上亦有用辛温方药治愈的病例。《景岳全书》有论："有寒胜而受风者，身必无汗而多咳嗽，以阴邪闭郁皮毛也……风邪犹在，非用辛温必不散也。"本病例初起恶寒发热、头痛无汗、鼻塞流涕，类似太阳伤寒之麻黄汤证，然观其色脉，虚象较甚，正与《灵枢·百病始生论》所言"风雨寒热，不得虚，邪不能独伤人"之论断相符。患者正气素虚，复感风寒，卫阳被遏，无力抗邪外出，正邪相争不剧，故发热不甚；因阳气为风寒所遏，故恶寒无汗，辨其脉证为气虚外感证。温肾有固卫的效果，本病例已补肾贯穿全程。治疗则扶正祛邪相兼，即所谓"逆流挽舟"之法。《类证治裁·伤风》云："惟其人卫气有疏密，感冒有浅深，故见症有轻重。……体虚者，固其卫气，兼解风邪。"故初诊先以扶正解表、疏肺止咳，注重补肾贯穿全程；二诊时寒热已无，汗出一症乃为卫气不固之象，此时正虚邪衰，故以六君子汤扶正疏肺化痰。邪退后以肾气丸固护元气为主，疏肺为辅。中医治病，若拘泥于西医诊断，或者套用成法，必走弯路。

湿热发热案（肺炎）

姓名：张某　　性别：男　　出生日期：1981年7月

发病节气：小满

[初诊]

主诉：发热9天。

现病史：患者于9天前下午4时许无明显诱因出现发热，最高39.5 ℃，伴有恶寒、头痛、全身乏力，无明显咳嗽、咳痰、咯血、胸闷、气促、喘息等，无恶心、呕吐、腹痛、腹泻，无尿频尿急等不适，至某中医院就诊，予相关治疗后热退（具体不详）。当晚再次发热，遂于7天前至另一家医院住院，当时血常规示：白细胞计数 5.45×10^9/L，中性粒细胞74%，淋巴细胞11.5%。胸部CT：双下肺基底段肺炎并左下叶肺容积缩小。予头孢唑肟加洛美沙星抗感染，地塞米松静滴退热、补液治疗，但仍反复发热，多发作于夜间及下午，体温波动在 37.2 ℃ ~ 40.5 ℃。伴有胸痛，为左侧胸前区牵扯样痛，呼吸时加重，疼痛可以忍受；伴有全身乏力、关节疼痛、气促。为求进一步诊治，于 4 天前入住我院呼吸科，予抗感染、对症治疗，并检查相关病毒，均为阴性。患者仍然持续高热 39 ℃以上，并见咳嗽、气逆，予安宫牛黄丸口服，1 粒/天，患者热不退，反而出现大便稀烂，日数次。遂于今日会诊。

时见：患者持续高热，40.2 ℃；咳嗽，痰难咳出；头痛，周身酸痛；胃纳差，汗少，大便稀烂，小便尚调。舌红，苔黄腻，脉弦滑数。

既往史：既往体健，否认高血压、糖尿病、心脏病等病史。

过敏史：否认药物及食物过敏史。

体格检查：神志清晰，精神疲倦，急性病容，面色通红，全身浅表淋巴结未及肿大；头颅无畸形，五官无畸形；咽部充血明显，双侧扁桃体肿大，未见分泌物；胸廓对称，呼吸稍促，双肺呼吸音粗，左下肺少许湿性啰音；心率 102 次/分，未闻及病理性杂音；腹部平软，肠鸣音稍活跃。

辅助检查：胸部 CT：双下肺基底段肺炎并左下叶肺容积缩小；双侧少量胸水。

中医诊断：风温肺热病（湿温）。

证候诊断：湿热蕴肺。

治法：清热化湿，透邪理肺。

处方：藿香 10 g，紫苏梗 15 g，石膏 40 g（先煎），羚羊角颗粒 2 包，黄芩 15 g，蝉蜕 5 g，白头翁 15 g，秦皮 15 g，鱼腥草 15 g，板蓝根 30 g，青蒿 15 g（后下），荆芥 10 g（后下），柴胡 15 g，葛根 30 g，甘草 5 g。水煎服，5 碗水煎至 1 碗半水，分两次服用。

[复诊]

患者体温已经降至 38 ℃以下，仍有咳嗽；无周身酸痛，无头痛；胃纳好转，大便次数减少，仍稀烂，小便调；舌淡红，苔白腻微黄，脉细滑。

处方：藿香 10 g，葛根 30 g，青天葵 10 g，白头翁 15 g，秦皮 15 g，黄连 5 g，柴胡 15 g，北杏仁 15 g，莲蓬 20 g，紫菀 20 g，板蓝根 20 g，炒麦芽 20 g，黄芪 15 g，炙甘草 10 g。3 剂，煎服法同上。

13 日回访，患者已退热 3 日，大便已成形，咳嗽大减，嘱予淮山药、茯苓、扁豆煲汤调治。

[辨证思路] 本例为高热证，西医诊断肺炎明确，病毒性感染也已肯定，但究竟是何种病毒，查遍目前广州医科大学附属第一医院呼吸疾病国家重点实验室所能研究的病毒，均无异常发现。在发热持续不退时邀请中医会诊，

寻求中医对病毒性疾病的疗效。患者无外感证候，诊断应属湿温病。高热持续不退的病因是热毒与湿邪交结，湿性重浊黏滞，与热相合，蕴蒸不化、胶着难解。本病例先在阳明，后在太阴。如薛生白的《湿热病篇》所说："湿热病属阳明太阴者居多，中气实则病在阳明，中气虚则病在太阴。"治疗时注重清热解毒，同时予以化湿透邪，并防其传变，予羚羊角清热息风，凉血退热，取得好效果。二诊时患者热势已挫，病情出现由实变虚转变。考虑时值夏暑季节，加以莲蓬清暑，藿香芳香化湿，继以葛根芩连合白头翁汤加减、炙甘草、黄芪补气健脾。服用两剂后患者余热已清，大便已实。本例湿热之邪突出表现为湿热下注特性，故而治疗时注重清利下焦湿热，取得较好疗效。

【按语】本病的成功治疗，是中医治疗病毒性疾病的优势体现，抓住热毒与湿邪蕴结，且湿热下注这一重要临床特征，处方用药，切中病机，体现岭南湿热温病特点。二诊时患者证候已变，笔者临证时注意到疾病后期已出现正气不足，灵活地采取了益气健脾的方法合用，体现了中医因时制宜的重要思想。

痰热发热案（肺炎）

姓名：刘某某　　性别：男　　出生日期：1990 年 6 月 13 日

[初诊]

日期：2008 年 10 月 21 日。

主诉：咳嗽、发热、咯痰 5 天。

现病史：在外院拍片示：右肺上叶炎性变。给头孢西丁钠 4 g，每日一次，静脉滴注。4 天后，仍发热 40 ℃，遂来本院求治，拒绝住院。咳嗽、咯黄稠痰，不易咯出，右侧胸痛，咽痛而干，夜间不能平卧入睡，纳少，恶心欲吐，大便数日未行。舌红，苔偏干黄腻，脉弦数。

既往史：无特殊

体格检查：咽红＋＋＋，双侧扁桃体Ⅰ度。

辅助检查：血常规白细胞计数 11.4×10^9/L。

中医诊断：风温肺热病。

证候诊断：痰热蕴肺。

西医诊断：肺炎。

治法：清热化痰，活血解毒。

处方：芦根 30 g，冬瓜仁 30 g，石膏 30 g，薏苡仁 30 g，全瓜蒌 30 g，桃仁 10 g，黄芩 10 g，北杏仁 10 g，厚朴 10 g，甘草 6 g，郁金 15 g，虎杖

15 g，大青叶 20 g，金银花 20 g，连翘 20 g。水煎服，每日 1 剂。

［二诊］

3 天后，体温下降至 38.5 ℃，咳嗽减少，痰较前易咯出，痰由黄稠转为白黄相间，口干咽痛缓解，能多讲话，胃纳改善，大便通，舌苔由黄腻转薄黄。原方再进 3 剂。

［三诊］

发热、咳嗽、胸痛消失。无咯痰，患者夜间汗出甚，浸透衣服，烦躁不能入睡，改用竹叶石膏汤加味善后。

处方：麦冬 30 g，石膏 30 g（先煎），枇杷叶 15 g，黄芩 15 g，炙紫菀 15 g，竹叶 10 g，法半夏 10 g，地龙 10 g，胆南星 10 g，百部 10 g，赤芍 10 g，甘草 6 g，大枣 3 枚，生姜 3 片。水煎服，每日 1 剂。

2008 年 11 月 2 日 X 线胸片：右肺上叶片状阴影已吸收，病告痊愈。

【按语】 苇茎汤出自《备急千金要方》，故又名"千金苇茎汤"，功效为清肺化痰、活血排脓，为治肺痈常用方。清代尤在泾在《金匮要略心典》中云："此方具下热散结通瘀之功，而重不伤峻，缓不伤懈，可以补桔梗汤、桔梗白散二方之偏，亦良法也。"苇茎汤在大叶性肺炎临床成功应用的关键在于紧紧围绕痰热蕴肺为辨证要点。患者咳嗽高热、咯黄痰，痰热蕴肺证候明显，宜用本方。本方苇茎清肺泄热，且能生津，是主药；冬瓜仁祛痰排脓；桃仁活血化瘀；薏苡仁清热理湿。药虽四味，性味亦平淡，但其清热化痰、逐瘀排脓之功却很全面，再加大青叶、金银花、连翘以增强清热解毒之功，促其肺部炎症消散，防治肺炎并发症。[①]

风热发热案（急性支气管炎）

姓名：于某　　性别：男　　出生日期：2006 年 10 月 11 日
发病节气：小寒

［初诊］

日期：2013 年 1 月 7 日。

主诉：咳嗽、咯痰、发热 2 天。

现病史：咳嗽频作，痰多，痰涕黄稠，发热 38 ℃，口渴，纳呆，神清，精神稍烦躁，呼吸急促，鼻翼微煽动，无紫绀。舌质红，苔薄黄，脉浮数。

既往史：无特殊。

① 张春英. 经方临床应用的体会 [J]. 青海医药杂志，2010（8）.

过敏史：暂未发现。

体格检查：咽壁充血＋＋，两肺闻及湿啰音。

辅助检查：胸部 X 光：两肺纹理增粗。血常规检查：白细胞总数 5 600，分类中性粒细胞 6 000，淋巴细胞 40％。

中医诊断：风温。

证候诊断：风热犯肺。

西医诊断：急性支气管炎。

治法：疏风清热，宣肺止咳。

处方：青天葵 5 g，地龙 5 g，款冬花 5 g，百部 5 g，川贝 3 g，防风 3 g，白术 5 g，黄芩 5 g，金银花 6 g。2 剂，水煎分两次服，进上方两天，每天 1 剂。

[**复诊**]

咳嗽大减，热退，肺部啰音消失，按上方再进服两剂，症状、体征消失。

[**临证心得**] 本病风热证很明确，治宜疏解风热。本方以青天葵、金银花清热解毒为君药；地龙清热平喘，川贝化痰清热止咳，款冬花、百部润肺止咳、化痰下气共为臣药。小儿脏腑娇嫩，外邪侵袭、肺气闭郁而脾胃气机升降失调、水湿停滞化为痰浊，故以白术燥湿祛痰、益气运脾为佐药；更以防风祛风解表、祛除表邪为使药。诸药合用则有化痰止咳、清热解毒、健脾和胃之效。

【**按语**】急性支气管炎，如属细菌与病毒混合感染，则宜在进服此方的同时，适当配合口服少量抗生素，以增强祛邪扶正的作用。小儿体质娇嫩，饮冷寒食易损中焦阳气，脾阳受损必然痰浊内蕴，继之肺脏受邪，痰浊上壅塞，咳嗽骤生。本方立法于治肺祛邪，不忘健运脾阳，所谓祛邪不忘扶正，扶正亦可祛邪，这就是本案用白术之缘由。

二、 寒温并用治小儿外感

邱志楠指出，小儿"肺常不足"，肌肤薄弱，卫外功能较差，寒温不能自调，易为外邪所侵。外邪初犯出现表证，解表法为其主要治法。但由于小儿"稚阴稚阳""纯阳之体"的体质特征，常表现"阳常有余，阴常不足"，故小儿外感单纯风寒或风热较少见，一旦感冒，易寒从热化，或热为寒闭，形成寒热夹杂之证。单用辛凉，往往汗出不透；单用辛温，又往往汗出而热不解。因此常课采用辛温辛凉并用，风寒风热两解。邱志楠应用寒温并用法治疗小儿外感效果奇佳。

在具体用药上，应权衡轻重，灵活运用。若外感风热或热为寒闭，寒从热化，热重于寒者，治以辛凉为主，佐以辛温。可选用银翘散加味，主要药物为金银花、连翘、牛蒡子、淡豆豉、淡竹叶、防风、大青叶、黄芩等。银翘散本有荆芥、淡豆豉，加入防风增强了疏风解表的作用，加入大青叶、黄芩增强了清热解毒之功。若外感风寒或寒热夹杂而寒多于热者，治以辛温为主，佐以辛凉。方选荆防葱豉汤，主要药物为荆芥、防风、紫苏叶、白芷、葱白、淡豆豉、薄荷、淡竹叶、黄芩、甘草等。方中荆芥、防风、葱白、淡豆豉、紫苏叶、白芷均为辛温解表、疏风散寒之品，较麻黄、桂枝平和；薄荷辛凉疏散风热，竹叶甘淡寒，配以辛甘微苦之豆豉，有解表清热之功；黄芩苦寒，兼肺清热。以上两方体现了辛温辛凉并用之意。

邱志楠根据寒温并用治疗外感之旨，自拟"天龙茶"，该方由淫羊藿、巴戟天、细辛祛风散寒，温肾补虚，青天葵、黄芩、龙利叶清化肺金，用治体虚反复感染，外界寒热邪气交替侵袭、留而停伏合而致病，临床疗效显著。

【按语】医圣张仲景的寒温并用经验相当丰富，如外散风寒、内清郁热的大青龙汤，活血化瘀、清下瘀热的桃核承气汤，清热透邪、宣肺定喘的麻杏石甘汤，通阳复脉、滋阴益气的炙甘草汤，泄热消痞、扶阳固表的附子泻心汤，辛开苦降、和中消痞的半夏泻心汤等。孙思邈《千金方》中常寒证佐寒药，制其温热太过或取去性存用之意；热证中佐热药，治疗伤寒时不管是否兼寒，均喜佐辛温的麻黄、桂枝、细辛，轻则一味，多则数味，治疗既非久病亦无阴虚的热病方剂中，佐以干姜、附子之类；在治疗内伤杂病中注重温补，每多温阳气、健脾胃、益气血，数法同施，并在方中佐一二味寒药，以防"壮火食气"。①

外感挟食滞发热案（感冒）

姓名：卢某　　性别：女　　出生日期：2004年5月19日

[初诊]

主诉：发热3天。

现病史：患儿3天前受凉后发热，体温38.0 ℃ ~38.8 ℃，咳嗽、痰多、

---

① 李勇华. 胡代槐教授治疗杂病之寒温并用 [J]. 中华中医药学刊，2007（9）.

流涕、不思食，精神欠佳。

既往史：近1年患支气管炎3次，扁桃体炎4次，咽炎5次，每次发作时间间隔1个月左右；平时汗多。

体格检查：咽充血，双侧扁桃体Ⅱ度；双肺呼吸音粗，未闻啰音。

辅助检查：无特殊。

中医诊断：感冒。

证候诊断：外感挟食滞。

西医诊断：复感儿感染发作期。

治法：疏风散热消积。

处方：金银花10 g，连翘6 g，前胡10 g，北杏仁10 g，炙紫菀10 g，百部10 g，法半夏6 g，黄芩10 g，防风6 g，荆芥6 g，蝉蜕6 g，板蓝根10 g，陈皮6 g，神曲6 g，山楂6 g，甘草6 g。3剂，每日1剂，分3~5次服。

[二诊]

3天后患儿热退，咳嗽减轻，咽不充血，扁桃体Ⅰ度，双肺呼吸音稍粗；精神欠佳，仍汗多，口干，不思食，面色不华。此时实为感染迁延期，余邪未尽，即予基本方化裁，加鸡内金6 g，谷芽10 g，再服3剂。

[三诊]

患儿咳嗽发热症状消失，但食欲欠佳，微汗，即予基本方加五味子6 g，鸡内金6 g，谷芽10 g，山楂10 g，淫羊藿10 g，连服1月。治疗期间无呼吸道感染发作，食欲增加，自汗明显好转。随访1年，发作咽炎2次，扁桃体炎1次，呼吸道感染次数明显减少。

【按语】临床上常见由于脾失健运致肺气不足者。脾胃主一身之阴阳，营卫主一身之气血，脾胃升降失司，是造成卫气不固的内在基础，而卫气不固、易感时邪，又是导致脾胃失其运转之能的外因之一。

因此，对小儿反复呼吸道感染，既要注意到脾胃中州的调理，又要考虑到时邪留恋予以疏解清化，两者相互为用，方能相得益彰。根据邱志楠的观点，补气健脾温肾采用玉屏风散合四君子汤加减，补脾益肺，扶正固表。方中黄芪甘温，大补脾肺，且善补卫气而固表止汗，党参健脾补中益气，共为君药；伍以白术，助黄芪补气固表，助党参补脾益气，防风祛风解表，黄芪与防风同用，固表而不留邪，祛邪而不伤正；茯苓健脾补中，川贝化痰止咳，淫羊藿温养肾气，最宜用于肺虚久咳；适时加用金银花、连翘清除余邪；加五味子固表止汗；加用消积导滞药如谷芽、山楂等使补而不滞；

甘草调和诸药。共奏补脾益肺，扶正固表，宣肺化痰之功，从而防治小儿反复呼吸道感染的发生。

中医学认为小儿稚阳未充，稚阴未长，脏腑娇嫩，气血未充，肌肤娇嫩，腠理疏松，神气怯弱，更因禀赋不足，体质柔弱，喂养不当，调护失宜，"将养过温"，不耐风寒，失治误治，戕害正气，致肺脾两虚，卫外不固，邪毒留伏。"不在邪多，而在正虚"，其辨证施治的特点主要在于明察邪与正的消长变化。急性感染期以邪实为主，治则以祛邪为法，迁延期正虚邪恋宜扶正固表，调和营卫，补脾益肺，清除余邪。总之，中医对易感儿的辨证治疗具有整体调理、辨证施治的特点，针对患儿的不同体质及其他相关因素施与不同的治法方药，往往在控制"反复发作"这一环节上比西医更胜一筹。

风寒肺虚发热案（上呼吸道感染）

姓名：邱某　　性别：女　　出生日期：2003 年 1 月 8 日

[初诊]

主诉：近 2 个月来反复感冒 3 次。

现病史：患儿近 2 个月来反复受寒感冒 3 次，每次持续 10 余日。发作时畏风恶寒，鼻塞，流清涕，咳嗽，咳痰，痰色清质稀，胃纳减少，大便溏薄，小便色清。小儿形体偏瘦，面色无华，舌淡，苔薄，脉浮而无力。

既往史：无特殊。

体格检查：咽红＋，双侧扁桃体正常。

中医诊断：气虚感冒。

证候诊断：风寒束肺，肺肾气虚。

西医诊断：小儿反复呼吸道感染。

治法：扶正固卫，疏风散寒。

处方：黄芪 10 g，党参 15 g，淫羊藿 15 g，白术 10 g，细辛 6 g，苍耳子 10 g，紫河车 10 g，茯苓 10 g，辛夷花 8 g，防风 8 g，紫苏叶 10 g，紫菀 6 g，谷芽 10 g，麦芽 10 g，山茱萸 10 g，酸枣仁 10 g。5 剂，水煎服。

[复诊]

上方随证加减治疗 6 周而愈，嘱其平时注意保暖，饮食有节。随访 1 年仅复发 1 次，且症状较轻，持续时间较前短。

辨证为风寒束肺，肺气虚型反复呼吸道感染，方拟玉屏风散为基础，因卫气出于下焦，故邱志楠喜加用温养肾气之品以固卫气；又有胃纳不馨的症状，故在扶正固肾祛邪基础上加健脾止咳之药。

【按语】小儿主要体质特点是肺脾肾常不足，扶正固肾祛邪治疗大法也是针对主要矛盾，扶助正气，祛除病邪，最终达到"正气存内，邪不可干"。但因小儿易虚易实、易寒易热、发病容易、传变迅速，所以，治疗过程中应在扶正固肾祛邪基础上随时调整，辨证治之。在辨证的过程中，当辨风寒、风热、外寒里热之不同，夹积、夹痰之差异，肺脾肾虚损之轻重。另外，反复感染还可能与风邪入于血分以致风血相搏有关，注意"久病入络""久病必有瘀"，根据"治风先治血"的原则，酌情予以少量活血药。

风热犯肺发热案（支气管肺炎）

姓名：朱某某　　　性别：男　　　年龄：8 岁　　　发病节气：冬至

[初诊]

主诉：高热 2 天。

现病史：病起 2 天高热 39.8 ℃，微汗，咳嗽气促，鼻翼翕动，口渴心烦，精神不振，唇色发青，大便干结，小便黄，指纹青紫，舌红、苔黄。

既往史：无特殊。

体格检查：咽红，双侧扁桃体微肿，听诊双肺底部可闻及细小湿啰音。

辅助检查：X 线胸片：支气管肺炎。

中医诊断：肺炎喘嗽。

证候诊断：风热犯肺。

西医诊断：支气管肺炎。

治法：宣肺平喘，清热化痰。

处方：方用加味三拗汤。麻黄 3 g，北杏仁 6 g，黄芩 6 g，葶苈子 6 g，地龙 6 g，石膏 10 g（先煎），炙百部 5 g，前胡 5 g，生甘草 5 g。

【按语】小儿咳喘症的病因，外因为感受风邪，内因责之于形气未充，卫外未固，肺脏娇嫩，或禀赋不足，或后天失养，罹患他病以至正气虚弱，抗病能力低下而发病。本病极易化热，故临床热证实主居多。该方以三拗汤加黄芩、葶苈子为主，麻黄辛温宣散，使肺气宣通，配北杏仁、甘草宣肺止咳平喘；黄芩苦寒，清热泻肺；葶苈子泻痰涤饮；鱼腥草清肺豁痰；地龙咸寒，清肺化痰而解痉，使气道畅通；前胡清热化痰，解表散邪。共组成清热化痰、宣肺解痉、止咳平喘之方。

小儿咳喘症的治疗，要抓住以下四个环节：清热、化痰行气、活血、扶正。①清热：本证表现常有两种形式，一是病邪束肺，肺气郁闭；二是邪热通过表里关系，下传于大肠，表现肺肠俱实。对于前者余多用麻黄配石膏、鱼腥草、黄芩；后者则可用釜底抽薪法，宜大黄、葶苈子、炒莱菔子。②化痰行气："善治喘者先治痰，善治痰者先行气"，气行则一身津液自调，痰无依附之处，有助小儿咳喘及早恢复。邱志楠临床上常用葶苈子、紫苏子、橘红等品。③活血"气行则血行，气滞则血凝"，"气到则血至，血至则气充"，血瘀多先气滞，血瘀加重气滞，气机的通畅是维持脏腑功能的关键，如能克服小儿咳喘时气滞血瘀，可使肺热壅盛、痰涎阻肺等病理碍以改善，免于邪气伐正，对缩短病程、提高疗效很有利，临床上多以枳壳、川芎、赤芍、丹参等佐之。④扶正：一般的小儿哮喘证是以邪实正盛为主、祛邪为治，重症小儿哮喘证往往邪实正衰、元气大伤，只有扶正才能达到祛邪的目的，否则会导致邪气内陷、变证丛生。临床上若见面色晦暗、精神萎靡嗜睡，手足厥冷、脉微弱等，宜早投丹参、黄芪，良有益也。①

内伤发热案（鼻窦炎）

姓名：何某某　　性别：男　　年龄：12 岁

[初诊]

主诉：反复发热半年余。

现病史：患儿半年前感冒伴高热，治疗后高热退但一直反复低热至今，曾予中西药治疗，体温仍波动于 37.1 ℃～37.9 ℃，发热可自行下降，无畏寒。自诉前额眉心处痛，鼻塞不通，嗅觉不灵敏，动则出汗，食欲可，无乏力，发热时腿软。舌质红，苔白，脉细。

既往史：有反复感冒病史。

查体：咽部充血，咽后壁滴漏脓涕。实验室检查：曾在上海查 CT 示双侧上颌窦炎、左上颌窦息肉，红细胞沉降率（ESR）5 mm/h。

诊断：鼻窦炎；鼻息肉。

辨证：内伤发热、肺经郁热。

治法：祛邪扶正，养阴清肺透窍。

处方：芦根 30 g，生薏苡仁 30 g，冬瓜仁 20 g，桃仁 10 g，黄芩 10 g，辛夷花 6 g，生地 12 g，麦冬 20 g，清半夏 10 g，白扁豆 10 g，甘草 6 g。2 剂，水煎服。

---

① 缪湘伊．痉合方加拔火罐治疗小儿寒性咳喘 86 例［J］．陕西中医，2002（6）.

[二诊]

服药 2 剂后患儿体温降至 36.7 ℃，鼻通气好转，舌质红，苔薄白，鼻血 1 次，量少，大便不干。

故上方辛夷花减至 4 g，加白茅根 30 g 凉血止血。

[三诊]

服药 2 周后，患儿体温正常，鼻塞明显减轻，出汗不多，饮食佳，寐安，大小便正常。舌质红，苔薄白，脉右手弦滑，咽暗红，后壁滤泡增生。

于上方中去白扁豆、生地，酌加苍耳子 6 g，薄荷 6 g，白芷 6 g，7 剂。上述症状基本消失。

【按语】 该患儿外感后持续低热，常规治疗无效。究其病症，午前发热、动则汗出似是气虚发热，但前医按此治疗无效。查体见咽红、咽后壁脓涕滴注，结合影像学提示之上颌窦炎，虽无鼻流浊涕，但涕自后鼻道下咽，"肺气通于鼻"，为肺经痰浊郁热。肺脏有热，病程日久，浊邪留著，发为鼻中息肉。张兼善曰："肺脏壅滞，积热上攻……肺脏有热，其鼻中瘜肉，宜千金汤。"方选千金苇茎汤合苍耳子散清肺涤浊透窍，虑及热久必有阴伤，加麦冬、黄芩等以养阴清热、浊邪涤除，热清而鼻窍畅通，故半年之低热 2 剂药而除。可见，千金苇茎汤确是清肺热、涤痰浊的良方。①

---

① 周明，云鹰，胡欣. 云鹰教授应用千金苇茎汤加减治验举隅 [J]. 中医药临床杂志，2010，22（2）：108-109.

138

第八章 咳 喘

咳喘是指在外感或内伤等因素影响下，造成肺脏功能失调和病理变化的一类病证。临床上常见的咳喘病证有咳嗽、哮病、喘证等，或见于肺胀、肺痿、肺痈、肺痨、肺癌、饮证等并发症。咳喘病证可分为虚、实两大类。虚证又分为阴虚和气虚。阴虚多是津液耗伤、肺失濡养所致；气虚多为久病亏损，或被他脏之病所累。实证则多由痰浊水湿内聚、寒邪外束和邪热而起。

现代医学上的呼吸道感染，各种肺炎，急、慢性支气管炎，支气管扩张，慢性阻塞性肺疾病稳定期等肺部疾病，均可参考本章节论治。

一、 活用 "卫气出于肾"

邱志楠通过长期临床观察总结出：慢性咳喘患者以肾之虚损为本，肾虚贯穿肺病的急性发作期与缓解期全程，慢性咳喘的扶正固本以补肾为要。他创制的"天龙咳喘灵"胶囊以"卫气出于肾"理论为指导，选择温肾气药如制附子、淫羊藿、山茱萸以固护肺卫，提高机体防御力，减少旧疾复发，效果甚佳。邱志楠结合《黄帝内经》经典论述，讨论这一理论的内涵，认为卫气虽然来自脾胃运化产生的水谷之气，但其产生充养、病变都与肾气密不可分。

1 卫气在肾中形成，其形成的物质基础来源于脾胃

《灵枢·营卫生会》云："人受气于谷，谷入于胃，以传于肺，五藏（脏）六府（腑）皆以受气，其清者为营，浊者为卫。"《灵枢·五味》云："谷始入于胃，其精微者，先出胃之两焦以溉五脏，别出两行，营卫之道。"

饮食水谷入于胃，在胃的受纳腐熟作用下，"出胃之两焦"，"别出两行，营卫之道"。"两焦"能行"营卫之道"，"两焦"即中焦和下焦，因《灵枢·营卫生会》云："营出于中焦，卫出于下焦。"亦云："中焦亦并胃中，出上焦之后，此所受气者，泌糟粕，蒸精液，化其精微，上注于肺脉，乃化以为血，以奉生身，莫贵于此，故独得行于经隧，命曰营气。"关于营卫之气各在何脏中形成，《素问·痹论》云："荣者，水谷之精气也……卫者，水谷之悍气也。"饮食水谷在胃的作用下化生成为"水谷之精气"和"水谷之悍气"。《灵枢·营卫生会》云："清者为营，浊者为卫。"《灵枢·阴阳清浊》云"夫阴清而阳浊"。故"水谷之精气"为"清"，属阴，"水谷之悍气"为"浊"，属阳。脾属阴主升，胃属阳主降。同气相求，"水谷之精气"属阴入脾，在脾的运化下形成营气，故曰"营出于中焦"。营气在脾的升清下，"上注于肺脉，乃化以为血"。从"夫阴清而阳浊……气之大别，清者上注于肺，浊者下走于胃"（《灵枢·阴阳清浊》）亦可知。"水谷之悍气"属阳，在胃降的作用下，下达于肾，在肾阳的作用下形成卫气，故曰"卫出于下焦"。因此，胃吸纳和腐熟水谷所成的水谷之精微中的悍烈部分为卫气的来源，并在肾阳的作用下生成卫气。

2 卫气根源于肾

《灵枢·邪客》云："地有泉脉，人有卫气。"水自地出谓泉，泉脉是指伏流地中之水源。天为上，地为下，水可化气，气可化水，这里《黄帝内经》用取类比象的方法，用泉脉以喻水出地下，卫出下焦肾。《素问·生气通天论》云："阳气者，若天与日，失其所则折寿而不彰，故天运当以日光明，是故阳因而上，卫外者也。"又说："阳者，卫外而为固也。"《素问·阴阳应象大论》云："阴在内，阳之守也；阳在外，阴之使也。"不难看出，卫气是人体能量和热量的供应者，是人体阳气的一个重要组成部分，阳气的卫外功能是通过卫气来实现的，有温分肉、充皮肤、肥腠理、司开合的作用，固护着人体，以抗御外邪，勿使外邪入侵。只要人体卫外的阳气正常，"虽有贼邪，弗能害也"，否则"内闭九窍，外壅肌肉，卫气散解"。卫气属阳，故又称卫阳，而一身之阳气根于下焦肾。所以，卫气是由肾中阳气所化生，靠水谷精微的不断充养，才能保持旺盛的功能，发挥其温煦固表的作用。若先天禀赋不足，或后天失于调养，或久病损伤肾中元气，均可导致肾阳亏虚，卫气亦因之虚弱，失去温煦固表作用，抗邪无力，就会发生种种疾病。卫气的功能实质上是人体对外环境适应性调节的表现，是阳气在这方面的整体能力。

肾藏精，肾精中寄寓元阴元阳。元阴元阳均由先天之精化生，总称为元气。元气对人体生命活动至关重要。人体各脏腑必须元气激发才能发挥正常功能和抗御外邪。元气越充沛，脏腑就越强盛；元气虚弱，脏腑气衰，病邪就容易侵入机体。元气强弱决定了机体对病邪的易感性，或决定了机体的防御功能。这种先天性的抗邪力或防御机能，与现代医学的先天性免疫—非特异性免疫相一致。中医本没有"免疫"的概念，但腠理似兼机体防御机能，腠理密闭则外邪不致侵入。"卫气者，所以温分肉，充皮肤，肥腠理，司开阖者也。""卫气和则分肉解利，皮肤调柔，腠理致密矣。"（《灵枢·本藏》）中医认为，起抗御外邪、保卫机体作用的是卫气，腠理防御功能由卫气所司。卫气多在体表、腠理皮毛，保卫机体，起着抗御外邪及对气候环境的适应能力。卫气外而皮肤、敷布全身，内而脏腑、在机体内起温煦保护作用，可以理解为，卫气具有机体免疫的正常功能。

现代研究认为，中医学所说的肾，与下丘脑—垂体—肾上腺皮质系统密切相关。垂体—肾上腺皮质系统有调节免疫的作用。免疫活性细胞（T淋巴细胞、B淋巴细胞等）的前身是骨髓的干细胞，免疫活性细胞的生成与骨髓有关。肾主骨生髓，中医之肾对免疫系统的稳定也有重要的调节作用。一旦出现肾元亏损，肾阳亏虚，免疫功能的损害也是最重的。故肾中大衰，常导致卫气之虚，卫外失固，可以说，卫气与神经内分泌免疫调节网络有着相当密切的关系。

3　卫气病变于肾

《素问·水热穴论》云："勇而劳甚则肾汗出。"汗，是人体生理调节功能的一种表现，也可以是一种病理产物。汗出，既是疾病症状，又是判断病情的依据。汗出与否，虽取决于腠理开阖，而主要取决于卫气温煦。卫气司汗孔开阖，营卫不和，卫失功用，就可出现有汗或无汗症状。"勇而劳甚"，王冰注"谓力房也"，即指强力入房。强力入房则精耗，精耗则伤肾，肾伤阳气散，卫外失职，使卫气失调而汗出。

张仲景《伤寒论》提到太阳表虚兼阳虚漏汗证，用桂枝加附子汤，单凭桂枝补卫固汗已力不足，加附子补肾阳以生卫气，实卫之源。由此反证肾病可致卫病，治肾亦可治卫。

综上所述，卫出下焦肾，为肾中元阳所化，靠中焦水谷精微滋养才能不断发挥生理效应。卫气之虚，实因肾中火弱，温阳益肾，以实卫气，为治疗的重要策略。现代中西医结合研究认为，卫气是一个多系统的机能整合概念，与神经内分泌免疫调节网络有着相当密切的关系，体现在机体的能量代谢与体温调节及卫外的屏障功能上。在人体的阴阳体系中，它属于阳气在躯体的作用，是构成人体适应外界环境的物质基础及功能表现，与肾关系密切。因此临床在治疗肺病久虚病症，不但可以运用玉屏风散补卫固表，更可以增用熟附子、淫羊藿、山茱萸温养肾气而实卫，提高临床疗效。①

【按语】《灵枢·营卫生会》一篇谈论营卫二气的生理问题时，指出"营出于中焦，卫出于下焦"。由于上下文连接不太明晰和直接，因此后人对此句产生诸多猜测和不解，引发的争论延绵千余年，至今未有公论。争论的焦点有上焦论、下焦论，今人观点又有"卫气源于中焦出于下焦"论、上焦或下焦都有合理成分的两焦论等。但从临床观察，"温肾"确实能达到"固卫"的疗效。

二、 运用莱菔子治疗小儿咳喘

1 有火必有痰，有痰必有咳

小儿咳喘之病，病位在肺。本病多由外感引起，小儿为纯阳之体，外感之证以风热居多，即使感受风寒亦极易从阳化热，因而纯风寒外束者鲜见。正如叶天士所云："襁褓小儿，体纯阳，所患热病居多。"肺热化火，炼液成痰，痰浊内阻，气道阻遏，气逆于上，故发热、咳嗽、咳痰，咳甚则喘。小儿脾常不足，易为饮食所伤，而今人多哺以肥甘厚味，恣纵贪凉饮冷，致脾运失常，食滞内停，脾气耗伤，卫表不固，亦易为外邪所伤。两者相因，每遇外感，更是助热助痰。

2 清热、化痰、导滞，首选莱菔子

痰既是病理产物，又是继发性致病因素，是治疗咳喘的关键。邱志楠疗痰首选莱菔子。正如朱丹溪所言"莱菔子治痰有推墙倒壁之功"。《本草纲目》亦云："莱菔子……利大小便，止气痛、下痢后重。"肺与大肠相表里，莱菔子利大便，使肺热从大肠而泻，含釜底抽薪之意。张锡纯云："莱菔子乃化气之品，非破气之品。"莱菔子，可运脾阳，升清气，有消食导滞之功，无论便结、泻痢均可用之。邱志楠指出，莱菔子乃老圃易得之品，勿以价廉而轻之。一药三能，堪称圣品，其性味甘、平，质润，化痰不助火，清热不伤阳，消导不耗气，通腑不伤津，乃治疗小儿咳喘之要药。此药亦为历代医家所推崇。明代名医韩懋所创三子养亲汤，其君药即莱菔子。其生者性稍猛，熟者性稍缓，择而用之。若用鲜莱菔，以汁代之，效尤佳。

---

① 郑宇东. 论卫气出于肾［J］. 河南中医药学刊，1999（4）：3－5.

3　临症运用

症状初起，外感重而痰热轻者，配以薄荷、连翘、桑叶以散风热；表热重者，葛根配薄荷以解肌退热；咳甚者加北杏仁、前胡以宣降肺气；咳而喉中痰鸣者，加射干、牛蒡子；咳痰不爽，宜伍黄芩、栀子、冬瓜仁、浙贝母以清润并举；高热，痰喘气促者，重用莱菔子配以麻杏石甘汤；大便燥结甚者，酌加大黄；呕吐酸腐者，加鸡内金、神曲、橘红以消导助运；泄泻者，可加茯苓、车前子；病退而精神欠振者，或偶有咳嗽，少痰，寒热不显者，或体虚易感者，以玉屏风散合莱菔子以善其后。

三、　妙用细辛治婴儿咳喘

细辛味辛性温，功专祛风散寒，止咳宣肺，止痛温脉，温化水饮，《神农本草经》将其列为上品。迄今为止，细辛在临床应用已有 2000 多年的历史，而细辛的临床用量及毒副作用，历代众说纷纭，莫衷一是。一般临床医者也常囿于古有"细辛不过钱"，"以其气味俱厚而性过烈耳"之说而不敢重用细辛，更难言在婴儿身上使用细辛了。邱志楠综合古今有关资料，经过临床实践反复论证，认为细辛的临床用途和用量，关键在于正确辨证，同时须注意细辛品种、剂型、煎服法等几个方面，才能避免细辛的毒副作用。邱志楠将细辛广泛而灵活地用于婴儿咳嗽、哮喘的治疗，其配伍严谨精恰，用量独妙。

中医药学发展至南宋，有关细辛的用量出现了"不过五（分）"和"不过钱"之说。如，当时陈承《本草别说》（此书已佚，其内容散见于《证类本草》）谓："细辛，若单用末，不可过半钱匕（五分），多则气闷塞，不通者死。"至明代，李时珍的《本草纲目》亦谓："细辛……若单用末，不可过一钱，多则气闷塞，不通者死，虽死无伤。"而后问世的《本草新编》也指出："细辛，止可少用，而不可多用，亦止可共用，而不能独用。多用则气耗而痛增，独用则气尽而命丧。"以上均指出，细辛多用或独用可加重病情，甚或致死。其说流传至今，影响深远，似乎已成为临证用细辛的规矩准绳。然细析前贤诸说，皆系指"单用末"口服的剂量而言。现代药理研究证明，细辛确有一定的毒副作用。有报道细辛煎剂大剂量应用，可使试验动物初呈兴奋、继即陷于麻痹状态，渐使随意运动和呼吸运动减退，反射消失，最终因呼吸麻痹而死亡。邱志楠认为，复方配伍细辛入汤剂，与单方独用细辛末散剂，二者剂型不同，则毒性各异，其用量当然应有所差别。若不考虑剂型，将"单用末"口服的剂量，不加变化地套用到复方配伍的汤剂之中，显然有失偏颇。

《中华人民共和国药典》第一版至第五版均规定，细辛内服用量为 1～3 g。但从文献所载及报道看，许多学者并非恪守此量。早在《本草别说》之先，就有用量偏大者。如张仲景配用细辛的方剂中，细辛用量颇重，丝毫没有"不过五（分）"和"不过钱"的意识。在汤剂中大剂量使用细辛，如小青龙汤、小青龙加石膏汤、当归四逆汤、当归四逆加吴茱萸生姜汤、射干麻黄汤、苓甘五味姜辛汤、苓甘五味加姜辛半杏汤和苓甘五味加姜辛半杏大黄汤等方剂中，细辛的用量均为 3 两。按《方剂学》（高等医药院校教材，1985 年版）所载，东汉时期 1 两，约合现在 0.445 5 两，即约合 13.922 g。依此，张仲景方中细辛 3 两，则约合现在的 41.766 g；即便是细辛用量较小的麻黄细辛附子汤和厚朴麻黄汤，其量尚多达 2 两，约合现在的 27.844 g。再者，细辛在复方中，还有甘草和其他药物制约；在煎煮过程中，其所含对呼吸中枢有麻痹作用的甲基丁香酚和左旋细辛素等挥发油，得以大量挥发，从而使其毒性大为降低，副作用随之减弱。所有这些，均同仲景在复方汤剂中，可大剂量配用细辛的宝贵经验相吻合。

与《本草别说》基本同时期的《太平惠民和剂局方》，所载"三五七散"（作汤剂服）用量更大，竟达 1 斤 8 两。近代文献报道，有治疗慢性支气管炎、缩窄性心包炎用细辛（入复方）30 g 者，也有治疗痹症、牙痛、偏头痛、痛经等用细辛（入复方）20 g 者，用量均远远超过了规定量而未见毒副作用报道。也许正是因为这两种认识和现实并存，才引起了细辛用量的争论。其一是药用部分古今不同所致。《本草图经》指出"其根细而味极辛，故名之曰细辛"。《吴普本草》指出"细辛，如葵叶，赤色，一根一叶相连，三月、八月采根"。《本草别录》指出"细辛，生华阴山谷。二月、八月采根，阴干"。说明古人是把细辛根部称作细辛而入药用的。现在则不同，药用部分已改为带根全草，甚至叶多根少。研究证明，细辛根和叶中的挥发油及有效成分的含量是不同的。其二是剂型和用法的问题。"细辛不过钱"指的是单用根末冲服，并不包括其他剂型和用法。这一点只要注意《本草别说》中"若单用末"的"若"字，就可明白。

据此，在临床上，邱志楠曾多次将细辛大剂量配于汤剂中使用，结果不但未出现任何不良反应，而且还明显地提高了疗效，缩短了疗程，减少了复发；若当用不用，或用量太小，则会贻误病机，使疾病缠绵难愈或不愈。其临床体会为：在给成年人使用复方配伍细辛的汤剂时，只有将方剂中细辛的用量上升到 9 g，疗效才会显著；若据病情，将其渐增至 15 g，则疗效尤著。应该特别指出的是，细辛亦系治疗风寒湿邪留滞肝肾，导致筋骨肌肉痹痛、麻木的首选药物之一，在复方配伍的汤剂中，更要加大其用量。邱志楠在婴儿咳喘与哮喘治疗中重用细辛的用法，完全是受张仲景学说中科学理论所启发，再结合现代中药药理研究结果而形成的。另外，临床使用细辛，必须特别注意的是，现代中药药理研究证实，其粉末之毒性，相当于煎剂的 5 倍。故临床大剂量使用时，切不可"单用末"冲服，医圣张仲景配用细辛诸方中，未有一方是"单用末"冲服者，此为后人临证用细辛之明鉴。细辛应与其他药物相伍配用煎服为妥，可同煎服，切不可后下用之，若量重过 10 g 以上，则应先煎、久煎，挥发其毒性，严防中毒、造成不必要的医疗事故。

四、 治疗老年咳喘病经验

慢性支气管炎、支气管哮喘、慢性阻塞性肺疾病是老年人常见的慢性呼吸道疾病，属中医"咳喘"范畴，临床以病情复杂、经久不愈、容易复发为特点，其严重危害着老年人的生命健康。邱志楠通过多年的临床实践，在治疗老年咳喘病方面积累了丰富的经验，并取得良好的治疗效果。

1 治疗原则：注重扶正祛邪并举

老年咳喘患者由于长期咳喘不愈，正气虚损，加之年事已高，若治疗上攻伐太过，患者难以耐受；而病邪内蕴，久伏不出，单纯补益，又恐助邪气焰。针对本病虚实夹杂的病机，邱志楠指出，治疗老年咳喘必须扶正祛邪并举，方可事半功倍。这是邱志楠临床治疗一贯坚持并行之有效的治疗原则，具体使用中有两个要点。

1.1 攻补兼施宜分主次缓急

攻补是针对不同病情所采用的两种不同治法，看似对立，若能合理应用，两者便会组成有机统一体。咳喘初起，邪气方盛，正气尚充，应以祛邪为主、扶正为辅；病情迁延，邪正相持，宜扶正祛邪并重；迁延日久，正气虚损较甚，则以扶正为主、祛邪为辅。亦有咳喘初起，但患者正气已衰，抗邪无力，扶正为急，则宜扶正为主、祛邪为辅；或患病虽久，患者体质尚健，扶正为缓，仍可祛邪为主、扶正为辅。总之，无论病情如何复杂，追根溯源，总由邪盛正衰引起，所以依据患者具体的病情和体质，权衡利弊，以确立扶正、祛邪度量，达到"祛邪不伤正，扶正不留邪"。

1.2 扶正固本以补脾肾为要

邱志楠指出，老年咳喘患者以脾肾虚损为本，扶正固本以补脾肾为要。脾属土，肺为金，两者为母子关系，培补脾土则能使肺金健旺；且"脾主运化水湿，为生痰之源"，健旺脾土，则水湿运化通调，痰饮无由生成。对肾与肺的关系，邱志楠认为"久病入肾，久咳而肾必虚"。《黄帝内经》曰

"肾主纳气"。长期咳喘者，肾气渐衰，日久失于摄纳，临床常见呼多吸少，看似肺病，实与肾虚不摄有关。认识到咳喘正虚的根本，通过补益脾肾，使肺金健旺，气机通畅，痰饮无犯，而咳喘自平。临床中，邱志楠善用四君子汤以补脾土，而补肾则喜用制附子、淫羊藿，通过温补肾阳以补肾气，临床使用取得良好疗效。

2 临床验方：善用五子利水平喘

五子汤是邱志楠临床治疗老年咳喘病极具心得的验方，由紫苏子、白芥子、莱菔子、葶苈子、车前子五味药组成。该方由三子养亲汤演化发展而来，但治疗范围更广，临床疗效更高。方中白芥子温肺行气、快膈消食，紫苏子降气行痰，莱菔子消食导滞、行气祛痰。此三药为化痰消食而设，医者亦多识此法。而葶苈子、车前子利水平喘是该方画龙点睛之笔。

邱志楠认为，长期咳喘者，尤其老年患者，水饮犯肺是致病重要一端。《素问·示从容论》曰："咳喘者，是水气并阳明也"，又云"颈脉动喘疾咳，曰水"，均指出水饮为患是致咳喘的重要病因。喻嘉言《医门法律》指出："咳嗽必因之痰饮……不去支饮，其咳永无宁宇矣。"张仲景《金匮要略·痰饮咳嗽脉证并治》云"咳家，其脉弦，为有水，十枣汤主之"，提出应用利水平喘的方法治疗咳喘病。邱志楠受此启发，结合多年临床用药经验，选用葶苈子、车前子二味，于化痰消食外兼具利水平喘之功。《本草纲目》中"葶苈子……然肺中水气膹满急者，非此不能除……"。《神农本草经》"车前子：……利水道小便……"临床使用此二者利水平喘力佳。邱志楠临床使用该方加减治疗老年咳喘病每获良效，尤其是应用于慢性咳喘之急性发作时，效果尤佳。

3 用药特色：药量偏重、灵活变通

邱志楠临床用药别具特色，自成一家。主要特点为：①药量偏重。邱志楠提到"用药如用兵，欲达良效，使药力深及病所，药量须大"，尤其是陈年痼疾，用药若轻，如隔靴搔痒，非大剂不能见效，故邱志楠常用白芥子、淫羊藿、乌梢蛇 30 g，细辛用到 10～15 g，一般 1～3 剂即见效。②灵活变通。邱志楠强调用药应因人因病制宜，体质虚弱者药量宜轻，体质壮实者药量宜重；男性患者药量大于女性患者；疾病新起，药量宜重，以达速战速决之效；迁延不愈，病势缠绵，宜缓缓图之，药量宜减。所谓"医者用药，存乎一心"。

五、 典型病案

肾虚痰喘案 1 （支气管炎）

姓名：李某　　　性别：男　　　年龄：40 岁　　　发病节气：秋分

[初诊]

主诉：咳喘 5 天。

现病史：平素嗜烟酒，久嗽多年，今感受冬温，发热喘咳，经某医院治疗 5 天，热稍降而喘咳甚。刻诊：病者形体尚健，低热（37.8 ℃），咳嗽，气喘，痰稠而黄，喉中痰鸣，胸膈闷瞀，双下肢酸软无力，夜尿较前增多，4～5 次/晚。心烦少寐，口干渴，溺黄短。舌苔微黄，脉浮滑数。

既往史：无特殊。

体格检查：双肺呼吸音增粗，未闻干湿啰音。

中医诊断：咳嗽。

证候诊断：痰热互结，郁于肺脏。

西医诊断：支气管炎。

治法：清热化痰，泻肺平喘。

处方：千金苇茎汤加减。苇茎 10 g，桃仁 10 g，冬瓜仁 20 g，桔梗 10 g，远志 12 g，知母 15 g，地龙 15 g，浙贝母 10 g，酸枣仁 30 g，青天葵 10 g。4 剂，水煎服。

[复诊]

药后热退，脉和，喘平气顺，下床走路有力，夜尿减少，唯久病痰嗽未除，胃纳不佳，嘱其戒烟酒，常服二陈汤合龙蛇散加砂仁、苍术，宿痰渐解。随访 2 年无复发。患者体质壮实，病显实证无疑，然其亦兼有双脚酸软、夜尿频多等肾虚不足之象。从其整体体质来看，实证占主要方面，况病者痰液壅盛，过早过重补益，反而会滋生痰湿，壅滞不化。故治疗以千金苇茎汤清肺中痰热，病邪一去，虚象自复。善后以化痰类之二陈辈，更辅以龙蛇散剔除顽痰，以收痊愈之功。

【按语】《黄帝内经》谓老年则五脏虚衰，故痰嗽喘咳乃肺、脾、肾三脏虚衰使然。肺主气，虚则宣肃之令不行，津不流布而为痰饮。脾主运，虚则运化失职，湿聚为痰。肾主五液，虚则五液失司，凝为痰饮，故痰饮乃由虚生实，实证又反而损及脏器，加重其虚，故治痰饮喘咳，须权衡虚实，孰轻孰重，不能蛮补。

肾虚痰喘案2（支气管炎）

姓名：陈某　　性别：男　　年龄：75 岁

[初诊]

日期：2010 年 4 月 14 日。

主诉：反复咳嗽 12 年，气促 2 天。

现病史：患者 12 年前开始出现咳嗽，早上咳嗽较多，痰少色白，每年季节更替发作，咳嗽加重，多家医院门诊诊治，诊为"慢性支气管炎"，口服抗生素、茶碱、化痰药等治疗，症状仍反复。近 2 天患者出现气促，为求中医调治，遂于 14 日来诊。咳嗽少，气促，活动后明显，痰多色白微黄，伴有胸胀闷，无发热，胃纳一般，二便调。舌淡红，苔少，脉弦滑。

既往史：否认高血压及糖尿病等病史，吸烟史 30 余年，已戒烟 10 年。否认药物及食物过敏史。

体查：神志清晰，形体偏瘦，慢性病容，体态自如。肋间隙增宽，双肺呼吸音粗，双下肺可闻及少许痰鸣音。腹部未见异常体征，双下肢未见浮肿。

西医诊断：慢性支气管炎。

中医诊断：咳嗽。

中医辨证：痰浊阻肺，肺肾两虚。

治法：化痰止咳，补益肺肾。

处方：炙麻黄 5 g，紫苏子 15 g，紫菀 15 g，北杏仁 15 g，黄芩 15 g，浙贝母 10 g，蒲公英 15 g，蛤壳 15 g，桃仁 15 g，旱莲草 15 g，紫河车 5 g，淫羊藿 15 g，山茱萸 15 g，瓜蒌皮 15 g，甘草 5 g。4 剂，4 碗水煎至 1 碗半，分两次服。

[二诊]

4 月 18 日，患者气促明显好转，咳嗽少，有痰黏稠难咳，色白，无发热，少许鼻塞，胃纳可，大小便调，舌淡红，苔白，脉弦滑。查体：双肺呼吸音粗，未闻干湿啰音。中药守上方去蛤壳、北杏仁，加辛夷花 15 g，苍耳子 15 g。继续服药 4 剂，煎服法同上。穴位贴敷治疗，选肺腧、肾腧、足三里。

患者服药 4 剂后，无咳嗽，气促微，胃纳可，大小便调，随后患者没有气促均在上方基础上加减调治。

【按语】本例咳嗽，属顽咳之类。咳嗽日久，耗伤肺气，导致肺气虚，肺虚日久，金不生水，导致肾气虚，形成肺肾两虚，肺虚日久，子盗母气，导致脾虚，导致肺脾肾三脏虚损，水液输布失司，水湿内停，聚而成痰。如《景岳全书·杂证谟》云："五脏之病，虽俱能生痰，然无不由乎脾肾，盖脾主湿，湿动则为痰；肾主水，水泛亦为痰。故痰之化无不在脾，而痰之本无不在肾。所以凡是痰证，非此则彼，必与上脏有涉。"痰浊阻滞，气机不畅，出现咳嗽、胸闷、痰多；肾气不足，肾失纳气，而见气短、喘促。临证时运用淫羊藿、紫河车、山茱萸滋补肾精，温壮肾阳，培补先天之肾阴肾阳，以激发人体原动力，兼以温化、清化痰浊之药，注意久病入络，久病必瘀，加以桃仁化瘀化痰，痰瘀互治。

本例重视痰的治疗，因为痰在本病的发生、发展及其变化中具有重要意义。痰证的治疗一般以燥湿化痰、清热化痰、温化寒痰、理气化痰等法，临证时对于慢性呼吸疾病更要重视补肾化痰之法，因为"肾为痰之根"，因此紫河车的运用对于老年慢性呼吸疾病具有较好的临床意义，临床取得较好疗效。辅以肺腧、肾腧、足三里等穴位中药贴敷，体现了中医内外同治、综合调理的特色和优势。

老年风热夹痰（支气管炎）

姓名：王某某　　性别：女　　出生日期：1933 年 5 月 16 日

[初诊]

日期：2012 年 9 月 1 日。

主诉：咳嗽咯痰 3 个月余。

现病史：约 3 个月前开始反复咳嗽咯痰，曾应用抗菌素（"先锋 4 号"、"先锋 6 号"、诺氟沙星等口服），病情反复不愈。现症见咳嗽咯痰，痰白，黏腻不爽，喉痒，胸闷，胃纳尚可，二便尚调。舌质红，苔黄腻，脉滑数。

既往史、过敏史：无特殊。

体格检查：神清，双肺呼吸音增粗，未闻干湿啰音，腹软，全腹无压痛，肝肋下未及。

辅助检查：血常规正常，胸部 X 线检查提示：支气管炎征象。

中医诊断：咳嗽。

证候诊断：风热夹痰，肺气失宣。

西医诊断：支气管炎。

治法：疏风清热，宣肺化痰。

处方：蝉蜕 6 g，僵蚕 10 g，前胡 10 g，北杏仁 10 g，白前 15 g，黄芩 15 g，柴胡 15 g，法半夏 15 g，郁金 10 g，枳壳 9 g，桔梗 9 g，生甘草 9 g，射干 15 g。4 剂。

[二诊]

患者咳嗽已大减，痰白量少，咽痒少，胃纳欠佳。原方去射干、僵蚕，加麦芽 30 g，莱菔子 10 g，淫羊藿 15 g，7 剂而愈。

【按语】耄耋之年，中气早虚，脾胃施运失职，痰饮内生，复感外邪，更兼邪滞肌肤，表里同病，宗经旨"急则治其标"，治当先轻宣肺气、肃肺化痰，咳嗽咯痰症状缓解，继因当转入温补脾肾巩固疗效。

风热咳喘案（支气管炎）

姓名：沈某某　　性别：男　　出生日期：1947 年 3 月 20 日

发病节气：小寒

[初诊]

日期：2013 年 1 月 5 日。

主诉：咳嗽、咯痰 20 天，气喘 1 周。

现病史：患者 20 天前不慎受凉后出现恶寒、发热、咽痛、稍咳、咯痰，自服"百服宁"后热可退，但仍有咳嗽，1 周前出现气喘，逐渐加重，刻诊：咳嗽、咯痰、色白质黏，咯吐不畅，无发热、怕冷，咽痒，胸闷，气喘动后尤甚，纳差，大小便正常，舌质淡红，苔淡黄腻，脉弦数。既往有 10 余年慢性咳嗽史，已戒烟。

既往史：无特殊。

过敏史：无。

体格检查：两侧扁桃体切除，下咽部淋巴滤泡增粗，心率 92 次/分，律齐，无杂音，两肺未及明显干湿啰音。

辅助检查：全胸片示：两下肺纹理增多。血常规示：白细胞计数 $9.1 \times 10^9/L$，中性粒细胞 75%。

中医诊断：咳嗽。

证候诊断：风热犯肺，肺气失宣。

西医诊断：支气管炎。

治法：清热化痰，止咳平喘。

处方：麻杏石甘汤加减。生石膏 30 g，桑白皮 15 g，杏仁 10 g，炙紫菀 10 g，生甘草 5 g，炙麻黄 5 g，炙地龙 10 g，马兜铃 5 g，黄芩 10 g，鱼腥草 30 g，姜半夏 10 g，炙百部 10 g。7 剂。

[复诊]

患者服用上方 7 剂后，症状好转，气喘顿平，原方加减继服 14 剂后，告愈而归。

此例咳嗽、气喘加重1周，因由风寒入里化热，肺气失宣。用麻杏石甘汤清泄肺热，配黄芩、鱼腥草、马兜铃以增强清热药效；百部、半夏既能化痰止咳又能敛肺平喘；地龙与百部合用以解痉止咳，使肺气得宣；咳嗽明显减轻，痰热得到清除，气喘好转。

【按语】 急性支气管肺炎属中医"咳嗽""喘证"范畴，肺炎喘嗽病变部位主要在肺，感受风邪，首先会侵犯肺卫，致肺气闭郁，清肃之令不行，而出现发热、咳嗽、气促、痰壅、鼻煽等症状。其病机关键是肺气闭郁，邪热闭肺，痰是其病理产物，常见痰热胶结，阻塞肺络，亦有痰湿阻肺者，肺郁闭可使痰阻加重，痰阻又进一步加重肺郁闭，加重病情。治疗以化痰开肺、止咳平喘为基本治则。方选用麻杏石甘汤加减。麻杏石甘汤中，麻黄发汗平喘，杏仁止咳平喘，石膏清热泻火，甘草止咳润肺，四药合用辛凉宣肺、清热化痰、止咳平喘。该方针对病机而设，所以疗效确切。

风寒束肺案（支气管炎）

姓名：卜某某　　性别：女　　出生日期：1962 年 12 月 14 日

[初诊]

日期：2010 年 4 月 2 日。

主诉：恶寒发热1个月，咳嗽2周。

现病史：1个月前受凉后恶寒发热，鼻塞流清涕，咽痒咳嗽痰少。西医予以口服泰诺、阿莫仙、急支糖浆等治疗。2周后外感症状消除而咳嗽却加重，日夜不止，迎风遇寒则咳剧，痰少，仅见少量白黏痰，四肢酸楚乏力，胃纳差。舌苔薄白，脉浮。

既往史：无特殊。

体格检查：双肺呼吸音增粗。

辅助检查：X 线胸片示两肺纹理增强。

中医诊断：咳嗽。

证候诊断：风寒束肺。

西医诊断：支气管炎。

治法：疏风散寒，宣肺止咳。

处方：鱼腥草 30 g，北杏仁 10 g，浙贝母 10 g，川贝 10 g，荆芥 10 g，桔梗 10 g，甘草 10 g，前胡 15 g，枇杷叶 20 g，紫苏叶 10 g。7 剂，每日 1 剂，煎服。

[复诊]

服至 4 剂量时咳嗽已止，X 线胸片复查示正常。

【按语】急性支气管所致咳嗽，经辨证治疗后肺气宣通，则咳嗽自止。若治疗不当，饮食不慎，护理不周，有部分患者遗留咳嗽而成顽咳，有因咳而遗溺者。此症虽小恙，却十分痛苦，治疗亦非易事。析其因，多系风寒或风热郁闭于肺，肺失宣发而咽痒，则咳嗽必作，故消除咽痒为治疗之切入点。治法是宣肺祛邪、条畅肺气、清肺止咳。方中鱼腥草长于清热解毒，现代药理提示具有抗菌、抗病毒药效，为清肺祛痰止咳之良药；配以荆芥，能疏风散表，除咽痒，止咳嗽；桔梗、甘草保护咽喉气管黏膜，可利咽止咳；川贝、浙贝母合北杏仁、枇杷叶可清肺润肺，祛痰镇咳；前胡合桔梗，一升一降，开阖肺气，有镇咳之功。若风寒犯肺可加紫苏叶，不仅可外解风寒，而且可减少支气管分泌物，缓解支气管痉挛而止咳；风热犯肺可加黄芩、知母，可加强清肺止咳作用。

外寒内热案（支气管炎）

姓名：唐某某　　性别：女　　出生日期：1976 年 12 月 16 日

[初诊]

日期：2011 年 8 月 23 日。

主诉：咳嗽、胸闷 1 个月。

现病史：患者 1 个月前不慎受凉出现鼻塞、头痛，继而发热、咳嗽、胸闷、周身疲乏，曾在城区某医院住院治疗，诊断为急性支气管炎，给予中西药治疗（青霉素、红霉素、清开灵、中药等不详）后上症有所减轻，但咳嗽未减，以夜晚、晨起为甚，后到我处求中医诊治。证见：面色略苍白，神疲，表情痛苦，咽痒，咳嗽、胸闷、气喘、痰稠色黄，伴口苦干、喜饮、胃纳差、多汗，不恶寒，大便时溏。舌红、苔黄腻，脉滑数。

既往史：无特殊。

体格检查：体温 36.8 ℃，听诊双肺可闻及干性啰音；心率 72 次/分；血常规示：白细胞计数 1.7×10^9/L，中性粒细胞 78%，淋巴细胞 46%。

辅助检查：胸片示双肺纹理增粗、增多。

中医诊断：咳嗽。

证候诊断：风寒外束，痰热内蕴。

西医诊断：急性支气管炎。

治法：外散风寒，内清痰热。

处方：泻白散加减。桑白皮 15 g，鱼腥草 30 g，紫苏子 10 g，款冬花 10 g，白果 10 g，麻黄 4 g，地骨皮 10 g，牡丹皮 10 g，前胡 10 g，法半夏 10 g，黄芩 10 g，桃仁 10 g，紫菀 10 g，炙百部 10 g，荆芥 10 g，薄荷 10 g，枳壳 10 g，桔梗 10 g，川贝母 10 g，知母 10 g，橘红 10 g。连服 15 日，每日 1 剂，水煎服。

［复诊］

上症消失，复查血常规及 X 线胸片检查正常，后以百合固金汤调服，随访未复发。

【按语】急慢性支气管炎属中医"咳嗽""咳喘"等病范畴。肺居上焦，为娇脏，不耐寒热，外邪侵袭，易受之；肺气宜宣、宜降，具有通调水道功能，与大肠职司互表里，故外感风寒、风热侵入肺经，阻闭肺络，邪郁发热，失其正常清肃而发病。肺气郁闭为其基本病机，痰是其主要病理产物。治疗须内清肺热，外散风邪，宣肺平喘，化痰理气。

方中桑白皮、地骨皮、牡丹皮泻肺清热；麻黄散邪；白果以敛肺气；紫苏子、北杏仁、半夏、款冬花、前胡、橘红降气平喘，止咳化痰，调通水道，使痰无所生；黄芩、鱼腥草清肺泻肺热；荆芥、薄荷散风解表；桔梗、枳壳宣肺气；紫菀、百部润肺降气。全方可清肺热、散风邪、宣肺、止咳、化痰，可明显缩短病程，促进康复。此方中的麻黄、薄荷、知母、黄芩、鱼腥草、牡丹皮等药物，在现代药理研究中对细菌、病毒具有抑制或杀灭作用，可减轻抗生素的用量及不良反应。外感咳嗽初期以感受风寒者居多，如张景岳《景岳全书》中所指出"六气皆令人咳，风寒为主"。程钟龄《医学心悟》强调"咳嗽之因，属风寒者，十居其九"。尤其随着现代生活消费水平的提高，夏季空调的广泛使用和冷饮食品的供应增多，外感咳嗽由于寒（风）邪致病者所占比例将会进一步攀升，这一点当引起中医临床工作者注意，风寒外侵，逐渐亦会入里化热。

肺虚痰热案（支气管扩张）

姓名：黄某某　　性别：女　　出生日期：1973 年 4 月 16 日
发病节气：立夏

［初诊］

日期：2014 年 5 月 12 日。

主诉：咳嗽、咯黄痰1周。

现病史：1周前着凉后出现咳嗽，咯黄痰，无咯血，早晚咳痰较多，色黄或黄绿。咯痰后觉呼吸顺畅。神疲，乏力，食欲减退，消瘦。舌淡红、苔黄、脉滑。

既往史：支气管扩张。

过敏史：无。

体格检查：神疲，杵状指。

中医诊断：咳嗽。

证候诊断：肺虚痰热。

西医诊断：支气管扩张并感染。

治法：清热化痰，温肺止咳。

处方：姜半夏15 g，山茱萸15 g，仙鹤草15 g，紫河车15 g，辛夷花15 g，五味子10 g，炮附子10 g，黄芩15 g，酸枣仁15 g，薄荷10 g，白芷15 g，苍耳子15 g，薏苡仁15 g，苇茎15 g，乌梢蛇15 g，冬瓜仁15 g。7剂，水煎服。

［**复诊**］

痰减，咳嗽，舌淡红苔黄脉滑。

处方：丹参15 g，紫河车15 g，山茱萸15 g，酸枣仁15 g，仙鹤草15 g，陈皮10 g，黄芩15 g，辛夷花15 g，地骨皮15 g，桑白皮15 g，炙甘草10 g，盐蛇15 g，姜半夏15 g，炙麻黄10 g，淫羊藿15 g。7剂，水煎服。

［**三诊**］

药后症状改善，尚间有痰咳，舌淡红，苔黄，脉滑。予下方调理善后：紫河车15 g，炙甘草10 g，盐蛇15 g，黄芩15 g，辛夷花15 g，地骨皮15 g，桑白皮15 g，陈皮10 g，五味子10 g，姜半夏15 g，丹参15 g，炙麻黄10 g，淫羊藿15 g。7剂，水煎服。

【按语】邱志楠立足于内经阴阳之道，阴为阳之基，阳为阴之用，从阴阳互根互用的基本关系去理解朱丹溪"阳有余阴不足论"的"阴"和"阳"。调和阴阳，关键是要从"阳"着手，使"阳生阴长"，才能"阴阳自和"。肾藏元阴元阳，一身脏腑经络之阴阳均由此化生。从"阳生阴长"可体现出阴阳关系中阳的主导，必先有"生"，才能有"长"。在阴阳失调的状态下，首先必须调动和振奋阳气。"本虚"在慢性或反复发作性肺系疾病中的重要意义。顽喘、顽咳、顽哮等慢性肺病都存在"肺虚夹邪"的基本病机，无论是急性发作期，还是缓解期或迁延期，扶正补虚之法应贯穿整个治疗过程，而不是到了缓解期或对久病、年老患者才用补法。扶正固本以补益脾肾为要，"温补肾阳"在慢性肺病中医治疗中的作用特别值得注意。在慢性肺系疾病的治疗中，"祛邪"以治痰饮为要，须兼调理气血。温化之法应贯穿治痰过程始终，即使出现"痰热"也不可肆用寒凉。咳喘或哮病在急性发作期时常有白黏痰或兼黄脓痰，但痰热为标，肺虚为本，仍应坚持以温为主的原则。

老年咳喘案1（慢性阻塞性肺疾病）

姓名：邓某某　　性别：女　　年龄：77岁

[初诊]

主诉：反复咳喘30年，浮肿3年，加重4周。

诊见：神疲乏力，咳嗽咯痰，痰黄白黏稠、量少难咯，时有心悸，喘促，呼多吸少，胃纳差，腹胀不舒，下肢浮肿，按之凹陷难复，大便干硬难排，小便色黄量少，舌红苔黄，脉滑数，无咯粉红色泡沫痰，无发热恶寒。

辅助检查：X线胸片示：慢性支气管炎，肺气肿，右下肺感染。心电图示：心房纤颤，心肌劳损。

中医诊断：喘证。

证候：痰热蕴肺，肺脾肾虚。

西医诊断：慢性阻塞性肺疾病；支气管哮喘；慢性肺源性心脏病。

治疗方案：患者痰热蕴肺为标，肺脾肾三脏虚损为本。患者咳喘初起，痰热蕴肺为急、为重，故治疗原则祛邪为主，扶正为辅。

治法：清肺化痰，健脾利水。

处方：紫苏子15 g，白芥子15 g，莱菔子15 g，葶苈子15 g，法半夏15 g，黄芩15 g，神曲15 g，蒲公英30 g，车前子15 g，陈皮10 g，青天葵10 g，炙甘草10 g。3剂，水煎服。

[二诊]

患者症状改善，咯痰比较爽利，痰黄白量中，仍疲倦乏力，气促，活动后加重，胃纳转佳，肢体浮肿减轻，小便量增多，大便较干硬。舌淡红，苔薄黄腻，脉滑数。

治疗方案：患者治疗后症状改善明显，应守方治疗，但利水平喘之品考虑适当减量，以免过伤正气，同时酌加补益脾肾药物，扶正固本。

处方：紫苏子15 g，白芥子15 g，莱菔子15 g，车前子15 g，黄芩15 g，淫羊藿15 g，陈皮15 g，茯苓15 g，蒲公英30 g，青天葵10 g，葶苈子10 g，炙甘草10 g。3剂，水煎服。

[三诊]

患者症状明显缓解，呼吸平顺，活动后仍可见气促，时有咳嗽咯痰，痰白量少易咳，胃纳睡眠正常，二便调，肢体无浮肿，无心慌心悸，舌淡胖，苔薄白，脉细弱。X线胸片示：肺气肿，右下肺炎症大部分吸收好转。

治疗方案：目前病情基本得到控制和好转，患者由急性期转入缓解期，通过应用大量清热化痰、利水平喘药物，邪气转衰，扶正成为当务之急，通过补益脾肾，使正气来复，肺金健旺，而咳喘自平。

处方：制附子15 g（先煎），淫羊藿15 g，党参15 g，白术15 g，茯苓15 g，紫苏子15 g，白芥子15 g，莱菔子15 g，百部15 g，陈皮10 g，法半夏12 g，炙甘草6 g。6剂，水煎服。

随访：患者恢复情况良好，无咳嗽、喘促，生活已基本能够自理。

老年咳喘案2（慢性支气管炎）

姓名：王某某　　　性别：男　　　年龄：68岁

[初诊]

日期：2009年4月30日。

主诉：反复咳嗽10余年，气促10天。

现病史：患者于10余年前无明显诱因出现咳嗽，以早上为主，伴有咯痰，痰色白，无发热、气促，无夜间咳嗽。患者一直未系统治疗，每年均咳嗽间有发作。10天前，患者咳嗽增多，伴有气促，走路时亦觉得气促，静息状态下无气促，至外院就诊，诊为"肺炎"而入院治疗，经抗感染等治疗（具体不详）后，患者咳嗽好转出院。仍有气促，胸闷不适，遂来求诊中医。

症见：咳嗽少，气促，活动后尤甚，有痰色黄白，胃纳一般，疲倦，大小便调。舌淡红，苔白腻，脉滑。

既往史：否认高血压、糖尿病等。吸烟史51年，每天吸烟20支。否认药物及食物过敏史。

体格检查：神志清晰，面色微暗，形体偏瘦。咽部充血明显，胸廓对称，略显桶状，双肺呼吸音弱，未闻及干湿啰音。心率82次/分，律齐，各瓣膜区未闻及病理性杂音。腹部未见异常体征，双下肢无浮肿。

辅助检查：X线胸片：慢性支气管炎、肺气肿，肺大泡形成。

西医诊断：慢性支气管炎；慢性阻塞性肺疾病（待排）。

中医诊断：咳嗽（顽咳）。

中医辨证：痰湿阻肺，肺肾两虚。

治法：燥湿化痰，补益肺肾。

处方：二陈汤合三子养亲汤加减。法半夏15 g，陈皮15 g，茯苓15 g，紫苏子15 g，白芥子10 g，莱菔子15 g，炙麻黄10 g，款冬花15 g，百部15 g，盐蛇15 g，仙鹤草15 g，黄芩10 g，辛夷花15 g，山茱萸15 g，淫羊藿15 g，紫河车15 g，酸枣仁15 g，甘草5 g。4剂，水煎服，当天复渣一次。并劝其戒烟。

［二诊］

5月4日。服药后症状明显好转，咳嗽少，痰少，以早上为主，活动后气促减轻，胃纳可，眠可，大小便调，舌淡红，苔白，脉滑。药证相符，患者症状明显改善，在上方基础上去三子养亲汤加减：

法半夏15 g，乌梢蛇15 g，淫羊藿15 g，黄芩15 g，蒲公英15 g，辛夷花15 g，苍耳子15 g，桔梗10 g，山茱萸15 g，紫河车15 g，款冬花15 g，白芍15 g，炙麻黄15 g，仙鹤草15 g，酸枣仁15 g。4剂，煎服法同上。

［三诊］

5月9日。患者气促明显减轻，但仍有痰，痰少黏难咳，色微黄，胃纳可，大便不畅，舌淡红，苔腻黄，脉弦滑。服药后患者痰色变黄，大便不畅，考虑为淫羊藿、紫河车药性温补偏过。故而去上述二药加减：

苇茎15 g，桃仁15 g，冬瓜仁15 g，薏苡仁15 g，桔梗10 g，甘草5 g，辛夷花15 g，苍耳子15 g，法半夏15 g，盐蛇15 g，黄芩15 g，仙鹤草15 g，山茱萸15 g，酸枣仁15 g。4剂，煎服法同上。

［四诊］

5月25日。患者咳嗽极少，痰少色白，无气促，无胸闷，胃纳可，睡眠可，大小便调，舌淡红，苔腻黄，脉滑。查体：面色微红，双肺呼吸音弱，未闻干湿啰音。患者服药后症状基本消失，继以上方加减治疗：

苇茎15 g，桃仁15 g，冬瓜仁15 g，薏苡仁15 g，桔梗10 g，甘草5 g，辛夷花15 g，苍耳子15 g，法半夏15 g，黄芩15 g，仙鹤草15 g，山茱萸20 g，酸枣仁15 g。

随后患者再以补肾化痰方调治而愈，随访3月未再发咳嗽。

【按语】本例患者属咳嗽之顽咳范畴。患者久咳不愈，耗散肺气，金不生水，肺虚及肾，导致肺肾两虚。肺主气，主通调水道，肺气虚，通调水道失调，布津无力，而致水湿内停、聚而为痰。肾阳对水液有蒸腾汽化作用，肾虚对水液气化失调，水湿停聚而为痰。肾虚在痰的生成过程中起着关键作用。《医贯·卷四》云："盖痰者病名也，原非人身之所有。非水泛为痰，则水沸为痰，但当分有火无火之异耳。"肾寄元阴元阳，主司水液代谢，肾阴肾阳为五脏阴阳之根本，心、脾、肺脏也要源于肾气的温养，才能发挥作用。肾气亏虚，气化无力，开阖失司，水湿停聚，则水泛为痰，痰浊阻滞气机导致气机不利，肺失宣发和肃降，而出现咳嗽、胸闷。肾虚肾不纳气，而有动则气促。本例取得好的临床疗效，重要之处是重用了补肾类药物，其中山萸萸补益肝肾，紫河车大补肾精，淫羊藿补肾纳气平喘，三者均可激发人体免疫力，振奋肾中元阴元阳，起到补肾益肺作用。补肾同时，以二陈汤、三子养亲汤燥湿温化痰邪，起到标本同治之功，故而取得良效。

老年咳喘案3（慢性支气管炎）

姓名：李某某　　　性别：男　　　年龄：79岁

[初诊]

日期：2009年2月12日。

主诉：反复咳嗽、咳痰13年，加重2个月。

现病史：患者13年前无明显诱因出现咳嗽、咳痰，未系统诊治，发作时于当地医院或诊所就诊，考虑"支气管炎"，予对症处理后症状缓解，但仍有反复。2个月前患者咳嗽咳痰加重，随至门诊进一步诊治，刻下症见：咳嗽，咳痰、咯白色黏液泡沫痰，伴胸闷，气促，动辄加剧，胃纳差，舌淡、苔薄白，脉细弱。

查体：体温37.2 ℃，心率21次/分，P 96次/分，血压14/8 kPa，双肺呼吸音低，右下肺少许散在湿啰音。

辅助检查：X线胸片：双肺纹理增多，紊乱。血常规：白细胞计数4.7×10^9/L，中性粒细胞68.2%，红细胞计数4.19×10^9/L，血红蛋白计数135.9/L，血小板计数139×10^9/L。

西医诊断：慢性支气管炎。

中医诊断：咳嗽。

证候诊断：肺脾气虚，痰浊内阻。

治法：健脾养肺益肾，化痰止咳，纳气平喘。

处方：六君子汤合三子养亲汤加减。党参30 g，法半夏15 g，陈皮12 g，茯苓15 g，细辛15 g，紫苏子10 g，白芥子10g，莱菔子10g，辛夷花10g，北杏仁15 g，青天葵15 g，乌梢蛇10 g，酸枣仁10 g，甘草6 g。每日1剂，水煎服。

[复诊]

服药两周症状明显改善，咳嗽，咯白色泡沫痰减少，能步行上三楼，伴胸部满闷感，随症加减：

党参20 g，陈皮12 g，茯苓15 g，细辛15 g，紫苏子10 g，白芥子10 g，

莱菔子 10 g，辛夷花 10 g，北杏仁 15 g，山茱萸 15 g，乌梢蛇 10 g，酸枣仁 10 g，仙鹤草 15 g，紫苏梗 10 g，砂仁 10 g。7 剂。

继服 2 周，咳嗽、咯痰消失，静息状态无胸闷、气促，食欲正常，大便正常，随访半年未见复发。

【按语】 患者素有慢性支气管炎病史。邱志楠认为慢性支气管炎患者既往反复发作，病机为肺虚伏痰，外邪入内窜动伏痰，痰阻气道，激而为喘。久病及肾，金水不生，致肾不纳气而作喘。外为风寒之邪，故痰白有泡沫，湿阻中焦，气滞郁闭致胸闷不舒，湿浊亦困阻脾胃，脾虚不运则胃纳不佳。方予三子养亲汤合六君子汤健脾祛痰、标本兼治。二诊，患者以胸满为突出症状，为气机壅滞，予紫苏梗、砂仁等调气。该病例邱志楠抓住寒邪入肺这个特点，以"病痰饮者，当以温药和之"为纲，使用温肺祛寒之药而取效。

水气凌心咳喘案（慢性肺源性心脏病）

姓名：凌某某　　性别：女　　出生日期：1937 年 12 月 13 日

发病节气：秋分

[初诊]

日期：2012 年 9 月 23 日。

主诉：气促 6 年，加重伴双下肢浮肿 1 周。

现病史：反复气促 6 年，近 1 周咳嗽、咯痰加剧，白色泡沫状痰，痰量较多，咳嗽以夜间明显，不能平卧，伴胸闷，胃纳差，四肢冷，夜寐欠佳，口干不欲饮，大便次数增多，每天 2～3 次，尿少，双下肢浮肿。舌质淡胖，苔薄微腻，脉弦数。

既往史：慢性心脏病史 6 年余。

过敏史：无。

体格检查：血压 105/75 mmHg，神清，呼吸急促，20～25 次/分，睑结膜水肿，唇色发绀，桶状胸，两肺呼吸音低，可闻及哮鸣音和湿啰音，心率 120 次/分，律齐，腹软，全腹无压痛，肝肋下未及，双下肢中度凹陷性浮肿。

辅助检查：无。

中医诊断：喘证。

证候诊断：气虚血瘀，水气凌心。

西医诊断：慢性肺源性心脏病，慢性心功能不全，心功能 Ⅱ 级。

治法：温阳益气，利水平喘。

处方：黄芪30 g，党参15 g，淡附子10 g，桂枝6 g，苍术15 g，白术15 g，猪苓30 g，茯苓30 g，葛根15 g，川芎15 g，淮牛膝30 g，桃仁10 g，红花9 g，赤芍15 g，白芍15 g，丹参30 g，当归15 g，炒葶苈子15 g，炒苏子15 g，炒莱菔子15 g，忍冬藤30 g，夜交藤30 g。7剂。

[复诊]

药后夜咳缓解，夜能平卧，夜寐改善，胸闷气急明显减轻，纳可，肢暖，口微干，大便次数多，每天2次，成形，尿多，双下肢浮肿消退。舌质淡胖，苔薄，脉弦，查体：血压105/75 mmHg，神清，呼吸15次/分，睑结膜无水肿，唇绀（－），桶状胸，两肺呼吸音低，未闻及哮鸣音和湿啰音，双下肢浮肿（－）。续服前方7剂，症状平稳。

【按语】治疗水气凌心心衰患者的温阳法，需要达到温振元阳，而非单纯的温肺、温脾胃、暖肝，并非任何温药都能胜任，须用附子作主药。以邱志楠临床经验总结，其他中药不能代替附子温振元阳的作用，最好选安全、有效、无毒的熟附子，常用量为10～20 g。

伏风痰阻致哮案（支气管哮喘）

姓名：曾某某　　性别：男　　出生日期：2000年1月26日

发病节气：立冬

[初诊]

日期：2012年11月10日。

主诉：反复咳嗽、气喘4年，再发1个月。

现病史：4年来反复咳嗽、气喘，未系统诊治，1个月前感受风寒后，咳嗽、咳白痰症状加重，伴有气喘、鼻塞、流清涕，在社区医院予抗生素等治疗（具体不详），咳嗽、气喘未减，转诊我院。现症见咳嗽，咯痰白质稀量多，气喘夜间为甚，纳呆，夜寐烦，大便秘结，3日未行。查体神清，面色苍白，唇色淡红，咽稍红，舌淡红苔腻微黄，脉弦数。

既往史：哮喘病史4年，不规则用药。

过敏史：尘螨过敏。

体格检查：双肺可闻及散在哮鸣音，心腹（－）。

辅助检查：肺功能检查支气管激发试验（＋）。

中医诊断：哮病。

证候诊断：伏风痰浊阻肺。

西医诊断：支气管哮喘。

治法：祛风剔痰，止咳平喘。

处方：防风5 g，荆芥10 g，细辛6 g，乌梢蛇10 g，紫河车10 g，山茱萸15 g，法半夏10 g，仙鹤草10 g，莱菔子10 g，白芥子10 g，紫苏子10 g，酸枣仁20 g，4剂，每日1剂，煎服。嘱清淡饮食，忌油腻、熏烤、生冷瓜果、海鲜及平素易过敏的食物。

［复诊］

1剂药后患儿呕吐大量痰涎，4剂后咳喘大减，肺部哮鸣音已无，纳增，寐转安。继续守方治疗，用天龙咳喘灵胶囊善后，随访半年未复发。

［临证心得］患儿素有伏痰在里，遇风寒引动痰饮，肺气失宣，发为咳喘，因常用抗生素苦寒攻伐脾胃，阳气折损，故面色苍白、纳呆、便秘，脾胃不能化生气血，心无所养而寐差，大肠失于濡养则便秘，舌淡苔腻为脾虚痰盛之症。方中防风、荆芥疏散风邪，更兼乌梢蛇搜风剔络，合而消散内外一切风疾共奏解痉平喘之功。细辛、法半夏温化燥化伏痰，莱菔子、白芥子、紫苏子三子化痰降气、使肺脏气机上下通达。紫河车甘温血肉之品，能补养肺气，纳气平喘，为哮喘治疗之首。选扶正之药，山茱萸滋肾纳气，扶正而不恋邪；仙鹤草又名"脱力草"，古代常用治体倦虚劳，现代药理也提示其有增强细胞抵抗力之功；上药合而扶助肺脏、固益肾元。又益以酸枣仁酸温收涩耗散之肺气。药后肺之阳气恢复，通达上下，故涌吐大量痰涎，是机体祛痰外出的表现，疗效甚佳。

【按语】治疗哮病，尤其是顽喘，需注重伏风与宿痰的病机。搜风通络之药大多可治伏风。哮喘为顽痰伏肺，新感引动宿痰，阻于气道，气痰交迫而发作。旧有外风，因当时肺中阳气旺盛，留潜络道，伺人之阳气不足，与新感风邪合而致病。两风相煽助长哮证的发作。伏风与宿痰相兼夹，潜藏于络脉之中，非一般之草本风药如紫苏叶、荆芥、防风之辈所能疏泻，蛇、虫、蜂、蝎等虫类，善于走窜，别除络脉之风，能更有效地缓解哮喘症状。

遵照"形不足者，温之以气"之旨，临床可选用紫河车、山茱萸、黄精、淫羊藿充养肾气，贯穿于哮喘治疗始终，以冀恢复卫外祛邪之力。缓解期尤其需要着重培养肾气，常配伍邱志楠创制的"天龙咳喘灵"长期治疗，临床证明能减少哮喘发作次数，甚至痊愈。

顽咳案1（咳嗽变异性哮喘）

姓名：梁某　　性别：男　　出生日期：1976年11月7日

发病节气：春分

[初诊]

日期：2013年3月31日。

主诉：咳嗽2年余。

现病史：近2年间断出现咳嗽、胸闷，以入夜、清晨明显加剧，当地医院诊断为"咳嗽变异型哮喘"，多方治疗效果欠佳。现顿咳、夜间咳频，甚至不能平卧，咽痒，自觉呼吸不畅，咯少量白黏痰，寐欠安。舌红绛，脉弦细。

既往史：无特殊。

过敏史：无。

体格检查：无特殊。

辅助检查：无。

中医诊断：顽咳。

证候诊断：风邪入肺。

西医诊断：咳嗽变异型哮喘。

治法：宣肺疏风，温肾固卫。

处方：炙麻黄6 g，北杏仁10 g，生石膏30g（先煎），法半夏10 g，茯苓10 g，瓜蒌皮15 g，地龙10 g，僵蚕10 g，丹参30 g，黄芩10 g，蝉蜕6 g，淫羊藿10 g，山茱萸15 g，甘草6 g，水煎服，每日1剂，7剂。

[复诊]

服药7剂后，症状明显改善后继续服药，已愈未发。

[临证心得] 咳嗽变异型哮喘属于中医"咳嗽"范畴，风、痰、瘀是其发病主要病理因素。风邪"善行而数变，风盛则挛急"，虫类药有入络搜风的功效，配合少量疏风药如荆芥等，以疏风解痉，常用药有荆芥、僵蚕、蝉蜕、北杏仁、炙麻黄。痰、瘀邪蕴于肺，壅阻肺气，肺失肃降，不能布散津液，以致津液凝聚成痰，伏藏于肺，瘀血痰湿凝滞脉络，痰瘀互结而胶结难解，非一般的祛痰活血药所能及。加用具有轻清灵动之性的虫类药蝉蜕、僵蚕、地龙等，佐以少量活血药丹参、桃仁等，可入络搜剔，祛除宿痰凝瘀，使肺络通畅。方中炙麻黄、北杏仁宣肺降气、止咳平喘，为君药；生石膏、黄芩清肺泻热，法半夏、茯苓、瓜蒌皮健脾燥湿化痰，共为臣药；僵蚕、地龙清热疏风解痉，丹参活血化瘀为佐药；淫羊藿、山茱萸温肾固卫，甘草调和诸药，为使药。全方清肺平喘，疏风解痉，活血化瘀，标本兼治。

【按语】风邪是本病证发生、发展和演变过程中的主要致病因素之一，而痰饮是其中的一个触发因素。《素问·太阴阳明论》云"伤于风者上先受之"。《医学入门》咳嗽总论中"风乘肺咳，则鼻塞声重，口干喉痒，语未竟而咳"。病机为外感失治，邪内伏于肺络（包括风、气、燥、瘀等），肺气失宣，气道挛急所致。风动气逆、气急瘀阻是咳嗽变异性哮喘的病理特征，与现代医学认为咳嗽变异性哮喘是由多种炎症细胞、炎症介质、细胞因子共同参与、相互作用所致的慢性非特异性炎症的病理基础相吻合，其间接表现为气道高反应性。

顽咳案 2（喉源性咳嗽）

姓名：王某某　　性别：男　　出生日期：1952 年 6 月 13 日

［初诊］

日期：2009 年 2 月 21 日。

主诉：咳嗽 3 个月余。

现病史：患者诉 3 个月前不慎伤风感冒，继则咳嗽，先后使用青霉素、卡那霉素、鱼腥草注射液等，口服先锋霉素及咳必清、咳特灵、甘草合剂等皆无效。现症见阵发性咳嗽，喉痒则咳，咳声高亢，夜间尤甚，痰黏少，口干咽燥。舌淡红、苔薄白，脉细。

既往史：无特殊。

体格检查：咽后壁色赤。

辅助检查：无。

中医诊断：顽咳。

证候诊断：风燥未除，肺失宣降。

西医诊断：喉源性咳嗽。

治法：祛风利咽，清热润燥、宣肺止咳。

处方：荆芥 10 g，橘红 10 g，前胡 12 g，百部 12 g，紫菀 12 g，桔梗 15 g，甘草 5 g，北沙参 12 g，木蝴蝶 10 g，细辛 3 g，麦冬 15 g。水煎服，每日 1 剂。

［复诊］

2 剂症状明显减轻，续服 6 剂愈。

【按语】前人论治咳嗽甚多，然于久咳临床获效非易。近年气候变迁、大气污染加重，本病发病率持续上升。长期咳嗽者咽部常常充血，多呈暗红，与外感风热有所不同，若误用或过用苦寒，则其咳愈甚。

治疗喉源性咳嗽，外感已除，寒热之证不显，宜用温润和平、不寒不热之品，拟加味止嗽散。紫菀、百部味苦性温质润；款冬花辛温，皆可润肺止咳；紫菀、款冬花兼辛味，百部兼甘味，其性温而不热不燥、润而不寒不腻，新久咳嗽皆可应用，三药虽性平和，但仍偏温，配甘寒之桑白皮、苦寒之黄芩、苦平之炙枇杷叶，以清肺化痰；白前、桔梗性平味辛，均可止咳化痰，然桔梗升提肺气，白前降肺气，一升一降，使宣肃有降，佐以北杏仁宣肺祛痰止咳；陈皮理气化痰，使气顺则痰出；细辛、荆芥散风解表使邪从表而出；木蝴蝶利咽；甘草缓急止嗽，与桔梗同用，又能利咽喉；山茱萸温肾固卫，扶正以祛邪。上药合用，温而不燥，润而不腻，苦不过寒，辛不过热，宣肃有权，咳嗽可止。

小儿痰热咳嗽案（支气管炎）

姓名：邓某某　　性别：男　　年龄：3 岁

[初诊]

主诉：咳嗽 10 天余。

现病史：患儿十余天来咳嗽，呈阵发性，咳声重浊，每于入睡前、醒后咳甚，喉中有痰，无喷嚏、流涕，无发热，自服头孢羟氨苄片、可待因止咳糖浆等药，效果不佳。症见咳嗽，咳声重浊，有痰色黄白，汗不多，手足心热，食欲可，晚间时有打鼾，大便干。

查体：舌红，苔中根部黄厚，指纹淡紫。两肺偶可闻及呼气性喘鸣音，咽腔暗红，双扁桃体Ⅱ度肿大。

实验室检查：外院喉镜示腺样体肥大。

西医诊断：支气管炎；腺样体肥大。

证候诊断：咳嗽之痰热闭肺。

治法：清热宣肺，化痰涤浊。

处方：苇根 15 g，冬瓜仁 10 g，薏苡仁 10 g，桃仁 5 g，桑叶 10 g，北杏仁 6 g，川贝母 5 g，黄芩 10 g，辛夷花 6 g，桑白皮 10 g，法半夏 6 g，甘草 5 g。

[二诊]

服药 5 剂后，咳止，食欲佳，夜间打鼾减轻，大便稍干，1～2 日一行，寐则汗出。咽不红，两肺呼吸音清，双手皮肤干燥。舌红，苔薄白。上方去桑白皮、法半夏等止咳化痰之品，加玄参 10 g 养阴润燥。

[三诊]

服药 7 剂后夜汗明显减少，未再打鼾，二便调。加减巩固治疗 14 日，病愈。随访半年未见再发。

【按语】 该患儿反复咳嗽、喉间痰鸣。如《类证治裁·肺痿肺痈》指："肺痈由热蒸肺窍，至咳吐臭痰，胸胁刺痛，呼吸不利，治在利气疏痰，降火排脓。"当以千金苇茎汤，加用黄芩、法半夏清肺化痰；桑白皮助苇茎宣发肺气，清开浊降；并辛夷花宣通鼻窍。方中合用桑杏汤，取其辛凉甘润之法，意在清宣温燥、凉润肺金，燥热清而津液复。二方合用，符合"治上焦如羽，非轻不举"的原则。二诊时酌加玄参生津润燥，以救热邪灼伤之肺阴，肺阴不伤，则肃降之功正常，津液得布，诸证自愈。

小儿咳嗽案（支气管炎）

姓名：刘某某　　性别：女　　年龄：8 岁

主诉：反复咳嗽半年余。

现病史：患儿近半年反复咳嗽，咳嗽以夜间为主，喷嚏、流涕频作，痰少不易咯出，曾经多家医院治疗，先后用过先锋霉素针、鱼腥草针及川贝止咳露、伤风止咳糖浆、急支糖浆等，未见好转。刻诊：面色萎黄，胃纳不振，二便尚调，舌苔白、脉细。

辅助检查：血常规：白细胞计数 $6.8 \times 10^9/L$，中性粒细胞 62%，淋巴细胞 34%，嗜酸性粒细胞 4%。胸部正位 X 片示：两肺纹理增粗。

治法：活血化痰，祛风止咳。

处方：炙麻黄 5 g，北杏仁 6 g，地龙 6 g，川芎 6 g，徐长卿 8 g，僵蚕 6 g，蝉蜕 6 g，姜半夏 6 g，陈皮 6 g，焦神曲 10 g，百部 6 g，紫菀 6 g。3 剂，水煎，每日 1 剂。

服药后咳嗽好转，仅晨起微咳，继服 4 剂咳已。随访半年未再复发。

【按语】 反复咳嗽的患儿，往往脾肺不足易感外邪，久而肺气不宣、肺失升降。方中地龙、川芎活血化瘀、解痉抗敏；麻黄、北杏仁宣肺平喘、抗敏解痉；僵蚕、徐长卿祛风解痉；蝉蜕疏风清热解痉，且与麻黄、北杏仁配伍，能增强宣肺平喘之功；百部、紫菀止咳化痰；姜半夏、陈皮化痰理气；辅以神曲调和脾胃。

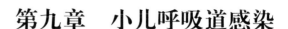

第九章 小儿呼吸道感染

小儿上呼吸道感染是指局限在鼻腔和咽喉部呼吸道黏膜的急性炎症。其中约80%由病毒引起，支原体感染占4%～5%，细菌感染仅为1%～2%。主要病理是鼻腔及咽喉黏膜充血、水肿、上皮细胞破坏，以及浆液性和黏液性的炎性渗出，伴有细菌性感染时可有中性粒细胞浸润，并有脓性分泌物。临床特点是潜伏期短，起病较急，临床表现差异不一，从单纯的鼻黏膜炎到广泛的上呼吸道炎症轻重不等。本病全年皆可发生，冬季和春季多发，一般病情较轻，病程较短，预后良好。

本病属于中医学的"感冒"范畴，又称"伤风""冒风""冒寒""重伤风"。

一、 小儿反复呼吸道感染

反复呼吸道感染（RRTI）是儿科的常见病、难治病之一，反复发作、治疗效果不佳、病程长是其临床特点，多见于学龄前儿童。其患病率达30%左右，而且近年来有不断上升趋势，严重影响儿童的生长发育和身体健康。严重咳嗽不但会影响患儿的睡眠、生活，还会干扰他人，影响家长工作。反复呼吸道感染属于中医学"咳嗽""虚人感冒""慢性咳喘证"等范畴。西医学对本病进行了许多研究，病因主要包括环境因素、饮食因素、微量元素异常、营养状况、免疫功能以及药物因素等，应用免疫调节剂是其重要治疗手段。中医药对其治疗主要集中在肺、脾、肾三脏调治。邱志楠对本病临证经验颇丰，现将其经验初步总结如下。

1　明察病机，细辨寒热虚实

1.1　患病特点易虚易实，常为虚实夹杂

《温病条辨·解儿难》指出："脏腑薄，藩篱疏，易于传变；肌肤嫩，神气怯，易于感触。"小儿脏腑娇嫩，藩篱疏松，外邪易于侵袭。邪气犯肺，肺失宣降，可出现咳喘、鼻塞、流涕等症状；肺气郁闭，津液输布失调，聚而为痰，因此小儿痰多是常见症状。小儿患病时治疗如若过于攻伐，或失治、误治，或服用抗菌、激素类药物，将导致患儿日渐体虚，出现汗多、纳差、鼻塞流涕日久不收、咳嗽久治不愈。邱志楠认为此类患儿常常会因实致虚，又因虚致实，虚实夹杂是其重要的病理特点。并且小儿形气未充，脏腑脆弱，抵抗外邪能力弱，气候环境小有变化时，则难以适应，而感六淫之邪，并且在幼儿园多为集体生活，易相互传染，这也是本病反复发作的重要原因。正不胜邪，邪气外入，小儿之虚多责之肺、脾、肾三脏，实则为痰、热、食滞、风、湿等。

1.2　病标在肺，本在脾肾，尤在肾

《景岳全书·咳嗽》曰："外感咳嗽，其来在肺，故必由肺以及他脏"，"内伤之咳，先伤他脏，故必由他脏以及肺"。中医认为肺主气，司呼吸；脾主运化水谷精微和水液；肾主藏精，主纳气。脾为后天之本，肾为先天之本。小儿反复上呼吸道感染是由于正气不足，导致邪之所凑。正气不足是指小儿肺脾肾虚弱。小儿先天禀赋不足、久病、误治或失治，导致肺气不足，卫外无力，营卫失调，腠理开泄，而见汗多，外邪易于入侵。或因饮食失节，嗜食寒凉，损及脾胃，致脾胃虚弱，运化无力，水谷精微难于被吸收利用，肺金得不到充养，后天之本无以补养，导致肾精不足。邱志楠认为反复上呼吸道感染病本在脾肾，更在肾，标在肺。免疫能力下降在中医来说关键也在于肾，肾为先天之本，主生长发育。肾气之强盛受之于父母，源于先天。先天强盛，机体免疫机制良好完整，所谓正气存内，邪不可干；若先天不足，机体免疫机制有缺陷，则遇外感或食味不易被激发。人体五脏器官需要依靠肾中元阴元阳来滋养和温煦，如若肾虚，则易导致其他脏腑功能下降，致使人体免疫力下降，而导致疾病产生，或者疾病产生后难以速愈。

1.3　常寒热错杂

小儿患病易寒也易热，常常寒热错杂。小儿脏腑娇嫩，顾护不慎或饮食失调极易导致阴阳偏移。反复呼吸道感染患儿也多是寒热错杂。邱志楠认为，岭南天气以湿热为主，人们大多有饮凉茶的习惯，这样就有"体虚用寒"之虞。小儿本为纯阳之体，若嗜食煎炸炙煿之品，体热用热，极易寒热

错杂。临床常见患儿睡时汗多，胃纳差，大便秘结，咽喉红肿，舌淡，苔白，脉细，便是寒热错杂并虚实夹杂之证。

2 寒热并用，补肾贯穿全程

2.1 第一要务是补肾

"肾"在慢性呼吸疾病发病机制中起到的作用，历代医家认为，在咳喘病的后期或年事已高患者才要重视补肾疗法。而邱志楠提出应早补，补肾的疗法贯穿于其治病的整个过程中，尤其重视温补肾阳。他认为小儿也有肾虚的病机，也应使用补肾疗法。众多研究表明反复呼吸道感染存在免疫力的下降，邱志楠认为这实际上便是肾虚所致。用此理论即可解释为何同样是小儿，有人发病，有人却安然无事，其本质就在于先天肾气是否充足，即人体的免疫机制是否完善。在治疗中，邱志楠用补肾之法贯穿始终，常用淫羊藿、山茱萸、紫河车。肾藏精，即使在疾病发作期或感染期，亦可使用补肾的药物，以扶正祛邪。如若伴有发热，先以千金苇茎汤加减治疗，待退热后则加补肾药物善其后。邱志楠的这一观点，丰富了中医学对于慢性咳喘证的病因病机认识，扩大了补肾疗法在慢性咳喘证治疗中的应用范围。

2.2 寒热并用，宣肺通腑

邱志楠认为呼吸道感染大多为肺气郁闭，邪不得出，再者患儿体虚，无力祛邪外出，临床症状常表现为鼻塞，流涕，咳嗽，汗多，大便秘结，咽喉红肿，舌淡，脉虚细。针对反复呼吸道感染患儿寒热错杂的病理特点，临床辨证时重要的是要权衡寒热之轻重，开宣与肃降之分寸，调治寒热，畅通气机，咳嗽方止。若重用寒凉或温热之品，开宣与肃降失宜皆会打破平衡，不利于阴阳的调和，疾病则难于痊愈。故宣肺多用桔梗、辛夷花、苍耳子；肃降则多用冬瓜仁，因此药有通腑之效，宣通与肃降并举，使气机升降得宜，则咳嗽渐愈。辛温常用紫苏子、法半夏；清热则喜用黄芩、苇茎、冬瓜仁，寒热并用，把准分量，恰到好处。

2.3 食疗健脾胃，天龙善其后

多数药物不利于小儿脾胃功能的康复，使脾胃虚弱，运化失调，易致痰多体弱，这也是小儿反复呼吸道感染的重要因素。脾虚则土不生金，导致肺虚；肺虚则金不生水，导致肾虚。邱志楠认为小儿常畏惧药物之苦味，因此建议家长可药膳补养脾胃，如用莲子、山药、扁豆等健脾益胃的药物煲汤，既可健脾，又可杜绝生痰之源，对防止本病反复发作具有重要意义。对于本病，邱志楠尤其重视非发作期的调治，多嘱患儿坚持服用天龙咳喘灵胶囊数月，以防止疾病反复发作。因天龙咳喘灵胶囊具有补益肺肾、化痰止咳平喘、增强机体免疫力作用，临证使用效果良好。

二、 典型病案

发热咳喘腑气不通案

姓名：赵某某　　性别：男　　年龄：21个月　　发病节气：秋分

患儿半个月前发热（39.1℃），咳嗽，痰白质黏稠，喉中痰鸣，咳甚则喘。曾在某医院予多种抗生素治疗，效欠佳。现仍有低热（37.5℃），咳嗽不止，喉中痰鸣，痰不易咯出，不喘，纳差，小便黄，大便3天未解，舌暗红、苔黄腻，脉细数。证属痰热内遏，肺失宣达。停用抗生素，治拟清热化痰，宣达肺气。

处方：莱菔子15 g，冬瓜仁15 g，薄荷6 g，黄芩10 g，连翘6 g，薏苡仁15 g，紫苏子6 g，生甘草3 g。水煎服，每日1剂。

1剂药后体温有所升高（38.3℃），痰多易咯，色白夹黄。3剂后体温降至正常（36.8℃），时轻咳，痰少色白，纳可，二便正常。继以莱菔子10 g，连翘、生甘草各3 g，煎水代茶饮，3剂后咳止、痰净。

【按语】莱菔子化痰力猛，诚如朱丹溪所言"莱菔子治痰有推墙倒壁之功"，其化痰之功不论寒热温凉皆可使用，为呼吸科中医大夫常用之品。临床发现很多气促明显的咳喘患者皆兼有腹胀便秘之症状，予莱菔子化痰，软便效果佳。

肺虚外感案（反复呼吸道感染）

姓名：李某某　　性别：女　　年龄：9个月

[初诊]

其母诉：患儿半岁开始咳嗽，反复3月，加重1周。就诊时，咳嗽剧，入夜尤甚，伴鼻塞流涕、气促，纳呆，双肺未闻及干湿啰音，舌淡红苔黄，脉滑数弱。

辨证：肺虚夹风热犯肺。

西医诊断：小儿反复呼吸道感染，急性支气管炎。

处方：黄芩15 g，青天葵6 g，千层纸10 g，白芥子10 g，辛夷花6 g，蒲公英10 g，紫苏子10 g，莱菔子10 g，细辛6 g，仙灵脾10 g，乌梢蛇10 g，炙甘草6 g。4剂，水煎服。

［复诊］

4 天后，咳嗽大减，仍有鼻塞，无流涕，但形瘦，气短乏力，面色少华，双肺未闻及干湿啰音，舌淡红苔白，脉细滑数。

辨证：肺气虚，余邪未解。

处方：黄芩 10 g，青天葵 6 g，蒲公英 6 g，白芥子 10 g，细辛 5 g，乌梢蛇 10 g，葶苈子 6 g，莱菔子 10 g，紫苏子 10 g，仙灵脾 10 g，辛夷花 6 g，炙甘草 10 g。4 剂，水煎服。

【按语】此例证属虚实寒热夹杂，肺气虚夹有风热犯肺，处方中运用了寒热并用、攻补兼施之法。方中细辛的用量达 6 g，具有通彻表里之功，外护太阳之刚气，与辛夷花合用，外散风邪，解表通鼻；内固主气之肺门，与仙灵脾合用，内祛阴邪、补肺温肾。同时，青天葵、蒲公英、黄芩三药合用清肺热，千层纸清利咽喉，三子养亲汤之白芥子、紫苏子、莱菔子和肺利气化痰止咳，乌梢蛇搜风力峻，与细辛巧妙配合，既止顽咳又在温经通阳之中微发其汗，以散风邪，俾外感风热得以表散的同时，而兼收固护里阳之效。

第十章 顽 哮

顽固性支气管哮喘称为顽哮，或者简称为哮喘，是由嗜酸性粒细胞、肥大细胞、中性粒细胞、气道上皮细胞、T淋巴细胞等多种细胞和细胞组分参与的慢性气道炎症性疾病，属于中医"哮病""顽咳"范畴。主要因为易感者对各种激发因子具有气道高反应性，并引起气道狭窄。临床多表现为反复发作性的喘息、呼吸困难、咳嗽、胸闷，甚则喘息不能平卧，常常在夜间和（或）清晨时发作、加剧，常会出现广泛多变的可逆性气流受限，多数患者可自行缓解或经治疗后缓解。该病各地患病率为 1%～13%，且发达国家高于发展中国家，城市高于农村。以儿童最为多见，儿童患病率高于青壮年，老年人患病率有增高的趋势，男女发病率大致相同，约40%的患者有家族史。合理防治是治愈该病的关键。

一、 治顽哮学术思想

邱志楠认为，肺虚夹邪是顽哮的主因，治疗当扶正祛邪、调和阴阳，因此提出了"防哮不远温和补"的学术观点。临床运用上：痰热郁阻气道，以清肺化痰为本，佐以温散之法；肺虚夹杂、伏痰化热，则以温补肺脾阳气为主，佐以清化肺热；肺虚肝郁、气逆痰阻，以温补肺脏、疏肝平喘为主，佐以搜风化痰之法；长期小剂量服用天龙咳喘灵（青天葵、款冬花、法半夏、熟附子、五味子等），对改善本病的气促和肺功能有明显的疗效。

邱志楠的学术观点源于中医经典著作，尤其是对朱丹溪的"阳有余阴不足论"有着较深刻的理解和研究，并善于撷取诸家之精华，有继承、有发展，尤有创新，形成了自己独特的思想体系和临床风格。

1 肺虚夹邪为顽哮的主因

哮喘在民间称"吼病"或"气喘病"，有"外科不治癣，内科不治喘"之说，可见治疗之艰难。中医所指的哮喘病多属现代医学的支气管哮喘。支气管哮喘目前被认为是一种多细胞、多因子介导的气道慢性炎症性疾病，其病因和发病机理相当复杂，迄今尚未完全阐明。中医药学在此方面进行了许多有益的探索和尝试，并取得了一定成绩。

邱志楠认为，顽哮实际是一种顽固性哮喘病，呈发作性，临床上以呼吸急促、喉间哮鸣为特征。初次发病多因外邪犯肺、肺失宣降、气道不利所致，随着病情发展，肺、脾、肾三脏俱损，宿痰内伏于肺。哮喘反复发作，迁延不愈，肺气壅塞，宣降失常，必然会影响肺的布津行血，从而使津停成痰。而肺虚之根，多为卫阳渐损。从脏腑生理病理分析，肺居上焦，《黄帝内经》谓："上焦开发，宣五谷味，熏肤，充身，泽毛"，"上焦出气，以温分肉而养骨节，通腠理"。即指人体精微之气是通过肺气的宣发充养全身，温煦肌腠，润泽皮毛，发挥卫外防御机能。《黄帝内经灵枢集注》中指出，"卫者，阳明水谷之悍气，从上焦而出，卫于表阳，故曰卫出上焦"，"卫气者，所以温分内，充皮肤，肥腠理，可开阖者也"。可见，卫气通于肺，肺主卫阳，只有肺气宣调，卫外才有权。肺气虚弱与不足，卫表就不固；卫表不固，则外邪频繁侵犯，伏邪与外邪更易伤及肺气。肺主皮毛，开窍于鼻，通于天气，所以外感之邪首先侵犯肺系，且肺为娇脏，尤畏寒邪。所以《黄帝内经》有"形寒饮冷则伤肺"之说。张景岳亦明确指出："外感之嗽，无论四时，必皆因于寒邪。"验之以临床，顽哮之病因以风寒首发或诱发者最为多见。

久哮难愈，必见肺虚夹邪伏之象。就正与邪的关系来说，肺虚是顽哮的基础，伏邪是顽哮的病根。伏邪以痰为多，多见有夹风或夹瘀。邪实常致肺虚，肺虚反致邪盛，因此，肺虚夹邪遂渐成为顽哮反复发作的病理基础。同时，肺虚又致脾虚及肾虚。但当今临床上，哮喘多伴有咳嗽，更有咳嗽变异型哮喘，故哮喘正气方面以肺虚为主，伴有脾虚或肾虚之证。传统观念中，伏邪多指痰饮之邪，但邱志楠认为，哮喘之伏邪除了伏痰之外，常常有伏风或夹杂风邪作祟。现代医学近年发现，支气管哮喘患者的气道非炎症细胞亦可释放哮喘因子，即正常气道组织细胞（相当于中医所说的"肺中精气"）遇见的气候突变、饮食不当、情志失调及劳累等多种诱因（相当于中医所说的"邪气"），均可参与哮喘病变过程。因此，邱志楠根据自己多年积累的临床和科研经验，首次明确地提出"肺虚夹邪为顽哮的主因"的新观点，并将这一学术观点贯穿于整个哮喘疾病治疗过程中。

2　痰瘀伏肺为哮病的夙根

哮病是一种发作性的痰鸣气喘疾患，以呼吸急促、喉间哮鸣为特征，首次发作多因外邪犯肺、气道不利。肺主气、朝百脉，具有敷布津液、通调水道、助心行血的功能。邱志楠认为，哮喘反复发作，迁延不愈，肺气闭阻，宣降失常，必然会影响肺布津行血，从而使津停成痰，痰阻血瘀，血滞为瘀，相互为患。就痰、瘀的关系来说，痰瘀同源，痰是瘀的基础，痰可酿瘀，瘀亦可变生痰水，故痰夹瘀血，结成窠臼，伏于肺窍，造成哮病反复发作。如遇到气候突变、饮食不当、劳累及情志失调等多种诱因，就可导致肺气宣降失常，而引起哮喘的发作。邱志楠根据自己多年来积累的临床和科研经验，首次明确地提出了"痰瘀伏肺为哮病的夙根"的新观点，并将这一学术观点贯穿应用于整个肺系疾病治疗中。

痰瘀交阻、气道痉挛、肺气壅塞是哮病发作的主要机理，"气壅"是哮病发作期标中之本。如何解除气壅，是迅速控制症状、缓解病情之关键。邱志楠抓住"气壅"这一标中之本，根据"善治痰者，不治痰而治气"，"气顺痰易消"，"治一切血证皆宜治气"，"气行血亦活"的古训，提出了哮病发作期治疗的新思路是"治痰治瘀以治气为先"，并在《黄帝内经》"肺苦气上逆，急食苦以泄之"的理论启示下，选择以"苦降"为作用特点，以疏利气机为目标的药物作为组方基础，在古方平气散的基础上大胆创新，制成平喘的新方"蠲哮汤"。平气散方出自《卫生宝鉴》卷十二，由青皮、鸡心槟榔、大黄、陈皮、牵牛子诸药组成。邱志楠在此基础上经过近 20 年的反复比较筛选，去原方中苦寒有毒的牵牛子，加葶苈子、牡荆子、卫矛、生姜制成"蠲哮汤"一方。方中葶苈子辛、苦、寒，泻肺气以除壅塞；青皮苦、辛、温调肝气，达肺气，使气机升降正常；陈皮辛、苦、温调脾气，以杜生痰之源；槟榔苦、辛、温性沉重，下痰气；配伍苦寒之大黄，利腑气，腑气通则肺气自降；卫矛有抗过敏作用，配伍逐瘀除壅之大黄，更能增强行瘀之力；哮喘之发作，多为外感诱发，配伍生姜既可外散表寒，又可内散水饮，并且能防葶苈子、大黄苦寒伤胃之弊。本方以疏利气机为其大法，以泻肺除壅、涤痰祛瘀、利气平喘为其主要功效。临床使用时，多为全方使用，如他症明显，可根据辨证酌情加减，如属寒痰者可加细辛、干姜；兼表寒者加紫苏叶、生麻黄；肺气虚易感冒者可加玉屏风散；顽痰胶结，常可选加海蛤壳、皂荚、礞石；瘀重者，加水蛭或土鳖虫；痰郁化热，加黄芩、鱼腥草、石膏等。

3　肺阳虚弱为哮喘发病的内因

通览历代的医学著作，很少有关于"肺阳"的论述。搜遍《中国医学大辞典》《简明中医辞典》，有肺气、肺阴之论述诸条，查无"肺阳"之踪。邱志楠认为此乃古人以"肺者气之本"而主一身之气，故论肺气者多，"阳化气"，气属阳，所以历代医家就以"肺气"取代了"肺阳"之称。但两者从根本上应该是有区别的，"气属于阳"，只是在哲学范畴的归类，说明在一定前提下，气与阳接近或有联系，但是不能说"肺气"就等于"肺阳"，因为它们是两个不同的概念。邱志楠依据"无阴则阳无以生，无阳则阴无以化"的阴阳对立统一理论，以及在大量的临床实践中观察到慢性哮喘患者均有不同程度的背冷怯寒、面色白、自汗、鼻流清涕、鼻头清冷、哮痰色白、质稀如泡沫状，甚或紫绀、颜面浮肿等现象，认为肺阳是一种客观存在的肺脏功能和动力。

如前面所述，痰瘀伏肺是慢性哮喘的主要病理基础。而痰瘀为阴邪，易伤及阳气，初则表现肺为痰困，肺阳郁闭，卫外无权，日久可伤及肺阳，致使卫阳亏虚。肺阳郁闭或者肺阳虚弱，卫阳不固，机体防御外邪及调节自然环境变化（气候、生态）能力低下，极易感受外邪，如风寒及某些过敏因素，致使屡屡新感引动内饮，而哮喘诸症此起彼伏、接连不断，患者常需在持续服药中度过敏感季节。邱志楠根据《内经》中"邪之所凑，其气必虚"的理论，明确指出肺阳虚弱是慢性哮喘病反复发作的内因，认为哮喘病患者无论是在急性发作期，还是在慢性迁延期，肺阳不足、卫表不固始终占重要地位，并在继承仲景桂枝汤的基础上，自创温阳护卫汤（生黄芪、熟附子、桂枝、白芍、路路通、红枣、炙甘草、生姜、防风、卫矛）以温阳护卫，增强机体的抗邪能力，减少反复性感冒，从而达到治疗、预防慢性哮喘病反复发作的目的。

4 治哮当扶正祛邪与调和阴阳

肺虚痰伏、风邪窜走气道、肺气壅塞是顽哮发作的主要机理，痰阻气道是顽哮发作期之标。解除痰阻气道，是迅速控制顽哮症状、缓解病情的关键。邱志楠抓住肺虚夹邪这一顽哮之本，根据"病痰饮者，当以温药和之"和"善治痰者，不治痰而治气"的理论，提出哮喘发作期的治疗新思路"治顽哮当以温药和之"，并在朱丹溪"阳有余阴不足"论的启示下，选择以扶正祛邪、调和阴阳为哮喘的治则，以温补肺肾又固托肺阴、清肺利气又温化伏痰并祛瘀为治顽哮大法。依此法，创制了"天龙咳喘灵"这一治哮良方，现已研制出胶囊剂。其由青天葵、款冬花、法半夏、熟附子、五味子等组成，每粒胶囊含有生药1 g。用法：成人每日3次，每次3粒；6～14岁每次2粒，每日1～2次，可连服半年或更长时间。临床上使用时，多为全方使用，如其他症明显，可根据辨证酌情加药。若兼见畏寒肢冷、痰白清稀、喉痒等偏寒证者，可用干姜、细辛煎水送服；若并见痰黄黏稠、发热、咽痛、口渴等偏热证者，加用紫花地丁、鱼腥草煎水送服；若伴见气短神疲、心悸寐少、汗多纳呆等偏虚证者，用白术、山茱萸煎水送服；若挟见气粗痰鸣、胸闷恶心、喘息不能平卧等偏实证者，用葶苈子、桑白皮煎水送服。最新药理实验也证明天龙咳喘灵具有较强的镇咳及平喘作用，明显优于祛痰止咳冲剂，并有抑菌作用，无急性毒性反应。

5　防治顽哮专科特色

如前所述，肺虚夹邪是顽哮的主要病理基础，而肺虚时则卫阳不足，易患伤风，加上内伏痰邪，阳气更伤。哮喘初期则表现肺为痰阻，肺气郁闭不用，卫外无权，日久可伤及肺中阳气，致使卫阳不足。肺气虚弱，卫阳不固，机体防御外邪及随自然环境变化（气候、生态）调节能力低下，极易受外邪所侵，如风寒及某些过敏因素，致使屡屡新感引动内饮，而哮喘诸症此起彼伏，接连不断，患者常需要在持续服药中度过敏感季节。邱志楠根据《内经》中"邪之所凑，其气必虚"的理论，明确指出哮喘病患者无论是在急性发作期，还是在慢性迁延期，补肺祛邪始终重要。其在"病痰饮者，当以温药和之"和"痰为阴邪，非温不化"等理论指导下，认为顽哮之疾当以温散、温化、温通、温补等治本之法为防治原则，从而提出"防哮不远温和补"的学术观点。其临床上的运用有以下几个方面。

5.1　痰热郁阻气道，以清肺化痰为本，佐以温散之法

顽哮发作常以风寒或风热诱发者最多，由于肺虚夹邪的机理，患者常以外寒郁热证呈现。因此，邱志楠仍谨守清肺化痰佐以温散之法，治疗以青天葵、黄芩、鱼腥草、蒲公英清肺热，麻黄、白芥子、生姜、细辛、法半夏等温散外寒和化痰，并配合天龙咳喘灵治疗，其哮喘较易被控制。

5.2　肺虚夹杂伏痰化热，以温补肺脾阳气为主，佐以清化肺热

肺气虚弱是顽哮的病理基础，临床常可见哮喘不甚，但咳嗽、痰白清稀量多，或痰白黏稠，或黄脓痰与白黏稠痰并见。此时切不可因为痰多考虑为"炎症"而大肆用寒凉之品，更不可将黄脓痰误认为是痰热伏肺，单纯使用清化痰热的寒凉之品，而应该立足于肺虚为其根本，痰热为其标，治疗仍应坚持以"温"为主的原则，如紫苏子、党参、防风、白术、五味子、莱菔子，酌情施用"清化"药物，如黄芩、青天葵等。

5.3　肺虚肝郁、气逆痰阻，以温补肺脏、疏肝平喘为主，佐以搜风化痰

顽哮发作是正邪交争与脏腑功能失调的结果。病位虽在肺，但与肝关系密切；病性总属肺虚夹邪，其发作期常以邪实为主。邱志楠在防治顽哮的过

程中，常常施用温肺疏肝之法，其效甚笃，是防治顽哮发作的重要治法，如在方中加苍耳子、葶苈子为君药，一肝一肺、一升一降，启动升降之机，专治哮喘之气逆甚者；全瓜蒌、黄芩、青天葵、前胡、法半夏宽胸理气，清热化痰，寓小陷胸之意；乌梢蛇、地龙、防风、僵蚕等祛外风又息内风；柴胡、白芍调肝柔肝理气，使气得宣降、外邪得解、痰浊得化、肺道得通、卫表得固、气机升降自如、气机调畅开阖有序而顽哮自平。

5.4　长期小剂量天龙咳喘灵疗法

针对顽哮的主要病机特点，采用补肺气祛痰止哮的天龙咳喘灵进行防治，要求哮喘患者长期服用小剂量天龙咳喘灵，并配合小剂量茶碱药物，如优喘平等，以温阳护卫，增强机体的抗邪能力，减少反复感冒，从而达到治疗和预防哮喘病反复发作的目的。通过临床观察小剂量茶碱合天龙咳喘灵治疗顽哮 60 例，并与常规茶碱对照组 46 例比较。结果：治疗组临床控制率为 60.00%，总有效率为 95.00%；对照组临床控制率为 36.96%，总有效率为 71.74%；两组比较 $P < 0.05$。可见，采用小剂量的茶碱与中药天龙咳喘灵配合应用，对改善本病患者的气促和肺功能有明显的疗效。

6　治顽哮当以温药和之

邱志楠认为脾气亏虚，痰湿内生，上贮于肺，肺失宣降、气道受阻是哮喘的主要成因，故治疗的关键在于健脾以杜生痰之源，化痰以畅壅塞之气。哮喘为肺系疾病的常见病证，其病机虽繁，症候虽多，但其病位不离肺，病因不外乎外寒、痰瘀和内虚为多，治疗应谨守"治顽哮当以温药和之"。

痰瘀伏肺是慢性哮喘病的主要病理基础。痰的产生，初起为肺阳虚弱，卫表不固，外邪反复侵扰，肺气壅滞不畅，津液不能气化而成。随着病程的迁延、病位的加深，渐至肺虚不能布津，脾虚不能转输，肾虚不能蒸发，水液停积，聚而成饮，饮凝而成痰；又痰为阴邪，易伤阳气；痰是瘀的初期阶段，瘀是痰浊的进一步发展，两者同性，遇寒则聚，得温则行。六君子汤方中四君子汤健脾益气，法半夏、陈皮化痰止哮。哮喘甚者则加宣肺化痰、止哮平喘之品；体虚易感者则添补肺固卫之药；肾虚不纳者则佐补肾纳气；痰黄黏稠乃是痰郁化热，又当加清热化痰之品。随证加味，灵活运用，故临床方能获满意疗效。

邱志楠在张仲景"病痰饮者，当以温药和之"的理论指导下，认为哮喘之疾当以温散、温化、温通、温补等治本之法为主，从而提出了"治肺不远温"的学术观点。其具体运用有以下几个方面。

6.1　风寒闭肺，郁而化热，以温化为本

外感哮喘以风寒诱发者为多，慢性哮喘患者亦多因感寒而发，治疗时当

以麻黄、生姜、法半夏、细辛等辛温之品宣散肺寒。如果出现口渴、痰液由清稀变浓稠、由白转黄，或黄白兼有者，此为寒痰郁久化热之象，治疗时仍应谨守辛温宣散，酌加清化热痰之品，可在宣散肺寒方的基础上加生黄芩、石膏、鱼腥草等。

6.2　阳虚痰瘀化热者，以温补阳气、涤痰祛瘀为主

阳气虚弱、痰瘀伏肺是慢性哮喘病的病理基础，临床上可见哮嗽、痰白清稀量多，或痰白黏稠，或黄脓痰与白黏稠痰并见，此时切不可因痰多而考虑为"炎症"而大肆用寒凉之品，更不可将黄脓痰误认为是痰热伏肺，纯用清化痰热之寒凉之品，而应立足于阳虚为本，痰热为其标，治疗仍应坚持以"温"为主的原则，酌情施用"清化"药物。

6.3　时热证寒者，治寒不远温

所谓"时热证寒者"，是指慢性哮喘患者在夏季受寒而发病。此时的气候虽属高温酷暑，但治疗仍应严格遵循辨证论治的原则，凡是肺阳虚衰哮喘痰白者，虽然病发于夏者，但须坚持"治肺不远温"的法则施以温散方药。

二、　典型病案

小青龙案1（支气管哮喘）

姓名：张某某　　　性别：女　　　出生日期：1959 年 1 月 15 日
发病节气：小满

[初诊]

日期：2013 年 5 月 20 日。

主诉：反复咳嗽气喘 20 余年，加重 1 周。

现病史：患哮喘病史 20 余年，每至冬三月辄发，喘促，喉中有哮鸣声，咳声重浊，痰少难出，吐出多为清稀泡沫痰，喘急胸闷，张口抬肩，端坐不能行走，面色晦暗发青，口不渴，喜喝热饮，形寒怕冷，苔白，脉弦滑。

既往史：无。

过敏史：尘螨、花粉过敏。

体格检查：神清，双下肺可闻及干啰音，腹软无压痛，肢体无浮肿。

辅助检查：无。

中医诊断：哮证。

证候诊断：肺肾虚寒。

西医诊断：支气管哮喘。

治法：温肾化饮，化痰平喘。

处方：麻黄 6 g，桂枝 10 g，干姜 6 g，白芍 10 g，五味子 15 g，炙甘草 10 g，紫苏子 15 g，茯苓 15 g，半夏 20 g，细辛 9 g，白芥子 15 g，白术 15 g。7 剂。

【按语】小青龙汤出自汉代张仲景《伤寒论》，方由麻黄、干姜、桂枝、白芍、细辛、炙甘草、五味子、半夏组成，是治外感风寒、内停水饮之证的效方。方中麻黄是宣肺平喘的主药，细辛、半夏、干姜是化痰饮要药。哮喘辨证如属寒实者（又名冷哮），首先可考虑使用本方治疗。临床可辨证加减，如在喘而无热的情况下，可去桂枝、白芍；汗出较多时，可去桂枝留白芍，以敛阴和营。冷哮患者素体阳虚，或由于病情演变，阴盛阳微，尤其是肾阳亏虚、摄纳失职，在治疗时既要温肺平喘，又要扶阳益肾。如遇到此等病例，除喘息气促更为明显外，还伴有精神萎靡、肢体不温、怕冷、口唇发紫、面色苍白或晦暗、汗出涔涔、舌质胖嫩、脉细无力或不浮反沉等，可用小青龙汤加附子以温肾祛寒。

小青龙案 2（支气管哮喘）

姓名：张某某　　性别：女　　年龄：67 岁　　发病节气：大雪

[初诊]

主诉：反复气喘、咳嗽 10 余年，加重 3 天。

现病史：患者哮喘 10 余年，3 天前受凉后出现喘促，喉中有哮鸣声，咳声重浊，痰少难咯出，吐出多为清稀泡沫痰，喘急胸闷，张口抬肩，端坐不能行走，面色晦暗发青，口不渴，喜热饮，胃口差，舌淡、苔白、脉弦滑。

既往史：糖尿病史多年。

过敏史：无。

体格检查：神志清，心率 78 次/分，律齐，肋间隙增宽，三凹征（+），双肺呼吸音减弱，双下肺可闻及干啰音。

辅助检查：无。

中医诊断：哮证。

证候诊断：风寒犯肺，脾肾阳虚。

西医诊断：支气管哮喘。

治法：温肺化饮，止咳平喘。

处方：麻黄 10 g，白芥子 10 g，五味子 10 g，紫苏子 15 g，炙甘草 10 g，炒白术 15 g，白芍 15 g，干姜 10 g，半夏 15 g，细辛 6 g，白茯苓 15 g，桂枝 10 g。5 剂。

[复诊]

药后喘息明显缓解，胃纳转佳，痰白清稀易咳，舌淡苔薄白，脉浮滑。

处方：附子15 g，炒白术15 g，紫苏子15 g，干姜10 g，炙甘草10 g，半夏15 g，桂枝10 g，五味子10 g，细辛6 g，白芍15 g，白芥子10 g，白茯苓15 g，淫羊藿15 g。

加服用天龙咳喘灵，连服12剂后喘息平复。

【按语】本病例选用小青龙汤加减，方中麻黄、桂枝解表发汗，宣肺平喘；细辛、干姜温肺化饮；半夏燥湿化痰；桂枝配芍药调和营卫；五味子敛肺止咳，并防止诸药温散太过而耗散肺气；炙甘草缓和药性，益气和中。全方合用而成解表化饮、止咳平喘之剂。《伤寒论》曰："伤寒表不解，心下有水气，干呕，发热而咳，或渴，或利，或噎，或小便不利，少腹满，或喘者，小青龙汤主之。"邱志楠临床治疗哮喘时喜用该方，每有良效。

风寒犯肺，肺气失宣（支气管哮喘）

姓名：刘某某　　性别：女　　年龄：81岁　　发病节气：小寒

[初诊]

主诉：咳嗽，气促3天。

现病史：3天前因外感出现咳嗽，气促，喉中哮鸣音，痰白清稀，疲倦乏力，畏寒，语声低微，纳欠佳，大小便尚可。

既往史：无。

过敏史：无。

体格检查：心律85次/分，律齐，双肺可闻及干啰音。

辅助检查：无。

中医诊断：哮证。

证候诊断：风寒犯肺，肺气失宣。

西医诊断：支气管哮喘。

处方：青天葵10 g，紫河车15 g，五味子10 g，淡附片10 g，淫羊藿15 g，炙甘草10 g，熟地15 g，炙麻黄10 g，山茱萸15 g，地骨皮15 g，桑白皮15 g，巴戟天15 g。

[复诊]

患者服7剂药后，咳嗽、气促较前明显缓解，喉中未闻加及哮鸣音。

方药：青天葵10 g，五味子10 g，地骨皮15 g，淡附片10 g，淫羊藿15 g，桑白皮15 g，熟地15 g，炙麻黄10 g，山茱萸15 g，紫河车15 g，炙甘草 10 g，巴戟天 15 g，仙鹤草 30 g，酸枣仁 15 g。

再服 2 周后诸症皆消。

【按语】 清代吴澄《不居集》曰："盖痰之生也，多由于脾"，"痰之来也，多由于肺"，"痰之本也，多在于肾"。将痰的发生归结到脾、肺、肾三脏。本病患者长期咳、痰、喘，日久伤及肺气，损及脾肾，痰浊内蕴，变生瘀滞，形成了气虚痰瘀之证。其标在肺，其本在脾肾。脾肾阳虚，升清降浊功能失常，水液失于气化，聚而为痰，冷痰上泛，堵塞气道，导致肺气宣发肃降失常，故咳喘咯痰、胸中胀满，所以慢性肺病的治疗特别要注意温肾法的应用。邱志楠重用淫羊藿、淡附片、山茱萸、陈皮、紫河车以温肾化痰，可以明显改善患者症状，减轻气促。

风寒犯肺，痰饮内停 1（支气管哮喘）

姓名：陈某某 　　性别：男 　　年龄：36 岁 　　发病节气：立秋

[初诊]

主诉：喘息气促、咳嗽 1 周。

现病史：患者素来有咳喘病史，1 周前因感寒再发，形寒肢冷，淅淅恶风，气急不能平卧，痰多白沫，舌红，苔薄白，脉细缓。

既往史：有过敏性鼻炎病史多年。

过敏史：庆大霉素过敏史。

体格检查：心率 81 次/分，心律齐，两肺可闻及干啰音，腹部软，无压痛，肝脾肋下未触及。

辅助检查：无。

中医诊断：喘证。

证候诊断：风寒犯肺，痰饮内停。

西医诊断：支气管哮喘急性发作。

治法：温阳化饮。

处方：青天葵 10 g，淡附子 10 g，半夏 15 g，炙麻黄 10 g，细辛 6 g，茯苓 15 g，白芍 15 g，桂枝 10 g，五味子 10 g，干姜 10 g，甘草 5 g。7 剂。

[复诊]

喘息减轻明显，偶有咳嗽，大便烂，日三次，脉细数，舌苔薄腻。

处方：紫苏子 15 g，白芥子 10 g，百部 10 g，炙麻黄 10 g，杏仁 10 g，浙贝母 10 g，莱菔子 15 g，白术 15 g，鱼腥草 20 g，橘红 10 g，半夏 15 g。7 剂。

【按语】《金匮要略》云："病痰饮者，当以温药和之。"小青龙汤散寒解表，温肺化饮，治疗支饮，实为沉痼挟感而设。然小青龙汤毕竟为宣散之剂，温阳之力尚嫌不足，凡阳气不到之处，即为饮邪停滞之所，唯有加入附子一味，温扶阳气，使邪正对峙之局突然改观，庶可克敌。在临床中，凡见咳喘、咯白色泡沫状痰、背寒冷如掌大、舌苔白腻等，即可投麻附细辛配小青龙汤加减，颇为有效。若表证重者可重用麻桂；水气重者重用干姜、细辛、半夏；若痰郁化热，可加入石膏，在散寒蠲饮同时，稍佐清泄；但痰多时，五味子不可妄然重用，以免敛邪，此不可不慎也。喘证反复发作，多属沉痼顽疾。因痰饮内停，难以骤化，故不能取效于一时。邱志楠认为，痰饮病者，饮邪充斥，淹蔽阳气，以致阳不卫外，不能御邪，只要稍微冒寒触风，即可引动伏饮，挟感而发。若久发不止，正气溃散，精气内伤，肾之真元也受到损伤，根本不固，则一般宣肺化痰之药不能胜任。饮是阴邪，得温则化，得寒则凝，此病案患者宗此法温阳化饮，而平喘止咳疗效显著。①

风寒犯肺，痰饮内停 2（支气管哮喘）

姓名：冯某　　　性别：男　　　年龄：38 岁　　　发病节气：立春

[初诊]

主诉：反复气促、气喘 7 年。

现病史：患者 7 年前受凉后患重感冒，经治疗后好转，但是遗留哮喘症状，每到秋季即可见喷嚏流涕、胸闷、哮喘等症频作，经过口服地塞米松、扑尔敏、氨茶碱等药物，症状可控制，但哮喘仍时有发作，多持续到立冬后方可停止。今年立秋后，患者哮喘诸症再发，遂来求治。就诊时症状见：呼吸急促，喉间有哮鸣音，喷嚏清涕频作，时咯白泡沫痰，纳眠尚可，大小便正常，舌淡，苔白滑，脉弦滑。

既往史：无特殊。

体格检查：听诊双肺闻及满布哮鸣音。

辅助检查：无。

中医诊断：哮证。

证候诊断：阳虚寒侵，肺气郁闭。

西医诊断：支气管哮喘。

---

① 吕立言. 颜德馨教授治疗痰饮病经验探析［J］. 中华中医药学刊，2008（9）.

治法：寒饮内伏，风寒外袭。

处方：麻黄 10 g，桂枝 10 g，银柴胡 10 g，半夏 10 g，五味子 10 g，乌梅 10 g，干姜 10 g，防风 10 g，荆芥 10 g，射干 10 g，白芍 15 g，细辛 3 g，黄芪 20 g。7 剂，每日 1 剂，水煎服。

[复诊]

服完 4 剂后喘止，其他症状也好转，继续服用 7 剂巩固疗效。随访 2 年余，病未再发。

【按语】该病例系寒饮内伏、风寒外袭、痰气相击而成，亦是过敏体质遇过敏原刺激，致气管痉挛、气管黏膜充血水肿而发病。治疗当温肺化饮平喘，益肺祛风脱敏。方药仍选用小青龙汤温肺化饮，加黄芪益气兼祛风脱敏，配射干利肺平喘。诸药合用，既能祛除内在深伏之寒饮，又能益气固表祛风平喘，紧扣病机，故获良效。

第十一章 顽 喘

"顽喘"是中医学的概念，指临床上出现的反复发作频繁、缠绵难愈的以喘促，伴有呼吸困难，甚则鼻翼煽动，张口抬肩，不能平卧，严重者可致喘脱等为主要症状表现的一系列病证。一般认为，每年发作 4 次或以上喘促症状即属于"顽喘"范畴。顽喘与平常所述的喘证区别在于发作次数明显频繁，药物治疗效果不佳，症状长年发作，影响生活甚至自理活动。

《景岳全书》曰："实喘者有邪，邪气实也，虚喘者无邪，元气虚也。"《类证治裁·喘证》曰："实喘责在肺，虚喘责在肾。"

西医中反复发作的喘息型支气管炎、肺气肿、心源性哮喘等疾病属于此范畴，可按本证进行辨证论治。

一、 治顽喘学术思想

1 顽喘的成因

顽喘的产生不外内外两端。内因为正气亏虚，肺、肾虚弱。肺气不足，则藩篱不固，虚风邪气易客于肺脏，宣发、肃降失权，上逆而为喘；喘促愈甚，则肺气耗散愈甚，其人正气愈虚。肾阳虚弱，一则不能纳气而发为喘证，二则无以温煦五脏六腑阳气，一身阳气亏虚则无力抗邪外出，邪气停留经络甚至深伏入络，使疾病缠绵不愈，深入络脉之邪气时而乘虚发作，导致喘促发作频繁。

外因方面：①无规则地断断续续乱用抗生素、激素类药物，造成个体的"耐药性""依赖性""抗药性""抵抗性"。②过多地乱用抗生素、激素类药物、利尿药，引起人体免疫功能紊乱和免疫功能障碍，造成肺肾虚损、正气不足，更容易诱发病症的发作。③诱发致敏原因不同或服药不对症，虚虚实实，形成一个病理性恶性循环，加重了疾病的发生与发展。

因此，临床上常见喘证患者经常规治疗无效或效差，缠绵不愈，频繁发作，变为顽喘。由此可见喘证特别是顽喘治疗之难、病情之复杂。故古代医家有"外科不治癣，内科不治喘"之说。邱志楠在临床中体会到顽喘与普通喘证在病因病机上都有不同之处，在治法、方药、康复调理方面也都不同。

2 顽喘的病机

顽喘的病位不只限于肺，历代各医家均对此有清楚的认识。《素问·痹论》曰："心痹者，脉不通，烦则心下鼓，暴上气而喘。"《素问·经脉别论》云："有所堕恐，喘出于肝，淫气害脾。有所惊恐，喘出于肺，淫气伤心。度水跌仆，喘出于肾与骨……"明确提出喘证病位并不局限于肺，可兼及心、肝、脾、肾等。其后如《丹溪心法·喘》所云："六淫七情之所感伤，饱食动作，脏气不和，呼吸之息，不得宣畅而为喘急。亦有脾肾俱虚，体弱之人，皆能发喘。"《类证治裁·喘症》又进一步说："实喘责在肺，虚喘责在肾。"可见，对于喘证尤其是顽喘，目光不能仅仅囿于肺与肾，还应旁及余脏，治疗上以肺与肾为主，兼及他脏，才能出奇制胜，取得奇效。

顽喘的病机还牵涉顽痰、络脉，考"顽痰"之意为坚结胶固之痰，亦称老痰、结痰。如《症因脉治》卷二："顽痰，坚结胶固，吐咯难出，脉见沉牢，……痰在咽喉，咯不出，咽不下，即老痰、结痰也。"即指其顽固不去，难于化除。缘顽喘患者久病伤脾肾，脾为生痰之源，肾主水，水聚泛痰，日渐积多，停于肺，窜于肺络，深而不能化。正气一虚，变即发作，是为顽喘反复之根本。故在认识病机时不能忽视顽痰与邪伏肺络两端。

3 顽喘的治法

根据对临床顽喘病例的治疗体会，结合对顽喘病因病机的认识，总结顽喘的治疗方法如下。

3.1 化痰剔络，温肾纳气

"肺为气之主，肾为气之根"，喘证的发病机理主要在于肺和肾。肺的宣肃功能正常，则能吐浊吸清，呼吸调匀；肾主摄纳，有助于肺气之肃降。且肺与肾为金水之脏，病久则肺损及肾，表现为肺实肾虚的"上实下虚"证。金水之病，顽痰自生，伏于肺络，伺机自发。此证特点为喘促日久，动则喘甚，呼多吸少，气不得续，多久病年老体弱，反复发作倾向。临床上邱志楠常以苏子降气汤和龙蛇散为代表方，并根据上盛下虚的主次分别处理。其中龙蛇散为自拟验方，由地龙干和盐蛇干组成。地龙走窜地道，药擅入络剔风，清肺平喘；盐蛇干为南方特色用药，功擅除顽痰，更兼有祛风通络。两者合用有通络剔风、蹇化寒痰之妙。上盛则紫苏子、白芥子、莱菔子泻肺实；下虚为主则加用杜仲、川续断、淫羊藿。胸闷气急则考虑用瓜蒌、降香、广郁金；若痰饮凌心，心阳不振，血脉瘀阻，可致面、唇、爪甲、舌质青紫，脉结代等肺络不通明显者，可加用活血化瘀之丹参、桃仁等。

3.2　清热化痰，宣肺通腑

肺居上焦，以清肃下降为顺，壅阻为逆。若素体脾胃亏虚，运化失常，痰湿内蕴，或痰火素盛，痰受热蒸，痰火交阻于肺，肺气上逆，则发为喘逆。另肺与大肠相表里，肺气若不能肃降下行，易使肠腑传导失司，大便不畅。腑气不通，又反致肺气不利，喘息更甚。故本法适用于痰阻肺胃、肠腑传导失职所致痰黄而稠、面红、大便干燥、舌苔黄厚腻者。药用杏仁、瓜蒌、枳实、金银花、厚朴、化橘红、生薏苡仁、桑白皮、鱼腥草等。痰多黏稠加浙贝母、桑白皮、半夏等；口渴咽干加知母、石斛等。

3.3　宣肺降气，活血解痉

外邪袭肺，经用宣散之法，则可邪去喘平。若病邪逐渐深入，肺金失于宣降，则肺气闭郁而致喘咳之症，且病久可影响肝、脾及肾，导致痰湿瘀血等病理产物内生阻络。邱志楠认为"久病入络"，治宜宣肺降气，活血通络。此法可运用于肺气上逆、瘀血阻络所致的喘憋气促、胸闷不舒、呼吸困难、唇甲青紫、舌质紫暗有瘀斑者，常用炒苏子、全蝎、杏仁、乌梢蛇、丹参、制蜈蚣、广地龙、川芎等为其经验用药，具有活血通络、解痉平喘的功效。气滞痰盛加广郁金、半夏、化橘红；咳血咯血可加藕节、白及、仙鹤草等。

3.4　老年喘咳，多虚实错杂

《黄帝内经》谓老年则五脏虚衰，故痰、嗽、喘、咳乃肺、脾、肾三脏虚衰使然。肺主气，虚则宣肃之令不行，津不流布而为痰饮；脾主运，虚则运化失职，湿聚为痰；肾主五液，虚则五液失司，凝为痰饮。痰饮乃由虚生实，实证又反而损及脏器，加重其虚。故治痰饮喘咳，须权衡虚实、孰轻孰重，不能蛮补。

二、 典型病案

风痰阻肺证（喘息性支气管炎）

姓名：张某　　性别：女　　年龄：77 岁　　发病节气：冬至

[初诊]

现病史：患者已有慢性喘息型支气管炎病史 15 年，形体适中，平时即喘，气息不足，本次由于受凉致使喘息加重达 2 个月。

刻下症见：喘息气急，喉中哮鸣有声，难平卧，活动后尤甚。咳嗽咯痰，咯吐少量白色泡沫样黏痰，痰黏难咯，胸满，腹略胀，小便频数，大便正常，无恶寒发热，舌暗淡苔薄白，脉弦数，沉按无力，双肺听诊满布哮鸣音，腹部按之有抵力。根据虽宿有喘息，而本次为受凉新发并加重，喘息伴咳痰，胸满腹胀，诊为实喘（风痰阻肺，肺气郁闭证），拟宣肺降气，祛痰平喘。

处方：麻黄 5 g，杏仁 10 g，细辛 5 g，莱菔子 10 g，白芥子 10 g，地龙 10 g，桃仁 10 g，紫苏子 10 g，葶苈子 10 g，五味子 10 g，盐蛇 10 g，熟地 25 g，丹参 10 g。3 剂，水煎服。

[二诊]

3 日后，喘促未见缓解，四诊如前。进一步分析患者病情有如下特点：①患者属久喘，活动后尤甚，本次虽为新发，但病程已历时 2 个月，兼小便频数，无寒热表证，应属虚喘；②脉势与症状不相应，喘息虽重，而脉沉按却弱，反映了气血虚弱、肺肾不足的本质；③从实喘治疗无效。基于以上分析，改拟补肾纳气平喘之法，着重从虚喘治疗。

方以补肾纳气为法：熟地 30 g，山茱萸 15 g，紫河车 10 g，酸枣仁 15 g，山药 15 g，青天葵 10 g，葶苈子 10 g，茯苓 10 g，淫羊藿 15 g，五味子 10 g，细辛 10 g，地龙 10 g，桃仁 10 g。3 剂，水煎服。

[三诊]

3 日后，患者来诊自述，服上方 1 剂，喘即见轻，3 剂尽，喘息明显缓解，咳嗽、咯痰减少，稍事活动后喘息亦无明显加重。双肺听诊哮鸣音减轻，效不更方，上方加紫菀 15 g、紫苏子 10 g、杏仁 10 g，6 剂，带药回家继服，并以天龙咳喘灵同服。1 个月后随访，病情一直稳定，基本缓解。

【按语】许多素喘患者，本已正气亏虚，虽因某些外因使病情突然加重，表现出类似实喘的证候，但肺肾两虚为病变之本，治病必求其本，要时时顾护正气，不要被假象迷惑，过于开泄化痰之剂，使正气更损，犯虚虚之戒。临床观察到不少重症喘息患者，入院后从实喘治疗，未几日病情突然加重，变得极度衰惫，呼吸乏力，甚至转为喘脱。清代名医喻嘉言就曾指出："喘病无不本之于肺，然随其所伤而互关，渐以造于其极，惟兼三阴之证者为最剧。三阴者，少阴肾，太阴脾，厥阴肝也，而三阴又以少阴肾为最剧。"另外，青天葵、地龙干、细辛、山茱萸、淫羊藿组成，具有补肾纳气、散邪解表、解痉平喘之功效，尤其对顽固性咳喘、急慢性支气管炎、肺源性心脏病作用极其明显。"急则治其标，缓则治其本"，本病急性发作时以汤剂作用快速治其急，病情稳定后合天龙咳喘灵胶囊善后，达到标本兼治、药到病除的目的，因此临证时务必要审明虚实，有的放矢。

第十二章　小儿哮喘

小儿哮喘是由于宿痰伏肺，遇诱因或感邪引触，以致痰阻气道，肺失肃降，气道挛急所致的发作性痰鸣气喘疾患，是儿科常见病证之一。发作时喉中有哮鸣音，呼吸气促困难，甚则喘息不能平卧为其主要临床表现。《景岳全书·喘促》谓："哮有夙根，遇寒即发，或遇劳即发者，亦名哮喘。"

现代医学中的支气管哮喘、喘息性支气管炎及其他原因引起的哮喘属于此病范畴。

一、治疗小儿哮喘学术思想

1　先天不及、肾气不充贯穿始终

邱志楠认为哮喘一病，其喘息、气急、胸闷、咳嗽等症状多于晚上和（或）清晨发作或加重。中医认为，半夜至黎明为一日之阴气主令之时，诚如《素问·金匮真言论》所指："合夜至鸡鸣，天之阴，阴中之阴也。"又指出"肾为阴中之阴"，同气相求，故肾虚乃哮喘发作之根本。《医学心悟·喘》云："外感之喘，多出于肺；内伤之喘，未有不由于肾者。"从肾论治哮喘应是控制哮喘发作与复发的关键。小儿为稚阳之体，生机蓬勃，生长迅速，肾气生发较成人更为迫切。生长不及、过食寒凉致体质虚弱或先天禀赋不足，皆有致此病的可能，诚如宋代许叔微《普济本事方》曰："此病有苦至终身者，亦有母子相传者。"邱志楠提出小儿肾气不充更易致哮喘症。因小儿肾气不足，不能温熏肺腑，而肺为一身之藩篱，如遇风寒邪气外袭，不能抵御而致肺气上逆，更兼肺所吸入的清气不能下纳于肾，则出现呼吸浅表、呼多吸少、动则气喘之征。

邱志楠治疗小儿哮喘尤其重视温补肾气，指出肾气主司人体生长发育，则肾气充沛，发育迅速，则哮喘能不药而愈。小儿"肉脆、血少、气弱"，属于稚阴稚阳之体，故治病更需处处顾护其阳气。历代医家都有"急性期治肺，缓解期治肾"之说。但邱志楠认为，小儿哮喘急性期亦当注意温养肾气，在扩张支气管、抗气道炎症同时不忘温补肾中元阳，其临床均取得满意疗效。

2 擅用虫类搜风通络

风邪外感是支气管哮喘发作的重要病因之一。中医所说的"风邪"，邱志楠认为其内涵很多，包括一切吸入性致病因子（如花粉、螨、屋尘、烟尘及各种异味等）、各种理化因素、气候变化等。总之，凡从呼吸道吸入的致病因子，均属外感"六淫"、中风邪致病的范畴。哮喘发病之初，或发病过程中，往往有鼻塞、流涕、打喷嚏，耳、目、咽痒等风邪为病的临床表现。小儿之体，肺气易不足，更易被外邪侵袭。气管痉挛是"诸寒收引""热极生风""风胜则动"等风邪致病、肝风内动的病理表现，正所谓"风者，动也"。哮喘发作的特点是呈突发性，发作与缓解迅速，来去匆匆，符合风为阳邪、善行而数变的特征。哮喘发病又有昼轻夜甚、季节性发病的特点，这是脏腑阴阳盛衰与昼夜气温变化、季节转换、气候变化有关，与《血证论》卷六中所谓的"时复"相似，其理"其实非天病患也，乃人身气血先有偏盛，故感天气之偏盛，而病遂作焉"。观之临床，咯血如此，哮喘亦如此。因此在哮喘发作的过程中，从病因、病理到临床见证，以及遣方用药，均不离"风邪""祛风"和"祛风药"的运用，即不离"风"字。

小儿哮喘多是顽痰伏肺，新感引动宿痰，阻于气道，气痰交迫而发为哮证。新感外风，同气相求引动内风，两风相煽助长哮证的发作。内风与宿痰相兼夹，潜藏于络脉之中，非一般草本风药如苏叶、荆芥、防风之辈所能疏泻。邱志楠认为蛇、虫、蝎、蜂等虫类，善于走窜，剔除络脉之风，可以更快缓解哮喘症状。

3 调理气机，升降宣肃

调理气机不仅指调理肺之气机，还包括中上焦之气机。外邪袭肺，肺之升降失常，郁则失宣发，逆则上失肃降。另外，人身之中，气之出入在于肺，气之枢机在于胃。肺气失调则逆，胃气失调则滞，肺气逆则胃亦气滞，其治法应恢复肺之气机为要，使气机升降通散，斡旋上下，则壅塞之气可通，郁遏肺气即可开达，肺胃和调。邱志楠认为开宣肺气的药物如防风、蝉蜕、紫苏叶、徐长卿等品具有抗过敏的功效，对小儿哮喘患者过敏因素的解除有一定作用，同时也应注意小儿的肺脏娇嫩，麻黄、桔梗等宣发剽悍的药物，喘甚时尽量不用，如需用时量也应小，轻轻调拨一下气机就可以了。枳壳、杏仁、厚朴等肃肺的药物也可以调理胃的气机，枢机一转，气机畅通，则喘自平，起四两巧拨千斤之功。

4　时刻不忘治痰

痰由湿生，而湿主要源之于脾，脾失健运，水谷不能化生精微反而酿成痰浊，上贮于肺，伏留肺络阻遏气道，使肺气不得宣畅而发为咳嗽，所以有"脾为生痰之源，肺为贮痰之器"的说法。喻嘉言有云："咳嗽必因之痰饮，不去支饮其咳终无宁矣。"邱志楠临证之际常以此为法度，对于临床久咳的患者重视治痰，常选用燥湿化痰、健脾化痰、温肺化饮等法。

燥湿化痰，邱志楠喜用二陈汤作为基本方。法半夏、陈皮理气燥痰，切中病机，佐以茯苓健脾化痰，正合脾为生痰之源当培土生金之意。如痰质黏腻，是为湿痰，可加厚朴、苍术以增燥湿化痰。若为泡沫样痰，是为风痰作祟，可予僵蚕、乌梢蛇、路路通等药驱散风邪。若痰液壅涌，喉中曳曳而鸣，兼具纳呆难消，当为痰浊壅盛，可以三子养亲汤合二陈汤调治，收事半功倍之效。

二、　华盖散辨证论治

小儿哮喘是儿科的常见病证之一。邱志楠认为临床见证往往实中有虚，虚中有实，寒中有热，热中有寒，症情错综复杂，治疗不易取得满意的效果。其大多运用华盖散为基础辨证治疗，特色鲜明。

哮喘之发是新感引动痰浊，其标在肺，其本在脾肾，治疗上宜宣肺祛痰为主。华盖散功能发散风寒，宣通肺气，化痰平喘，故适用于外邪乘肺、宿痰内盛、肺气壅塞发为哮喘的病理机转。方中麻黄、北杏、甘草即为三拗汤，具有祛痰发散表邪、平喘止咳作用。白芥子、莱菔子功能化痰消食，祛除体内胶固之痰。茯苓、橘红、桑白皮为理气之品，具有宣发壅塞之肺气作用。诸药合用，则有发散表邪、化痰平喘之效。邱志楠多年应用华盖散加减治疗小儿各型哮喘，均在 6～9 剂时取得疗效。哮喘症情复杂，常有寒热夹杂，虚实相兼，久喘又不免累及脾肾，临床上应以华盖散为基本方，结合辨证论治，随症加减，才能使疗效更为显著。

1　风寒型

咳嗽气促，痰涎清稀，多呈泡沫状，恶寒无汗，喉中哮鸣，舌苔薄白，脉浮紧。治宜辛温宣肺，化饮平喘。

方拟华盖散加味：炙麻黄 6 g，橘红 6 g，甘草 3 g，茯苓 10 g，桑白皮 10 g，北杏 6 g，白芥子 6 g，莱菔子 6 g，白前 6 g。

2 风热型

咳喘气促，发热，痰黄稠，口干、舌红、苔黄，脉滑数。治宜疏风清热，化痰平喘。

方拟华盖散加味：炙麻黄 6 g，北杏 6 g，甘草 3 g，桑白皮 10 g，黄芩 6 g，莱菔子 6 g，葶苈子 6 g，地龙 6 g，款冬花 10 g。

3 肺肾气虚型

哮喘频发，呼长吸短，动则喘甚，神疲纳呆，面色苍白，畏寒肢冷，耳鸣，汗多，小便清长，脉沉细无力，舌淡、苔薄白。治宜温肺平喘，补肾纳气。

方拟华盖散加味：炙麻黄 6 g，北杏 6 g，甘草 3 g，橘红 6 g，莱菔子 6 g，白芥子 6 g，仙灵脾 6 g。

4 肺脾气虚型

哮喘痰多，畏风自汗，胸闷腹胀，气短体倦，纳少形瘦，大便稀薄，苔薄白或白腻，脉滑缓。治宜化痰平喘，健脾益气。

方拟华盖散加减：炙麻黄 6 g，白术 10 g，白芥子 6 g，茯苓 10 g，莱菔子 6 g，甘草 3 g，党参 10 g，北杏 6 g。

邱志楠认为治疗慢性肺病当阐发"卫气出于下焦"理论，始终运用补肾方法贯穿全程。故不论小儿哮喘何型，均在上述方剂基础上应用山萸肉、羊藿叶、紫河车温养肾气、固护肺（卫）气。

三、 典型病案

风热犯肺案（支气管哮喘）

姓名：李某　　性别：男　　年龄：7 岁　　发病节气：立春

[初诊]

主诉：反复咳痰、气促 2 年，发热 1 天。

现病史：患儿反复咳痰、气促 2 年，曾多次在其他医院儿科住院治疗，采用抗生素、平喘药、肾上腺皮质激素及气雾剂治疗，仍无法根治。本次因发热、咳嗽、咯痰 1 天求治，病程中伴气促、胸闷。

查体：咽红，双肺可闻及满布哮鸣音，舌红、苔微黄腻，脉浮数。

辅助检查：胸片示：双肺纹理增粗。血常规示：白细胞计数 $9.1 \times 10^9/L$，中性粒细胞70%，淋巴细胞30%。

中医诊断：哮喘。

证候诊断：风热犯肺型。

治法：清热宣肺，降逆平喘。

处方：炙麻黄5g，全瓜蒌6g，生石膏15g，炒杏仁5g，地龙5g，炙远志4g，炒苏子5g，葶苈子6g，桑白皮6g，胆南星5g，浙贝母6g，山茱萸10g，仙鹤草10g。5剂。

[复诊]

连服5剂，咳喘较前明显减轻，双肺偶可闻及少量哮鸣音，用上方炙麻黄量减为3g，减炒苏子、胆南星、炙远志、生石膏，加炙甘草4g、太子参9g、五味子4g、麦冬5g、北沙参5g、羊藿叶10g、山茱萸10g。继服3剂，痊愈，随访3年未复发。

风寒束肺案（支气管哮喘）

姓名：钱某　　性别：女　　年龄：5岁　　发病节气：冬至

[初诊]

主诉：咳嗽气喘1周。

现病史：患儿1周前外出受凉，继而出现咳喘，形寒肢冷，小便清长，腹胀纳呆。就诊前曾到私人诊所就诊，给予口服小儿罗红霉素胶囊、静滴头孢唑林注射剂，治疗3天，疗效差。

既往史：支气管哮喘病史。

查体：气促、口唇轻度发绀，双肺听诊均闻及哮鸣音，心音有力，律齐，心率100次/分，舌苔薄白，脉浮紧。

辅助检查：胸部拍片：双肺纹理增粗紊乱。血常规：白细胞计数7.2×10^9/L，中性粒细胞60%，138%，嗜酸粒细胞2%。

中医诊断：支气管哮喘。

证候诊断：风寒束肺型。

治法：温肺化痰，止咳平喘。

处方：炙麻黄4g，桂枝5g，细辛2g，炒苏子5g，炒杏仁5g，地龙5g，胆南星5g，炙远志4g，炙甘草4g，干姜2g，桔梗5g，浙贝母3g，炙白前3g，羊藿叶10g。5剂。

[复诊]

连服5剂，咳喘好转，上方炙麻黄减量为2g，减干姜、桂枝、细辛，加五味子3g，白芍5g，麦冬4g，太子参7g，黄芪6g，熟地4g。继服2剂，诸症消失，心肺听诊（－）。随访1年未复发。

【按语】支气管哮喘是一种反复发作的变态反应性疾病，临床症状以发作性咳喘气促、呼气延长为特征，属中医"哮喘"范畴。病因病机：小儿形体未充，肺气不固，易受外邪侵袭，加之饮食不知自调，饥饱失常易伤及脾胃，脾虚则运化失常，聚湿成痰，痰浊上犯于肺。肺主气、司呼吸，宣发卫气，开合腠理，肺气虚则腠理开合失调，卫外不固，加之气候、环境、体质因素导致寒饮伏肺，遇感而发，痰随气逆则发为寒性哮喘；寒饮久郁化热或痰热郁肺，复感外邪则发为热性哮喘。病位在肺、脾、肾三脏，本病以正气不足为本，痰湿犯肺咳喘、痰鸣、气促为标，急则治标攻邪勿忘扶正，标本同治，选方用药应全面兼顾。麻黄为治喘的要药；紫苏子、杏仁降气平喘；桔梗、胆南星豁痰利气止咳；地龙、防风祛风通络止痉；太子参健脾益气养阴；炙远志安神定志；山茱萸纳气平喘；羊藿叶温肾固卫；仙鹤草镇咳；炙甘草调和诸药。全方共奏宣肺降逆平喘、豁痰解痉利气、祛邪扶正之效。用药宜中病即止，咳喘平息之后，麻黄减量巩固2～3天停用，以补肺健脾益肾之品调理。治疗中还应避免情绪激动，勿食生冷、辛辣、发物，避免接触刺激性物质（灰尘、气体），适寒温、勿疲劳，使病早日痊愈，勿复发。①

肺热痰壅案（支气管哮喘）

姓名：陈某某　　性别：女　　年龄：10个月

[初诊]

其父诉：发现哮喘已5个月。病儿4个月开始反复咳嗽，在广州各大医院诊治，拟"上炎、支气管炎"进行治疗，效果反复。今年1月开始，咳嗽伴有痰鸣音，在我院呼研所就医，确诊为"支气管哮喘"，经静滴地塞米松、青霉素、优特舒片、美喘清，雾化普米克等，效果一般，咳嗽及喘促症状反复发作，尤其在伤风后，其咳嗽呈呛咳状，夜间痰鸣音明显，时有发热。经人介绍，遂求诊治。

刻诊：患儿咳嗽痰多、色黄，喘鸣明显，咽充血＋＋，双肺呼吸音粗，可闻及干湿性啰音，舌淡红苔黄，脉滑。

诊断：支气管哮喘急性发作；辨证：肺热痰壅。

① 姚红，李阳. 祛邪扶正法治疗小儿支气管哮喘59例 [J]. 实用中医内科杂志，2006，20（6）：653-653.

处方：黄芩 15 g，青天葵 6 g，橘红 10 g，防风 10 g，款冬花 5 g，紫菀 5 g，白僵蚕 10 g，乌梢蛇 10 g，法半夏 10 g，紫苏子 15 g，葶苈子 10 g，白芥子 10 g。3 剂，水煎服。

[二诊]

咳嗽减，无喘，守上方去橘红加细辛 6 g。

[三诊]

1 个月后又复感咳嗽，鼻塞流涕，发热 38 ℃，咳剧则有呕吐，双肺有少许湿啰音和喘鸣音，舌淡红，苔黄，脉滑数。

诊断：支气管哮喘合并感染；辨证：伏痰外夹风热型。

处方：黄芩 15 g，青天葵 6 g，神曲 15 g，淡豆豉 15 g，麦芽 15 g，细辛 6 g，辛夷花 15 g，乌梢蛇 15 g，蒲公英 15 g，葶苈子 10 g，莱菔子 15 g，青蒿 15 g，炙甘草 10 g。4 剂，水煎服。

[四诊]

4 天后，咳嗽痰少，流涕止，仍鼻塞，双肺湿啰音消失，舌淡红，苔黄，脉滑数。

处方：守上方去青蒿、淡豆豉、神曲、麦芽，加法半夏 15 g、白芥子 15 g、五味子 10 g、百部 15 g。

一年后随访，患儿哮喘仅轻度发作 1 次。再半年复访，其哮喘未有发作，临床治愈。

【按语】此例证属婴儿哮喘伏痰合并风热犯肺之证型，处方中体现了寒热并用、重祛风解表宣肺之治法。方中细辛用法突出表现在：肺热壅盛时，慎用之；肺热渐减时或复感风热咳嗽时，重投之，以达通彻表里，外护太阳之刚气，常与辛夷花、乌梢蛇相须，共散内外风邪，宣肺又通鼻。同时，黄芩、青天葵、蒲公英、青蒿合用，清肺热；麦芽、莱菔子、神曲消食而利肺气。此处三子养亲汤之白芥子常在热象渐退时投之，目的在于与细辛相合固护里阳，五味子在后期调治中使用，以收敛肺气，同时重用法半夏、百部强除伏痰，此为固肺气、祛伏痰的根治哮喘之妙举。

肺肾阴虚案（支气管哮喘）

姓名：孙某　　性别：男　　年龄：16 岁　　发病节气：立冬

[初诊]

主诉：反复咳嗽、喘息两年余，加重 3 天。

现病史：患者自出生以来，反复喘息，3 岁半时曾确诊为哮喘，平素常感冒、咳嗽，几乎每个月发病 1 次。患者就诊时时有咳嗽，痰难咳出，觉气短，形体消瘦，夜间盗汗，手足心觉热，纳差，舌红，苔少，脉细数。

既往史：无特殊。

体格检查：无特殊。

辅助检查：无。

中医诊断：哮证。

证候诊断：肺肾阴虚。

西医诊断：哮喘恢复期。

治法：补益肺肾，养阴清热，止咳化痰，活血化瘀。

处方：北沙参 10 g，青蒿 10 g，地骨皮 10 g，桑白皮 10 g，川贝母 6 g，紫菀 6 g，款冬花 10 g，桃仁 10 g，茜草 10 g，炒莱菔子 10 g，徐长卿 10 g，僵蚕 10 g，蝉蜕 10 g，地龙 10 g，甘草 6 g。4 剂，每日 1 剂，水煎服。

[复诊]

13 天后复诊，患者咳嗽、盗汗明显减轻，仍无食欲。守上方去地骨皮、地龙、桑白皮，加炒麦芽、五味子各 6 g，焦山楂 10 g。7 剂，连服 3 剂，余 4 剂嘱每周服 1 剂。

患者 1 个月后复诊，所有症状好转。嘱咐其每月来复诊 1 次，间断性服药治疗。1 年后随访，哮喘未发作，并很少患病，临床效果令人满意。

【按语】本例患者患病已两年余，反复发作，有咳嗽，痰少，消瘦盗汗、五心烦热，为肺肾阴伤，伴有痰瘀内阻。一旦时邪侵袭，触动伏痰，痰阻塞气道，肺宣降失司，则症见咳嗽气促，喉间痰鸣。舌红、苔少、脉细数为阴伤之象。故用南、北沙参滋阴润肺，青蒿清虚热，款冬花、紫菀化痰止咳，徐长卿、桃仁活血化瘀，蝉蜕、僵蚕宣降肺气，地龙通络平喘，生甘草润肺止咳、调和诸药。诸药合用而收滋阴清热、活血化瘀、平喘止咳之功。

哮喘一病起因可为外源性或内源性两途。一般来说，外源性哮喘多有阴虚之体。近年来，有关养阴药与抗变态反应关系的研究大有人在。临床上，邱志楠在抗变态反应治疗中多喜欢加入养阴药如乌梅、地骨皮、山茱萸等，抗过敏之效果奇佳，值得今后进一步研究。①

① 许泼实，黑洁，孙长义. 小柴胡汤中具有糖皮质激素样作用单剂的实验研究[J]. 中国煤炭工业医学杂志，2004（8）.

第十三章　肺胀（慢性阻塞性肺疾病）

　　肺胀为久患肺咳、哮病等慢性肺病，缠绵难愈，导致肺气不利，宣肃失常，病久肺虚，继之累及脾肾，而致脾肾两虚，常见咳嗽、咯痰、喘咳上气、胸部胀满，或唇甲紫绀、心悸浮肿等症，严重者可见昏迷、喘脱等危重证候。

　　古人对本病早有较深的认识。如《灵枢·胀论》云："肺胀者，虚满而咳喘。"《丹溪心法》云："肺胀而咳，或左或右不得眠，此痰挟瘀血碍气而病。"《证治汇补》云："……有气散而胀者，宜补肺，气逆而胀者，宜降气，当参虚实而施治。"

　　肺胀相当于现代医学中的慢性阻塞性肺疾病、慢性肺源性心脏病等。

一、治疗肺胀 "八法"

　　《金匮要略》以其理法方药严谨、擅治杂病诸疾而誉世。它以整体观念为指导思想，以脏腑经络学说为理论依据，提出了汗、吐、下、和、温、清、补、消八法，对肺胀的临床治疗具有指导性意义。

1　汗法

　　汗法指通过发汗解表，宣通肺气，调和营卫，使在表之邪随汗而解的一种治法，又称解表法。"咳而喘，不渴者，此为脾胀，其状如肿，发汗则愈。"脾胀，注家多作"肺胀"，指肺气胀满，是由邪束于外，饮停于内，肺失宣降，故咳而喘促。本证虽有内饮，但往往由外邪诱发，因而治当发汗解表。上海名医王正公认为"凡解表者，皆汗法也"为顺其生机、驱邪外出之法。

本法多用于肺胀复感外邪者，多为外寒内饮证。主症：咳嗽，喘息气急，痰白稀薄，泡沫，恶寒，无汗或有汗，头痛身痛，鼻塞流清涕，痰鸣，胸闷，肢体酸痛，舌苔白滑，脉浮弦紧。常用小青龙汤、葛根汤、麻杏苡甘汤、射干麻黄汤、桂枝汤等。

注意要点：

（1）因方中有麻、桂等辛散之品，所以临床上不宜久用小青龙汤，一旦见效，即改用温化寒饮为法。

（2）北京名医印会河惯用小青龙汤加石膏，谓有热可清热，无热可制约麻桂姜辛之温燥。

2　吐法

吐法指因其势就近引导，使病邪从口中排出的一种治法，又称涌吐法。

《金匮要略》有云："咳逆上气，时时吐浊，但坐不得眠，皂荚丸主之。"为肺胀痰滞于肺或气道而设，浊痰壅盛于肺，肺气失于肃降，气逆痰涌，故见咳喘。

肺胀患者痰多壅于肺者，应特别注意痰液的排出，这与西医的观点是一致的。西医认为，痰液是最好的细菌培养基，因此细菌大量繁殖，令抗菌素难以奏效。而呼吸道阻塞，又使呼吸兴奋剂难起作用，因此西医除了口服排痰外，还专门用体位排痰、排痰机来积极排出痰液。

中医亦认为，痰饮停于人体，阻滞气机，症见多端，如痰涎壅盛，则易变生他证。故极主张有痰除痰，方法有祛痰、化痰、散痰、豁痰、排痰等。

因皂荚丸涌吐之力较强，易伤正气。本章讨论之吐法主要是祛痰排痰化痰之法，使痰液更易排出。临床常用桔梗汤、千金苇茎汤等药。"咳而胸满，振寒脉数，咽干不渴，时出浊唾腥臭，久久吐脓如米粥者，为肺痈，桔梗汤主之。"《金匮要略》中，桔梗汤治肺痈脓成已溃，用桔梗汤排脓解毒，方中桔梗开宣肺气，宽胸开膈，祛痰排脓。苇茎汤有清肺化痰、逐瘀排脓的作用。方中冬瓜仁清热化浊，祛痰排脓；薏苡仁利湿健脾，清热排脓。由上可见，桔梗汤和苇茎汤均有排痰作用。

3　下法

下法指以通导大便、消积导滞、攻逐水饮的治法，又称攻下法，分为寒下、温下、润下等。本法是在《黄帝内经》"其下者，引而竭之"思想指导下的具体运用，适用于肺胀兼大便不通患者。

《金匮要略》属下法的方剂大体有寒下的大承气汤，温下的大黄附子汤，润下的麻子仁丸，逐水的十枣汤、己椒苈黄丸，攻瘀的抵当汤，而寒下散结的大黄牡丹汤，通腑去饮的厚朴大黄汤，清利湿热的茵陈蒿汤，水饮瘀血同除的大黄甘遂汤，除满解表的厚朴七物汤等。

慢性阻塞性肺疾病患者有大便改变者占50%，而肺心病失代偿期大便改变者占100%。目前已从胚胎组织学、免疫学及神经—内分泌系统等方面对肺经与大肠经相关性进行了研究，论证了肺与大肠相联系的作用机制，说明采用通腑法的必要性。

肺胀多兼大便秘结不通之证，在辨证论治的同时，兼用通腑，则可收事半功倍之效。然肺胀属本虚标实，感邪则偏于邪实，平时偏于本虚，故应用通腑法时，又要根据虚实辨证用之。痰热蕴肺者，用大承气汤及宣肺清热的同时加用大黄、枳壳、番泻叶等通腑之品，或用中药灌肠治疗；阴津亏损者，用增液承气汤加减；肺气亏虚者，用黄芪汤（黄芪、麻仁、白蜜、陈皮、党参、肉苁蓉、桃仁）回味。

在运用下法时，必须掌握用药时机，适时攻下，注意禁忌证，不宜久服。本章主要讨论通便法，攻逐水饮法因易伤正气，临床较少使用。

邱志楠亦非常注意保持肺疾患者的大便通畅，常在方中加草决明通畅大便。

4　和法

和法是通过和解、调和的方法，使脏腑调和、阴阳气血平衡、祛除病邪的一种治法，又称和解法。和法的适应范围较广，凡邪在半表半里、肝脾不调、胃肠功能失调、营卫气血失调等，均可使用和法。

《金匮要略》所用和法，从广义范畴来看，有如下几种：和解少阳，如小柴胡汤；调和营卫，如桂枝汤；调和肝脾，如当归芍药散；调和肠胃，如半夏泻心汤、黄芩加半夏生姜汤。临床以小柴胡汤最为常用。

小柴胡汤在肺胀治疗中的应用：

（1）邪在半表半里。如肺胀患者感受外邪，表之邪业已内侵，邪郁半表半里之间，以致少阳枢机不利，胆气不舒。

（2）三焦咳。《黄帝内经》云："久咳不已，则三焦受之，三焦咳状，咳而腹满，不欲食饮。"三焦有通行诸气、运行水液的作用，如三焦失枢，则气机不利，水液停留而成咳嗽，咳久则病不止。久咳不已，皆可传之于三焦，从而影响三焦气机而发病，三焦气机不通则易生百病。

小柴胡汤可疏通三焦，和畅气机，故用于久咳。故肺胀患者伴有小柴胡汤证如咳则欲呕，或伴口苦咽干，或目眩，或不欲饮食，或胸胁苦满，或往来寒热，或脉弦者，皆可用之。

现代药理研究认为，小柴胡汤有抗炎清热（广谱抗菌及退热解毒镇咳）作用，具有激素样和非激素抗炎及调节免疫的功能。

5 温法

温法是通过温中祛寒、回阳、温通经络的一种治法，又称温里法。一切寒证皆属温法的治疗范畴。温法也是肺系疾病治疗的重要方法，常用小青龙汤、射干麻黄汤、苓桂术甘汤、肾气丸、二陈汤、三子养亲汤等。

扶阳法源于《黄帝内经》。《素问·阴阳应象大论》曰："形不足者，温之以气。"甘温扶阳法在临床上应用广泛，是治疗老年性疾病如肺胀的重要法则。《伤寒论》确立了"病痰饮者，当以温药和之"的治痰大法。刘渡舟老中医治疗肺疾善用小青龙汤，并对小青龙汤的应用有丰富的经验，但其愿方中麻桂并用，又配用细辛则发散之力更强，一旦见效，即改用"苓桂剂"以温化寒饮为法。《金匮要略·痰饮咳嗽病》云："心下有痰饮，胸胁支满，目眩，苓桂术甘汤主之"，"夫短气有微饮，当从小便去之，苓桂术甘汤主之，肾气丸亦主之"。江西名医洪广祥提出"治肺不远温"之说。上海名医王正公亦提出"肺喜温而恶寒"之论，认为切忌寒凉止遏。岭南四大名医之一的郭梅峰善用苓桂术甘汤，主张老人杂病放胆用温药。

邱志楠认为肺病多为肺虚挟邪，当以温散、温化、温补、温通等治本，不只哮喘，所有肺疾均不避温药。处方常以小青龙汤、三子养亲汤、二陈汤作底，喜用炙麻黄、法半夏、党参、辛夷花、苍耳子、白芥子、紫苏子、莱菔子、附子、细辛、干姜、仙灵脾、乌梢蛇、款冬花、百部等温药，并以自制天龙咳喘灵口服以温阳补肾，用于慢性肺疾如肺胀的缓解期，疗效显著。

有医者认为患者肺疾发作是炎症反应即热证的表现，常不吝使用大量的寒凉之品，处方多为桑白皮汤、银翘散、桑菊饮等，临床疗效不甚理想，或虽有疗效，但患者更伤正气而反复发作。因肺喜温而恶寒，故治肺宜用温。临床常用小青龙汤、三子养亲汤、二陈汤、苓桂术甘汤等温法治疗，取得了良好的治疗效果。

治肺以温药治之已成为治肺的重要思想。

6 清法

清法是以清泻里热、解除热邪的一种治法，又称清热法，主要适用于肺胀中痰热蕴肺者。常用千金苇茎汤、麻杏石甘汤、桑白皮汤、升降散等。

升降散出自清代杨栗山的《伤寒瘟疫条辨》，原为温病热邪充斥表里三焦而设，由蝉蜕、僵蚕、姜黄、大黄4味药组成。蝉蜕宣散风热，僵蚕祛风止痉、清热解毒、化痰散结，二药味辛性轻清，散邪宣肺以升；姜黄行气散郁止痛，大黄攻积导滞，二药味苦性通泄以降。方如其名，上能宣散郁热于外，下能通降泄浊于内，有宣泄郁热、散火解毒、流畅气血、恢复三焦升降气机的功效。研究证明，升降散不仅可抑制炎症反应对肺组织造成的急性损伤，还可增强巨噬细胞的吞噬能力，提高机体的非特异性免疫力，有助于肺病变的减轻和恢复。①

7 补法

补法是以补养气血阴阳之不足治疗各种虚证的一种治法，又称补益法，适用于肺胀虚证患者。

温阳法常用苓桂术甘汤、肾气丸等，温法中已述及。

益气以补脾益气、培土生金为主，如四君子汤、陈夏六君子汤、香砂六君子汤等。

滋补阴血常用六味地黄丸、金水六君煎等。

7.1 肺脾相关，培土生金

邱志楠治肺系疾病注意调中，认为"土能生金""肺脾相关"，谓此类患者必有脾虚，"治肺当健脾，饮食调脾胃"。

邱志楠在治疗肺系疾病中注意时刻固护脾胃，脾虚则母病及子，土不生金，则易至肺虚，故土能生金，补肺当补脾胃。

由于补脾非一朝一夕之功，长期服中药既有煎煮的麻烦，又有中药苦涩难以坚持的情况，因此，邱志楠补脾喜从饮食调理着手：一是叮嘱患者勿进寒凉生冷之品，以免损伤脾胃；二是根据广东人喜煲汤的特点，要患者长期进食莲子、淮山与肉类汤以补脾，汤品甘甜可口，患者易于接受。如此标本兼治，则正气得固，脾气得补，肺气得充，宿痰得除。不但在病时，就是平时也要刻刻注意固护中气。

7.2 金水相生，补肾益肺

"金水相生""肺肾相生""肺肾相关"，肾精气不足肾的纳气功能减退，即可出现呼多吸少、甚者动则气急的病理现象。肺胀患者久咳喘息，肾虚不摄，以致咳喘反复发作，故要重补肾。如金水六君煎、六味地黄丸治肺胀。

8 消法

消法是以消坚散结或消食导滞，将气、血、痰、食、水、虫等塞滞积聚而成的有形之邪渐消缓散的一种治法，又称消散法。临床体会到，消法在肺胀患者治疗中作用重大，常用消瘀、消痰、消食、消疮等法。

8.1 消瘀法

消瘀法适用于肺胀兼瘀者。"久病必瘀"，肺胀患者病程长，缠绵难愈，

---

① 常加松，魏凯峰，潘云. 升降散治疗急性肺损伤作用的实验研究［J］. 广州中医药大学学报，2008，25（1）：54－59.

最后必兼瘀。方中常加入桃仁、当归、丹参等药。

8.2　消食法

消食法适用于肺胀兼积滞者。如保和丸，原载于《丹溪心法》，主要功效是消食和胃，用于饮食不节、食滞内停所致的厌食、腹胀、呕吐、泄泻等消化系统疾病。方中以山楂为主药，消一切饮食积滞，善消肉食油腻之积，辅以神曲消食健脾，莱菔子消食下气，善消麦面痰气之积，三药同用，可消各饮食积滞；佐以半夏、陈皮行气化气滞，和胃止呕，食积易于化热，以连翘清热散结。诸药合用，诸积得消，脾胃功能得复，培土则金生。

以上八法在临床上治疗肺胀多两法兼用或多法兼用，如汗法与清法、清法与下法、汗法与温法、温补消法等。所谓"八法之中，百法备也"，使用得当，疗效显著。

二、　治疗老年慢性阻塞性肺疾病学术思想

老年慢性阻塞性肺疾病系肺系疾病积久而成，病位在肺而及脾肾，乃至于心。其标为痰浊、水饮、血瘀内阻，而本在脾肾两虚。中医治疗应注意以下两点。

1　补肾健脾为治本之重点

该病"其标在肺，其制在脾，其本在肾"，治疗上应立足于标本兼治，而治本重在脾肾，尤其在缓解期，益气健脾、补肾温阳可谓截断、缓解病情之大法。临床以淫羊藿、生熟地、黄芪、白术、茯苓为基础用药，据实验研究报告，有调节神经内分泌、提高免疫功能的作用。

2　注重温补，阴阳平衡

《素问·生气通天论》："阳气者，若天与日，失其所则折寿而不彰，故天运当以日光明。"老年人五脏虚弱，尤阳气渐衰，致三焦气化不利，更易痰饮停聚，为咳为喘。《金匮要略·痰饮咳嗽病脉证治》："病痰饮者，当以温药和之。"老年慢性阻塞性肺病多见气促神疲，恶寒，四肢不温，小便清长，唇甲色青，脉沉细等，只要抓住主证，不必悉具，可放手应用温补之品。附片、桂枝、细辛、补骨脂、紫石英类，临床体会对胸闷气促、浮肿等有较好效果。即使患者存在寒邪化热、阴虚痰热之症，如上两例均有口干、咽痛、痰黏等，也不可过用清化，可配合黄芩、鱼腥草、瓜蒌、生地、麦冬等，寒热并用，阴阳平衡。而补肾扶阳之品不宜轻弃。

三、 典型病案

补脾肾法治肺胀 1

姓名：吴某　　性别：女　　年龄：72 岁　　发病节气：大寒

[初诊]

慢性咳嗽史 20 余年，气促 6 年。每遇冬春季易反复发作、加重，多次入院治疗。近半月来咳嗽加重，痰多呈黏液白沫状，气促甚或不能平卧，口干、咽痛、胸闷、食纳不馨。平素神疲乏力，恶风怕冷，易汗出，常易感冒，大便溏。胸片诊断慢性支气管炎、肺气肿。舌淡胖，苔薄白腻，脉沉细数。盖由肺脾虚弱，痰湿内蕴，久病脾肾两亏，摄纳无权。治拟健脾温肾为主，兼以清肺化痰平喘，标本兼治。

处方：生黄芪 15 g，南沙参 12 g，北沙参 12 g，炒白术 12 g，炒防风 10 g，黄芩 12 g，熟附片 10 g，仙灵脾 10 g，橘红 6 g，半夏 12 g，焦楂曲 10 g，细辛 6 g，炙紫菀 12 g，炙款冬花 10 g，射干 10 g，生甘草 5 g。

[二诊]

药后咳嗽显著减少，咳痰较爽，动辄气促、汗出仍有。

上方去细辛，加麦冬 12 g，浮小麦 30 g。

此后上方出入，逐渐加入党丹参、紫苏梗、补骨脂、茯苓、山药、山茱萸等。随访 1 年，病情一直稳定，近年来未有因大发作住院，感冒少发，咳嗽气促明显减轻。

补脾肾法治肺胀 2

姓名：郑某　　性别：男　　年龄：68 岁　　发病节气：小寒

[初诊]

咳喘史 10 余年。近 2 年发作频繁，每月 1 ~ 2 次，咳嗽不爽，痰黏色黄，胸闷气促，动辄更甚，腰酸，夜尿频。有低热，近一周下肢浮肿，面色晦暗，口唇紫绀，神萎，纳食不思。舌暗，苔薄灰腻，脉沉弦结代。素体脾肾阳虚，痰瘀内阻，久之及心，水失宣化，拟益气健脾，补肾温阳利水。

处方：党参 15 g，丹参 15 g，熟附片 12 g，炒白术 12 g，炒白芍 12 g，南沙参 12 g，北沙参 12 g，紫苏梗 10 g，葶苈子 15 g，茯苓皮 30 g，半夏 12 g，黄芩 10 g，仙灵脾 10 g，瓜蒌皮 15 g，枳壳 12 g，鱼腥草 30 g，车前子 12 g，茅根 15 g，芦根 15 g。

[二诊]

药后尿量逐渐增多，咳喘气促减轻。神疲乏力，纳不振，舌转红，少苔。脉沉结代。

酌加谷麦芽各 15 g，川石斛 20 g，玉竹 10 g，温阳之品始终应用，病情趋于稳定。

患者以往长期西药治疗，病情易反复，而此次配合中药治疗，自觉症状缓解较快，精神、食纳均有振作。

补肺肾法治肺胀 1

姓名：王某　　性别：女　　年龄：63 岁

[初诊]

日期：2010 年 9 月 12 日。

主诉：反复咳嗽 50 余年，气促 3 年。

现病史：患者于 50 年前无诱因出现咳嗽，痰少，时黄时白。多次到本地医院诊治，诊为"支气管炎""慢性支气管炎"等，予抗生素、止咳化痰等治疗（具体不详），咳嗽时好时好，痰色白，夜间较多。近 3 年来出现活动后气喘明显，平路行走约百米即引起明显气喘，时有胸闷，心悸，心慌，汗多，畏寒，夜间因气喘而不能平卧，无胸痛，无腹部不适，胃纳一般，求诊中西医效果也不佳。经人介绍前来求诊，时见咳嗽，呼吸不顺，夜间自闻喉中哮鸣，痰白难咳，无发热，仍畏寒，无咳血，无胸痛，无反酸嗳气，大小便调，舌淡红，苔薄白，脉细滑。

既往史：无。

过敏史：否认药物及食物过敏史。

体格检查：神志清晰，面色淡白，形体偏瘦，体态自如，语音低微。头面五官无畸形，咽部充血，胸廓对称，心率 87 次/分，双肺呼吸音清，双下肺可闻及少许痰鸣音。双下肢浮肿（－）。

辅助检查：肺功能示：重度混合性通气功能障碍。胸部 CT：两肺多发炎症。

中医诊断：肺胀。

证候诊断：痰浊内蕴，肺肾两虚。

治法：温肺化痰，补益肺肾。

处方：炙麻黄 10 g，杏仁 15 g，黄芩 15 g，蒲公英 15 g，桃仁 10 g，紫苏子 15 g，白芥子 5 g，莱菔子 15 g，地龙 5 g，细辛 3 g，陈皮 10 g，巴戟天 15 g，淫羊藿 20 g，山茱萸 15 g，甘草 5 g。3 剂，水煎服，4 碗水煎至 1 碗半水，分两次服。

［二诊］

7天后。服药后患者无咳嗽，夜间仍觉气喘，胃纳可，无嗳气反酸，睡眠一般，大小便调，舌淡红，苔薄白，脉细。查体：咽部充血，双肺呼吸音稍粗，双下肺闻及少许湿啰音。中药继守上方去细辛、地龙，加紫河车5g，茯苓15g。3剂，煎服法同上。

［三诊］

6天后。服药后患者夜间咳嗽消失，痰极少，呼吸不顺畅，畏寒，汗多，胃纳一般，大小便调，舌红，苔白，脉滑。中药继续予守上方加减：

炙麻黄10g，杏仁15g，黄芩15g，蒲公英15g，桃仁10g，紫苏子15g，白芥子5g，莱菔子15g，桂枝5g，荆芥10g（后下），苇茎15g，巴戟天15g，淫羊藿20g，山茱萸15g，甘草5g。4剂，煎服法同上。

［四诊］

5天后。患者咳嗽少，痰难咳，色白，胃纳可，平路行走无气促，上楼梯3层觉得气促，大小便调，舌红，苔白，脉细。查体：双肺呼吸相少许干啰音。中药继续守上方去荆芥、白芥子，加地龙10g，细辛6g。3剂，煎服法同上。西药予罗红霉素口服、舒利迭吸入治疗。

［五诊］

3天后。患者咳嗽少，痰色白，胃纳一般，气促好转，大小便调，舌红，苔白，脉滑。查体：双肺呼吸音弱，未闻干湿啰音。中药继续守上方去细辛，加薏苡仁20g，地龙改为5g，炙麻黄改为5g。7剂，煎服法同上。

［六诊］

10天后。患者咳嗽极少，痰色白，胃纳一般，气促明显好转，膝关节酸软，大小便调，舌红，苔白，脉滑。查体：双肺呼吸音弱，未闻干湿啰音。中药继续守上方加减：

炙麻黄5g，杏仁15g，黄芩15g，蒲公英15g，桃仁15g，桂枝5g，五味子10g，苇茎15g，巴戟天15g，淫羊藿15g，山茱萸15g，甘草5g，薏苡仁20g，秦艽15g，独活15g。7剂，煎服法同上。

之后继续用上方加减调治而无气促，无咳嗽，活动自如。

【按语】本例患者为肺胀病例，经久治疗而气促日益加重。咳嗽日久，耗伤肺气，肺虚导致金不生水，从而出现肾气不足，肾不纳气，于是便见气促，气短乏力，语音低微，肺肾两虚，水液代谢异常，水湿不能气化，停聚于内，便成痰。另外，患者语音低微，畏寒，动则气促，汗多均为肺肾两虚之征。因此临床辨证为痰浊内蕴，肺肾两虚。遵行张仲景《金匮要略·痰饮咳嗽病脉证并治》

"病痰饮者，当以温药和之"治痰原则，以三子养亲汤配以温肾补肾药物祛痰化痰，细辛、地龙解痉平喘，五味子收敛肺气取得很好效果。温补肾阳是由于患者咳嗽日久，耗伤肺气，导致肾虚，另外中医学理论认为"肾为痰之根"，因此在组方时加上淫羊藿、山茱萸、巴戟天温肾化痰，补肾纳气。三子养亲汤温化寒痰，对于痰浊难咳者应用效果较好，白芥子具有温肺豁痰利气的作用，如《本草纲目》所说"白芥子辛能入肺，温能发散，故有利气豁痰、温中开胃、散痛消肿、辟恶之功"。用蒲公英、黄芩、苇茎，目的在于防止温补生燥。本例患者主要表现在下焦肾阳不足之征。因此治疗上采取扶正祛邪、扶正为主的治法，故而取得好的效果。

补肺肾法治肺胀 2

姓名：朱某　　性别：女　　年龄：52 岁　　发病节气：春分

主诉：反复咳嗽、气喘、咳痰 30 余年。

现病史：患者咳、喘、痰反复 30 余年，1 个月前因病情加重入院，本次来诊刚刚出院两天，出院诊断为慢性阻塞性肺病。刻下症见：活动后气喘，咳嗽，咯少量白痰，神疲乏力，腰膝酸软，大小便调，舌质淡红，苔薄白，脉沉细。

体格检查：营养较差，桶状胸，肋间隙增宽，叩诊过清音，两肺呼吸减弱，双中下肺可闻及少许湿性啰音。心率 89 次/分，心律齐，未闻及病理杂音。双下肢无浮肿。

西医诊断：慢性阻塞性肺病稳定期。

中医诊断：肺胀。

证候诊断：肺肾两虚。

治法：调补肺肾。

处方：山茱萸 15 g，酸枣仁 15 g，淫羊藿 10 g，北芪 30 g，仙鹤草 20 g，枸杞子 15 g，丹参 15 g，茯苓 20 g，熟地 15 g。

每服 10 剂量复诊 1 次，根据病程变化稍做加减。1 个月后咳喘明显缓解，后改以天龙咳喘灵续服 3 个月，并嘱其当年暑伏再诊，接受贴药"冬病夏治"。伏天患者如约而至，服用天龙咳喘灵 40 天。两年来病情稳定，一直门诊治疗，未再入院。

【按语】邱志楠认为肺肾两虚的病机贯穿患者全过程，因此扶正补虚之法应早用、重用而不必尽拘于急发缓解之畛域。今患者为慢阻肺缓解期，更当扶正为先。方中邱志楠习惯重用仙鹤草，其又名"脱力草"，民间有谓久用能补体虚；北芪补肺气，俾正气存内；山茱萸、淫羊藿、熟地、枸杞子并补双肾阴阳，寓有金水双生之意；茯苓化痰；丹参活血祛肺脏之郁血。邱志楠每以天龙咳喘灵调补肺肾，便于坚持，效果甚佳。

患者既往每次出院后除服用一些支气管解痉剂、祛痰药外，从未配合中药系统治疗。虽也曾用过中药，但医生未强调缓解期治疗的重要性。医患双方只有对"治未病"都有充分认识，才能坚持服药，终获满意疗效。

补肾化痰法治疗肺胀1

姓名：何某　　性别：男　　年龄：53岁

[初诊]

日期：2010年2月22日。

主诉：反复咳嗽7年，气促2年。

现病史：患者7年无明显诱因出现咳嗽，以早上咳嗽为多，咯痰白色稠结，自己并未就诊，只是在咳嗽加重影响工作时才就医，服用中西药物治疗（具体不详），咳嗽减轻后未详细检查和坚持治疗，但症状时有反复。2年前开始出现气促，遂至我院呼吸科就诊，经胸片和肺功能等检查，诊为慢性阻塞性肺疾病。坚持服用茶碱缓释片、氨溴索片及可必特气雾剂吸入等治疗，咳嗽减少，但气促与治疗前无明显变化。近来觉得疲倦乏力，气促，经人介绍来诊。刻诊：讲话气短，神疲，汗多，形体偏瘦，面色微暗，咳嗽少，痰少色黄易咳，纳眠可，二便调。舌红，苔薄白，脉细滑。

查体：体瘦，肋间隙增宽，双肺呼吸音弱，未闻及干湿啰音。

既往史：患者有吸烟史30余年，已戒烟1年余。

西医诊断：慢性阻塞性肺疾病。

中医诊断：肺胀。

证候诊断：肺肾两虚夹痰热。

治法：补益肺肾，清热化痰化瘀。

处方：三子养亲汤加味。紫苏子15g，白芥子5g，莱菔子15g，炙麻黄5g，紫河车10g，山茱萸10g，淫羊藿15g，巴戟天15g，黄芩15g，冬瓜仁15g，仙鹤草15g，紫菀20g。4剂，以上药物4碗水煎至1碗，复渣一次，当天服用。配以穴位敷贴肺腧、肾腧、足三里穴。

[二诊]

患者气促明显减轻，汗少，体倦好转，大便偏烂，舌红，苔黄腻，脉细。药证相符，获得良效，大便烂。考虑前方中有两味通腑药物桃仁和冬瓜仁，去冬瓜仁，加布渣叶以祛湿。再服 5 剂，穴位贴敷同上。

［三诊］

患者无明显气促，生活不受限制，觉得颈项不适，大便不畅，舌淡红，苔薄黄，脉弦细。患者可能有外风侵袭可能，在继守上方加羌活 15 g，冬瓜仁 15 g，去布渣叶。再进 5 剂，穴位贴敷同上。患者之后再按上方调治而无特殊不适。

【按语】肺胀是由多种慢性呼吸疾病发展而来。中医学认为本病具有慢性发展过程，其发生多因久病体虚，复感外邪，诱使病情逐渐加重。病理性质为虚实夹杂。在实多为外感六淫，情志抑郁，痰瘀互结；在虚以肺、脾、肾三脏为主，虚实贯穿整个疾病过程，发作时标证为重，缓解时本虚为主。《丹溪心法·喘》云："六淫七情之所感伤，饱食动作，脏气不和，呼吸之息，不得宣畅而为喘急。亦有脾肾具虚，体弱之人，皆能发喘。"本病在其发展过程中由于脏腑虚损，易形成虚实夹杂情况，采取中药内服配合穴位贴敷治疗，以加强补肾益气，扶正固本，对本病长期防治具有良好前景。对顽咳的中医外治法值得进一步探讨和推广应用。

补肾化痰法治疗肺胀 2

姓名：张某某　　性别：男　　年龄：74 岁

［初诊］

时间：2009 年 8 月 4 日。

主诉：反复咳嗽 30 余年，气促 5 年。

现病史：患者 30 余年前无明显诱因出现咳嗽，以早上咳嗽为主，痰少白，无发热，无胸闷气促，当时由于年轻未加注意，随后逐渐咳嗽增多，早晚咳嗽较多，痰多难咯，伴有气促，多次于我院门诊及住院治疗，经胸片及肺功能等检查，诊为"慢性阻塞性肺疾病"，长期坚持用茶碱、化痰药治疗，近几年来用可必特气雾剂吸入、思力华吸入、家庭氧疗等治疗，患者仍间有气促加重，胸闷，痰多难咯需急诊就医治疗。患者为求进一步好转，前来求诊。刻见：咳嗽，痰多色白，易咯，气促，活动后尤甚，伴有皮肤瘙痒。胃纳一般，腹胀，大小便调，舌红，苔少，色白，脉弦滑。

查体：面色微暗红，体型高大，慢性病容，声音沙哑，桶状胸，心率 92 次/分，心音低，双肺呼吸音弱，双下肺可闻及少许吸气相湿啰音。

西医诊断：慢性阻塞性肺疾病。

中医诊断：肺胀。

证候诊断：肺肾两虚，痰浊内阻。

治法：补肺益肾，化痰平喘。

处方：三子养亲汤加味。紫苏子15 g，白芥子5 g，莱菔子15 g，炙麻黄5 g，地龙5 g，紫菀20 g，淫羊藿15 g，山茱萸15 g，陈皮10 g，桃仁10 g，盐蛇5 g，黄芩15 g，蒲公英15 g，甘草5 g。4剂，4碗水煎至1碗半，分两次服用。

西药继续维持治疗，吸入思力华、口服氨茶碱缓释片、沐舒坦，可必特气雾剂按需使用。

[二诊]

8月14日，患者咳嗽减少，痰仍难咳，质黏，皮肤瘙痒，胃纳可，口干，间有泛酸，大小便调，舌红，苔腻黄，脉弦滑。查体：双肺呼吸音弱，双下肺吸气相湿啰音减少。考虑三子养亲汤偏温化燥，导致痰难咳出，故而去三子养亲汤，兼以化湿清热祛痰，药物如下：

炙麻黄5 g，紫菀20 g，款冬花15 g，淫羊藿15 g，山茱萸10 g，陈皮10 g，桃仁10 g，乌梢蛇10 g，黄芩15 g，蒲公英20 g，槐花15 g，麦芽20 g，鱼古20 g，蛤壳15 g，甘草5 g。继续服用4剂。

服药后痰少，皮肤瘙痒明显好转，气促亦较前好转，考虑乌梢蛇在方中起到祛风通络化痰之效，桃仁活血平喘，山茱萸、淫羊藿补肾益肺有关。

[三诊]

10月29日。气促微，仍有色白痰，早上为主，少许胸闷，咳嗽少，胃纳可，睡眠可，小便调，大便欠畅，舌红，苔白，脉滑。查体：双下肺仍可闻及少许湿啰音。此时患者仍有痰浊，继以三子养亲汤加味治疗：

紫苏子15 g，白芥子5 g，莱菔子15 g，炙麻黄5 g，紫菀20 g，淫羊藿15 g，山茱萸10 g，乌梢蛇10 g，陈皮10 g，石菖蒲5 g，黄芩15 g，蒲公英15 g，麦芽20 g，冬瓜仁15 g，甘草5 g。4剂，煎服法同上。

患者服用后气促好转，尤其是活动后气促好转，咳嗽极少，以早上为主。嘱其避风寒，不宜进食寒凉、肥腻之品，坚持家庭氧疗，间来服用中药调治，随访半年无急性加重。

【按语】本例患者为肺胀病例，服用中药治疗前曾有入住呼吸重症监护中心史、人工通气史。肺功能显示为极重度混合性通气功能障碍，现代医学治疗临床治疗难度很大。本病多表现为肺肾两虚，易形成痰瘀互结、虚实夹杂的复杂局面。由于正气亏虚，且易外感引发急性加重。本病例以化痰化瘀、补益肺肾为主，兼清化、通络之法，治疗上不忘"痰为阴邪，非温不化"的原则，同时注意瘀热、肺肾虚，攻补兼施而取得好的效果。在临床辨证中加上乌梢蛇，乌梢蛇具有走窜特性，善于祛除皮里膜外之痰。一来祛风止痒，二来祛风通络化痰，痰消则喘平，这可能是与乌梢蛇能缓解气道平滑肌痉挛、祛风化痰、抑制气道炎性渗出有关。

补肾化痰清热法治肺胀

姓名：高某某　　性别：女　　年龄：79 岁

[初诊]

时间：2009 年 9 月 23 日。

主诉：反复咳嗽 40 余年，气促 3 年，加重 3 天。

现病史：患者 40 余年前无明显诱因出现咳嗽，咳痰，无伴气促，在多家医院门诊治疗，诊为"慢性支气管炎"，服用中西药物治疗（具体不详），效果一般，时有反复，多在天气骤变时发作。近 3 年来，出现气促，以活动后明显，咳痰增多，每年均有在本院住院诊治，经肺功能、胸部 CT 等检查，诊断为慢性阻塞性肺疾病、支气管扩张合并感染。经抗感染、祛痰止咳、解痉平喘等对症治疗，病情有所缓解，但仍然痰多，出院后服用茶碱缓释片、沐舒坦等治疗。3 天前由于受凉后出现咳嗽增多，痰多色白难咳，胸闷，无发热，无鼻塞流涕，无咳血等，胃纳一般，大便欠畅顺，小便正常，舌红，苔白，脉细滑弱。

查体：神清自然，面色淡白，形体消瘦，心率 92 次/分，双肺呼吸音弱，双肺可闻及痰鸣音。

西医诊断：慢性阻塞性肺疾病；支气管扩张合并感染。

中医诊断：肺胀。

证候诊断：肺肾两虚，痰浊阻肺夹热。

治法：补益肺肾，清热化痰止咳。

处方：三子养亲汤加味。紫苏子 15 g，白芥子 5 g，莱菔子 15 g，炙麻黄 5 g，桃仁 10 g，紫菀 20 g，黄芩 15 g，蒲公英 20 g，冬瓜仁 15 g，瓜蒌皮 15 g，淫羊藿 15 g，山茱萸 10 g，鱼古 20 g，甘草 5 g。3 剂，水煎服，4 碗水煎至 1 碗半，分两次服用。

[复诊]

9 月 27 日。患者咳嗽大减，仍痰多，色白，精神好转，胃纳可，大小便调，无胸闷，舌红，苔白，脉细。患者年老体弱，长期服药，导致肺肾虚弱，痰浊自生，郁久化热，导致虚实夹杂，上方扶正补虚，又不忘祛邪，药证相符，故而取得疗效，继守上方去瓜蒌皮，加盐蛇 5 g，以加强化痰之力。继服药 4 剂，服用方法同上。

[三诊]

10月1日。服药后咳嗽极少，活动后气促好转，仍有痰，但痰量较前明显减少，胃纳可，睡眠可，大小便调，舌淡红，苔白，脉细滑。查体：双肺仍可闻少许湿啰音。此时实邪已衰，唯正虚突出，中药加强补肾化痰，在上方基础上去炙麻黄、黄芩、桃仁，蒲公英改为15 g，山茱萸改为15 g，加巴戟天15 g，蛤壳15 g。继服5剂。

患者无咳嗽，痰少，气促微，继以上方加减调治而病情控制，随访至今患者仅有2011年春节前急性加重而住院治疗。

【按语】肺胀由多种慢性呼吸疾病发展而来，临床中有急性加重和相对缓解两种情况。急性加重多中西医结合治疗，在缓解期则强调扶助正气为主。本病慢性发展，临床辨证中体虚是根本，在脏多责之肺脾肾，以肺肾为主。病变过程中，易由于脏腑虚损，导致水液代谢障碍而产生痰瘀，痰浊郁久易化热，形成虚实夹杂复杂局面。由于体虚，卫外无力，易受外邪侵袭，加重病情，临床中要维持长期疗效，防止急性发作确是难题。在治疗本例时，采取温中焦、化痰浊、补肺肾、调脏腑的思路治疗，同时注意本病痰瘀互结的病理机制，故而取得好的疗效。

第十四章 肺 癌

　　肺癌是由于正气内虚，邪毒外侵，痰浊内聚，气滞血瘀，阻结于肺，肺失肃降，临床上以咳嗽、咯血、胸痛、发热、气急为主证的恶性疾病。本病在中医学文献中没有相对应的病名，多属于"肺积""痞癖""咳嗽""咯血""胸痛"等范畴。《杂病源流犀烛·积聚症瘕痃癖痞源流》提到："邪积胸中，阻塞气道，气不宣通，为痰，为食，为血，皆得与正相搏，邪既胜，正不得而制之，遂结成形而有块。"

　　本病证相当于西医各种肺癌，包括肺鳞状细胞癌、肺腺癌、肺小细胞癌等。

一、 治疗肺癌术后学术思想

1　中医对肺癌的认识

　　中医学文献中虽无"肺癌"的病名记载，但类似肺癌的主要症状和病机，早见于中医有关典籍。如《素问·奇病论》曰："病胁下满气逆，二三岁不已……病名曰息积。"难经曰："肺之积，各曰息贲。在右胁下，履大如杯。久不已，令人洒淅寒热，咳嗽，发肺壅。"《杂病源流犀烛》曰："邪积胸中，阻塞气道，气不得通，为痰……为血，皆邪正相搏，邪既胜，正不得制之，遂结成形而有块。"这种"成形而有块"的病理产物与今天临床所见的肺癌病变相类似。元代朱丹溪指出"怪病多属痰"，"痰火生异证"。明代《景岳全书》谓："痰生百病，百病多兼有痰。"清代周学海则明确指出："治痰必用破瘀"和"不得补火不得利水"。可见本病的主要病机为痰瘀互结，肺气亏虚，只有抓住这个病机，治疗才能收到预期的效果。

邱志楠在长期的临床实践中对肺系疾病的辨治有独特的见解，在总结前人经验的基础上自成体系，特别是对肺癌术后的治疗，获得了显著疗效，总结了一系列方药。

2 莪桃汤治法

肺癌是常见的恶性肿瘤之一，近年来发病率不断增多，尤多见于中老年患者。其治疗手段目前仍以手术切除为首选。但患者术后往往因调理失当而出现体质下降，5 年生存率不高。

邱志楠认为，机体切除肿瘤后，停留在脏腑、经络的痰瘀余邪及导致肿瘤形成的病邪，并未因肿瘤切除而清除。机体一旦因七情内伤或饮食不节导致气血逆乱、阴阳失调，则新邪极易引动伏邪，新旧痰瘀互结，积聚于或脏或腑或脑或骨，遂导致临床所见的肿瘤术后转移。其应用自拟莪桃汤为肺癌术后治疗基本方。处方：淫羊藿、莪术、桃仁、青天葵、浙贝母各 10 g。加减：气虚痰瘀型加黄芪、郁金各 15 g；肺郁瘀热型加蒲公英、白花蛇舌草各 30 g；气阴两虚型加沙参、鳖甲、西洋参各 15 g。水煎服。患者手术出院后 3 个月内每日 1 剂；第 4 个月起，每 2 日 1 剂；1 年以后，每 3 日 1 剂，如有不适则配合对症治疗。

莪桃汤方中莪术功专破瘀活血，擅荡涤气血瘀滞所致症瘕积聚，并能有效抑制肿瘤细胞生长，抗癌药榄香烯为莪术的提取物。肿瘤形成与体内的气滞血瘀、痰浊胶结有密切关系，而桃仁活血化瘀，兼能祛除痰浊，对痰瘀胶结所致咳嗽有明显作用，是治疗痰浊瘀阻互结较好的良药。青天葵清热解毒，并有较强的抗病毒作用，有资料表明其抗病毒作用大大超过抗病毒口服液，临床应用发现其对肺虚咳嗽有明显疗效，可能与其抗病毒作用有关。人体抗病能力的强弱，在很大程度上取决于肾中的精气盛衰，肾气亏虚，子夺母气，令肺虚而咳嗽，新咳治肺，久咳治肾，肺癌术后，肺气多虚，淫羊藿有补肾壮阳、益气健肺之功，临床实验证明淫羊藿能调动机体细胞免疫功能，对免疫功能低下的机体，确实可以作为一种有效的免疫增强剂。浙贝母清热化痰，散结软坚，善清痰浊瘀热，祛邪而不伤正，对肺虚痰结之咳嗽，尤为适宜。

临床对 118 例肺癌术后经中医辨证治疗患者与 100 例术后西药对症治疗患者进行对比观察，观察其 1 年、3 年、5 年的生存率及生活质量，结果发现治疗组 5 年生存率为 47.45%（56 例），对照组 5 年生存率为 30.00%（30 例），治疗组 5 年生存率明显高于对照组，且临床症状和生活质量的改善都明显好于对照组。表明中医药治疗对肺癌术后患者改善临床症状（如咳嗽、咯血痰、胸痛、气促、疲倦、食欲等），提高生活质量，减少手术、放疗、化疗的毒副作用，延长生存期等均有一定优势。

2　天龙咳喘灵治法

天龙咳喘灵胶囊处方为青天葵、款冬花、法半夏、熟附子、五味子等，每粒含生药1 g，由广州医科大学附属第一医院制剂室生产。根据辨证选用下列药物煎汤送服胶囊。加减：气阴两虚型用西洋参10 g、鳖甲15 g、蛤蚧20 g；气滞痰瘀型用郁金15 g、浙贝母12 g、白花蛇舌草30 g；脾虚痰湿型用白芥子15 g、茯苓10 g、紫菀12 g。用法：术后出院半年内选用上述药物煎汤送服天龙咳喘灵，每天3次，每次4粒；1年以后，每日1次，每次2～4粒，如有不适则配合对症治疗。

天龙咳喘灵以熟附子振奋肾中元阳，阳生阴长，使肾中元气化生有源，肺气赖以恢复和补充，有利于肺癌术后患者体力的恢复和免疫力的提高，据患者反映，服药3个月后感冒减少，生活质量有明显提高；五味子收敛五脏之气而纳于肾，能使患者喘咳症状改善；青天葵清肺解毒，能清除体内病毒，对低热和喘咳有较好疗效；款冬花、法半夏擅长祛痰降逆平喘，对肺虚受邪致咳之标证有很好的治疗作用。临床应用自拟方天龙咳喘灵为主治疗肺癌术后患者98例，并与80例肺癌术后西药对照组作比较，结果：5年生存率治疗组为44.89%（44例），西药对照组为15%（17例），治疗组5年生存率明显高于西药对照组。同时显示了以天龙咳喘灵胶囊为主的治疗组改善临床症状和生活质量均较对照组为优。

二、　典型病案

气虚痰瘀（肺癌术后）

姓名：李某某　　性别：女　　年龄：62岁　　发病节气：处暑

[初诊]

主诉：咳嗽、咯血痰10多天。

现病史：2个月前因咳嗽咯血痰10多天，在我院诊为右上肺癌并在胸外科行右上、中肺叶切除术，病理结果为肺腺癌。术后曾行放疗、化疗。因咳嗽夜甚，痰少难咯，间有血痰，气促，胸痛，纳呆，来我科求治。刻诊：面色苍黄，形体消瘦，气短神疲，舌淡有瘀斑，脉弦细。

既往史：无。

过敏史：无。

中医诊断：肺癌。

证候诊断：气虚痰瘀型。

西医诊断：肺癌术后。

治法：祛痰化瘀，益气健脾。

处方：莪术 10 g，桃仁 10 g，青天葵 10 g，仙灵脾 10 g，浙贝母 10 g，黄芪 15 g，郁金 15 g。水煎服，日 1 剂。

[复诊]

连服 1 周，咳嗽、血痰大减，胸痛消失。再服 3 个月，临床诸症消失。改为隔天服药 1 剂。1 年后，症状无复发，坚持 3 天服上方 1 剂，生存期达 10 年。

气阴两虚（肺癌术后）

姓名：刘某　　性别：男　　年龄：68 岁　　发病节气：立冬

[初诊]

主诉：右上肺腺癌肺叶切除术后，咳嗽气短 2 个月余。

现病史：28 年前在我院诊为右上肺癌，并行右上肺叶切除术，病理结果为肺腺癌，术后曾做化疗多次。现因咳嗽气短，夜不能平卧，胸痛痰少，纳呆疲倦，来我科求治。刻诊：面色白而少华，形体消瘦，神疲气短，心悸自汗，舌淡苔白，脉细。

既往史：无。

过敏史：无。

中医诊断：肺癌。

证候诊断：气阴两虚型。

西医诊断：肺癌术后。

治法：益气养阴，清肺化痰。

处方：西洋参 10 g，鳖甲 15 g，蛤蚧 20 g。

[复诊]

治疗 4 周后咳喘明显好转，夜间可平卧入睡，且一般体力活动下也不觉气喘。再治疗 3 个月，临床症状消失。坚持服药 1 年，自觉无任何不适，每年体检，均未发现异常，跟踪 8 年余仍健在。

【按语】肺癌之治，首要为祛邪，其次为扶正。肺癌患者采用手术割除肿瘤，再加以化疗或放疗，是一种很好的祛邪手段，但机体并未因肿瘤割除而消除了癌细胞繁殖的条件，相反，机体因手术、化疗、放疗而伤败了元气，失去了较好的抗邪能力，随时都可能因新感引动伏邪，使残余的癌细胞再度活跃起来。邱志楠从事中医药治疗肺癌 30 多年来，体会到中药治疗能有效地调整人体内部的阴阳，提高机体免疫力，改善生活质量；中药能明显减少化疗药物的毒副作用，使机体平稳地度过化疗期或放疗期，为化疗、放疗提供了顺利的条件。

中医学理论认为，人体之呼吸运动由肺、肾两脏共同完成，呼气由肺，吸气由肾，呼多吸少，动则尤甚，乃肾不纳气、肾虚之故。肺癌术后之气喘，投以平喘药多不能奏效，此因气喘之作，其标在肺，其本在肾。肾为阴阳之根，肾阳强盛，肾阴充盈，则气化有源。元气充旺，内能强壮脏腑，补充肺气，外能抗邪防病。又肺、肾为母子之脏，子能令母健，亦能令母病，当肾气虚亏，必然会子夺母气，令肺气虚弱，抗邪无力。肺为娇脏，最易受邪，邪气闭郁，气血运行失畅，聚为痰瘀，痰瘀互结，久则为瘤为癌。外科切除肿瘤后，肺脏受损，正气亏虚则喘咳更甚。故天龙咳喘灵胶囊组方立法于补肾以纳气平喘，补肾以扶补肺气。因肺癌术后患者的体质各异，所以目前仍须辨证使用汤剂送服天龙咳喘灵胶囊。

肺肾气虚（肺癌术后）

姓名：陈某某　　　性别：男　　　出生日期：1938 年 5 月 16 日

发病节气：清明

[初诊]

日期：2013 年 4 月 8 日。

主诉：肺癌术后 1 个月。

现病史：患者咳痰血 1 个月余。就诊于外院发现右上肺阴影，并行肺右上叶切除术。病理示：右上尖后段腺癌，侵及后叶背段，右主支气管淋巴结转移。术后予以放射治疗，纵隔肺门照射。化疗 5 个疗程。患者肺癌术后，经放疗后，出现咳嗽、气急、胃纳欠佳、心悸、舌红少苔，脉濡缓。

既往史：无特殊。

过敏史：无。

体格检查：神清，疲倦乏力，双肺呼吸音清，未闻干湿啰音。

辅助检查：无。

中医诊断：症瘕。

证候诊断：肺肾气虚。

西医诊断：肺癌。

治法：温补脾胃，益气解毒。

处方：莪术 15 g，王不留行 15 g，当归 15 g，升麻 10 g，黄芪 15 g，陈皮 10 g，苡米 15 g，柴胡 10 g，苇茎 20 g，冬瓜仁 15 g，党参 15 g，桃仁

15 g，炙甘草 10 g，紫河车 15 g。7 剂。

［复诊］

患者服用上方 7 剂后，咳嗽大减，气促心悸减轻。但口干明显，加沙参 30 g、麦冬 15 g。14 剂后呼吸平顺，胃纳转佳，诸症基本消除。

在肺癌的治疗方面，邱志楠注重健脾益气、温补肺肾。晚期肿瘤患者，病程迁延日久，正气损耗严重，一味攻伐事倍功半，而注重正气培育，再结合软坚散结解毒的治疗，可取得事半功倍的效果。

【按语】临床上中医疗法是晚期肺癌的主要治疗方法之一。随着化疗时间的延长，其治疗毒性也在逐渐增加。对于转移范围广、身体机能弱、已经难以耐受化疗的晚期肺癌患者，可用中医治疗，在改善生存质量、延长生存期方面效果明显。

肺热津伤（鼻咽癌）

姓名：李某　　性别：男　　年龄：54 岁　　发病节气：处暑

［初诊］

主诉：发现右颈部淋巴结肿大 3 年，反复咳嗽、咳痰 7 个月余。

现病史：患者于 3 年前右颈部淋巴结肿大，无疼痛、咳嗽，吞咽困难等，至中山大学肿瘤医院确诊为"鼻咽癌"，曾行"爱必妥"化疗 1 次及放疗 38 次。7 个月前无明显诱因出现反复咳嗽，咳痰，痰黄量多，易咳出，伴有气喘，改变体位及闻及异味时明显，无胸痛、胸闷、发热和盗汗等。4 月于广州××医院行支气管镜检查（具体不详），2 个月前及 3 个月前行吉西他滨加顺铂化疗 2 次，1 个月前予哌拉西林、莫西沙星、强的松和希罗达治疗，症状无好转，近两天咳少许血丝痰。患者并于 1 个月前化疗一次，但仍然咳嗽剧烈，日夜不休。邀余会诊，予中医治疗。刻见：患者咳嗽不停，干咳为主，有痰难咳，不能平卧，胃纳一般，大小便调，舌红干，苔薄白，脉滑。

既往史：无特殊病史。

过敏史：否认药物及食物过敏史。

体格检查：神志清晰，面色淡白，形体偏瘦，前倾坐位，语音低微。头面五官无畸形，咽部未见异常，胸廓对称，心率 87 次/分，双肺呼吸音清。腹部未见异常体征，双下肢无浮肿。

辅助检查：不详。

中医诊断：肺积。

证候诊断：肺热津伤。

治法：清热生津，降逆止咳。

处方：炙麻黄 10 g，龙利叶 20 g，杏仁 20 g，百部 20 g，酸枣仁 20 g，山茱萸 15 g，款冬花 15 g，紫苏梗 15 g，蛇舌草 15 g，半枝莲 15 g，盐蛇 5 g，诃子 15 g，甘草 5 g。

3 剂，水煎服，4 碗水煎至 1 碗半水，分两次服。

［二诊］

服药后患者无咳嗽，胃纳可，无嗳气反酸，睡眠一般，大小便调，舌淡红，苔薄白，脉滑。查体：精神良好，言语清晰，形体自如。由于服药 1 剂就可平卧，咳嗽大减，现已愈，不再服中药。

本例患者为鼻咽癌肺转移病例，咳嗽经久治疗不愈而请余会诊。肺喜润而恶燥，患者咳嗽日久，耗伤肺气，久行放、化疗，耗伤人体阴津，导致肺失其润，而致肺失宣发，咳嗽乃作。患者咳嗽剧烈，且不能平卧，似有气机上逆，因而在治疗过程中用清热生津润肺止咳之药物而取得奇效。方中重用酸收之品，如酸枣仁、山茱萸及诃子均为收敛之品，由于患者久咳无痰或痰少难咳，予上述酸性药物，与甘草配伍，酸甘化阴生津，而达到润肺止咳之目的。同时予炙麻黄、款冬花、百部等止咳平喘之药，目的在于急则治其标。紫苏梗以降逆为主，畅通中焦，全方具有清热滋阴生津、化痰降逆止咳之目的。

【按语】本病例肺积证治，虽经临床多家医院诊治，但咳嗽日久不息，是西医治疗效果不明显的疑难病例。本例辨证以肺热与津伤并存，虚实同在，采取扶正祛邪的治疗，适合病情需要，用药切中病机，运用酸甘化阴之法，恰到好处，药物看似简单，但服药 1 剂即咳嗽大减。

痰热蕴肺，脾肺气虚（肺癌术后）

姓名：章某　　性别：男　　年龄：67 岁　　发病节气：立秋

［初诊］

主诉：咳嗽咯痰气促 10 年，加重 1 个月。

现病史：10 年前反复咳嗽咳痰，逐渐气促，经中医西医治疗，病情反复；1 个月前无明显诱因出现咳嗽咯痰，咳剧时伴气促、发热，曾在市某医院就诊，诊断为"COPD 并肺部感染"，予抗炎治疗，症状无明显改善，遂来我院求治。症见：咳嗽较甚，咯痰色白量多质黏难咯，气促胸闷，纳差眠差，神疲乏力，少气懒言，面色㿠白，四肢乏力，二便尚调，无发热恶寒，无胸痹心痛，无心慌心悸，无咳吐粉红色泡沫痰，舌红苔黄脉细数。辅助检查：白细胞 $11.4 \times 10^9/L$，血气分析提示呼吸性酸中毒；X 线胸片：左下肺部感染，肺功能检查示阻塞性气道通气障碍。

既往史：1 年前发现右下肺癌，在我院胸外科进行右肺切除术，诊断为"肺癌"（具体病理类型不详），并进行五次化疗，病情较稳定。

中医诊断：顽咳、肺胀。

证候诊断：痰热蕴肺，脾肺气虚。

西医诊断：慢支急性发作；右下肺癌术后。

治疗方法：益气养阴，清肺化痰。

处方：黄芩 15 g，青天葵 10 g，葶苈子 15 g，白芥子 15 g，款冬花 15 g，紫苏子 15 g，乌梢蛇 30 g，莱菔子 30 g，车前子 10 g，蒲公英 15 g，仙灵脾 15 g，炙甘草 10 g。

每日 1 剂，水煎服，另每剂加天龙茶 4 小包同煎；西药罗力得、强力稀化粘素、喘特灵等配合治疗。

[复诊]

治疗 6 天后，呼吸困难诸症明显减轻，顽咳消失，唯舌象未转得，故再进 10 剂调理，痊愈出院。

【按语】患者证属脾肺气虚，痰热内蕴。缘患者既往失于调摄，加之年事已高，脾肺虚损。"脾为生痰之源，肺为贮痰之器"，脾既失运，水湿不化，加之邪热内灼，炼液为痰，日久不散，热毒内生，阻于肺络，而生积聚。行右下叶肺癌术后，虽症状缓解，脾肺虚损之本未复，加之术后正气益虚，伏邪留饮感触外邪复作。痰浊蕴肺，阻闭肺络，气失宣降，故见咳嗽咯痰气促；瘀热内蕴，燔灼津液，故见痰稠难咯；脾为后天之本，生化之源，脾气虚损，生化乏源，颜面肢体失养，故见神疲乏力，少气懒言，四肢乏力；故《医学三字经》曰："肺为脏腑之华盖，呼之则虚，吸之则满，只受得本脏之正气，受不得外来之客气，客气干之则呛而咳矣；亦只受得脏腑之清气，受不得脏腑之病气，病气干之，亦呛而咳矣。"咳嗽之产生与外邪侵袭及脏腑功能失调密切相关。综合观之，患者证属本虚标实，脾肺气虚为本，痰热内蕴为标。治此顽咳当分清正邪之虚实，本病例属内伤咳嗽，多属邪实正虚，依标本兼顾，治以清肺祛毒、化痰止咳，扶正补益脾肺之虚。

邱志楠平治肺病学

痰热蕴肺，肺肾两虚（肺癌化疗后）

姓名：劳某某　　　性别：女　　　年龄：53 岁

[初诊]

日期：2010 年 6 月 18 日。

主诉：咳嗽 1 周。

现病史：患者 1 周前无明显原因出现咳嗽，日夜均咳，痰量较多，色黄，难咳，无发热，无胸痛，无明显气促，无反酸嗳气，无鼻塞流涕，胃纳可，大小便调，舌淡红，苔白，脉细。

既往史：患者有肺部恶性淋巴瘤病史，现为化疗后。

体查：神志清晰，面色淡白，形体偏瘦，体态自如。头面五官无畸形，咽部充血明显，双肺呼吸音清，未闻及干湿啰音。心率 92 次/分，律齐。各瓣膜听诊区未闻及病理性杂音。腹部未见异常体征，双下肢无浮肿。

西医诊断：肺部恶性淋巴瘤化疗后。

中医诊断：虚劳。

中医辨证：肺肾两虚，痰热内阻。

治法：清热化痰，补益肺肾。

处方：黄芩 15 g，冬瓜仁 15 g，紫菀 20 g，款冬花 15 g，巴戟天 15 g，淫羊藿 15 g，黄芪 15 g，茯苓 20 g，苏夏 10 g，辛夷花 15 g，僵蚕 10 g，盐蛇 5 g，甘草 5 g。4 剂，水煎服，4 碗水煎至 1 碗半水，分两次服。

[二诊]

6 月 24 日。患者咳嗽减少，痰仍多色黄稠结，难咳，无鼻塞，鼻涕稀白，胃纳可，大小便调，舌淡红，苔白，脉细。治疗宜加强化痰散结，故在上方基础上加蛤壳 15 g，倍盐蛇。继服 5 剂，煎服法同上。

[三诊]

7 月 6 日。患者咳嗽极少，痰少、色白、易咳，无气促，胃纳可，大小便调，舌淡红，苔薄白，脉细。患者咳嗽咳痰减少，脾虚明显，故加强健脾，中药继守上方，黄芩改为 10 g，苏夏改为 15 g，去款冬花，加淮山 15 g。7 剂，煎服法同上。患者服药后无不适。

[四诊]

7 月 27 日。患者咳嗽少，头痛不适，咽部异物感，有痰难咳，色黄，无发热，无恶寒，无周身骨痛，胃纳一般，大便烂，舌淡红，苔白腻，脉细滑。此为湿浊内阻，肺肾两虚，治疗以化湿祛痰止痛、补益肺肾之法。

处方：藿香 10 g，紫菀 20 g，苏夏 15 g，蛤壳 20 g，猫爪草 10 g，藁本 15 g，辛夷花 15 g，黄芩 15 g，盐蛇 10 g，黄芪 15 g，巴戟天 15 g，淫羊藿 15 g，茯苓 20 g，僵蚕 10 g，甘草 5 g。7 剂，煎服法同上。

服药后患者无头痛，咽部不适好转，无痰。

[五诊]

8月16日。患者未觉特殊不适，咳嗽少，疲倦乏力，胃纳可，大小便调，舌淡红，苔薄白，脉细。中药继以补肺健脾益肾之法。

处方：黄芪20 g，白术15 g，茯苓20 g，巴戟天15 g，淫羊藿15 g，藿香10 g，紫菀20 g，僵蚕10 g，黄芩10 g，陈皮10 g，苏夏15 g，甘草5 g。7剂。

患者无觉不适，其后均在上方基础上加减调治，至10月复查胸部CT：双肺未见异常。

【按语】"虚劳"一证多见于各种慢性疾病的后期。《理虚元鉴·虚症有六因》曰："有先天之因，有后天之因，有痘疹及病后之因，有外感之因，有境遇之因，有医药之因。"本例患者由于医药之因，化疗后出现体质虚弱，且有咳嗽咳黄痰的病症。临床表现虚实夹杂，既有肺、肾、虚的表现，又有痰热之征，但总体来说以虚为主，在脏以肺、脾、肾三脏。《理虚元鉴·治虚有三本》有云："治虚有三本，肺、脾、肾是也。肺为五脏之天，脾为百骸之母，肾为性命之根，治脾、治肺、治肾，治虚之道毕矣。"通过补肺、健脾、温肾的方法以扶助正气，祛痰外出，另外通过调理肺、脾、肾三脏，使水液代谢恢复正常，痰也无以生。本例治疗过程中一直用黄芪、茯苓及白术等补气健脾益肺，以巴戟天、淫羊藿温肾化痰，以盐蛇化痰祛痰，蛤壳软坚散结化痰，标本兼顾，因而取得好的疗效。对于虚劳的治疗应重在脾、肾两脏，因脾胃为后天之本，肾为先天之本，是人体元阴元阳所在。前贤李中梓《医宗必读》亦强调脾、肾在虚劳中的重要性。处于肿瘤疾病中后期或者是接受放、化疗的患者，因西药过于攻伐，往往导致人体气血虚弱，脏腑功能低下，机体免疫力久久不能恢复。而中医在扶正补虚方面具有独特优势，通过补脾胃复其运化，以达旺气生血，补肾以补肾精、元阴元阳，复其激发人体动力之功能，抓住这两者调治，能取得好的疗效。

第十五章　非典型性肺炎（SARS）

非典型性肺炎（SARS）又称"非典"，属中医温病学之新发疾病，当属"瘟疫"，是感受疫疠之毒邪而发生的急性热病。可命名为"喘疫病"或"肺疫病"。

其特点为发病急剧，病情险恶，并发 ARDS，传染性强，人群易感而引起流行。有别于四时温病。

一、　治疗 SARS 学术思想

在 2003 年抗击"非典"期间，邱志楠不顾年事已高，带领广州医科大学附属第一医院中医呼吸专科组来到"非典"第一线，仔细询问病情，重点检查危重患者。在逐渐掌握非典发病规律的基础上，邱志楠结合学科组的集体智慧拟定了治疗非典型肺炎方案，临床症状改善显著，重症患者病死率低。现结合有关既往学术资料小结如下：

SARS 既非"冬温"，亦非"春温"，当属"瘟疫"，是感受疫疠之毒邪而发生的急性热病。其特点为发病急剧，病情险恶，并发 ARDS，传染性强，人群易感而引起流行。有别于四时温病，当属中医温病学之新发疾病，可命名为"喘疫病"或"肺疫病"。正如《素问·刺法论》所载："黄帝曰：五疫之至，皆相染易，无问大小，病状相似，不施救疗，如何可得不相移易者？岐伯曰：不相染者，正气存内，邪不可干，避其毒气，天牝从来，复得其往，气出于脑，即不邪干。"

吴又可在《瘟疫论》中说："瘟疫之为病，非风、非寒、非暑、非湿，乃天地间别有一种异气所感"，"疫者，感天地之疠气……此气之来，无论老少强弱，触之者即病，邪从口鼻而入"，阐明了疫疠之邪有别于"六淫"之邪。其发病与人体正气强弱和疫邪的强弱有关，病因是疫疠之毒，或称"戾气""疫气""疠气"，是具有强烈传染性的致病因子，不是气候异常而致病的"六淫"之邪。且疫毒有明显嗜肺脏性，初在肺卫，迅速犯肺脏，肺热毒壅，肺失宣降，甚入营入血所臻，SARS 病性初期属实热证，后期病性属虚实夹杂证，病机以热、毒、湿为关键，热毒邪贯穿本病始终。

辨证论治：治疗总的原则是以清肺热、解疫毒、化湿邪、扶正气为主。清肺祛毒为先和为早，并贯穿整个 SARS 治疗全程。治疗强调早期截断，早用凉血透气药，以防突变。同时配合中药汤剂与针剂，用中药注射剂型进行规范治疗。采用中药早期介入是治疗 SARS 成功的关键，如治疗全面、综合，可阻断病情向重症肺炎发展而直接进入恢复期。

二、 SARS 不同阶段治法

1 发热期

证候：发热为主，38 ℃左右，头痛，干咳为主，或恶寒，或咳嗽少痰或呛咳无痰，头疼，周身酸痛，气短乏力，口干不欲饮，胸闷脘痞，有汗或无汗，舌边尖红，苔薄白或薄黄而腻，脉数或滑数。

分析：疫毒侵肺，湿遏热阻。瘟疫热毒之邪夹湿，自口鼻或皮毛侵入，首先犯肺袭卫，致卫气闭郁，肺失宣降，出现发热甚或高热、恶寒甚或寒战、咳嗽。湿遏热阻，经脉不利而出现周身酸痛，气短乏力。

治法：清肺解毒，凉血行气，透邪外达。

抗炎 I 号方：处方为青天葵 10 ~ 15 g，黄芩 15 ~ 30 g，蒲公英 20 ~ 30 g，羚羊骨 15 ~ 20 g（先煎），苇茎 10 ~ 15 g，石膏 30 ~ 60 g（先煎），薏苡仁 15 ~ 20 g，法半夏 6 ~ 10 g，白僵蚕 6 ~ 15 g，桃仁 6 ~ 10 g，青蒿 15 ~ 20 g，（后下），生甘草 6 ~ 10 g。加减：若湿邪较盛，发热较轻者，可加藿香 6 ~ 10 g（后下），白蔻仁 6 ~ 15 g，淡豆豉 10 ~ 15 g；若高热持续不退，伴有轻度气急喘促、舌绛红者，加天然牛黄粉 1 ~ 3 g，每日 3 次，或配服天然熊胆粉 2 ~ 4 g，每日 3 次。此期治疗非常关键，若治疗及时，疫邪从外而解者，属顺证，说明病情较轻；若治疗不当或不及时，或疫邪强盛则易引起传变入营血分，属逆证，病情较重，需采取截断治法，可提高临床治愈率。

2 喘憋期

证候：胸闷气短，面赤气粗，喘憋汗出，或咳嗽频繁，或呛咳，痰黏不出，口唇紫绀，或有壮热，汗出不解，困倦乏力，心烦，口干口苦不欲饮，不思饮食。应用激素等治疗体温下降后再次升高，肺部阴影增多，喘促、胸闷加重。舌暗红或绛红，苔白腻或黄腻，脉滑数。

分析：瘟疫之毒，为剽悍之邪，传变迅速，嗜肺性强，其性多热多湿，当热湿毒损伤络脉致瘀血阻络，血脉不通，形成瘀毒。"血不行则化为水"，水湿停滞于肺，痰湿夹杂疫毒壅塞肺络，损伤肺气，故而出现胸闷气短、喘憋、汗出或者咳嗽频繁等症状。热毒致瘀，瘀毒致湿，内湿与外湿合邪，形成湿毒。热毒、瘀毒、湿毒杂合壅阻肺窍，气机内闭，为喘憋期的病机关键。

治法：清热平喘，透营败毒，宣通疫浊。

抗炎Ⅱ号方：处方为青天葵 30～15 g，黄芩 15～30 g，羚羊骨 20～30 g（先煎），葶苈子 10～25 g，石膏 30～60 g（先煎），桑白皮 15～20 g，法半夏 6～10 g，白僵蚕 6～15 g，紫苏子 15～30 g，知母 15～20 g。加减：若证见呛咳频作，烦躁不寐，胸闷恶心，小便黄浊，加全蝎 10～15 g，苍术 6～15 g；若疫毒枭张者，热势较甚，喘急气促，大便或结，加黄连 6～10 g，大黄 10～15 g；若热痰甚者，加瓜蒌皮 15～30 g，胆南星 10～15 g；若疫毒逆传心包、意识渐昏者，加石菖蒲 10～25 g，另送服或鼻饲麝香 0.5～1.0 g，或加服安宫牛黄丸每日 1～2 次，每次 1/4 粒，温水送服；若热入营血，见身灼热，喘促烦躁，夜扰不宁，谵语，甚至出现皮下瘀斑、咯血痰、吐血等，舌红绛，脉细数，加生地 10～20 g，麦冬 20～30 g，连翘 10～20 g，并加服安宫牛黄丸或紫雪散；若邪盛正虚，出现内闭外脱，昏聩不语，蜷卧，或喘促不能平卧，脉细无力，或面色苍白，汗出如雨，四肢厥冷，脉微欲绝等，用独参汤或参附汤或生脉散（汤）进行救治。

3　恢复期

证候：身热已退，症状改善，肺部炎症渐吸收，激素逐渐减量。见胸闷气短，动则尤甚，体倦神疲，心悸汗出，腹胀纳呆，时有咳嗽，便溏，舌淡暗，苔白或腻，脉细滑数或细滑弱或濡弱。

分析：肺脾气虚，心血耗损。瘟疫之毒犯肺，经过前期治疗，邪去正虚，肺气虚则胸闷气短，动则尤甚，脾胃虚则腹胀、纳呆、便溏，心血耗损则心悸汗出，体倦神怠。

治法：清化余毒，益气养阴，调补肺脾。

抗炎Ⅲ号方：处方为青天葵 6～10 g，黄芩 10～15 g，太子参 10～25 g，麦冬 10～30 g，桑白皮 15～20 g，法半夏 6～10 g，全蝎 6～10 g，五味子 10～15 g，浮小麦 15～20 g，沙参 10～15 g，莪术 10～15 g，炙甘草 6～10 g。加减：脾肺两伤，气虚较明显者，用参苓白术散加减，或加炒白术

10 ~ 15 g，茯苓 10 ~ 20 g，桔梗 10 ~ 15 g，白扁豆 10 ~ 20 g。

【按语】后期扶正祛邪相兼，忌过于温补，以防毒邪复萌。正如吴又可在《瘟疫论》中所说："有邪不除，淹缠日久，必至羸，庸医望之，辄用补剂。殊不知无邪不病。邪气去，正气得通，何患于虚之不复也。今投补剂，邪气益固，正气日郁。转郁转热，转热转瘦，转瘦转补，转补转郁，循环不已，乃至骨立而毙。"

第十六章　鼻　炎

鼻炎即鼻腔炎性疾病，是由病毒、细菌、变应原、各种理化因子以及某些全身性疾病引起的鼻腔黏膜炎症。鼻炎的主要病理改变是鼻腔黏膜充血、肿胀、渗出、增生、萎缩或坏死等。西医临床常见有急性鼻炎、慢性鼻炎、过敏性鼻炎、萎缩性鼻炎。

中医学多属伤风鼻塞（急性鼻炎）、鼻窒（慢性鼻炎）、鼻槁（萎缩性鼻炎）、鼻鼽（过敏性鼻炎）、鼻渊（化脓性鼻窦炎）等范畴。

一、 天龙茶辨证治疗鼻炎学术思想

邱志楠以天龙茶为基础辨证施治鼻炎，疗效甚佳。本章结合有关资料及病例，总结如下。

天龙茶为邱志楠献方，为广州医学院第一附属医院院内制剂，由青天葵、龙利叶、款冬花、巴戟天等组成。每小袋含生药 17.6 g。剂量：6 岁以下患者，每日一次，每次 1 小袋，清水一碗，煮 20 分钟后服；7 岁以上患者，每次 2 小袋，清水两碗，煮 20 分钟后服，疗程为一周。

天龙茶的组方本以清热解毒、宣肺止咳、益肾健脾为用。而鼻为肺之窍，肺气通于鼻，肺气不和则鼻塞不通，或涕不止，或不辨香臭，肺热上炎迫血妄行则为鼻衄。鼻炎诸症，无非是感受外邪，热毒蕴积肺经，发为鼻炎（急、慢性鼻炎）；或因脾虚失运，肺失濡养，土不生金，肺气虚弱，无力抗邪，卫表不固，致邪犯肺经，诱发鼻炎（过敏性鼻炎）；或因肾虚于下，子夺母气，水不润金，肺阴不足，鼻失濡养，以致鼻黏膜萎缩而成鼻疾（萎缩性鼻炎）。急性鼻炎，多为风寒或风热所致，故风寒型宜在天龙茶中加入炙麻黄、白芷以疏风发表、引邪外出；风热型则宜在天龙茶中加入蒲公英、鱼腥草、薄荷以疏风清热。慢性鼻炎，多为肺虚反复受邪，故宜加苍耳子、石菖蒲、白芷以温肺通窍、疏风散寒。过敏性鼻炎，多因肺虚，表卫不固，故宜在天龙茶加苍耳子、乌梢蛇、细辛。乌梢蛇善走而祛风，细辛温肺散寒，助天龙茶固肺气而祛表邪，诸药合用则有温肺固表、祛风散寒之效，因此能对过敏性鼻炎取得较好的效果。萎缩性鼻炎，多因肺肾不足，热郁肺经，迫血妄行，往往发生鼻衄如注。《诸病源候论·鼻病诸候》曰："脏腑有热，热乘血气，血性得热，即流溢妄行，发于鼻者，为鼻衄。"故治宜用天龙茶加生地、知母、仙鹤草，以清肺养阴、润燥止血，往往能取得较好的疗效。

1 急性鼻炎

1.1 风热犯肺型

鼻塞，流黄稠涕，发热重，恶寒轻，头痛，咽干痛，口渴欲饮，舌质红，苔微黄，脉浮数。治宜疏风清热，方用天龙茶加薄荷 10 g、蒲公英 15 g、鱼腥草 15 g，清水二碗，煮 20 分钟后服。

1.2 风寒束肺型

鼻塞，流清涕、恶寒重，发热轻，头重，咽干痒，口淡不渴，舌质淡，苔薄白，脉浮紧。治宜疏风散寒，方用天龙茶加炙麻黄 6 g、白芷 10 g，清水二碗，煮 20 分钟后服。

2 慢性鼻炎

鼻塞，鼻涕清稀，头重头痛，喉痒，痰多稀白，口淡不渴，舌淡红，苔白薄，脉缓。治宜温肺通窍，疏风散寒，方用天龙茶加苍耳子 10 g、石菖蒲 10 g、白芷 10 g，清水二碗，煮 20 分钟后服。

3 过敏性鼻炎

鼻塞，鼻痒，喷嚏频作，流清涕，喉痒，声嘶，咳嗽反复发作，痰白稀，舌淡红，苔白，脉浮缓。治宜温肺固表，祛风散寒，方用天龙茶加苍耳子 10 g、乌梢蛇 10 g、细辛 3 g，清水二碗，煮 20 分钟后服。

4 萎缩性鼻炎

鼻塞，咽干鼻燥，鼻衄，香臭不分，头重头痛，舌红苔少，脉细数。治宜清肺养阴润燥，方用天龙茶加生地 15 g、仙鹤草 15 g、知母 10 g，清水二碗，煮 20 分钟后服。

【按语】现行的鼻炎中成药疗效不佳，因为各类中成药均未能充分发挥"辨证论治"这一中医学的精髓。根据"五气入鼻，藏于心肺，心肺有病而鼻为之不利也"，"肺气通于鼻，肺和则鼻能知香臭"的中医理论，应紧握"辨证论治"这个法宝，根据不同类型的鼻炎和不同的体质，以天龙茶为基本方随症加减，有的放矢，方能取得较好的疗效。

二、 典型病案

过敏性鼻炎

姓名：姜某某　　性别：男　　出生日期：1994 年 10 月 11 日

[初诊]

日期：2013 年 3 月 23 日。

发病节气：春分。

主诉：反复鼻塞、喷嚏、流清涕半年余。

现病史：患者自幼经常感冒，鼻流清涕。此次发病前夕适逢家中装修，油漆味重，患者闻之即感鼻塞流涕，喷嚏不断，予西药治疗期间时轻时重，症状始终无法完全消除，持续长达半年之久。症见：鼻塞鼻痒，喷嚏频频，清涕如水，咽痒，咳嗽痰稀，大便如常。面色苍白，舌质淡，苔薄白，脉浮缓。

既往史：无。

过敏史：尘螨过敏。

体格检查：神清，鼻腔黏膜肿胀。

辅助检查：无。

中医诊断：鼻鼽。

证候诊断：肺气虚寒，卫表不固。

西医诊断：过敏性鼻炎。

治法：温肺散寒，通利鼻窍。

处方：苍耳子 15 g，藿香 10 g，炙麻黄 10 g，炙甘草 10g，桔梗 15g，辛夷花 15g，法半夏 15g，山萸肉 15g，酸枣仁 30g，盐蛇 15g，细辛 9g，淫羊藿 15g，荆芥 15 g。7 剂。

[复诊]

鼻塞喷嚏明显好转，清涕减少，自汗，舌质淡，苔薄白、脉缓。上方去麻黄、细辛，加黄芪 25 g、白术 10 g、防风 10 g，连服 21 剂，症状完全消失。

鼻鼽是指以突然和反复发作的鼻痒、打喷嚏、流清涕、鼻塞等为主要特征的鼻病，相当于西医的过敏性鼻炎，不同于鼻渊。《医宗金鉴》谓："鼻渊浊涕流鼻中，久淋血水秽而腥。"与西医的鼻窦炎相似。方用苍耳子散。方中辛夷花、苍耳子、藿香发散风寒，通利鼻窍；炙麻黄、细辛加强解表散寒功效，温肺化饮；荆芥祛风止痒；淫羊藿温肾消除阴翳，后期兼用玉屏风散益气固表，标本兼治。

【按语】本例患者属肺脾气虚，卫表不固，风寒之邪乘虚而入。肺为华盖，首先犯之，邪正相争，则喷嚏频频；鼻窍失阳气温煦，寒邪凝滞，脉络不通则鼻塞，肺失清肃，气不摄津，津液外溢，则清涕自流不收。证属本虚标实，发作期宜以祛风散寒为主，后期应以温补肺肾为主。

化脓性鼻窦炎

姓名：周某某　　性别：男　　出生日期：1990 年 7 月 14 日

[初诊]

日期：2010 年 10 月 25 日。

主诉：自述患"化脓性鼻窦炎"10 年。

现病史：10 年前反复出现鼻塞、流黄涕，在本院耳鼻喉科确诊为"化脓性鼻窦炎"。平时易感冒，饮食正常但形体偏瘦，大便溏。此次受凉后两天来诊，头昏头胀，鼻阻脓涕，痰多咳嗽，胸闷，发热 37.9 ℃，口干不欲饮，舌红苔黄腻，舌形胖、边有齿印，脉濡数，右寸兼滑，鼻根鼻翼两侧皮肤颜色偏暗。

既往史：无特殊。

体格检查：无。

辅助检查：无。

中医诊断：鼻渊。

证候诊断：风湿热上攻清窍，肺气闭郁，扶痰挟瘀。

西医诊断：化脓性鼻窦炎。

治法：清热利湿通窍，化痰逐瘀排脓。

处方：苇茎 50 g，冬瓜仁 50 g，薏苡仁 50 g，败酱草 25 g，蒲公英 25 g，血腥草 25 g，银花 25 g，辛夷花 15 g，白芷 15 g，川芎 15 g，赤芍 15 g，柴胡 20 g，升麻 20 g，桔梗 20 g，炒栀子 10 g，生甘草 10 g，藿香 15 g，苍耳子 15 g。

服药两剂，忌辛香、油腻、燥辣食品。

[二诊]

四天后复诊，热退，其余症状缓解，前方去柴胡、栀子，加荷叶 10 g。

[三诊]

以后一直用前方加减出入，间服天龙咳喘灵丸。如此调治两个多月后改方用参苓白术散，配服天龙咳喘灵丸，食疗方用辛夷花煲瘦肉，注意饮食起居调摄。再用一个多月后于 2011 年 1 月初来告，体重增加 3 公斤，鼻塞脓涕消失，大便成形，未感冒。随访一年，病情稳定，仅感冒两次。

【按语】目前西医治疗慢性鼻窦炎能改善症状，但易复发，难以达到根治目的。鼻内镜手术效果虽好，但手术痛苦及治疗时间长，患者难以坚持而易复发。相比之下，中药内服法治疗方便，疗效好，能达到康复之目的，故不失为治疗慢性鼻窦炎的一种较好的方法。

鼻渊又称脑漏，为本虚标实顽症，治疗棘手，古方多从风热、胆腑郁热、脾胃湿热、肺气虚、脾气虚论治。此例病延十余年，正虚邪恋，就诊时由外感诱发，根据发热、脓涕黄痰症状及肺开窍于鼻的理论，选用治肺痈的苇茎汤加味治标，效果满意。根据鼻炎反复发作，其邪之所凑，正气必虚，配服天龙咳喘灵丸补养肺气。本例病机复杂，更兼采食疗等措施，最后用参苓白术散补脾益肺，升清降浊收功。全案体现了"治病勿伤胃气，久病宜保脾土"的精神，更为鼻渊按"内痈"辨治提供了佐证，也给我们提示了鼻渊证治的一条新思路。

小儿慢性鼻炎

患儿：周某某　　　性别：女　　　年龄：9 岁

[初诊]

日期：2011 年 4 月 10 日。

主诉：大便秘结 1 年余。

现病史：患儿自幼大便干，1 年来便秘，大便三四日一行，时如羊粪样大便。易上火，口有异味，鼻塞鼻干，喜清嗓子，性情急躁，手足心热，纳眠正常，小便调。既往鼻炎病史，平素食青菜少。

查体：咽腔红，扁桃体Ⅰ～Ⅱ度肿大，咽后壁淋巴滤泡增生，心肺无异常。舌质淡红，舌苔薄黄，脉沉。

辅助检查：2011 年 5 月 6 日，外院耳鼻喉内镜检查：慢性鼻炎，鼻窦炎，腺体样肥大。

西医诊断：便秘。

中医辨证：肺热肠燥，脾胃积热。

处方：苇根 30 g，冬瓜仁 20 g，桃仁 10 g，决明子 15 g，玄参 12 g，麦冬 15 g，生地 15 g，槐角 15 g，槟榔 6 g，枳实 10 g，甘草 6 g。

[二诊]

服药 7 剂后，病情好转，大便仍干，两日一次，口中异味消失，眠可。舌质红，苔薄白，脉沉。上方改为决明子 20 g，玄参 15 g，以增润肠之力。

[三诊]

继服 7 剂后，大便一二日一行，稍干，口臭消失，纳食佳，手心热，鼻塞好转，喷嚏偶作，仍有鼻干，舌质淡红，苔薄白，脉沉，咽略红，扁桃体不大。上方去槟榔，加白芍 20 g 以苦平下泄，增软便之力。调治月余。

大便每日一行，排出软便，鼻塞鼻干也得以缓解，喉核明显缩小。嘱间断服药巩固疗效。随访 3 个月，病情稳定。

【按语】 该患儿之便秘乃因大肠传导功能失常所致。"六腑者，传化物而不藏"，"六腑以通为用"，"肺与大肠相表里"。肠腑不通，化燥化火，可灼伤肺胃之津；肺经郁热，下移大肠，热灼津液，又可致肠燥而致便秘，如此造成恶性循环。其重点在于肠燥肺热。方选苇茎汤，乃取其泄热化痰、通瘀散结之功效，重在泄肺热，又可疗鼻疾；合增液汤养阴清热，增液行舟；加上槐角、决明子、枳实、槟榔清肠热，导积滞，使肠腑得润、燥结得通，热泄肺清。加白芍之意，正如《本草经疏》所言："芍药能入脾开结"，"芍药合甘草以破肠胃之结"。

本案中苇茎汤不用薏苡仁，虑其利湿而不利于润肠；未用芩连大黄清热，恐其苦寒伤胃，口感不佳，患儿不易接受。以轻平之剂施于儿童，较符合小儿特点。[①]

① 周明，云鹰，胡欣. 云鹰教授应用千金苇茎汤加减治验举隅 [J]. 中医药临床杂志，2010，22 (2)：108 - 109.

邱志楠平治肺病学

第十七章　学术研究

补肾化痰法在难治性呼吸系统疾病中的应用①

呼吸疾病是临床常见疾病，随着气候环境改变，发病日益增多，特别是一些难治性疾病增多，比如慢性阻塞性肺疾病、支气管肺炎、狼疮性肺炎等。这些疾病中的部分病例在临床中经过西医常规治疗，采取各种内科治疗手段，如静滴抗生素、雾化吸入等，仍然不能取得疗效，称为难治性呼吸系统疾病。这些疾病令临床医生感到棘手，难治之处在于患者喉中痰鸣，或者肺部听诊痰鸣音持久不消。笔者根据临床辨证，把这类难治性呼吸系统疾病都归为痰证，采用补肾化痰法治疗，获得良效。

1　理论研究

1.1　呼吸系统疾病与痰证

现代医学认为，黏液主要由气管支气管腺体和杯状细胞分泌。腺体可分为浆液腺、黏液腺及混合腺 3 种。黏液腺分泌物黏稠，浆液腺分泌物稀薄，分泌物经气管向呼吸道排出，迷走神经兴奋可使腺体分泌；杯状细胞直接向管腔分泌与黏液腺分泌物相似的黏液，迷走神经兴奋可使杯状细胞分泌增加。这是现代医学认识的有形之痰。由此可见，痰是在呼吸系统产生的。这也是呼吸系统疾病临床的重要特征，可以提示病情变化及其转归。

祖国医学对肺科疾病中痰的认识更加丰富，从痰的颜色、形态、质地、咳出难易等进行综合考虑，从而判断为寒痰、热痰、燥痰、湿痰、风痰、顽

---

① 原载《光明中医》2008 年第 23 卷第 12 期。作者：喻清和、邱志楠。

痰等。痰的辨证在肺科疾病辨证治疗中具有重要意义。若肺气虚损或肺受邪侵致通调水道功能失司，就会影响到水液的运行和排泄，致水液不行，聚而成痰；若肺阴不足，阴虚火旺，则虚火灼津成痰；或外感六淫化火，煎熬津液成痰，或停留于肺，或流注于身体其他部位，所以说肺亦可生痰①。痰有无形及有形。"有形之痰易见，无形之痰多怪异。"有形之痰积于肺或气道，可咳唾而出。无形之痰作祟怪异，多隐匿，多变化，多夹风，或与气血相搏，流注经络，而成瘀结；或伏于脏腑，顽而不化，谓之顽痰。中医认为"肺为贮痰之器"，顽痰伏于肺中久积不去，而至疾病难以治愈。

1.2 痰证与肾虚

人体五脏功能失调均与痰证密切相关，但肾虚在痰的生成过程中起着关键作用。《医贯·卷四》云："盖痰者病名也，原非人身之所有。非水泛为痰，则水沸为痰，但当分有火无火之异耳。"中医理论认为，肾寄元阴元阳，主司水液代谢，肾阴肾阳为五脏阴阳之根本，心、脾、肺脏也要源于肾气的温养，才能发挥作用。肾气亏虚，气化无力，开阖失司，水湿停聚，则水泛为痰；肾水不足，虚火内炽，煎灼津液为痰；命火秘藏，则心阳充足，命火虚衰，则心阳不振，无以化气行水，水湿内停而为痰；若命门火衰，火不暖土，致脾失健运，湿聚成痰；金水不能相生，肺虚不能布津，津液停聚而为痰；肾水不能涵养肝木，导致肝失条达，疏泄失调，水液代谢异常，水湿聚而为痰。由此可以看出"肾为生痰之本"之理。肾虚会导致其他脏腑功能失调，从而导致水液代谢异常，形成痰，痰为阴邪，致病易缠绵难愈。笔者发现此类疾病多与痰有关。

2 临床研究

2.1 慢性阻塞性肺疾病

本病是一种以气流阻塞为特征的慢性肺疾病，包括具有气流阻塞的慢性支气管炎、肺气肿和支气管哮喘，也是一种慢性发展性疾病；在中医属"咳嗽""痰饮""肺胀""喘证"等病范畴。临床以咳嗽、气喘、胸闷、痰多为主要症状，痰在本病的发生发展中起着重要作用，常在春、秋、冬气候急剧变化或上呼吸道感染时引起急性发作或加重病情。本病患者长期咳、痰、喘，日久耗伤肺气，损及脾肾，痰浊内蕴，变生瘀滞，形成气虚痰瘀之证，其标在肺，其本在脾肾。脾肾阳虚，升清降浊失常，水液失于气化，聚为痰，冷痰上泛，堵塞气道，致肺气宣发肃降失常，故咳喘咯痰、胸中胀满。

---

① 杨敏. 脏腑生痰与五脏痰证辨治特点 [J]. 江西中医学院学报，2007，19（3）：23－24.

清代吴澄在《不居集》中对痰的发生归结到肺、脾、肾三脏："盖痰之生也，多由于脾"，"痰之来也，多由于肺"，"痰之本也，多在于肾"。临床中重用淫羊藿、熟附子、山茱萸、陈皮、紫河车以温肾化痰，可以明显改善患者症状，减轻气促。

典型病例：患者唐某，男，74 岁，因"反复咳嗽、咯痰 30 余年，气促 10 余年，加重 1 周"入院，入院后经临床诊断为"慢性阻塞性肺疾病伴感染"，经过抗感染、平喘、化痰及对症治疗，患者气促好转出院，来诊于中医。时见：患者精神一般，气促不能活动，活动后尤甚，吃饭也气促，汗多，白天为主，咳嗽少，痰多白色，夜间不能平卧，大便调，小便长，舌淡，苔白腻，脉沉滑。肺部听诊呼吸音轻，双下肺可闻及少许湿性啰音。此为肺肾两虚、痰湿内阻之证。处方：淫羊藿 20 g，熟附子 15 g，山茱萸 15 g，陈皮 10 g，紫河车 10 g，炙麻黄 10 g，紫菀 20 g，白术 15 g，五味子 10 g，炙甘草 5 g，桃仁 15 g，厚朴 10 g，乌梢蛇 15 g，紫苏子 20g。上方加水 3 碗，煎至 1 碗，温服，复渣 1 次。服药第 3 天后复诊，患者自觉痰减少，气促有改善，继以上方加减。经过一个月调治，患者可以在不吸氧情况下上楼梯十数级，下楼梯 3 层，气促症状大为改善，双下肺无湿性啰音。

2.2 支气管肺炎

本病是小儿时期最常见的肺部疾病之一。营养不良、体质虚弱等是本病发病的重要基础，且病情更易严重，多为细菌和病毒感染所致。中医学属"咳嗽"范畴。这些儿童经过西医常规治疗，可能是多种抗生素联合攻击，或许是较长时间用药，结果效果不好而求诊于中医。久服西药影响脾胃功能，重要之处是儿童属于稚阴稚阳之体，攻伐太过易伤肾中阴阳，而导致病邪久稽不去，临床上仍痰声辘辘。临床以山茱萸、淫羊藿、菟丝子补肾化痰，配以陈皮理气化痰可以获得良效。

典型病例：患儿，男，15 个月，因发热咳嗽入住儿科，经临床诊断为"左下肺支气管肺炎"。经过常规抗炎、雾化吸入、化痰止咳等治疗后，发热已退，咳嗽减少，但肺部啰音日久不消，后经过背部理疗，啰音仍然存在，请求中医会诊。时见：患儿精神尚可，面色淡白，咳嗽较少，但喉中仍有痰声，胃纳差，大小便正常，舌淡，苔白，指纹淡蓝。此为肾虚痰湿内蕴，治以补肾健脾化痰之法。处方为：淫羊藿 10 g，山茱萸 10 g，菟丝子 10 g，炙麻黄 2 g，法半夏 5 g，陈皮 10 g，茯苓 10 g，僵蚕 5 g，甘草 5 g，紫菀 10 g。3 碗水煎至 150 mL，分 2 次口服。同时嘱不进食甜品、香蕉、雪梨等寒凉之品。第四天复诊患儿咳嗽基本消失，肺部啰音明显减少，药证相对，继用上方加减服用 4 剂而愈。

2.3 狼疮性肺炎

本病属中医"咳嗽"范畴，属于久咳、久嗽。初起可伴有发热、胸闷、气促，双肺可闻及湿啰音等，可经临床症状、肺部影像学、病原体培养及血清学检查确诊。现代医学属于免疫性疾病肺部损害，临床常用激素、抗生素及免疫抑制剂等治疗。笔者认为本病本虚标实，虚为肾，实为痰。此类患者常需长期服用激素及（或）免疫抑制剂，病程长。中医理论认为"久病必虚""久病及肾"，肾虚导致痰浊日久不化，易致痰瘀互结，而使本病难以治愈，临床上重用淫羊藿、菟丝子、法半夏、浙贝母化痰止咳之药可以提高疗效。现代药理研究发现淫羊藿有镇咳、祛痰、平喘作用，有降低血糖的效果，并能减轻炎症，降低组织胺所致的毛细血管通透性增加，还有明显的镇静作用。淫羊藿的主要成分淫羊藿苷、淫羊藿多糖具有免疫激活作用和提高免疫力作用。[1]

典型病例：陈某，男，54岁，因"发热、呼吸困难"入院，经临床诊断为"狼疮性肺炎"。用抗生素、激素等及对症治疗后，发热已退，咳嗽减少，气促好转，但仍有痰，色淡黄，易咳，伴有胸闷不适，睡眠差，舌红，苔腻黄，脉沉滑。除常规使用小剂量激素、茶碱治疗外，加以中药补肾化痰、化瘀。处方为：淫羊藿 20 g、菟丝子 20 g、法半夏 10 g、浙贝母 15 g、茯苓 20 g、炙麻黄 10 g、乌梢蛇 15 g、莪术 10 g、桃仁 15 g、甘草 5 g、黄芩 10 g。上方加水 3 碗，煎至 1 碗，温服，复渣 1 次。服药后第 4 天复诊，咳嗽极少，痰少，无胸闷等不适，症状大为改善，而继以上方加减调治。

2.4 支气管扩张症

本病是慢性支气管化脓性疾病，临床以慢性咳嗽、咯出大量脓痰、反复咯血及经常合并感染为主要特征。因其病程长，病情迁延缠绵，属临床较为难治的疾病。本病的发生除少数是由禀赋不足、先天性支气管发育缺陷外，大多继发于鼻旁窦、支气管、肺部的慢性感染，以及支气管阻塞等因素，日久损伤支气管壁而引起支气管的扩张和变形而成。[2] 在中医属"咳嗽""咯血"等病范畴。本病病程长，病情缠绵。中医理论认为"久病必虚""久病必瘀"。肺虚日久，子盗母气，导致脾虚；肺脏受损，母病及子，令肾气受损，形成肺、脾、肾三脏虚损局面。脾虚运化水湿无力，湿聚成痰，痰郁日

---

① 刘文和，雷光华. 淫羊藿的药用成分、药理作用及典型制剂中的鉴别研究进展 [J]. 湘南医学院学报（自然科学版），2005，7（2）：66 – 69.

② 梁炜，李世华. 支气管扩张症的中医辨治体会 [J]. 铁道医学，2000，28（3）：161 – 162.

久化热。痰阻气机，气机不畅，气滞而血瘀，导致痰瘀互结，互为因果，不断发展，易形成恶性循环。因此，笔者认为支气管扩张症其表在肺，其本在脾肾，痰、瘀、虚为本病重要病理基础。临床加以淫羊藿、菟丝子、熟附子，以补肾化痰、增强机体免疫力从而提高疗效。

典型病例：廖某，女，48 岁，因反复咳嗽、咯痰 20 余年，加重 3 天来诊，患者曾因类似情况住院诊治，临床诊断为"支气管扩张合并感染"。经抗感染、化痰及对症治疗后，气促好转，但仍然痰多，痰色白质稠，口淡不渴，胃纳差，气短乏力，大便烂，小便调，舌淡，苔白，脉细。听诊双肺可闻及中小水泡音。中医辨证：肺脾肾虚，痰湿内停。治疗处方：仙灵脾 20 g，菟丝子 20 g，熟附子 10 g，紫苏子 20 g，白术 15 g，黄芪 20 g，僵蚕 10 g，乌梢蛇 20 g，陈皮 10 g，炙甘草 5 g。上方加水 3 碗，煎至 1 碗，温服，复渣 1 次。服药第 5 天后复诊，患者觉痰量减少，疲倦好转。继予上方加减调治 3 个月，患者咯痰明显减少，双肺听诊中小水泡音消失，余无不适。

补肾可以治痰之根，补肾可以治病之本，难治性呼吸疾病多与痰有关，临床可以适当配伍行气药，因痰易阻气机，补肾应以温补为宜，除非证见阴虚特征，正谓"病痰饮者，当以温药和之"。痰证患者治疗期间还应嘱其忌肥甘厚味，以及寒凉之品，如香蕉、雪梨等，否则助湿生痰，而令咳嗽不止。

邱志楠教授治疗哮喘经验探析[①]

邱志楠，教授，主任医师，国家中医药管理局中医肺病重点专科学术顾问，"邱志楠全国名老中医传承工作室"名老中医专家。1993 年获广东省人民政府授予"广东省名中医称号"，并获中央卫生部、人事部、国家中医药管理局授予全国第二批、第四批、第五批名老中医药专家称号。2006 年获"首届中医药传承特别贡献奖"。曾任广东省中医呼吸病学会副主任委员、中国中西医结合学会呼吸专业委员会委员、广东省中医药学会呼吸专业委员会副主任委员、广州市中医药学会常务理事，现任广东省中医药学会终身理事。

① 原载《中国中医药现代远程教育》2015 年第 13 卷第 15 期。作者：潘素滢、王峰、张大鹏、邱志楠。

邱志楠教授从事中医、中西医结合呼吸疾病临床及科研工作 50 余年，总结"岭南平治肺病"学术思想，擅长运用"扶正祛邪，调平阴阳"的中医理论诊治哮喘、急慢性支气管炎、慢性阻塞性肺气肿、小儿呼吸疾病、肺纤维化及肺癌等各类中医肺病，并在此基础上创制了治疗咳喘病的良药"天龙咳喘灵"胶囊，获得广东省科技进步三等奖。笔者跟师邱师多年，现对其治疗哮喘经验作一浅析。

1 治疗哮喘首重温补肾气

对于肾与肺脏的关系，邱师认为，"久病入肾，久咳而肾必虚"[①]，从肾论治哮喘应是控制哮喘发作与复发之关键。

历代医家都有"急性期治肺，缓解期治肾"之说。但邱师强调哮喘急性期亦当注意温养肾气，在扩张支气管、抗气道炎症的同时不忘温补肾中元阳，越早运用补虚方法减少复发次数，效果越好。在温养肾气方面常选用紫河车、熟附子、肉桂、羊藿叶等温养肾气贯穿于哮喘治疗始终，冀复卫外祛邪之力。缓解期尤其着重肾气培养，常常嘱予温化寒痰、温补肾阳为主，配伍天龙咳喘灵长期治疗，临床证明能减少哮喘发作次数，甚至得以痊愈。《灵枢经》又论及："卫气者，所以温分肉而充皮肤，肥腠理而司开阖。故卫气温则形分足矣。"邱师遵照"形不足者，温之以气"之旨，指出所谓形不足者，也就是形体虚弱的人，除温养肾气外，还应该兼顾补养肺气，所以常选用大剂量的黄芪加入温养肾气药中，取得事半功倍之效。

2 强调哮喘以伏风与宿痰为患

邱师认为，本病病因病机与单纯肺卫不固、气逆作咳不同，亦与哮喘宿痰内伏于肺有别。本病多以风邪为主要病因，虽初期有外风因素，但后期常伴有内风因素，所以咳嗽较剧。[②] 哮喘发病之初，或发病过程中，往往有鼻塞流涕、打喷嚏，目、耳、咽痒等风邪为病的临床表现，符合《素问·风论》谓"伤于风者，上先受之"，"伤风属肺，故喷嚏也"的提法。而哮喘气管痉挛是"风胜则动"的风邪特性表现。所谓："风者，动也。"

哮喘外风侵袭，往往潜藏于内，留伏肺络的病邪与宿痰搏结而成窠囊。遇新感外风诱发伏风宿痰而引动，肺络痉挛，宿痰阻于气道而为哮喘。风与痰互相胶结，单祛风，痰质黏滞而风气难驱，单祛痰，风气独居而为久咳。

---

① 王峰，潘俊辉. 邱志楠治疗老年咳喘病经验 [J]. 北京中医，2001（1）：12 - 13.

② 杨辉. 邱志楠教授治疗小儿咳嗽变异性哮喘经验 [J]. 中国中医急症，2002，11（4）：278.

故邱师在哮喘治疗中特别强调风痰并治。

3　哮喘治疗注重调理气机

在治疗肺病中，邱师非常重视气机的调理，这是平治肺病法的重要内容之一，在治疗哮喘中亦充分体现了平治肺脏气机的法则。

平治肺脏气机，即肺气升降出入的有序流行。肺病一症，举凡咳嗽、咯痰、气喘、气促等，其病机不离一"气"字。肺主气，人体之气的生成、运行皆受肺所主司影响。气机的正常与否密切影响肺脏的功能正常与否，而肺气的宣发肃降更是肺气升降的具体体现。临床大多医家强调肺的宣发而忽视肃降方面，事实上，没有正常的宣发，就没有很好的肃降；没有很好的肃降，也必然会影响正常的宣发。两者不可偏废。由于宣发和肃降在生理上相辅相成，病理上相互影响，故治疗上必须宣肺和降肺同时并举。邱师临证运用宣肺法时，常用紫苏子、杏仁、厚朴、半夏等以降肺气；使用降肺方时，亦常增麻黄、细辛、白芥子等药助肺宣发。邱师强调宣降并举是治疗肺系疾病的基本大法。

邱师认为调理气机不仅指肺之气机，亦包括中上焦之气机。外有"非时之感"，外邪袭肺，肺失宣肃。肺之升降失常，郁则失宣发，逆则上失肃降。其次，人身之中，气之出入在肺，气之枢机在于胃。肺气失调则逆，胃气失调则滞，此气滞则彼亦气逆，其治法应恢复失宣肃之肺之气机为要，使气机升降通散，斡旋上下，则壅塞之气可通。郁遏肺气即可开达，肺胃和调。邱师认为开宣肺气之品如防风、蝉蜕、紫苏叶等品具有抗过敏功效，对哮喘患者过敏因素的解除亦有一定作用。同时也应注意宣肺药品的用量，轻灵以取调拨气机即可。枢机一转，气机畅通，则喘自平，起四两巧拨千斤之功。

4　强调治哮必善治痰

肺主通调水道，脾主运化水湿，痰由湿生，而湿主要源于脾，脾失健运，水谷不能化生精微反而酿成痰浊，上贮于肺，伏留肺络阻遏气道，使肺气不得宣畅而发为咳嗽，所以有"脾为生痰之源，肺为贮痰之器"的说法。《医学入门·咳嗽病篇》有云："新咳有痰者外感，随时解散；无痰者便是火热，只宜清之；久咳有痰者，燥脾化痰，无痰者清金降火；盖外感久则郁热，内伤久则火炎，但宣郁润燥……苟不治本而浪用兜铃、粟壳涩剂，反致缠绵。"喻嘉言有云："咳嗽必因之痰饮，不去支饮其咳终无宁矣。"邱师临证之际常以此为法度。

邱师治痰，常选用燥湿化痰、健脾化痰、培土生金、温肺化饮等法。燥湿化痰，吾师喜用二陈汤为基本方。陈皮、法半夏理气燥痰，切中病机，佐以茯苓健脾化痰，正合脾为生痰之源当培土生金之意。如痰质黏腻，是为湿痰，可加苍术、厚朴以增燥湿化痰。若为泡沫样痰，是为风痰作祟，可予乌梢蛇、僵蚕、路路通等药驱散风邪。若痰液壅涌，喉中曳曳而鸣，兼具纳呆难消，当为痰浊壅盛，可以三子养亲汤合二陈汤调治，收事半功倍之效。

邱师治痰提出以清肺为要，强脾温肾为本。清肺化痰，实为肃痰之器，复其宣发肃降，气道畅顺，邱师擅用青天葵、黄芩、葶苈子等药。岭南名药青天葵具有清肺心热、润肺止咳、散瘀消肿、止血止痛等作用，既能泻肺中壅塞之气、复宣发肃降之机，又能化解膈上胶固之痰，系同治痰瘀热三证之品，有消痰解毒化瘀又不伤阴血耗气的特性，并体会到其祛痰之力大于贝母。葶苈子泻肺祛痰，降气利水，破坚逐邪，通利水道。强脾以杜痰之源，可用干姜、神曲以温脾暖胃，助脾胃阳气，复健脾之运化，水湿运经正常，痰无所生。温肾以固本，当用附子、淫羊藿等补肾阳，温通三焦，强筋骨，祛风湿，纳气平喘，对于慢性咳喘尤为适用。

5 医案

患者姓名：郑某某，男，28 岁。因"反复咳喘 10 年，加重 1 周"就诊，哮喘病史已有十年之久，多发于冬、春二季，近一周来咳喘尤剧。咳嗽咯痰不爽，胸脘窒闷，气急不能平卧，痰多白沫，夹有黄稠痰，流涕，胃纳欠佳，脉滑数，舌质淡青、苔薄腻。体格检查：神清，颈软，双瞳孔等大等圆、对光反射正常，巩膜无黄染，HR 82 次/分、律齐、双肺可闻及哮鸣音，腹软、无压痛、肝脾肋下未触及。辅助检查：门诊血常规检查未见异常，诱导痰检查提示嗜酸性细胞分类增高。中医诊断：哮证。证候诊断：外感风邪，痰热蕴肺。西医诊断：支气管哮喘急性发作。

治疗方法：宣肺平喘，化痰清热。一诊：炙麻黄 10 g，葶苈子 10 g，杏仁 15 g，青天葵 15 g，防风 15 g，黄芩 15 g，地龙 10 g，熟附子 10 g，桔梗 10 g，甘草 10 g。7 剂，每日一剂，水煎服。二诊：咳喘大减，痰出已少，精神疲乏，脉细，苔薄黄，痰热已化，肺气得降。紫苏子 30 g，白芥子 10 g，莱菔子 15 g，青天葵 15 g，防风 15 g，黄芩 15 g，地龙 10 g，熟附子 10 g，谷芽 30 g，紫河车 20 g，甘草 10g。14 剂，每日一剂，水煎服。随访：患者服药后，咳喘俱消。

邱志楠以温肾法治疗顽咳顽喘经验[1]

全国名老中医邱志楠教授从医 50 余年，创立"岭南平治肺病"学术思想。"岭南平治肺病"学术思想经邱志楠教授和"全国第二批学术继承人"、广东省名中医潘俊辉教授带领的继承团队不断整理总结，历经 30 余年的临床应用和验证，现已发展为较为完整的学术体系。[2] "岭南平治肺病"学术体系以"平调阴阳、扶正祛邪"为核心思想，有较丰富的顽咳顽喘治疗思路和经验。哮喘、慢性阻塞性肺疾病（COPD）、支气管扩张、慢性咳嗽、肺纤维化等以咳、喘为主要症状的慢性呼吸疾病，虽然已有较公认的西医诊疗常规，但仍有相当部分患者采用西药治疗效果不佳、反复发作或急性加重，甚至导致不可逆的呼吸功能损害。温肾法是邱志楠教授"平治肺病"学术经验中最具代表性的治法，其应用时机、具体治法、药物配伍等颇具特色。尤其在难治性咳喘性疾病的治疗中，温肾法往往是打破邪正对峙局面、克敌制胜的点睛之笔。现将邱志楠教授在难治性咳喘中应用温肾法的经验整理如下。

1 "温肾法"在咳喘治疗中的意义

1.1 肾阳是肺气、肺阳之根

肺与肾的脏腑生理功能联系主要包括呼吸运动中肺司呼吸、肾主纳气，水液代谢中，肺通调水道、肾为主水之脏，以及阴液资生、金水相生。邱志楠教授在传统认识之上补充了肺与肾在阳气方面的联系，在强调"肺阳"重要性的基础上，提出"肾阳是肺气、肺阳之根"。

邱志楠教授立足"谨察阴阳所在而调之，以平为期"（《素问·至真要大论》），凝练出"岭南平治肺病"学术思想，依据"无阴则阳无以生，无阳则阴无以化"的阴阳对立统一观，五脏六腑各藏其阴阳，认为脏腑自身及脏腑之间的阴阳失调是疾病发生的根本。由于"肺者气之本""肺主一身之气"，"气"又属"阳"，故后人逐渐将肺阳合称于肺气之中，甚少专论肺阳，而多论肺气、肺阴。邱志楠教授指出，要调平肺中阴阳，就不能不重视肺阳。"上焦开发，宣五谷味，熏肤，充身，泽毛"，"上焦出气，以温分肉

---

① 原载《广州中医药大学学报》2016 年第 33 卷第 3 期。作者：黄婉怡、潘俊辉。

② 黄婉怡. 邱志楠调平阴阳、扶正祛邪法治疗顽咳顽喘经验［J］. 河南中医，2011，31（12）：1 366.

而养骨节，通腠理"。卫气通于肺，肺主卫阳，故卫阳的部分生理功能及病理变化当为肺阳所属。而卫气出于下焦，卫阳出于肾阳，肺阳的根源也在肾阳。咳喘性疾病，尤其是慢性咳喘或难治性咳喘的患者均有不同程度的背冷怯寒、面色㿠白、自汗、鼻流清涕、鼻头清冷、痰白质稀如泡沫状，甚或紫绀、颜面浮肿等寒象，这些都属于肺阳虚衰或肺肾阳虚的表现。

1.2　肾中阴阳失调是慢性肺病反复发作的关键

肺之阴阳与肾之阴阳互相滋生，除了五行上的相生，也有经络上的联系，如"肾足少阴之脉，其支者，从肺出络心，注胸中"（《灵枢·经脉》）。病理上肺与肾也紧密相关。"肺手太阴之脉，是动则病肺胀满，膨膨而喘咳，是主肺所生病者，咳上气喘，渴烦心，胸满；肾足少阴之脉……是动则病喝喝而喘，坐而欲起……是主肾所生病者，口热舌干，咽肿，上气，嗌干。"《难经》云："吸入心与肺，呼出肝与肾。"邱志楠教授立足《内经》《难经》思想，强调肾中阴阳失调在慢性肺病病机中的关键作用。久病必虚，在慢性咳喘中，久咳耗伤正气，肺气不足，金不生水，易致肾虚，脾属土，肺属金，子盗母气，导致脾气虚。脏器虚弱，其中肾虚为病之根本。《景岳全书》云："五脏之气分受伤，则病必自上而下，由肺由脾，以极于肾。五脏之精分受伤，则病必自下而上，由肾由脾，以极于肺。肺肾俱病，则他脏不免矣。"

1.3　"温肾法"是治疗顽咳顽喘的重要治法

邱志楠教授指出，肺肾阳虚、痰瘀伏肺为顽咳顽哮的病理基础。临床上，哮喘、COPD 等慢性咳喘患者在求助中医之前大多已长期接受西医治疗，每遇急性加重期即使用抗生素，虽能暂时控制感染性炎症，但脏腑功能并未真正恢复，反而使肺肾阳气受到反复折损。阳气不行，则肺中津凝不布、血行郁滞，久之便有宿痰、瘀血留滞脉络，导致症状迁延不愈、反复发作。若久发不止，正气溃散，精气内伤，肾之真元损失，根本不固，则咳喘再次发作时，无论是西医的抗生素、解痉平喘药，还是一般的宣肺化痰中药都难以胜任。中医在此类疾病中最突出的优势就是"扶助正气"。诚如张景岳所述"劳损之嗽，最为难治，正以其病在根本，而不易为力也"，其病根本正在于肾。因此，温肾法在顽咳顽喘的治疗中具有举足轻重的意义。现代诸多名老中医（邵长荣、沈自尹、洪广祥等）都认同补肾法在治疗哮喘、慢性阻塞性肺疾病等肺病上的重要性。① 现代实验研究也表明补肾法可减轻支气管哮喘

---

① 吴艳华，孙晓生，郭桃美. 呼吸病 ［M］. 2 版，北京：人民卫生出版社，2006.

的气道炎症、气道重建、气道高反应性等。①

2 "温肾法"在难治性咳喘中的具体应用

邱志楠教授在顽咳顽喘中应用"温肾法"的时机有两大特点：一是尽早应用，在急性发作或急性加重期就佐以温肾，如淫羊藿、熟附子等，即使肺热、痰热明显也不必避用，旨在振奋肺肾之阳以抗邪；二是贯穿全程，急性期用之扶正以抗邪，迁延期或缓解期用之扶正以固本。

2.1 温肾清肺，寒温并用

哮喘急性发作、COPD 急性加重期常可见肺热或痰热蕴肺，邱志楠教授对此多主张寒温并用。一方面以清热、化痰之品以对抗外邪（也包括短期合理应用抗生素），另一方面也稍佐温肾药物以温助肺卫阳气，既能协助抗邪外出，又可防止外邪深入。邱志楠教授强调，清热药不可过用苦寒，避免损失阳气，也避免苦寒降泄不利肺气宣发，常用青天葵、桑白皮、蒲公英、鱼腥草、石膏、黄芩等②。对于肺热显著者，邱志楠教授常以黄芩、青天葵、蒲公英三品合用。青天葵是岭南特色草药，是邱志楠治肺病的重要经验用药。除了看好其良好的平喘、清肺功效之外，邱志楠教授尤其重视其性味甘凉无毒、祛邪而不伤正的特点，认为青天葵是体虚邪盛之咳喘患者的首选良药。此期温肾药常用淫羊藿，素体阳虚明显者可酌加熟附子。邱志楠教授指出，淫羊藿以叶入药，质地轻清而可上行达表，既能补肾壮阳、由肾及肺扶助上焦阳气，又能祛风除湿以利散邪，此药温而不燥、补而不腻，在痰热实邪较盛之时及在大堆清化药物中用之，并无助热、留邪之弊。现代药理研究证实淫羊藿具有抑制气道炎症及改善气道重塑的作用③，可资佐证。

邱志楠教授指出，在慢性咳喘性疾病中，寒热错杂之证最多，纯寒之证有之，存热无寒之证鲜见，即使患者间有咯白黏稠痰与黄脓痰并见，也不可将其误认为是纯热之证，而单用清化痰热法，更不可以西医抗感染的观点指导中医用药，切忌认为"感染"而肆用寒凉，而应立足于阳虚为其本、痰热为其标的病机特点。

2.2 温肾化痰，法遵仲景

慢性咳喘患者多夹痰饮。痰饮充斥，掩蔽阳气，以致阳不卫外，无力御

---

① 周雪莱，宋康. 补肾法治疗支气管哮喘概述［J］. 浙江临床医学，2009，11（10）：1 096.

② 潘俊辉. 邱志楠教授治顽哮探要［J］. 江苏中医，2000（6）：8.

③ 金华良，王利民，罗清莉，等. 淫羊藿对哮喘大鼠气道高反应性的影响［J］. 中国实验方剂学杂志，2014，20（23）：169.

邪，稍一触冒风寒，即可引动伏饮，夹感而发。饮为阴邪，在夏秋尚可，入冬则阳微阴长，阳气不能卫外，若触寒受风，最易引发。因此患者每以春冬受寒发病。邱志楠教授治痰法遵张仲景，以"温药和之"为大法。邱志楠教授指出，顽咳顽喘之痰与肾气不足以温升，致使痰滞胸膈有关，因而"温药和之"治肺中痰饮，温肾不可或缺。常以温药配伍行气、消饮、开肺、导痰、清热等药，攻补兼施。所用方剂常用"二陈"（半夏、陈皮或橘红皮、茯苓）、"五子"（邱志楠教授在三子养亲汤基础上发展而来，紫苏子、白芥子、莱菔子、葶苈子、车前子）类方①，并配以麻黄、生姜、细辛等辛温之品宣散肺寒。此时常用的温肾药是熟附子、淫羊藿。邱志楠教授指出，凡阳气不到之处，即为饮邪停滞之处，唯有加入附子大振肾中元阳方可克敌，用量多在 15 g 以上，常与细辛合用，以加强温经通阳散寒。

2.3　温肾摄敛，固本扶正

咳喘进入缓解期后治疗应重在扶正，这是中医的一致认识。对于慢性咳喘，扶正固本、温肾补肾是邱志楠教授必用的治法。

第一，脾肾双补法。清代程钟龄《医学心悟》谓"外感之喘，多出于肺，内伤之喘，未有不由于肾者"。邱志楠教授指出，顽咳顽喘单从肺脾论治，单用培土生金之法往往力所不逮，常以补中益气汤合温补肾阳药，常用的温肾药有淫羊藿、补骨脂、熟附子、紫河车等。紫河车乃"补阴阳两虚之药，有反本还元之功"（《本草经疏》），邱志楠教授对此药相当推崇，称其为先天肾精所化，切中顽咳顽喘肾元亏衰的根本。紫河车用于治疗幼年起病的哮喘、长期使用激素的咳喘，且以肾精亏虚证候明显的患者，其功效非一般草木无情之品能比。

第二，阴阳双补法。邱志楠教授强调"调整阴阳，以平为期"，指出肾中没有单纯的阴虚或阳虚，肾阴虚、肾阳虚是肾虚证的一体两面，务必阴阳双补，只是在不同阶段针对偏阴虚或偏阳虚的证候偏重补阴或补阳。常以山茱萸、五味子与熟附子、淫羊藿等相配，随证调整补阴药、补阳药的比例。

第三，散收并用法。慢性咳喘之肺气不降，究其根源是肾不纳气，因此补肾之中必须收敛肾气。常用山茱萸、五味子、酸枣仁、仙鹤草等酸味收敛、兼滋肾阴的药物治疗，且常以酸枣仁、仙鹤草、山茱萸三味药合用（成人量各 15 g）；肾精亏虚者合用紫河车。并常用山茱萸配淫羊藿、五味子配细辛，甚得阴阳开合之妙。

---

① 王峰，潘俊辉. 邱志楠治疗老年咳喘病经验［J］. 北京中医药，2001（1）：12－13.

2.4 创制天龙咳喘灵治疗顽咳顽喘

邱志楠教授结合肺系慢性疾病的病机特点，创制天龙咳喘灵胶囊。该胶囊应用于临床已 20 余年。全方立足于温肾化痰活血，调平肾中阴阳，是邱志楠温肾法治疗顽咳顽喘思路的集中体现。临床研究表明，天龙咳喘灵胶囊对哮喘①、COPD②、慢性咳嗽③、肺癌术后咳嗽④等慢性肺性疾病疗效卓著。该药由青天葵、法半夏、五味子、款冬花、熟附子等 12 味中药组成，方以熟附子振奋肾中元阳，阳生阴长，使肾中元气化生有源，肺气赖以恢复和补充；五味子收敛五脏之气而纳于肾，调理肺气；款冬花、法半夏擅长祛痰降逆平喘，对肺虚受邪致咳之标证有很好的治疗作用。实验研究表明，天龙咳喘灵含药血清能促进人气道上皮细胞（16HBE）的增殖和损伤区域的迁移修复⑤，从而治疗慢性气道炎症性疾病；天龙咳喘灵的疗效机制可能与降低转化生长因子 2-β1 诱导的 ERK1/2 磷酸化，抑制气道上皮下成纤维细胞（HPBFs）的 α-平滑肌肌动蛋白的表达等有关⑥，由此可佐证温振肾阳对慢性气道损伤治疗的重要价值。

邱志楠教授"岭南平治肺病"学术体系包含了中医肺病尤其是慢性咳喘性疾病的多种治法和用药经验，可为慢性咳喘性疾病的中医治疗提供参考。

---

① 喻清和，邱志楠，潘素滢. 中西医结合治疗咳嗽变异型哮喘临床观察［J］. 中国中医急症，2007，16（2）：150 - 151. 张志敏，邱志楠，等. 天龙咳喘灵胶囊治疗哮喘患者的体质调查研究［J］. 辽宁中医药大学学报，2008，10（4）：95 - 96.

② 喻清和，邱志楠. 天龙咳喘灵治疗慢性阻塞性肺疾病疗效观察［J］. 中国中医急症，2004，13（6）：354 - 355. 朱琳，潘俊辉，等. 天龙咳喘灵对慢性阻塞性肺疾病稳定期患者生存质量的影响［J］. 中药材，2007，30（6）：757 - 759.

③ 麦志广，夏鑫华. 天龙咳喘灵组方加味治疗慢性咳嗽 146 例［J］. 光明中医，2009，24（1）.

④ 邱志楠，潘俊辉，喻清和，等. 复方天龙咳喘灵胶囊治疗肺癌术后 206 例临床观察［J］. 中国中医药科技，2001，8（1）：46 - 47.

⑤ 王鹏，潘俊辉，等. 天龙咳喘灵对人气道上皮细胞增殖和迁移的影响［J］. 中药材，2008，31（4）：577 - 579.

⑥ 张敏，王鹏，等. 天龙咳喘灵对转化生长因子-β1 诱导的气道 α-平滑肌肌动蛋白的影响及信号转导机制［J］. 中国实用内科杂志，2007，27（10）：755 - 757.

邱志楠调平阴阳、 扶正祛邪法治疗顽咳顽喘经验①

邱志楠教授为全国第二、第四批中医药老专家学术继承导师，广东省名中医，主任医师。邱教授作为中医学科带头人，在广东省乃至全国中医界，尤其是中医肺病领域，具有重要学术地位。其从医50余载，勤耕不辍，在中医肺病方面学验俱丰，其学术观点扎根于《黄帝内经》经典理论，精研朱丹溪的"阳有余阴不足论"学术思想又不为其囿，结合肺系慢性疾病的病机特点，形成独到的治疗顽咳顽喘的学术思想——调平阴阳，扶正祛邪。邱教授以此为基本思路，创制出治疗顽咳顽喘的良方——天龙咳喘灵胶囊。该药由青天葵、法半夏、五味子、款冬花、熟附子等12味中药组成，全方能温肾化痰活血，调平肾中阴阳，重在扶正祛邪，化痰止咳平喘，是邱教授学术思想和临床经验的集中体现。本文结合天龙咳喘灵组方，对邱教授学术思想作如下探讨。

1　"调平阴阳"，使阳生阴长、阴阳自和

邱教授立足于《黄帝内经》阴阳之道，在朱丹溪"阳有余阴不足论"启发下，取"阳生阴长"之理，制定"调平阴阳"的治疗大法。

1.1　从阴阳互根互用的基本关系去理解朱丹溪"阳有余阴不足论"

邱教授指出，阴为阳之基，阳为阴之用，必须从阴阳互根互用的基本关系去理解朱丹溪"阳有余阴不足论"的"阴"和"阳"。

朱丹溪所论"阳有余"包含了常态和病态两个方面。常态下，"阳"通过耗用"阴气"以维持各项生命活动，"阴"作为"阳"的供给者必然是相对不足的。"阴"又难成易亏，若因过用、久病耗损等导致"阴"的不足，阴阳互根则表现为互损，从而诸病丛生。临床上，"阳有余"的病理方面含义具有重要价值。阳者静则安、躁则害，如《格致余论·相火论》所述"火起于妄，变化莫测，无时不有，煎熬真阴，阴虚则病，阴绝则死"。相火妄动，即为病态的"阳有余"。一方面，虚阳上越、虚火上炎，既会煎熬真阴、造成对阴精不必要的耗损，又因"阳强不能密"，则阴精漏泄，成了"火起—耗阴—火更燔—阴更伤"的恶性循环。另一方面，虚阳躁动上越，对阳气本身也是折损，虚阳越亢则真阳越虚，病态的"阳有余"背后，实质

---

① 原载《河南中医》2011 年第 31 卷第 12 期。作者：黄婉怡。

是真阳不足。

朱丹溪所论"阴不足","阴"是指阴精、精血。精藏于肾，肾寄元阴元阳，精需赖元阴元阳互根互生所化，因此，"阴不足"中所指阴精实质包含了阴阳双方。生理上是指阴精处于被阳气消耗的状态、难成易亏，病理上的"阴不足"实质是真阴真阳俱不足，是指人身精血正气耗损、阴阳俱虚。然而单纯采用填补阴精、济水制火的滋阴药往往收效不佳，因为阴精的滋长和动用依赖于阳气，一旦失去"阳"的温煦和气化，"阴"不仅不能供人体脏腑经络之用，还可能出现阻滞脾胃、助湿生痰、阴寒更盛等变证。

1.2　从"阳"着手调平阴阳，使阳生阴长、阴阳自和

邱教授指出，调平阴阳，关键是要从"阳"着手，使"阳生阴长"，才能"阴阳自和"。肾藏元阴元阳，一身脏腑经络之阴阳均由此化生。"调平阴阳"大法，核心是调平肾中元阴元阳，重点是调补肾中元阳。从"阳生阴长"可体悟出阴阳关系中阳的主导——必先有"生"，才能有"长"。在阴阳失调的状态下，首先必须调动和振奋阳气，就好比油灯，油尽必然灯灭；但只有油，灯也不能亮，必须还要把灯点着了才行。天龙咳喘灵中的熟附子振奋元阳，正是这个"点灯"的火种，乃画龙点睛之作。附子辛甘大热，乃"通行十二经纯阳之要药"（《本草正义》），《本草汇言》谓其能治"诸病真阳不足"，能上助心阳以通脉，中温脾阳以散寒，下补肾阳以益火，使元阳生化有源，在"阳"的鼓舞和调动下，"阴"才能随之而调整并重新回复平衡。最新实验研究表明，天龙咳喘灵可通过阻断信号通路而改善哮喘气道高反应性，其中熟附子可能起主要作用①，这是天龙咳喘灵选用附子立意精妙的有力佐证。在辨证属脾肾阳虚时，可选用山萸肉、仙灵脾煎汤送服。山萸肉收敛肾中元气而能平补阴阳，仙灵脾温补肾阳、温通三焦，与天龙咳喘灵合用，共收阴阳互生、阴阳并补之功。

"夫阴阳之气，清静则生化治，动则苛疾起"（《素问·至真要大论》）。调平阴阳还需注重收敛脏腑真气，使肾中元阴元阳安守其位，阴阳二气清静谐和，方能生化无穷。对于肺系疾病的治疗，应注意到肺气、肺阳依赖脾肾之阳滋助，而肺阴有赖肾阴固托，若元气浮越，肾虚不摄，上逆动肺则喘哮咳嗽，下元不固则肾精漏泄，子盗母气、肺肾俱虚，则诸症反复发作、缠绵难愈。天龙咳喘灵胶囊中加入五味子正是缘于此。五味子味酸收敛；性温而润，《神农本草经》谓其"主益气，咳逆上气，劳伤羸瘦，补不足，强阴"，

---

①　张敏，王鹏，等. 天龙咳喘灵对转化生长因子-β1 诱导的气道 α-平滑肌肌动蛋白的影响及信号转导机制［J］. 中国实用内科杂志，2007，27（10）：755 - 757.

《本草备要》谓其"专收敛肺气而滋肾水"，可取得收敛五脏之气而纳于肾、调理肺气、敛肺止咳平喘之效。

2 "扶正祛邪"，把握顽咳顽喘肺虚夹邪的基本病机

邱教授指出，多种慢性呼吸系统疾病都有"肺虚夹邪"的基本病机，掌握好"扶正"与"祛邪"是治疗的一个关键思路。

2.1 "扶正"以补益脾肾为要

"本虚"在慢性肺系疾病或反复发作性肺系疾病中具有重要意义。顽喘、顽咳、顽哮等慢性肺病都存在"肺虚夹邪"的基本病机，无论是急性发作期，还是缓解期或迁延期，扶正补虚之法应贯穿整个治疗过程，而不是到了缓解期，或对久病、年老患者才用补法。天龙咳喘灵治疗哮喘、慢性阻塞性肺疾病等，也是贯穿发作期、急性加重期和缓解期、迁延期。

"温补肾阳"在慢性肺病中医治疗中的作用特别值得注意。肺与肾金水相生，母子相连，肺气赖肾气肾阳鼓舞，肺中精血需肾精固托，若肾中精气亏虚，子盗母气，则令肺虚而成咳喘诸证。尤其对于慢性肺病，肾在其发病机制中具有重要意义。例如，对于喘证，久咳必入肾、久咳肾必虚，肾虚贯穿于顽喘证的急性发作期与缓解期。对于哮病，现代医学的认识是哮喘与遗传、免疫等因素有关，这些因素主要是由肾精肾气的强弱决定。补肾主要是从"调平肾中阴阳"的角度入手，常配伍温补肺肾之品以达到"阳生阴长"，温补肾阳之法常需贯穿始终。

《杂病源流犀烛·咳哮喘源流》曰："肺不伤不咳，脾不伤不久咳。"对于慢性咳喘，尤其在疾病的缓解期或慢性期，培土生金之法更是必不可少，借以调补中州，益气生血，充实后天，于是中气足，气血旺，从而使肺脏受益。同时，脾为生痰之源，"因痰而致嗽者，痰为重，治在脾"（《证治汇补·咳嗽》），脾虚湿停，乘肺而咳，土衰则金衰。采用培土生金法，则能治本以绝生痰之源。邱教授使用天龙咳喘灵时，若患者证候有脾虚痰湿，可予茯苓、白术，或加五爪龙、紫菀等，共收健脾化痰之功。且补土健脾常与温补肾阳相结合，先天后天同治，既能补肺又能治痰之本，临床用之每获良效。

2.2 "祛邪"以治痰饮为要，须兼调理气血。

"病痰饮者，当以温药和之"，"痰为阴邪，非温不化"。治痰，须注重温散、温化等法，因此天龙咳喘灵胶囊中配伍款冬花、法半夏温肺平喘、化痰降逆。款冬花功擅润肺下气、止咳化痰，为治久咳久喘良药。法半夏擅燥脾湿而化痰浊，兼能温脏腑而化寒痰、降逆下气。二药相合，降逆化痰、止咳平喘，故适用于多种肺系疾病。邱教授指出，温化之法应贯穿治痰过程的

始终，即使出现"痰热"也不可肆用寒凉。咳喘或哮病在急性发作期时常有白黏痰或兼黄脓痰，但痰热为标，肺虚为本，仍应坚持以温为主的原则。哮喘或慢性阻塞性肺疾病急性期，天龙咳喘灵可与西医合用，对证候偏热、痰黄黏稠、咽痛、发热、口渴者，酌情予用鱼腥草、紫花地丁煎水送服即可。

肺病日久常有痰瘀互结为患。肺主气，肺朝百脉，一身气血皆上注于肺，肺气不利则血行涩滞，肺病迁延而肺肾脾俱虚，多有气虚痰瘀之证。尤其是久病顽痰的患者，由于肾亏于下，冷痰上泛，痰阻则血难行，血瘀则痰难化，痰瘀内结也是顽痰、伏痰难以消除的重要因素。瘀血作为病理产物，久则能化热、生痰、耗损肺气，阻碍肺气宣降，加重肺气郁闭，标本互为因果，造成恶性循环。治疗上，若为痰瘀互结，可在祛痰基础上合用丹参、桃仁，尤其对于慢性阻塞性肺疾病患者，即使瘀象不显著，也可合用，使血行而痰消，痰消则气顺。若为气虚痰瘀，可用五爪龙、桃仁、乌梢蛇煎汤送服天龙咳喘灵。乌梢蛇能搜风通络祛痰，用于慢性肺病兼有顽痰，或痰瘀互结、郁久生风者，每获奇效。

天龙咳喘灵胶囊中的君药——青天葵，乃是邱教授在多年临床实践中对岭南名药的创新性运用，是其治疗肺系疾病的特色经验用药。青天葵，《南宁市药物志》谓其"性甘，凉，无毒，润肺止咳，解热清心"；《岭南采药录》谓其"味甘，性和……治瘰疬，和肉煎汤服或炒食；理痰火咳血，消火疮，水煎服；浸酒治内伤"。青天葵用于治疗肺系疾病，既能泻肺中壅塞之气，复宣发肃降之机，又能化解膈上胶固之痰，系同治痰、瘀、热三证之品，具有消痰解毒化瘀又不伤阴耗气的特性。[①] 邱教授在临床应用中发现青天葵平喘之力胜似麻黄，镇咳之效强于款冬花，祛痰之力大于贝母，且有调理肺气之功。正是由于其能清痰、瘀、热三证，又甘凉平和，具有祛邪而不伤正的优势，切中"肺虚夹邪"之机，因而，邱教授将其广泛用于多种呼吸系统疾病，更以此为君药创制天龙咳喘灵胶囊、天龙茶袋泡茶等中成药制剂，均疗效卓著，深受广大患者喜爱。

---

① 邱志楠. 青天葵临床新用 [J]. 广州医学院学报，1995，23（2）：96.

慢性阻塞性肺疾病的辨证治疗浅析①

1 辨证难点与探讨

慢性阻塞性肺疾病（COPD）具有正虚与邪实互为因果，痰浊与血瘀互为患，肺脾肾虚为本，血瘀阻滞肺络、痰浊内蕴为标的特征。笔者认为本病的辨证应标本兼顾，虚实兼参。

1.1 急性期辨证

在临床上，本病急性发作期以痰热蕴肺、肺肾两虚型为多见。患者表现为咳嗽，咳痰黄稠，咳声重浊，甚至咳血或痰中带血，口渴喜冷饮，胸闷气喘，汗多，动作尤甚，或发热，腰膝酸软乏力，小便黄，大便干，舌红，苔黄厚，脉滑数或弦滑数。结合岭南地区特点，外热内饮型也常见。患者常有恶寒发热，鼻塞流涕，咳嗽，痰黄稠，气促，渴不多饮，胸闷而喘，大小便调，舌淡红，苔薄黄白，脉浮滑数。痰湿阻肺、肺脾两虚型也不少见。患者常出现咳嗽，痰多色白，易咳，胸闷气促，口黏不渴或呕恶纳呆，便溏，舌淡，苔白腻，脉滑。

1.2 缓解期辨证

在缓解期，以肺脾两虚型为多见，临床表现为咳嗽无力，疲倦，气促，自汗，活动后尤甚，痰液清稀，纳呆，腹胀，大便溏，舌淡，苔白腻，脉缓弱；气虚痰瘀型则以咳嗽喘促无力，痰黏稠，纳呆腹胀，神疲乏力，头晕耳鸣，面色晦暗，夜尿频多，大便溏烂，舌质暗淡，苔白滑，脉细涩为主要表现；肺郁痰瘀、脾肾阳虚型则以面色晦暗，胸闷气促，咳喘不能平卧，动则喘息，心慌心悸，形寒肢冷，腰膝酸软无力，小便不利，苔腻，舌有瘀斑或紫暗，脉沉滑或结代为临床表现。

2 防治难点与探讨

2.1 预防发作

COPD 每发作一次都加快加深病理损害，使疾病难愈。防止 COPD 急性发作，可以阻滞疾病发展，提高患者的生活质量。如何防止发作是临床中的一个难点。

---

① 原载《中医药学刊》2003 年第 21 卷第 7 期。作者：喻清和、邱志楠。

改善环境，调畅情志，合理饮食可防止 COPD 发作，中医理论亦有肝火犯肺记载。情志条畅，气机调达，可减少痰的生成；怡情悦性，不以物喜，不以己悲，树立战胜疾病的信心，对防止 COPD 发作更有裨益。饮食清淡，不近肥甘厚味、辛辣之品，不饮食冰冻寒湿之品，以防耗损脾阳、痰由此生，正所谓"夏伤于湿，冬令人咳"。应提高抵抗力，预防感冒，从而防止 COPD 发作。

2.2　扶正祛邪

COPD 虚实夹杂的病理特性早已被认识，治疗上多以"急则治其标，缓则治其本"，即发作期重在治肺，以祛痰为主；缓解期重在调理脾胃，固本为要。总之大多以扶正祛邪为原则。笔者认为治疗应清热化痰祛瘀，补益肺脾，温肾纳气并举，攻补兼施并用，方能获取良效，控制病情。本病的重要特征是痰与瘀贯穿整个病程，以痰为咳、痰、喘三证之关键，痰性怪异，易致疾病缠绵，又因本病是慢性进展性疾病，久病必虚。因此虚实相伴、痰瘀互结是本病的重要之处。

在急性发作期以祛邪为主，应治痰、治瘀、治热。痰为阴邪，易阻气机挟瘀郁久化热，成为痰瘀热互患，出现痰黄稠，甚至带血丝，胸闷气促加重，因而应重在清热化痰祛瘀，可选用黄芩、青天葵、葶苈子之类，辅以补肺益肾健脾之属，如熟附子、白术、五味子、仙灵脾等，以清上温下，清肃贮痰之器，温补气之根，使气机升降得宜，而咳止喘停。

在 COPD 缓解期，治以扶正为主，重在肺、脾、肾三脏，但气血阴阳当细辨。大凡 COPD 之虚证，以气阳虚为多见。补肺固表，健脾益气，温补肾阳为常用之法，但应注意痰瘀同样潜伏于内，补虚时注意祛痰化瘀，可用人参、白术、黄芪、仙灵脾等配伍法半夏、瓜蒌皮、桃仁、丹参等，则可标本兼顾，提高疗效。

2.3　祛痰化瘀

痰为肺、脾、肾、三焦等脏腑功能失调，导致水液代谢异常而产生的一种病理产物。痰作祟怪异，多隐匿，多变化，多夹风，或与气血相搏，流注经络，而成瘀结，或伏于脏腑，顽而不化。痰可由人体气虚、气滞等引起。补气使痰消瘀去是为常法：①治痰应以清肺为主，强脾温肾为本，三脏得宜，则痰消病愈；②重用动物类药，可以搜风软坚散痰，如乌梢蛇、全蝎等可搜风通络祛痰；③辛散化瘀活血，用三子养亲汤温通透邪，降气消痰，细辛之属辛散温行，振奋人体阳气，佐以祛瘀之桃仁、大黄，使瘀消痰祛。当此之时，应用炙甘草等以调和药性，防辛散伤正。

3 病例介绍

李某，男，56 岁。1999 年 1 月 8 日初诊。反复咳嗽 15 年，气喘加重 1 周。近 1 周来，由于天气变化而气喘，胸闷，痰多色白质稠，难以咳出，动则咳甚，下肢软而无力，行走需搀扶，口渴不欲饮，大便干，小便频，舌红，苔黄，脉沉滑。检查可闻双肺少量干啰音。X 线检查：肺气肿，肺纹理增粗。肺功能测定提示：中度混合性通气功能损害。西医诊断：慢性阻塞性肺疾病；中医诊断：咳嗽（肾虚夹痰热型）。本病是因痰热阻滞于肺，肾虚而不纳气，治以清肺化痰、温肾平喘。药用青天葵 10 g，黄芩 15 g，葶苈子 30 g，桃仁 10 g，紫苏子 10 g，白芥子 10 g，莱菔子 12 g，细辛 10 g，甘草 10 g，干姜 6 g，神曲 15 g，乌梢蛇 20 g。水煎服，连服 4 天。

二诊：患者诉服药后咳痰较多，咳嗽、气哨症状明显减轻，在上方加五味子 6 g，淫羊藿 20 g，再服 20 剂，临床诸症消失。嘱坚持服天龙咳喘灵胶囊（广东省名中医邱志楠教授研制，主要成分为青天葵、款冬花、熟附子、五味子等），每次 4 粒，每天 3 次。追踪观察两年，未见复发。

邱志楠教授治疗肺癌经验拾萃[①]

邱志楠，教授，主任医师，1993 年获广东省人民政府授予"广东省名中医称号"，并获卫生部、人事部、国家中医药管理局授予的全国第二批、第四批、第五批名老中医药专家称号。邱志楠教授从事中医、中西医结合呼吸疾病临床、科研工作长达 50 余载。通过长期的临床实践，他成功地总结出"岭南平治肺病"学术思想，擅长运用"扶正祛邪，调平阴阳"的中医理论诊治各类中医肺病，在治疗哮喘、急慢性支气管炎、慢性阻塞性肺气肿、小儿呼吸疾病、肺纤维化及肺癌等各类中医肺病的临床实践中取得了良好的疗效，享誉岭南。邱志楠教授在肺癌的治疗方面另辟蹊径，卓有建树。笔者长期跟师学习，现对邱志楠教授治疗肺癌的经验做一简要介绍。

1 肺癌的中西医认识

肺癌也称为原发性支气管肺癌。随着现代社会的发展，肺癌已发展成严重影响人类健康的恶性肿瘤疾病，同时发病率有逐年增高的趋势。西医学按

---

① 原载《中国中医药现代远程教育》2015 年第 13 卷第 20 期。作者：王峰、张大鹏、夏鑫华、潘俊辉。

组织学的分类方法，将肺癌分为鳞状上皮细胞癌、大细胞癌、腺癌、小细胞癌等几类，其中以鳞状上皮细胞癌为常见。按照肿瘤发生部位的不同，临床上又分为中央型肺癌、周围型肺癌两类，以中央型肺癌为多见。

早期肺癌的治疗以手术治疗为主；晚期肺癌患者的治疗常采用放射治疗和化疗，但放、化疗的毒性、敏感作用等方面存在不可克服的自身缺陷。肺癌在中医古代文献中便有记载，属于"咯血""积聚""痞癖""咳嗽"范畴。《素问·奇病论》描述："病胁下满气上逆，……病名曰息积，此不妨于食。"金元时期的医家李东垣用于治疗肺积所开立的息贲丸，其治疗的疾病症状与肺癌很相似。中医学出于整体观念和辨证施治的优势，在提高患者生存率、生存质量，放化疗增敏减毒等方面取得了可喜的成绩[①]。

2 肺癌的"虚夹瘀"

邱志楠教授在长期的临床治疗中，对肺癌的治疗积累了丰富的经验。邱志楠教授认为：肺癌的病因病机主要是正气不足、阴阳失衡，六淫邪气乘虚入内，导致肺脏肺气失宣，升降失常，气机壅滞，血行不畅，则气滞血瘀；同时津液输布不利，凝炼为痰，瘀阻脉络，瘀血痰气互为胶结，日久而形成肺部症瘕积聚。邱志楠教授认为，肺癌为本虚标实之病，先因虚而后致实。其虚以肺、脾、肾三脏的虚损为主，实则体现在气滞、血瘀、痰凝、毒聚之病理变化。在肺癌的认识方面，邱志楠教授以"虚夹瘀"三个字阐述出肺癌的整体病理变化。

"虚夹瘀"仅三个字，既是邱志楠教授对肺癌发病的精辟见解，也是其治疗肺癌的根本依据大法。瘀是对病邪的总体称谓，并非单指瘀血，共同特征是久而不畅，化生成瘀：既有气机郁结，也有痰饮阻滞，当然也包括瘀血阻络。

3 肺癌的治疗原则

对于肺癌的治疗，邱志楠教授提出要根据肺癌发病的具体情况辨虚实、分清邪正轻重，而后确立扶正祛瘀的具体法则，再开处方药。其根据肺癌的临床表现分为三型：肺虚夹瘀、脾虚夹瘀、肾虚夹瘀。分别以滋肺养阴、益气健脾、温肾扶阳等扶正为主，佐以解毒清热、理气化痰、软坚散结的药物进行治疗，取得了较好的疗效。

对于正气的理解，邱志楠教授常常引用"正气存内，邪不可干"和"邪之所凑，其气必虚"（《黄帝内经》）。他认为这两句话是对正邪与发病的高度概括，提纲挈领。他提出在肺癌患者的治疗过程中，应当重视扶正方法

---

① 林洪生，李树奇，朴炳奎，等. 中医治疗晚期恶性肿瘤的疗效评价方法［J］. 中国肿瘤，2000，20（8）：354-355.

的运用。通过扶正方法的治疗，可以使肺癌患者的身体状态得到改善，既有利于维持患者的机体尽可能保持正常状况，避免病情发生急剧恶化，同时还能提高肺癌患者对药物的耐受度和敏感度，为抗癌药物在机体内发挥疗效创造良好的体内环境。对扶正药物的使用原则方面，邱志楠教授的应用心得是：温而不燥、补而不滞、补通相兼。

4　肺癌的用药特点

在扶正药物的具体选用上，养阴时，邱志楠教授常用具有补肺养阴、滋补肝肾作用的药物，如沙参、五味子、麦冬、山萸肉、生熟地黄、赤白芍、玄参、百合、鳖甲、龟甲等；健脾益气时，常选用茯苓、五指毛桃、党参、黄芪、淮山药、白术、砂仁、陈皮等；温肾时，常用紫河车、熟附片、淫羊藿、巴戟天等益肾温阳之品以温煦脾阳、加强益气健脾之效。

在扶正固本的治疗基础上，恢复患者的内在正气，将病情保持稳定后，再根据"虚夹瘀"的本质认识，酌情选用解毒清热、理气化痰、软坚散结药物。软坚散结化痰的如全蝎、莪术、炮山甲、皂角刺、土鳖虫、三棱等；活血通络化瘀的如桃仁、王不留行、红花、三棱、莪术、田七、丹参等；解毒清热常选用七叶一枝花、白花蛇舌草、虎杖、玄参、夏枯草、山慈菇等。邱志楠教授运用扶正佐以祛邪的治疗方法，经过临床长期反复验证，对肺癌患者的治疗效果表现在不仅可以明显改善患者的临床症状，还能较好地调节机体免疫功能，稳定甚至缩小病灶，从而达到延长患者生存期的疗效。

在临床治疗中，邱志楠教授特别擅长使用仙鹤草治疗肺癌。仙鹤草为蔷薇科龙芽草的干燥地上部分，又称脱力草、龙芽草、狼芽草等。其药性微甘、平、涩，味苦，归肺、肝、脾、大肠经，古代中医临床常用于治疗各种血症及痢疾。而通过现代中医药的研究证实，仙鹤草还具有一定的抗癌功效。实验研究证实，仙鹤草有广谱抑制肿瘤细胞增殖的作用，临床上用于肺癌、肝癌、胃癌、肠癌等多种肿瘤的治疗，均有明显的疗效。[①] 邱志楠教授认为仙鹤草一药，有强壮补虚、清热解毒之功，此外，尚具活血之力。如《百草镜》云其可"下气活血"，此一药之效能囊括抗癌诸法于其中，故时医治癌肿常选用本品。邱志楠教授的仙鹤草常用量为 30 g，在治疗肺癌患者的组方中常用此味药物，每获良效。

邱志楠教授认为扶正祛邪、标本兼治是治疗肺癌的基本原则，临床还应根据虚实的不同、每个患者的具体情况，将中医的辨证与辨病、局部治疗与

---

① 丁维俊，张天娥，王宇，等. 仙鹤草抗癌活性成分及机理探讨 [J]. 辽宁中医杂志，2006（2）：251 - 252.

整体治疗结合起来，从而有效提高生存率，改善患者的生活质量。中晚期肺癌患者多以元气衰弱、气血亏虚、痰瘀毒互结为病机，此时若过用寒凉攻伐，必致元气更虚，抗邪无力，外邪乘虚袭体，引动内邪，往往使病情急转直下。①

5　典型医案

患者谭某某，男，46 岁。有长期吸烟史，1 年前因发热、咳嗽、咳血丝痰，在当地医院检查 CT 发现左上肺癌，因不适合手术治疗而出院。1 个月前开始头痛，检查诊断为：左上肺癌伴脑转移，前来医院就诊。症状：咳嗽、气急加剧，痰难咯，偶见痰血，头痛，脉细而弦，舌淡白苔红。四诊合参患者证属肺阴不足、痰热内蕴、痰阻脑络，治疗原则以清肺养阴、化痰通窍为法。处方：仙鹤草 30 g，沙参 30 g，北杏 15 g，胆南星 15 g，桔梗 10 g，全蝎 10 g，玄参 15 g，法半夏 20 g，白花蛇舌草 30 g，川芎 10 g，白芷 10 g，小蓟 30 g，淮山药 30g。水煎服，每日 1 剂。连续服用 1 周，患者服药后咳嗽、头痛等症状均有明显减轻。复诊时患者症见：仍有咳嗽咯痰，时有头痛发作，较前减轻，胃纳可，睡眠可，脉弦细、舌淡苔红。复查胸片提示：左上肺病灶无明显变化，治疗原则以清肺养阴、解毒涤痰为要。处方：虎杖 30 g，百合 30 g，玄参 15 g，百部 15 g，鱼腥草 30 g，生薏苡仁 30 g，瓜蒌皮 15 g，赤芍 15 g，全蝎 10 g，夏枯草 15 g，白花蛇舌草 30 g，仙鹤草 30 g。水煎服，每日一剂。另服用小金丸，连续服用 3 周，患者诸症消除，胸片复查，左上肺病灶缩小。

邱志楠教授治疗肺纤维化的学术探讨②

肺间质纤维化是常见的疑难病，致残、致死率高，5 年生存率仅为 50%③，目前中西医对其治疗效果均不甚理想。邱志楠教授为广东省名老中

---

①　邱志楠，喻清和，潘素滢. 天龙健肺汤治疗中晚期肺癌疗效分析［J］. 中医药学刊，2004（8）：1 398 – 1 418.

②　原载《中国中医药现代远程教育》2015 年第 13 卷第 14 期。作者：叶振宇、王峰、潘素滢。

③　李惠萍. 特发性肺纤维化的诊断和治疗［J］. 中华结核和呼吸杂志，2014，37（9）：647.

医，国家第二、第四、第五批中医师承指导老师，师承博士后流动站指导老师，从事中医工作50余载。其擅长运用岭南中草药及伏邪理论治疗中医肺系疾病，特色鲜明，疗效显著。其中邱师治疗肺纤维化，用药别出一格，见效明显。笔者随诊邱师7年，特整理其对肺纤维化（简称IPE）治疗的认识及治疗体会，总结如下，冀与同道交流。

1　溯本正源，为肺纤维化正名

IPE在过去的主流中医意见中，当属"肺痿"范畴，治论则甘草干姜汤辈。邱志楠教授从古训原意出发，重新考据，发癥新知，力排肺痿之论，认为当属"肺痹"范畴。"肺痿"病名首出张仲景《金匮要略·肺痿肺痈咳嗽上气病脉证并治》。从病名训诂而言，字从疒从委，指筋肉萎缩之病，结合"痿病""阳痿"两病之义，均有肌肉无力，不能举动之义。故肺痿之病，当属肺脏虚弱无力，不能正常呼吸之理明矣。[①] IPE一病为肺胶原蛋白和细胞外基质积聚，肺泡和间质纤维化（瘢痕）导致气体交换损伤。从病理而言，IPE肺病变组织质地硬实，肺泡顺应性降低，是因限制性出现呼吸困难，与肺痿有本质不同，不可不知。[②] 临床上，有关肺不张、呼吸肌无力、膈肌麻痹等慢性虚损性疾患多类于此，而IPE更应从肺痹论治。痹者，闭也，也即气血闭阻不流通之意。肺中气血郁滞，气不配血，血无以载气而致短气不足以息，颇合IPE肺内V/Q比例失调的弥散功能障碍病理关键。《素问·痹论》曰："皮痹不已，复感于邪，内舍于肺。"又云："凡痹之客五脏者，肺痹者烦满喘而呕。……淫气喘息，痹聚在肺。"先贤已明确肺痹可由肺外病变继发损害肺脏而致，与继发性肺纤维化其理无异，可见IPE当从肺痹论治其理明矣。

又与肺痿症状原文三条，肺痿核心症状当为"寸口脉数，其人咳，口中反有浊唾涎沫"或"脉虚数"。浊唾涎沫指或浓稠或稀释痰液。肺痿痰液症状突出，而IPE临床表现常常以干咳无痰为主，两者主症区别不可不知。

2　审病辨证，分期论治

邱志楠教授常说IPE治疗并没有统一治疗方案，随病因不同，其治疗方法也不同，而且患相同疾病的患者，其治疗方案也随临床表现、病程阶段而有所改变，治疗应个体化、"量体裁衣"。大体来说，应审病辨证，分期论治。IPE常分为特发性肺纤维化与继发性肺纤维化两类。特发性者，为病因未明，中医辨证多为肺肾不足，气血瘀滞。缘肺气阴不足，呼吸无权失司则

---

①②　张宏，杨君超. 浅谈肺纤维化中医病名的归属 [J]. 浙江中医杂志，2013，48 (3)：210-211.

短气、渐进式呼吸困难；肺阴不足濡润则干咳频频，无痰或少痰，口干明显；金水不相生，渐即耗伤精髓，肾精亏耗则疲倦乏力，进行性消瘦；阴虚火旺则可有低热症状。用药常予自拟金水两生汤化裁治疗：方中黄芪（多用至60 g以上）、桂枝温补肺气，麦冬、乌梅、五味子濡养肺阴，其中麦冬甘寒亦可制约桂枝温燥之烈共为君药；紫河车、熟地黄补精填髓，纳气平喘为臣药；法半夏燥湿化痰，理肺气之瘀滞。桃仁、地龙通络理血，裨气之与血相配，地骨皮清肺中伏热，浮散之火，是为佐药。使以甘草调和诸药。继发性肺纤维化则应分清病因，寻因论治。如因结缔组织继发肺损害的应于先用大队藤类药（海枫藤、石楠藤、宽筋藤、合欢藤等）祛风除湿、强筋健骨基础上辨证施治，做到未传先防、既病防病。

IPE也应重视分期治疗。早期该病以肺泡炎为主，间质有大量炎症细胞浸润，胶原蛋白沉积较少。在早期肺泡损伤后，修复的结果是纤维化还是恢复正常解剖结构，取决于肺泡内渗出物及碎屑能否有效清除。如肺泡内渗出物未清除，成纤维细胞和其他细胞就会侵入并增殖，形成纤维化。[1] 因此早期治疗当着眼于抗炎与化痰为主。[2] 中医辨证多为痰热阻络，肺气上逆。患者平素嗜烟好酒等湿热毒之品，又或常年接触有害粉尘均可熏灼肺腑炼液成痰，痰郁日久生热，痰热阻碍络道，肺气上逆而为咳嗽，喘促。方予千金苇茎汤加减化痰瘀，除渗出。后期则肺泡纤维化（塌陷）为主，多为"肺痹"当中兼有"肺痿"，肺实质组织变硬、变小，呼吸受限，突现肺气虚弱无权"司呼吸"一职，气虚无力推动肺血，即瘀血留滞，病程既久潜藏入络，即成伏邪病程难以逆转。用药力主重用黄芪以补肺气，气旺则血自流，当中寓有补阳还五汤之深意，临床习用至60～100 g，配以虎杖、水蛭、毛冬青活血化瘀，走窜肺络。血为气之母，予当归养血配气，调和气血。

3　见微知著，提倡中医药尽早干预

从上可知，IPE病理上可分为早期和后期两个阶段。早期（肺泡炎期）视乎有无肺泡渗出与碎屑清除以决定纤维的增生与否，因此在早期阶段只要调护得当，病程可延缓甚至逆转。后期肺泡纤维化与塌陷，肺泡血管机化，逆转病程已属非分之想，因此早期干预实属第一要务。早期稍劳即短气，咳嗽并不严重，很多患者不以为意，疏于摄护致反复感染屡损肺脏，加重病情铸成大错。邱志楠教授主张胸部影像学出现磨玻璃样或网格样病变时即可予

① 中华医学会呼吸病学分会. 特发性肺（间质）纤维化诊断和治疗指南（草案）[S]. 中华结核和呼吸杂志，2002，2（7）：387-389.

② 苏鑫，潘浩. 中医对特发性肺间质纤维化三期病因病机及治疗原则的探究 [J]. 中医药信息，2014，31（9）：119-120.

中医药介入预防治疗，正如《黄帝内经》所谓："圣人不治已病治未病，不治已乱治未乱，此之谓也。"临床实践证明，早期介入治疗 IPE 往往能够满意控制病情，逆转病变。

4 善于运用虫类药活血通络，参与全程

IPE 早期即可出现肺泡血管内皮细胞损伤，血管内物质渗出，到后期逐渐出现血管闭塞或重塑情况。且 IPE 亦可波及呼吸性细支气管，可见 IPE 病变已及络脉（含微血管及细支气管）。肺痹缠绵，反复发作，属沉顽痼疾，久病当入络脉。[①] 邱志楠教授指出，外感风寒六淫，或内有热毒内生蕴肺，煎熬肺津化为痰热，肺卫不固外邪入里，阻于络道。渐至肺络闭塞，气血不和，肺气随之郁闭而为痹之重症。可见肺络不通实乃贯穿疾病全程[②]，治当走窜活络，用药非麝香、水蛭、川足、乌梢蛇等虫类力不能逮。破血活络之品大多散血败血，甚则会加重患者咯血之虞，邱志楠教授每每配以当归和血配血、仙鹤草敛血镇咳，做到破而不败、补而不滞。

5 创制天龙咳喘灵胶囊，治疗 IPE 效佳

天龙咳喘灵胶囊是邱志楠教授创制的专门治疗顽咳顽喘的中成药，荣获"广州市优秀院内制剂"称号。IPE 属于慢性咳喘病范畴，该胶囊也切中肺痹肺虚夹邪的全程病机。邱志楠教授认为，顽咳、顽喘、顽哮等肺病，不管是急性期还是缓解期（稳定期），该病机都贯穿全程，扶正祛邪法都应用于治疗的全过程。[③] 顽咳、顽喘、顽哮等肺病之所以缠绵反复、时起时隐，皆是正气不固，邪气乘虚而入，潜伏内藏入络所致。这种正气不固既可表现为身体虚弱、抵抗力低下，也可表现为禀气异常、作为失当（过敏体质），犹如军队作战力低下，既可表现为人数不足、装备低下，也可归因为沟通不畅、指挥失灵、军心涣散。骤遇外邪引动内邪，即病症骤然发作而为急性。故临床治疗，当分清主次、轻重缓急，视邪正之多少而调之。

天龙咳喘灵胶囊由青天葵、地龙、淫羊藿、黄芩、淡附片、黄芪、五味子、山萸肉、法半夏等 12 味中药组成。该方以青天葵为君药，邱志楠教授每谓青天葵既能泻肺中壅塞之气，复宣发肃降之机，又能化解膈上胶固之

---

① 蔡柏蔷. 协和呼吸病学 [M]. 北京：中国协和医科大学出版社，2004：1 094.

② 陈金亮，王殿华. 络病理论与肺纤维化的关系探讨 [J]. 中医药学刊，2004，22（3）：407 - 408.

③ 黄婉怡. 邱志楠调平阴阳、扶正祛邪法治疗顽咳顽喘经验 [J]. 河南中医，2011，31（12）：1 366 - 1 367.

痰，系同治痰、瘀、热三证之品①，能降气化痰，通络泻热。地龙平喘泻热，走窜通络，祛潜伏之邪；淡附片、黄芪温补肺肾，金水相生，俾正气存内，伏邪不兴。五味子、山茱萸敛阴纳气，滋补肺肾，与附片、黄芪共配，有阴阳相生、平调阴阳之妙。② 以上诸药，共为臣药。佐以黄芩清伏邪郁滞化热之弊，法半夏温燥化痰，寓"痰非温不化"之意。邱志楠教授治疗 IPE，除结合以上经验辨证论治之外，全程皆使用该药扶正祛邪，灵活应用，皆获良效，尤其在疾病康复期长期服用，更能巩固疗程，事半功倍。

6　验案举例

患者麦某，女，65 岁。患者因进行性呼吸困难，伴咳嗽 4 年余，就诊于中医门诊，自诉于 2012 年在我院呼吸研究所行 HRCT 示：两侧中下肺野纹理增多，可见片状磨玻璃影，间有细网状阴影，两下肺为著。两肺门、纵隔多发肿大淋巴结，较大的约 2.7 cm×2.3 cm，增强后强化较明显、较均匀，增强前后 CT 值约 47 Hu、80 Hu、103 Hu、93 Hu。气管、支气管未见狭窄。两侧腋窝多发小淋巴结。病理检查提示：送检穿刺组织肺泡结构破坏，气囊腔形成，细支气管管壁增厚，纤维化，肺泡腔萎陷，消失，残留肺泡上皮、细支气管上皮化生、伴鳞状化生，间质明显纤维化，有肌硬化现象，大量淋巴细胞浸润，组织改变考虑为肺非特异性间质性肺炎。诊断为非特异性肺纤维化。西医曾给予甲泼尼龙片 15 mg 维持治疗，症状仍进行性加重。2013 年 4 月 4 日复查胸片示：与 2012 年 2 月 10 日胸片相比，两肺容积较前缩小，两肺纹理增粗、紊乱，两肺野见斑点、网格状、条索状密影，病灶较前增多，以两下肺为著。治疗效果不理想，患者自行停止激素治疗，来门诊要求纯中医药治疗。现症见：活动后气促，上 3 楼以上活动即明显加重，干咳频频，语声稍低微，面色偏黄，四末欠温，纳可，大小二便调，舌淡白瘦小剥苔，脉濡滑。听诊：双下肺可闻及 velcro 音。中医诊病：肺痹。辨证：肺肾两虚，伏风藏络。治法：温养肺之气阴，搜风通络。方药：黄芪 90 g，麦冬 10 g，乌梅 12 g，五味子 10 g，阿胶 15 g，紫河车 15 g，熟地黄 30 g，法半夏 10 g，水蛭 10 g，葶苈子 15 g，莪术 10 g，桂枝 10 g，地龙 10 g，甘草 15 g。7 剂，水煎服，加水复煎，日二服。并嘱服天龙咳喘灵胶囊，每次 4 粒，每日 2 次。复诊诉咳嗽减轻，精神体力较以前转佳。续上方意，减熟地黄 15 g，加威灵仙 15 g。14 剂，每日一剂，继服天龙咳喘灵胶囊。三诊，咳嗽、

① 叶振宇，曾强. 天龙咳喘灵胶囊对难治性咳嗽优化治疗临床研究［J］. 新中医，2014，46（4）：51 - 53.

② 赵敏，徐安莉. 温补肾阳法对肾阳虚肺纤维化大鼠肺内 CTGF 表达的影响［J］. 中国老年学杂志，2015，35（3）.

短气症状有所减轻，精神明显好转。此后在上方基础上辨证加减坚持服用中药1年余。2015年1月19日复查CT：两肺纹理增粗、紊乱，两肺野见斑点、网格状、条索状密影，以两下肺为著，对比前片，病灶与前变化不大，小部分病灶较前稍减少。两肺门、纵隔未见淋巴结肿大。目前疗效满意，继续服用中药治疗维持。

【按】本例患者经病理学确诊为肺非特异性纤维化，曾经西药激素规律治疗1年余，复查影像提示病情进展，治疗效果欠佳。邱志楠教授认为患者年衰体弱，"人年四十其阴气自半"。有研究表明特发性肺间质纤维化多发生在50岁以上人群，年过半百，人体脏腑机能逐渐减退，气虚自半。① 阳气与阴津俱衰。肺气阴不足则气促、干咳、语声低微，肺金火衰，无以温熏肾火肾，则汲肾中水火以自救，年深日久而成肾气为之不足，故予大剂量黄芪为君药，温补宗气，俾肺气旺而布散有度，五脏六腑随之运行有源，臣以桂枝、乌梅、五味子、阿胶、紫河车、熟地益肺养阴，温养肾气。其中五味子含量最多，活性最强的单体五味子乙素已被研究证实可降低肺组织HYP和MDA含量，提高GSH含量，提高抗氧化能力，对肺损伤具有保护作用。② 气虚则血瘀，气虚则水停成痰，痰瘀互结深伏、凝结深入于肺络之中，可加重咳嗽症状，少痰或刺激性干咳。③法半夏、葶苈子燥湿化痰降气，桃仁、水蛭、地龙、莪术活血化瘀通络，奏活血化痰通络之功，共为佐药。使以甘草调和药性。

邱志楠教授治疗小儿反复呼吸道感染经验④

反复呼吸道感染（RRTI），是儿科的常见病、难治病之一，反复发作、治疗效果不佳、病程长是其临床特点，学龄前儿童更为多见，其患病率达

———————

①③ 李佩，张伟. 从气虚阐述肺纤维化的病机变化［J］. 江苏中医药，2014，46（9）：12 – 13.

② 魏晓群，李时悦. 单味中药及其衍生物对特发性肺间质纤维化治疗作用研究进展［J］. 中国中西医结合杂志，2013，33（3）：420 – 424.

④ 原载《中国中医急症》2010年第19卷第2期。作者：喻清和、潘俊辉。

30%左右，且近年来有不断上升趋势①，严重影响儿童的生长发育和身体健康。咳嗽经久难愈，鼻塞流涕时作，呈发作性为多，严重咳嗽不但会影响患儿的睡眠、生活，还会干扰他人，影响家长工作。反复呼吸道感染属于中医学"虚人感冒""咳嗽"等范畴，笔者所在专科把此病纳入"慢性咳喘证"研究。西医学对本病进行了许多研究，病因主要包括环境因素、饮食因素、微量元素异常、营养状况、免疫功能及药物因素；应用免疫调节剂是重要治疗手段。中医药治疗主要集中在肺、脾、肾三脏调治。邱志楠教授对本病临证经验颇丰，笔者跟师学习，有所领会，现将邱师经验初步总结如下。

1 明察病机，细辨寒热虚实

1.1 反复上呼吸道感染的儿童患病特点为易虚易实，常为虚实夹杂

小儿脏腑娇嫩，藩篱疏松，外邪易于侵袭。《温病条辨·解儿难》指出："脏腑薄，藩篱疏，易于传变；肌肤嫩，神气怯，易于感触。"小儿脏腑功能脆弱，正气不足，卫外无力，易于外感六淫之邪，邪气犯肺，肺失宣发和肃降，可发为咳喘、鼻塞、流涕等症。肺气郁闭，布津失调，津液聚而为痰，因此小儿痰多为常症。小儿患病如若过于攻伐，或失治、误治，或服用抗菌药物及激素类药物，将导致患儿日渐体虚，出现汗多，胃纳差，鼻塞流涕日久不收，咳嗽久治不愈。邱师认为此类患儿常常因虚致实，又因实致虚，虚实夹杂是其重要病理特点。小儿形气未充，脏腑脆弱，抵抗外邪能力不足，气候环境小有变化，即难于适应而感六淫之邪，且幼托儿童多为集体生活，每每皆相传染，也是导致本病反复发作的重要因素。正不胜邪，邪气外入，小儿之虚多在肺、脾、肾三脏，实则为痰、热、食滞、风、湿等。

1.2 反复上呼吸道感染病标在肺，本在脾肾，尤在肾

《景岳全书·咳嗽》曰："外感咳嗽，其来在肺，故必由肺以及他脏"，"内伤之咳，先伤他脏，故必由他脏以及肺"。中医学认为肺主气，司呼吸；脾主运化；肾主藏精，主纳气。脾属土，肺属金，肾属水。土生金，金生水，脾为后天之本，肾为先天之本。反复上呼吸道感染正是正气不足导致邪之所凑。正气不足是指儿童肺、脾、肾虚弱。小儿先天禀赋不足、久病、误治或失治，导致肺气不足，卫外无力，营卫失调，腠理开泄，而见汗多，外邪易于入侵。或又因饮食失调，嗜食寒凉，损伤脾胃，导致脾胃虚弱，运化无力，水谷精微难于吸收利用，肺金得不到充养，后天之本无以补养，导致肾精不足。邱师认为反复上呼吸道感染病本在脾肾，更在肾，标在肺。免疫

① 江育仁. 张奇文，实用中医儿科学 [M]. 上海：上海科学技术出版社，1995：455.

能力下降在中医来说关键也在肾，肾为先天之本，主生长发育。肾气之强盛受之于父母，源于先天。先天强盛，机体免疫机制良好完整，所谓正气存内，邪不可干；若先天不足，机体免疫机制有缺陷，则遇外感或食味激发。人体五脏器官要依靠肾中元阴元阳来滋养和温煦，如若肾虚，则易导致其他脏腑功能下降，使人体免疫力下降，而导致疾病产生，或者疾病产生后难以速愈。

1.3 反复呼吸道感染患儿常寒热错杂

小儿患病易寒易热，常常寒热错杂。反复呼吸道感染患儿多是寒热错杂。小儿脏腑娇嫩，元阴元阳，顾护不慎，或饮食失调极易导致阴阳偏移。邱师认为，岭南地处湿热，大多有饮凉茶习惯，有"体虚用寒"之虞。儿童本为纯阳之体，但嗜食煎炸炙煿之品，体热用热，极易寒热错杂。临床常见患儿睡时汗多，胃纳差，大便秘结，咽喉红肿，舌淡，苔白，脉细，便是寒热错杂并虚实夹杂之证。

2 寒热并用，补肾贯穿全程

2.1 治疗反复呼吸道感染补肾为第一要务

对于"肾"在慢性呼吸疾病的发病机制中所起到的作用，历代医家认为咳喘病的后期或年事已高患者才重视补肾疗法，而邱师提出应将补肾的疗法贯穿于整个治疗过程中，而且应尤重温补肾阳。同时他认为小儿亦有肾虚的病机，补肾疗法也应使用。反复呼吸道感染与人体免疫机制有密切关系，众多研究表明反复呼吸道感染存在免疫力下降。邱师认为这实际上便是肾虚所致。用此理论即可解释为何同样的小儿，有人发病，有人却安然无恙。其本质在于先天肾气充足与否，即人体免疫机制是否完善。在治疗中，邱师用补肾之法贯穿始终，习用淫羊藿、山萸肉、紫河车补肾填精，即使在发作期或感染期，亦用补肾之药，以扶助正气，抗邪外出。如若发热者，先以千金苇茎汤加减治疗，退热后则加补肾善其后。邱师的这一观点，丰富了中医学对于治疗慢性咳喘证的病因病机认识，扩大了补肾疗法在慢性咳喘证治疗中的应用范围。

2.2 寒热并用，宣肺通腑

针对反复呼吸道感染患儿寒热错杂病理特点，邱师认为呼吸道感染大多肺气郁闭，邪不得出，再者患儿体虚，无力祛邪外出，临床出现鼻塞，流涕，咳嗽，汗多，大便秘结，咽喉红肿，舌淡，脉虚细。临床辨证应把握分寸，调治寒热；畅通气机，咳嗽方止。重要的是要权衡寒热之轻重，开宣与肃降之分寸，重用寒凉或温热，开宣与肃降失宜皆会打破平衡，不利于阴阳调和，疾病则难于痊愈。故宣肺多用桔梗、辛夷花、苍耳子；肃降则多用清肺化痰之冬瓜仁，因为此药有通腑之效，宣通与肃降并举，使气机升降得宜，则咳嗽渐愈；辛温好用紫苏子、法半夏；清热则喜用黄芩、苇茎、冬瓜仁；寒热并用，把准分量，恰到好处。

2.3 食疗健脾胃，天龙善其后

脾胃为后天之本，药物不利于小儿脾胃功能康复，脾胃虚弱，运化失调，易致痰多体弱，这也是反复呼吸道感染的重要因素。脾虚则土不生金，导致肺虚，肺虚则金不生水，导致肾虚。邱师认为小儿常畏惧药物之苦味，因此常建议家长药膳补养脾胃，如用莲子、山药、扁豆等健脾益胃的药物煲汤，既可健脾，又可杜绝生痰之源，对防止本病反复发作具有重要意义。对于本病，邱师尤重视非发作期的调治，多嘱患儿坚持服用天龙咳喘灵胶囊数月，以防止反复发作。因其具有补益肺肾、化痰止咳平喘、增强机体免疫力作用，临证用之效果良好。

细辛治婴儿咳喘探析[①]

细辛味辛性温，功专祛风散寒，止咳宣肺，止痛温脉，温化水饮，故《神农本草经》将其列为上品。迄今为止，细辛在临床应用已有 2 000 多年的历史。而细辛的临床用量及毒副作用，历代众说纷纭，莫衷一是，一般临床医者也因囿于古有"细辛不过钱"，"以其气味俱厚而性过烈耳"之说而不敢重用细辛，更不用说在婴儿身上使用细辛了。综合古今有关资料，反复进行分析研究，认为细辛的临床用途和用量，关键在于正确地辨证，但须注意细辛品种、剂型、煎服法等几个方面，才能避免细辛的毒副作用。

1 止久咳妙用细辛

病例一：李某某，女，11 个月。其母诉：患儿半岁开始咳嗽反复 3 个月，加重 1 周。就诊时，咳嗽剧，入夜尤甚，声扰四邻，其咳伴鼻塞流涕、气促，纳呆，双肺无啰音，舌淡红苔黄，脉滑数弱。辨证：肺虚夹风热犯肺，西医诊断：小儿反复呼吸道感染，急性支气管炎。处方：黄芩 15 g，青天葵 6 g，白芥子 10 g，细辛 6 g，辛夷花 6 g，乌梢蛇 10 g，千层纸 10 g，蒲

---

① 原载《光明中医》2007 年第 22 卷第 2 期。作者：潘俊辉、邱志楠。

公英10 g，紫苏子10 g，莱菔子10 g，仙灵脾10 g，炙甘草6 g。4剂水煎服。

复诊：4天后，咳嗽大减，仍有鼻塞，流涕消失，但形瘦，气短乏力，面色少华，肺无啰音，舌淡红苔白，脉细滑数。辨证：肺气虚，余邪未解。

处方：黄芩10 g，青天葵6 g，蒲公英6 g，白芥子10 g，细辛5 g，仙灵脾10 g，乌梢蛇10 g，葶苈子6 g，紫苏子10 g，莱菔子10 g，辛夷花6 g，炙甘草10g。4剂水煎服。

【按语】此例证属肺气虚夹有风热犯肺，处方中体现了寒热并用、攻补兼施之法，方中细辛通彻表里，外护太阳之刚气，与辛夷花外散风邪，解表通鼻；内固主气之肺门，与仙灵脾内祛阴邪、补肺温肾。同时，黄芩、青天葵、蒲公英三药合用，清肺热。千层纸利咽喉，三子养亲汤之白芥子、紫苏子、莱菔子和肺利气化痰止咳，乌梢蛇搜风力峻，与细辛巧妙配合，既止顽咳又在温经通阳之中微发其汗，以散风邪，俾外感风热得以表散的同时，而兼收固护里阳之效。

2 平顽哮巧用细辛

病例二：常某某，女，10月。其父诉：发现哮喘已5个月。病儿4个月开始反复咳嗽，在广州各大医院诊治，拟"上炎、支气管炎"进行治疗，效果反复，今年1月份开始，咳嗽伴有痰鸣音，在我院呼研所就医，确诊为"支气管哮喘"，经静滴地塞米松、青霉素、优特舒片、美喘清，雾化普米克等，效果一般，咳嗽及喘促症状反复发作，尤其在伤风后，其咳嗽呈呛咳状，夜间痰鸣音明显，时有发热。经人介绍，遂求诊治。刻诊：其小儿咳嗽痰多，色黄、哮喘明显，咽红＋＋，双肺呼吸音粗，可闻及干湿性啰音，舌淡红苔黄，脉滑。诊断：支气管哮喘急性发作；辨证：肺热痰壅。

处方：黄芩15 g，青天葵6 g，白僵蚕10 g，乌梢蛇10 g，款冬花5 g，紫菀5 g，橘红10 g，防风10 g，法半夏10 g，紫苏子15 g，葶苈子10 g，白芥子10 g，3剂，水煎服。

复诊：咳嗽减，无喘，守上方去橘红加细辛6 g。

1个月后又复感咳嗽，鼻塞流涕，发热38 ℃，咳剧则有呕吐，双肺有少许湿啰音和哮鸣音，舌淡红，苔黄，脉滑数，诊断：支气管哮喘合并感染；辨证：伏痰外夹风热型。处方：黄芩15 g，青天葵6 g，神曲15 g，淡豆豉15 g，麦芽15 g，细辛6 g，辛夷花15 g，乌梢蛇15 g，蒲公英15 g，葶苈子10 g，莱菔子15 g，青蒿15 g，炙甘草10 g。4剂水煎服。

4 天后复诊，咳嗽痰少，流涕止，仍鼻塞，双肺湿啰音消失，舌淡红，苔黄，脉滑数。处方：守上方去青蒿、淡豆豉、神曲、麦芽，加法半夏15 g，白芥子 15 g，五味子 10 g，百部 15 g。

一年后随访，患儿哮喘仅轻度发作 1 次，再半年复访，其儿哮喘未发作。临床治愈。

【按语】 此例证属婴儿哮喘伏痰合并风热犯肺之证型，处方中体现了寒热并用、重祛风解表宣肺之治法。方中细辛用法突出表现在：肺热壅盛时，慎用之；肺热渐减时，或复感风热咳嗽时，重投之，以达通彻表里，外护太阳之刚气，常与辛夷花、乌梢蛇相须，共散内外风邪，宣肺又通鼻；同时，黄芩、青天葵、蒲公英、青蒿合用，清肺热；麦芽、莱菔子、神曲消食而利肺气。此处，三子养亲汤之白芥子常在热象渐退时投之，目的在于与细辛相合达固护里阳，五味子在后期调治中使用，以收敛肺气，同时重用法半夏、百部强除伏痰，此为固肺气、祛伏痰的根治哮喘之妙举。

3 细辛重用的析理

中医药学发展至南宋，有关细辛的用量出现了"不过五（分）"和"不过钱"之说。如，当时陈承的《本草别说》（此书已佚，其内容散见于《证类本草》）谓："细辛，若单用末，不可过半钱匕（五分），多则气闷塞，不通者死。"至明代，李时珍的《本草纲目》亦谓："细辛……若单用末，不可过一钱，多则气闷塞，不通者死，虽死无伤。"其说流传至今，影响深远，似乎已成为临证用细辛的规矩准绳。然细味前贤诸说，皆系指"单用末"口服的剂量而言。笔者认为，复方配伍细辛汤剂，与单方独用细辛末散剂，二者剂型不同，则毒性各异，其用量当然亦应有所差别。若不考虑剂型，将"单用末"口服的剂量，不加变化地移用于复方配伍的汤剂之中，这显然失之偏颇。

从张仲景配用细辛的方剂中，便可明显看出，对其用量颇重，毫丝没有"不过五（分）"和"不过钱"的剂量意识。在汤剂中大剂量使用细辛。如"小青龙汤""小青龙加石膏汤""当归四逆汤""当归四逆加吴茱萸生姜汤""射干麻黄汤""苓甘五味姜辛汤""苓甘五味加姜辛半杏汤"和"苓甘五味加姜辛半杏大黄汤"等方剂中，细辛的用量均为 3 两。按《方剂学》（1985年版）所载：东汉时期 1 两，约合现在的 0.445 5 两，即约合 13.922 g。依此，张仲景方中细辛 3 两，则约合现在的 41.766 g。即便是细辛用量较小的"麻黄细辛附子汤"和"厚朴麻黄汤"，其量尚多达 2 两，约合现在的

27.844 g。再者，细辛在复方中，还受甘草和其他药物制约；在煎煮过程中，其所含对呼吸中枢有麻痹作用的甲基丁香酚和左旋细辛素等挥发油，得以大量挥发，从而使其毒性大为降低，副作用随之减弱。所有这些，均同张仲景在复方汤剂中，可大剂量配用细辛的宝贵经验相吻合。

据此，在临床上，笔者曾多次将其大剂量配于汤剂中使用。结果不但未出现任何不良反应，而且还明显地提高了疗效，缩短了疗程，减少了复发；若当用不用，或用量太小，则会贻误病机，使疾病缠绵难愈或不愈。临床体会：在使用复方配伍细辛的汤剂时，只有将方剂中细辛的用量上升到 9 g，疗效才会显著；若据病情，将其渐增至 15 g，则疗效尤著。应该特别指出的是，细辛亦系治疗风寒湿邪留滞肝肾，导致筋骨肌肉痹痛、麻木的首选药物之一，在复方配伍的汤剂中，更要加大其用量，临床中不仅从未出现过任何不良反应，而且疗效明显提高。婴儿咳喘与哮喘治疗中重用细辛的用法，完全是受仲景学说中科学理论所启发，再结合现代中药药理研究结果而形成的。另外，临床使用细辛，必须高度注意的是，现代中药药理研究证实，其粉末之毒性，相当于煎剂的 5 倍。故临床大剂量用之，切不可"单用末"冲服，因为医圣仲景配用细辛诸方中，未有一方是"单用末"冲服者，此为后人临证用细辛之明鉴。细辛应与其他药物相伍配用煎服为妥，可同煎服，切不可后下用之，若量超过 10 g 以上，则应先煎、久煎，挥发其毒性，严防中毒、造成不必要的医疗事故。

综上所述，一味细辛可广泛而灵活地用于婴儿外感、咳嗽、哮喘等呼吸疾病的治疗。若其制方严谨，配伍精恰，剂量颇重，用当通神，则临床效之应桴。

第十八章 临床研究

SARS 病例密切接触者抗病毒口服液防治流行病学调查①

1 被调查者选择标准

本组研究对象符合 2003 年 5 月 10 日中华人民共和国卫生部制定的《传染性非典型肺炎密切接触判定标准和处理原则（试行)》。

1.1 飞机

（1）一般情况下，民用航空器舱内非典患者或疑似患者座位的同排和前后各三排座位的全部旅客以及在上述区域内提供客舱服务的乘务员。

（2）乘坐未配备高效微粒过滤装置的民用航空器，舱内所有人员。

1.2 铁路旅客列车

（1）乘坐全封闭空调列车，患者或疑似患者所在硬座、硬卧车厢或软卧同包厢的全部乘客和乘务人员。

（2）乘坐非全封闭的普通列车，患者、疑似患者同间软卧包厢内，或同节硬座（硬卧）车厢内同格及前后邻格的旅客，以及为该区域服务的乘务人员。

1.3 汽车

（1）乘坐全密封空调客车时，与患者或疑似患者同乘一辆汽车的所有

---

① 原载《中国处方药》2003 年第 8 期。作者：潘俊辉、杨辉、喻清和、王峰、邱志楠。

人员。

（2）乘坐通风的普通客车时，与患者或疑似患者同车前后 3 排座位的乘客和驾乘人员。

1.4 轮船

与患者或疑似患者同一舱室内的全部人员和为该舱室提供服务的乘务人员。

1.5 日常生活、学习、工作中，曾与非典患者或疑似患者自其出现症状前 3 天起，有过较长时间近距离接触的下列人员：

①与患者或疑似患者共同居住的人员；

②与患者或疑似患者在一个教室内上课的教师和学生；

③与患者或疑似患者在同一工作场所（如办公室、车间、班组等）的人员；

④与患者或疑似患者共餐的人员；

⑤护送患者或疑似患者去医疗机构就诊或者探视过患者或疑似患者的亲属、朋友、同事或一般汽车司机；

⑥未采取有效保护措施，接触过患者或疑似患者的医护人员；

⑦其他已知与患者或疑似患者有密切接触的人员。

如与患者或疑似患者接触期间，患者有高热、打喷嚏、咳嗽、呕吐等剧烈症状，不论时间长短，均应作为密切接触者。

2 调查结果

2.1 性别分布

男性 220 例，女性 403 例，总例数为 623。

2.2 年龄分布

0～10 岁 9 例，11～15 岁 8 例，16～20 岁 28 例，21～25 岁 118 例，26～30 岁 111 例，31～35 岁 88 例，36～40 岁 64 例，41～45 岁 46 例，46～50 岁 68 例，51～55 岁 46 例，56～60 岁 7 例，61～65 岁 4 例，66～70 岁 8 例，70 岁以上 13 例。平均年龄为（35±13）岁。

2.3 职业分布

非医务人员 253 例；医务人员 344 例，其中护士 175 例，医生 123 例，陪送人员 23 例，检验放射 18 例。

2.4 籍贯分布

新疆维吾尔自治区 1 例，重庆 1 例，安徽 1 例，北京 1 例，福建 4 例，甘肃 2 例，浙江 2 例，广西壮族自治区 9 例，海南 2 例，河北 4 例，河南 2

例，湖北 8 例，陕西 1 例，四川 3 例，天津 1 例，山东 5 例，山西 3 例，上海 5 例，青海 8 例，吉林 2 例，江苏 2 例，江西 8 例，辽宁 2 例，内蒙古自治区 1 例，湖南 28 例，广东 516 例。

2.5 接触史

（1）接触 SARS 患者次数：1 ~ 2 次者 200 例（32.1%），3 ~ 5 次者 113 例（18.1%），5 次以上者 168 例（27.0%），每天都有者 132 例（21.2%）。

（2）最长接触时间：1 ~ 5 分钟者 113 例（18.1%），6 ~ 10 分钟者 115 例（18.5%），11 ~ 30 分钟者 136 例（21.8%），30 分钟以上者 246 例（39.5%）。

（3）接触方式：面对面近距离接触 329 例（52.8%），1 ~ 2 米距离接触 240 例（38.5%），2 米以上距离接触 35 例（5.6%）。

（4）个人防护及交谈：无戴口罩 149 例（23.9%），有戴口罩 458 例（73.5%）；与 SARS 患者无直接交谈 51 例（8.2%），有直接交谈 556 例（89.3%）。

2.6 服用抗病毒口服液情况

（1）抗病毒口服液来源：单位派发者 107 例（17.1%），药店购买者 126 例（20.2%），医院购买者 390 例（62.6%）。

（2）每日服用次数：服用 1 次者 59 例（0.9%），服用 2 次者 120 例（19.7%），服用 3 次者 404 例（66.4%），服用 3 次以上者 25 例（0.41%）。

（3）每次服用量：每次 1 支者 337 例（54%），每次 2 支者 257 例（41.3%），每次 3 支及以上者 29 例（4.7%）。

（4）使用时间：1 周以内 346 例（55.8%），2 ~ 3 周 148 例（23.9%），4 周及以上 125 例（20.1%）。

（5）开始使用时间：2 月开始者 148 例（33.4%），3 月开始者 183 例（41.4%），4 月开始者 74 例（16.7%），5 月及以后开始者 37 例（0.83%）。

2.7 出现上呼吸道感染情况

623 例服用过抗病毒口服液的 SARS 病例密切接触者，未出现过上呼吸道感染症状者 591 例（95.6%），出现上呼吸道感染症状者 27 例（4.4%）。

（1）不良反应情况。623 例服用过抗病毒口服液的 SARS 病例密切接触者，未出现过任何副作用和不良反应。

（2）SARS-IgG 抗体。此调查人群部分进行了 SARS-IgG 抗体检测，采用北京华大吉比爱生物技术有限公司 SARS 冠状病毒抗体诊断试剂盒，检测 125 例 SARS 密切接触者，SARS-IgG 抗体均显示阴性。

3　小结

经调查，本组 SARS 病例密切接触者服用抗病毒口服液后未发现有 SARS 病情发生。本组 SARS 病例密切接触者在预防发病用药过程中，服用抗病毒口服液后极少发现有上呼吸道感染症状。

SARS 中医综合诊治方案[①]

为提高 SARS 治愈率，降低病死率，我院中医科的专家亲临临床一线会诊、查房，针对 SARS 患者易并发急性呼吸窘迫综合征乃至多脏衰的临床表现，进行相关证候辨证论治，及时调整出不同的治疗方案。在我院领导正确组织领导下，在呼研所专家指导下，我们在不断总结临床经验的基础上，制订了中医治疗 SARS 的有效方案，于 2003 年 1 月在我院应用于临床。经过前一阶段临床观察表明，中西医结合诊治 SARS 对缓解病情、降低病死率具有不可忽视的作用。现将治疗 SARS 中医综合诊治方案总结如下。

1　病机特点

根据 SARS 临床表现特征和尸解病理特点，依据临床症状，辨证施治效果，SARS 既非"冬温"，亦非"春温"，当属"瘟疫"，是感受疫疠之毒邪而发生的急性热病。其特点为发病急剧，病情险恶，并发急性呼吸窘迫综合征多，传染性强，人群易感而引起流行。有别于四时温病。当属中医温病学之新发疾病，可命名为"喘疫病"或"肺疫病"。正如《素问·刺法论》中说："黄帝曰：'五疫之至，皆相染易，无问大小，病状相似，不施救疗，如何可得不相移易者？'岐伯曰：'不相染者，正气存内，邪不可干，避其毒气，天牝从来，复得其往，气出于脑，即不邪干。'"

吴又可在《瘟疫论》中说"瘟疫之为病……乃天地间别有一种异气所感"，"疫者，感天地之异气……此气之来，无论老少强弱，触之者即病，邪从口鼻而入"，阐明了疫疠之邪有别于"六淫"之邪。我们认为其发病与人体正气强弱和疫邪的强弱有关，病因是疫疠之毒，或称"戾气""疫气""疠气"，是具有强烈传染性的致病因子，不是气候异常而致病的"六淫"之邪。且疫毒有明显嗜肺脏性，初在肺卫，迅速犯肺脏，肺热毒壅，肺失宣

---

① 原载《广东医学（SARS 专刊）》2003 年第 6 期。作者：潘俊辉、杨辉、喻清和、王峰、邱志楠。

降，甚入营入血所臻，SARS 病性初期属实热证，后期病性属虚实夹杂证，病机以热、毒、湿为关键，热毒邪贯穿本病始终。

2　辨证论治

治疗总的原则是以清肺热、解疫毒、化湿邪、扶正气为主。清肺祛毒为先和为早，并贯穿于整个 SARS 治疗全程。强调早期治疗当截断，早用凉血透气药，以防突变；同时中药汤剂与针剂相配合，中药注射剂型进行规范治疗。中药早期介入使用，是治疗 SARS 成败的关键，如治疗全面综合，可阻断病情向重症肺炎发展而直接进入恢复期。

后期扶正祛邪相兼，忌过于温补，以防毒邪复萌，正如吴又可在《瘟疫论》中所说："有邪不除，淹淹日久，必至尪羸，庸医望之，辄用补剂。殊不知无邪不病。邪气去，正气得通，何患于虚之不复也。今投补剂，邪气益固，正气日郁。转郁转热，转热转瘦，转瘦转补，转补转郁，循环不已，乃至骨立而毙。"

2.1　发热期

证候：发热为主，发热 38 ℃左右，头痛，干咳为主，或恶寒，或咳嗽少痰或呛咳无痰，头疼，周身酸痛，气短乏力，口干不欲饮，胸闷脘痞，有汗或无汗，舌边尖红，苔薄白或薄黄而腻。脉数或滑数。

分析：疫毒侵肺，湿遏热阻。瘟疫热毒之邪夹湿，自口鼻或皮毛而侵入，首先犯肺袭卫，致卫气闭郁，肺失宣降，出现发热甚或高热、恶寒甚或寒战、咳嗽。湿遏热阻，经脉不利而出现周身酸痛，气短乏力。

治法：清肺解毒，凉血行气，透邪外达。

方名：抗炎 I 号方。

处方：青天葵 10 ~ 15 g，黄芩 15 ~ 30 g，蒲公英 20 ~ 30 g，羚羊骨 15 ~ 20 g（先煎），苇茎 10 ~ 15 g，石膏 30 ~ 60 g（先煎），薏苡仁 15 ~ 20 g，法半夏 6 ~ 10 g，白僵蚕 6 ~ 15 g，桃仁 6 ~ 10 g，青蒿 15 ~ 20 g（后下），生甘草 6 ~ 10g。

加减：若湿邪较盛，发热较轻者，可加藿香 6 ~ 10 g（后下），白蔻仁 6 ~ 15 g，淡豆豉 10 ~ 15g。若高热持续不退，伴有轻度气急喘促，舌绛红者，加天然牛黄粉 1 ~ 3 g，每天 3 次，或配服天然熊胆粉 2 ~ 4 g，每天 3 次。

针剂：5% ~ 10% 葡萄糖注射液 250 mL 加入鱼腥草注射液 30 ~ 50 mL，或加入穿琥宁注射液 20 ~ 40 mL，静脉滴注，每日 2 次。

成药：天龙茶袋泡剂（我院制剂），每天 3 次，每次 3 ~ 4 包，开水泡服或投入汤剂后下；抗病毒口服液（香雪牌），每 1 ~ 2 小时 3 支，口服，每天连服30 支；片仔癀，每天 1 ~ 2 粒，开水化开口服；新雪丹，每天 10 ~ 15 小粒，每天 3 次，口服。

此期治疗非常关键，若治疗及时，疫邪从外而解者，属顺证，说明病情较轻；若治疗不当，或不及时，或疫邪强盛则易引起传变入营血分，属逆证，病情较重，需采取截断治法，可提高临床治愈率。

2.2 喘憋期

证候：胸闷气短，面赤气粗，喘憋汗出，或咳嗽频繁，或呛咳，痰黏不出，口唇紫绀，或有壮热，汗出不解，困倦乏力，心烦，口干口苦不欲饮，不思饮食，或应用激素等治疗后，体温下降后再次升高，肺部阴影增多，喘促、胸闷加重。舌暗红或绛红，苔白腻或黄腻，脉滑数。

分析：瘟疫之毒，为剽悍之邪，传变迅速，嗜肺性强，其性多热多湿，当热湿毒损伤络脉致瘀血阻络，血脉不通，形成瘀毒。"血不行则化为水"，水湿停滞于肺，痰湿夹杂疫毒壅塞肺络，损伤肺气，故而出现胸闷气短、喘憋、汗出或者咳嗽频繁等症状。热毒致瘀，瘀毒致湿，内湿与外湿合邪，形成湿毒。热毒、瘀毒、湿毒杂合壅阻肺窍，气机内闭，为喘憋期的病机关键。

治法：清热平喘，透营败毒，宣通疫浊。

方名：抗炎 II 号方。

处方：青天葵 10 ~ 15 g，黄芩 15 ~ 30 g，羚羊骨 20 ~ 30 g（先煎），葶苈子 10 ~ 25 g，石膏 30 ~ 60 g（先煎），桑白皮 15 ~ 20 g，法半夏 6 ~ 10 g，白僵蚕 6 ~ 15 g，紫苏子 15 ~ 30 g，知母 15 ~ 20 g。

加减：若症见呛咳频作，烦躁不寐，胸闷恶心，小便黄浊，加全蝎 10 ~ 15 g，苍术 6 ~ 15 g。若疫毒枭张者，热势较甚，喘急气促，大便或结，加黄连 6 ~ 10 g，大黄 10 ~ 15 g。若热痰甚者，加瓜蒌皮 15 ~ 30 g，胆南星 10 ~ 15 g。若疫毒逆传心包、神志渐昏者，加石菖蒲 10 ~ 25 g，另送服或鼻饲麝香 0.5 ~ 1 g，则加服安宫牛黄丸，每天 1 ~ 2 粒，每次 1/4 粒，温水送服。若热入营血，见身灼热，喘促烦躁，夜扰不宁，谵语，甚至出现皮下瘀斑、咯血痰、吐血等，舌红绛，脉细数等，加生地 10 ~ 20 g，麦冬 20 ~ 30 g，连翘 10 ~ 20 g，加服安宫牛黄丸或紫雪散。若邪盛正虚，出现内闭外脱，昏聩不语，蜷卧，或喘促不能平卧，脉细无力，或面色苍白，汗出如雨，四肢厥冷，脉微欲绝等，用独参汤或参附汤或生脉散（汤）进行救治。

针剂：5% ~ 10% 葡萄糖注射液 250 mL 加入鱼腥草注射液 40 ~ 60 mL，或加入穿琥宁注射液 40 ~ 60 mL，静脉滴注，每日 1 ~ 2 次。若极重型者，应用激素后体温下降，仍有喘憋、胸闷、四肢凉，或有心率减慢。5% ~ 10% 葡萄糖注射液 100 mL 加入参附注射液 20 ~ 100 mL，静脉滴注，每日 1 次。

若有心悸，心率加快者，宜用5%～10%葡萄糖注射液100～250 mL加入参麦注射液50 mL，静脉滴注，每日1次。若已出现呼衰合并心衰者，采用静脉推注5%～10%葡萄糖注射液20 mL加入参附注射液5～20 mL。此期病情平稳时，配合莪术油注射液250 mL，静脉滴注，每日1次。

2.3 恢复期

证候：身热已退，症状改善，肺部炎症渐吸收，激素逐渐减量。间胸闷气短，动则尤甚，体倦神疲，心悸汗出，腹胀纳呆，时有咳嗽，便溏，舌淡暗，苔白或腻，脉细滑数或细滑弱或濡弱。

分析：肺脾气虚，心血耗损。瘟疫之毒犯肺，经过前期治疗，邪去正虚，肺气虚则胸闷气短，动则尤甚，脾胃虚则腹胀、纳呆、便溏，心血耗损则心悸汗出，体倦神怠。

治法：清化余毒，益气养阴，调补肺脾。

方名：抗炎Ⅲ号方。

处方：青天葵6～10 g，黄芩10～15 g，太子参10～25 g，麦冬10～30 g，桑白皮15～20 g，法半夏6～10 g，全蝎6～10 g，五味子10～15 g，浮小麦15～20 g，沙参10～15 g，莪术6～10 g，炙甘草6～10g。

加减：若脾肺两伤，气虚较明显者，也可用参苓白术散加减，或加炒白术10～15 g，茯苓10～20 g，桔梗10～15 g，白扁豆10～20 g。

针剂：参芪扶正注射液（丽珠集团利民制药厂生产）250 mL，或5%～10%葡萄糖注射液100～250 mL加入参麦注射液50 mL，或加入黄芪注射液50 mL，静脉滴注，每日1次。

成药：天龙咳喘灵胶囊（我院制剂），每天3次，每次3～4粒，温水送服；生脉胶囊，每天3次，每次2粒；灵芝胶囊，每天3次，每次2～3粒；清凉宝袋泡剂（我院制剂），每天3～4次，每次3～4小包，开水泡服或投入汤剂后下。

3 临床体会

2003年5月30日前，我院共收治SARS确诊患者共88例，其中中医介入治疗71例。治疗结果显示，中西医结合治疗组患者不仅发热、胸闷、咳嗽、汗出、乏力等症状的严重程度得到显著改善，而且症状改善时间较早，重症患者的病死率较低（死亡1例）。

我院强化了个体化辨证治疗，并针对有不同基础合并症的患者，如有糖尿病、高血压、肾功能不全、妊娠等的患者，则分别进行辨证论治，用不同方剂治疗。还强调应用中药针剂进行规范治疗，如对SARS早期患者，以鱼腥草注射液或穿琥宁注射液治疗；对重型SARS用参附注射液治疗，对恢复期患者用生脉注射液或黄芪注射液治疗。

发热是 SARS 的早期突出症状，随着 SARS 病毒复制高峰载量第 10 天达到峰值，热毒症状逐步加重，面色、唇色、舌色深红。由于疫邪在卫分阶段时间短促，1~2 天发展至气分阶段，3~5 天后由气分阶段发展为气营两燔。研究显示，SARS 急性期耐热内毒素血症明显，而同期感冒的患者内毒素检测阴性。这强烈提示内毒素血症以及由其引起的炎性介质的释放参与肺及多脏器损伤的过程。因此，中医在治疗 SARS 发热时，必须要早用清气清营之品，如天然牛黄，或天然熊胆，或羚羊骨，解热为先，中药每日不拘服，可每日 1~4 剂，以保持血药浓度，直至热退。

类固醇激素的应用，极大地提高了 SARS 治愈率，但同时容易导致病情复杂化，出现继发感染、继发出血、精神症状及水钠潴留等一系列副作用，引起临床的高度重视和强烈的反思。激素应用后，打破了原有疾病自然发展的过程，中医的证型也发生了转变，易引起阴虚火旺、水湿潴留。中药应注意滋阴降火，化湿渗湿，可加用黄柏、生地、防己、茯苓、丹参、天麻、丹皮、白茅根等。

天龙咳喘灵治疗哮喘 186 例疗效观察[①]

笔者将自拟方天龙咳喘灵制成胶囊，自 1990 年 2 月至 1995 年 9 月用于治疗哮喘，并与西药治疗对照组进行疗效观察比较，现将观察结果报告如下。

1　临床资料

1.1　一般资料

观察病例共 294 例，随机分成两组。其中治疗组 186 例，男性 86 例，女性 100 例；年龄为 6~78 岁，平均年龄为 42 岁；病史半年至 3 年，最长 20 年。对照组 108 例，男性 53 例，女性 55 例；年龄为 4~76 岁，平均年龄为 40 岁；病史 3 个月至 2 年，最长 10 年。

1.2　诊断标准

本组全部观察病例的诊断均参照中华全国中医学会内科学会 1988 年修订的"哮喘病诊断及疗效评定标准"。①哮鸣有声，痰液吹拂不断，呼吸急

---

① 原载《新中医》1996 年第 6 期。作者：邱志楠、潘俊辉。

促，胸憋闷胀，甚则张口抬肩，难以平卧；②有骤然发作或反复类似发作病史，或与禀赋体质、疾病有关；③有明显诱因，如季节、寒热、饮食、七情、劳倦等；④两肺可闻哮鸣音。以上具备第①、第④条即可诊断，第②、第③条可作参考。

2 治疗方法

治疗组：口服天龙咳喘灵胶囊（由青天葵、款冬花、法半夏、熟附子、五味子组成。每粒胶囊含生药 1 g），每日 3 次，每次 3 粒。14 岁以下者每次2 粒。

根据辨证选用下列药物煎汤送服胶囊。若偏寒，痰白清稀，畏寒肢冷喉痒者，用干姜 2~4 g，细辛 3~5 g；若偏热，痰黄黏稠，咽痛，发热，口渴者，用鱼腥草、紫花地丁各 15~30 g；若偏虚，气短神疲，汗多纳呆，心悸寐少者，用山萸肉 3~5 g，白术 5~10 g；若偏实，气粗痰鸣，喘息不能平卧，胸闷恶心者，用桑白皮、葶苈子各 10~15 g。

对照组：给予强力安喘通，每次 1~2 粒，每日 3 次，口服；先锋霉素Ⅳ胶囊，每 24 小时 25~50 mg/kg。

两组疗程均为 2 个月，并于治疗前后分别测定末梢血白细胞计数及分类。追踪观察 1 年。

3 疗效标准与治疗结果

3.1 疗效标准

本组全部观察病例的疗效评定标准参照中华全国中医学会内科学会 1988年修订的"哮喘病诊断及疗效评定标准"。①痊愈：哮喘症状、体征消失，1年以上未复发者。②临控：哮喘症状完全控制，体征消失。③显效：哮喘症状减轻（在Ⅰ度以上者），发作次数明显减少（与同期相比减少 2/3）。④有效：哮喘症状减轻（在Ⅰ度以上者），发作次数减少（与同期相比减少 1/3）。⑤无效：减轻在Ⅰ度以下，无变化或加重。

3.2 治疗结果

表1 治疗组和对照组的疗效比较

组别	痊愈/ 例（%）	临控/ 例（%）	显效/ 例（%）	有效/ 例（%）	无效/ 例（%）	总有效率/ %
治疗组	58（31.2）	62（33.3）	40（21.5）	16（8.6）	10（5.4）	94.6
对照组	1（0.9）	10（9.3）	17（15.7）	30（27.8）	50（46.3）	53.7

经统计学处理（$P < 0.001$），治疗组疗效显著高于对照组，差异有非常显著意义。

4 典型病例

病例1：叶某某，男，8岁。1992年3月6日初诊。1年前因咳嗽引发哮喘，自此每因感冒咳喘即引发哮喘，2天前因受凉致咳嗽，鼻塞流稠涕，哮鸣有声，夜间咳嗽不能平卧，甚则张口抬肩，痰液吹拂不断，痰色黄黏稠，面色苍黄，舌红、苔黄，脉滑数。双肺可闻哮鸣音。血象：WBC $10.3 \times 10^9/L$，N 0.70，L 0.30。中医诊为哮喘，证属热哮。治以清肺平喘。处方：鱼腥草15 g，煎水，送服天龙咳喘灵，每天3次，每次2粒。连服2周，咳嗽、哮喘症状明显减少。再服2周，临床诸症消失。血象复查：WBC $6.0 \times 10^9/L$，N 0.63，L 0.37，追踪观察1年，病未见复发，痊愈。

病例2：黄某某，男，60岁。1993年11月6日初诊。患哮喘10多年，症状反复发作，每年均因哮喘发作而住院治疗3~4次，平常每天晚上需服息喘灵1~2粒方能平卧。近周来因气喘痰鸣，哮鸣有声，呼吸急促，胸憋闷胀，甚则张口抬肩，咳嗽，夜不能平卧，来院就诊。面色㿠白，神倦气短，心悸自汗，纳呆腹胀，张口抬肩，哮鸣有声，舌淡、苔白滑，脉细弦，双肺闻哮鸣音。血象：WBC $10.2 \times 10^9/L$，N 0.857，L 0.143，中医诊为哮喘，证属肺虚痰盛。治宜温肺化痰。处方：山萸肉、白术各10 g，水煎，送服天龙咳喘灵，每天3次，每次3粒。服2周，哮喘症状明显好转，晚上不服息喘灵已能平卧，血象复查正常。再服2周，症状明显改善。坚持服药2个月，临床诸症消失。追踪观察1年，哮喘未再复发，治愈。

5 讨论

5.1 中医对哮喘的认识

哮喘属中医学的哮证、喘证范畴，哮喘虽有寒热虚实之分，但其总的病机皆因内有宿痰伏于肺，外有寒邪侵犯，或饮食、情志、劳倦所伤。而肺、脾、肾虚导致体内水液代谢失衡，痰浊潴留，阻塞气道，亦为哮喘发作的重要病机。如《证治汇补·哮病》所云："哮即痰喘之久而常生者，因内有壅塞之气，外有非时之感，膈有胶固之痰，三者相合，闭拒气道，搏击有声，发为哮病。"然其中"外有非时之感，内有壅塞之气"，亦是其发病的主要机理。

5.2 哮喘发病的关键是肾虚

中医理论认为"正气存内，邪不可干"，"邪之所凑，其气必虚"。肾乃先天之本，肾中所藏之阴阳为人体之元阴元阳，影响着人体的阴阳偏盛偏衰，如因先天所致之肾阳不足，则出现阳虚体质，加之其他因素再损肾阳，则肾阳无以化气卫外，致使机体易感非常之邪（如过敏性抗原）。而肾与肺是子母关系，子虚必夺母气而自养，肾虚者必易致肺虚，肺虚则肃降失调，上逆为喘咳，故哮喘之作，其标在肺，其本在肾。

5.3 天龙咳喘灵治疗哮喘的机理

临床上肾阳虚衰的哮喘患者，往往因为肾阳虚衰引致过敏性体质日趋严重，随之哮喘症状就频频发作。治疗上应十分注意肾中阴阳变化，力图尽快调平肾中阴阳，天龙咳喘灵之组方，正是立法于此。方中熟附子有振奋肾中之元阳，复其气化卫外之力；青天葵能泻肺中壅塞之气，复宣发肃降之权，且能化解膈上胶固之痰。青天葵性味甘凉无毒，祛邪而不伤正。笔者应用青天葵治疗咳、痰、喘之症，体会到其祛痰之力大于贝母，平喘之力胜似麻黄，镇咳之效强于款冬花，且有调理肺气之功。近年对青天葵进行抗病毒试验，发现其抗病毒力胜于抗病毒口服液，对体虚邪盛之咳喘患者，实为首选之良药。款冬花温肺平喘，擅治久咳久喘；法半夏祛痰降逆，燥湿以健运脾气，脾气健运则痰浊自消；五味子敛肺而滋肾，虚喘久咳，非五点子不能收敛游动之肺气，非五味子不能复肺肃降之权，此乃本方从五味子之由来也。

5.4 治疗哮喘中药有优于西药之处

中药治疗哮喘，贵在扶正祛邪。目前，国内外对哮喘的治疗都十分重视，平喘止咳的西药日新月异，效果也算不错，但长期反复使用大剂量的支气管舒张剂，易掩盖气道的炎症反应，使病情有日渐严重的发展趋势，此乃西药祛邪有余，扶正不足之故。此时若能应用扶正固本之中药（如天龙咳喘灵），则往往能使哮喘的症状有明显改善。中药扶正祛邪治疗哮喘，是当今治疗哮喘不可忽视的优势。天龙咳喘灵单独应用治疗哮喘发作尚乏速效，但对于慢性哮喘或反复发作的哮喘缓解期治疗，有着重要意义，它有抑制气道炎症、降低气道反应性的作用，故对巩固疗效、预防或减少哮喘的反复急性发作、保护肺功能，提高生活质量，有一定意义。应用天龙咳喘灵需注意寒、热、虚、实的中医辨证，疗效才能显著。

治疗哮喘急性发作期，在应用抗气道炎症药和支气管舒张剂的同时，如能配合口服天龙咳喘灵，疗效会更好，哮喘缓解期和慢性哮喘，患者应坚持口服天龙咳喘灵 2～6 个月，对减少哮喘的反复急性发作有较好的临床疗效。但因天龙咳喘灵的服用方注目前尚较烦琐，今后如何简化服药方法，提高疗效，尚有待继续总结提高。

天龙咳喘灵胶囊对难治性哮喘优化治疗的临床研究[①]

哮喘是气道的慢性炎症性疾病，以肺部症状、气道梗阻和支气管高反应性为特征。对于多数的哮喘患者，以吸入性糖皮质激素（ICS）或联合长效β_2受体激动剂（LABA）治疗可达到哮喘控制。然而，有 5%～10% 的患者尽管经过规范化的治疗，症状仍难以控制，属于难治性哮喘[②]。笔者对难治性哮喘患者给予加服天龙咳喘灵胶囊，取得了较好效果，现报道如下。

1 临床资料

1.1 诊断标准

参考美国胸科学会（ATS）2000 年制定的难治性哮喘的诊断标准[③]。当导致哮喘加重的因素已得到治疗后，患者仍至少具有以下 1 个主要特点，同时具有 2 个次要特点的哮喘诊断为难治性哮喘。主要特点：需要持续应用或接近持续应用（1 年内超过 50% 的时间）口服糖皮质激素治疗；需要应用大剂量 ICS 治疗。次要特点：每天需要应用 LABA、茶碱或白三烯调节剂治疗；每天或接近每天需要使用短效 β_2 受体激动剂缓解症状；持续的气流受限，第 1 秒用力呼气容积（FEV_1）占预计值百分比 <80%，最大呼气流量（PEF）日内变异率 >20%；每年急诊就医次数 ≥1 次；每年口服激素治疗疗程 ≥3；口服激素或 ICS 减量 ≤25% 即导致哮喘恶化；过去有过濒死的哮喘发作。

1.2 排除标准

慢性阻塞性肺疾病、支气管扩张症、慢性心功能不全、肺血栓栓塞症、肺囊性纤维化、声带功能障碍、气管异物和肿瘤，以及睡眠呼吸暂停低通气综合征等。

1.3 一般资料

选择广州医学院第一附属医院 2011 年 1 月—2013 年 3 月住院符合上述诊断的患者，随机分为治疗组与对照组各 30 例。治疗组男 12 例，女 18 例；

---

① 原载《新中医》2014 年第 46 卷第 4 期。作者：叶振宇、曾强、刘丽贞、邱志楠。

②③ 林江涛. 难治性哮喘的临床特征及发生的危险因素［J］. 实用临床医药杂志，2009，13（12）：11 - 14.

年龄为 16～52 岁，平均年龄为（33.2±10.1）岁。对照组男 9 例，女 21 例；年龄为 20～60 岁，平均年龄为（39.8±8.3）岁。两组的年龄、性别、病程等经统计学处理，差异均无显著性意义（$P > 0.05$）。患者在治疗前均有不规律口服糖皮质激素史。

2 治疗方法

2.1 对照组

采用常规治疗，给予 ICS 和 LABA。具体为吸入沙美特罗氟替卡松粉吸入剂（每喷含药 50 μg 沙美特罗和 100 μg 丙酸氟替卡松），每天 2 次，每次 1 喷。

2.2 治疗组

在对照组基础上加服天龙咳喘灵胶囊（含黄芪、麻黄、淫羊藿叶、桃仁、五味子、黄芩、青天葵、丹参、甘草等药，由广州医学院第一附属医院制剂室提供），每次 2 粒，每天 3 次。

疗程均为 12 周。激素撤停方法：按治疗方案进行为期 10 天的药物治疗，同时激素逐渐减量，至第 10 天全部停用口服激素，并进入观察期。出现激素撤停反应如哮喘发作者，则先将口服激素恢复至发作前剂量，待病情稳定 3 天后再减量，同时配合吸入短效 β_2 受体激动剂，如沙丁胺醇。

3 观察指标与统计学方法

3.1 观察指标

哮喘控制测试（ACT）评分；肺功能：FEV_1、PEF；血清 IgE、皮质醇，检测时间为早上 8 点；记录撤停反应发生人数和成功撤停例数（不再需要口服激素或短效 β_2 受体激动剂治疗超过 2 周）。

3.2 统计学方法

数据用 SPSS 17.0 统计软件分析，计量资料以 $\bar{x} \pm s$ 表示，治疗前后和组间比较采用重复测量数据的方差分析法；计数资料采用 χ^2 检验。

4 治疗结果

4.1 两组 ACT 评分、FEV_1 和 PEF 变化比较

两组 ACT 评分治疗 12 周后与治疗前比较均有显著增高，差异有非常显著性意义（$F = 281.77$，$P < 0.01$）；两组治疗 12 周后 ACT 评分比较，差异也有非常显著性意义（$F = 13.86$，$P < 0.01$）。在肺功能的改善方面，两组治疗后 FEV_1、PEF 较治疗前均有显著增加（$F = 274.26$，$F = 1\,603.32$，$P < 0.01$）；两组治疗后 FEV_1、PEF 比较，差异也有显著性或非常显著性意义

$（F=4.88，P<0.05；F=20.29，P<0.01）$，见表1。

表1　两组 ACT 评分、FEV_1 和 PEF 变化比较 $（\bar{x}\pm s）$

组别	时间	ACT 评分/分	FEV_1/L	PEF/（L/min）
治疗组 （$n=30$）	治疗前	11.82 ± 3.47	1.23 ± 0.41	155.71 ± 25.73
	治疗后	$23.14\pm2.14$①③	$2.83\pm0.54$①②	$397.37\pm23.27$①③
对照组 （$n=30$）	治疗前	12.30 ± 3.60	1.17 ± 0.40	171.52 ± 36.63
	治疗后	$18.13\pm2.88$①	$2.41\pm0.71$①	$328.29\pm32.22$①

注：与本组治疗前比较，①$P<0.01$；与对照组治疗后比较，②$P<0.05$，③$P<0.01$。

4.2　两组血清 IgE 和皮质醇水平变化比较

两组血清 IgE 治疗 12 周后较治疗前均有显著下降（$F=501.55$，$P<0.01$）；两组治疗 12 周后比较，差异有非常显著性意义（$F=10.87$，$P<0.01$）。皮质醇方面，两组治疗 12 周后皮质醇水平均较治疗前显著提升（$F=256.19$，$P<0.01$）；两组治疗后比较，差异也有非常显著性意义（$F=37.46$，$P<0.01$）（见表2）。

表2　两组血清 IgE 和皮质醇水平变化比较 $（\bar{x}\pm s）$

组别	时间	IgE/（ku/L）	皮质醇/（nmol/L）
治疗组（$n=30$）	治疗前	325.89 ± 19.12	120.31 ± 22.03
	治疗后	$170.91\pm36.13$①②	$234.82\pm36.16$①
对照组（$n=30$）	治疗前	298.40 ± 23.76	134.53 ± 21.08
	治疗后	$235.14\pm32.44$①	$165.98\pm14.33$①

注：与本组治疗前比较，①$P<0.01$；与对照组治疗后比较，②$P<0.01$。

4.3　两组口服激素撤停反应发生率及成功撤停率比较

发生口服激素撤停反应例数，治疗组 9 例（占 30.0%），对照组 16 例（占 53.3%），两组口服激素撤停反应发生率比较，差异无显著性意义（$\chi^2=3.36$，$P>0.05$）。成功撤停例数，治疗组 27 例（占 90.0%），对照组 20 例（占 66.7%），两组成功撤停率比较，差异有显著性意义（$\chi^2=4.81$，$P<0.05$）。

5　讨论

虽然难治性哮喘在哮喘患者中的比例不高，但文献显示，其急诊就医率和住院率分别为轻、中度哮喘患者的 15 倍和 20 倍，是导致哮喘治疗费用增加的重要原因之一。[1] 其发病机制主要有：以嗜酸粒细胞或中性粒细胞浸润为主的气道炎症、气道重塑、遗传因素、激素反应性。而导致哮喘难以控制的危险因素则有依从性差、呼吸道感染、上气道病变、环境致喘因素、药源性因素、胃食管返流、社会和心理因素、烟雾暴露、肥胖等。目前对难治性哮喘的治疗方法主要有大剂量 ICS 和口服激素、短效 β_2 受体激动剂、LABA、茶碱类药物、白三烯调节剂、抗 IgE 单克隆抗体、免疫抑制剂、抗代谢药等。

哮喘古称为哮证，而难治性哮喘则多属于中医学顽哮范畴。作为一种哮喘的亚型，国内研究中医药治疗难治性哮喘的报道不多，且多数为中西医结合治疗的研究。如魏春华等[2]观察了柴朴颗粒，王晶波等[3]观察了射干麻黄汤加味联合 ICS、LABA 对难治性哮喘的治疗效果；李强等[4]观察了补肾止喘冲剂联合氨茶碱、糖皮质激素、LABA 等对难治疗哮喘的疗效，显示了中药治疗这一疾病的潜力。天龙咳喘灵胶囊为本院邱志楠教授治疗哮喘的经验方，本研究表明，该胶囊联合 ICS/LABA 复合制剂可有效控制难治性哮喘的发作，其 ACT 评分显示，多数患者的哮喘已得到良好控制，效果优于单纯西药。从肺功能的角度看，较重要的两个指标 FEV_1 和 PEF 均有改善，且口服激素成功撤停率较对照组为高。

邱教授认为，难治性哮喘之所以难治，在于除具有哮喘的宿痰特点外，还有"伏风潜藏"的特点。当过敏原或微生物等在中医学属于外风的因素侵袭人体引动内风，内外风合邪激动宿痰阻于气道时，发为哮喘，按常规祛外风清宿痰的方法难取佳效，必须重视内外风共祛，搜伏风才能制止哮喘时发时藏的夙根。此外，难治性哮喘为年久宿疾，病损阳气，其宿痰应为肾阳不足，无力温煦水液，久而藏入至深之络道，故除予虫类搜络化痰外，更需温肾化痰，双拳合璧，疗效始佳。天龙咳喘灵胶囊重用黄芪，补肺虚，裨"正气存内而伏邪不兴"；麻黄宣肺止咳平喘，两者共为君药。淫羊藿叶镇咳止嗽、温肾纳气，药理研究表明，其鲜品粗提物有一定的祛痰作用和中枢性镇

① 中华医学会呼吸病学分会哮喘学组. 难治性哮喘诊断与处理专家共识 [J]. 中华结核和呼吸杂志，2010，33（8）：572 - 577.

② 魏春华，温明春，于农，等. 柴朴颗粒联合常规疗法治疗难治性哮喘临床观察 [J]. 中国中西医结合杂志，2011，31（1）：33 - 36.

③ 王晶波，彭先祝，隋博文. 射干麻黄汤加味治疗难治性哮喘例临床观察 [J]. 中医杂志，2013，54（10）：846 - 848.

④ 李强，钟连英，胡燕明，等. 补肾止喘冲剂对难治性哮喘皮质醇和哮喘发作的作用 [J]. 实用医学杂志，2006，22（21）：2 548 - 2 550.

咳作用，对组胺性哮喘动物有保护作用，且能促进肾上腺皮质功能而提高体内激素水平[1]；桃仁通络搜风，止咳化痰，祛久病入络之邪，王志英[2]认为，血瘀是哮喘基本病机之一，桃仁则是治疗哮喘血瘀的常用药；五味子敛气止咳；同奏臣药之功。佐以苦寒之黄芩、甘寒之青天葵制约黄芪、麻药性之燥烈，实有消炎之功。药理研究显示，青天葵能延长哮喘豚鼠呼吸困难的潜伏期和引喘潜伏期，具有平喘作用[3]。更兼丹参通络搜风，祛潜藏之内风，研究还显示它可以延缓和减轻哮喘大鼠的气道重塑[4]。使以甘草调和诸药，诸药合用，适用于治疗难治性哮喘。

难治性哮喘患者体内 IgE 显著升高，这是由于哮喘患者体内存在的 Th1/Th2 亚群功能失衡，主要表现在 Th1 功能低下，Th2 功能亢进。IgE 的升高与 Th2 类细胞因子的（IL-4 等）水平升高和 Th1 类细胞因子（IFN-γ 等）的降低有关。天龙咳喘灵胶囊可降低 IgE 水平，推测与其调节体内免疫反应及细胞因子网络，特别是 Th1/Th2 亚群的平衡有关。且其可将低下的皮质醇水平升高，减少外源性激素用量，推测其温补脾肾作用可调节体内的下丘脑—垂体—肾上腺轴，促进内源性激素分泌。但其对难治性哮喘的长期疗效和具体的作用机制尚不明确，有待进一步研究。

五子汤治疗老年咳喘症60例[5]

邱志楠为广东省名中医，从事呼吸疾病研究和临床医疗已有40年，他善于撷取诸家精华，有继承，有发展，更重创新，形成了独特的思想体系和临床风格，自拟"五子汤"治疗老年咳喘病是典型例证。

五子汤是邱教授临床治疗老年咳喘病极具心得的验方，由白芥子、紫苏子、莱菔子、葶苈子、车前子五味药组成。该方由"三子养亲汤"演化发展而来，邱教授临床使用该方加减治疗老年咳喘病每获良效，尤其是应用于慢

① 沈丕安. 中药药理与临床应用［M］. 北京：人民卫生出版社，2006：171-172.

② 王志英. 哮喘与血瘀关系浅析［J］. 江苏中医，1994，15（10）：42-43.

③ 杜勤，叶木荣，王振华，等. 青天葵镇咳、平喘药理作用研究［J］. 广州中医药大学学报，2006，23（1）：45-47.

④ 罗俊明，况九龙，颜春松，等. 丹参对哮喘大鼠气道重塑的影响［J］. 中国老年学杂志，2011，31（9）：1 587-1 590.

⑤ 原载《中医生药》2019年第6卷第3期。作者：潘素滢、王峰、潘俊辉、邱志楠。

性咳喘之急性发作时，效果尤佳。现将临床应用五子汤治疗 60 例老年咳喘症患者疗效进行总结。

1 资料与方法

1.1 一般资料

60 例患者，男 30 例，女 30 例；年龄 55~80 岁；病程最短 1 个月，最长 15 年。患者均见咳嗽症状，病情较轻者仅有咳嗽症状，表现为日间咳嗽较轻，晚间特别是平卧后咳嗽有所加剧；病情较重者咳嗽频频，日夜无明显区别，且可伴见有气短气喘，不能平卧，动则咳嗽剧烈，气不得续，活动及正常生活受限。就诊前均不同程度地使用过多种抗生素，其中，慢性支气管炎（慢支）40 例，慢支合并哮喘 10 例，慢支合并肺气肿并肺部感染 10 例。

1.2 治疗方法

以五子汤为基本方，针对不同的证型予以加减化裁。①对于外感风寒咳嗽伴发热恶寒，咳声重浊，舌苔薄白，脉浮或浮紧者，加用防风、杏仁、羌活等疏风解表、散邪止咳。②对于外感风热咳嗽伴身热咽痛，咳声音哑，咳嗽频剧，舌质红，苔薄黄，脉浮数者，去陈皮、紫菀，加用桑叶、薄荷、菊花等清热止咳。③对于咳而兼喘者加用炙麻黄、杏仁、地龙等宣肺止咳平喘。④对于风燥伤肺干咳，无痰或痰少难吐，舌质红，苔干燥，脉浮数者，可去荆芥和陈皮，与桑杏汤合用。⑤对于痰湿壅肺咳嗽伴有咳痰，痰液白色黏稠，舌苔白腻，脉濡滑者，可加用半夏、茯苓化痰止咳，加用生姜、大枣和胃去湿。⑥对于肺胃阴虚久咳无痰或痰少难咳者，可去陈皮，加用瓜蒌、贝母、杏仁、沙参、麦冬、百合滋阴润燥止咳。⑦对于肺热咳嗽伴有咳痰色黄，咳吐不爽，舌质红，苔黄腻，脉滑数的患者，可加用黄芩、前胡、桑白皮、知母、石韦等清热化痰止咳。⑧对于气逆作咳，咳时面红，咳引胸痛，舌质红，苔薄黄少津，脉弦数者，可去荆芥、陈皮，加用黛蛤散配丝瓜络、丹皮、郁金等疏肝理气活络。

1.3 疗效评定标准

参照国家中医药管理局颁发的《中医病症诊断疗效标准》制定。显效：咳喘症状完全消失。有效：偶有咳喘症状；无效：咳喘症状无明显改善。

2 结果

60 例患者中，显效 30 例，占 50%；有效 22 例，占 37%；无效 8 例，占 13%。

3 典型病例

患者李某，女，77岁，退休干部，首诊于2007年4月12日。主诉：反复咳喘30年，水肿3年，加重4周。诊见：神疲乏力，咳嗽咯痰，痰黄白黏稠，量少难咯，时有心悸，喘促，呼多吸少，纳差，腹胀不舒，下肢水肿，按之凹陷难复，大便干硬难排，小便色黄量少，舌红苔黄，脉滑数，无咯粉红色泡沫痰，无发热恶寒。X线胸片示：慢性支气管炎，肺气肿，右下肺感染。心电图示：心房纤颤，心肌劳损。中医诊断：喘证（痰热蕴肺，肺脾肾虚）。西医诊断：①慢性支气管炎急性发作；②支气管哮喘；③慢性阻塞性肺气肿；④慢性肺源性心脏病。治疗方案：患者痰热蕴肺为标，肺、脾、肾三脏虚损为本。患者咳喘初起，痰热蕴肺为急、为重，故治疗原则祛邪为主，扶正为辅。治法：清肺化痰，健脾利水。处方：紫苏子、白芥子、莱菔子、葶苈子、法半夏、黄芩、神曲各15 g，蒲公英、车前子各30 g，陈皮、青天葵、炙甘草各10 g。共3剂。

2007年4月15日二诊：患者症状改善，咯痰比较爽利，痰黄白量中，仍疲倦乏力，气促，活动后加重，胃纳转佳，肢体水肿减轻，小便量增多，大便较干硬，舌淡红，苔薄黄腻，脉滑数。治疗方案：患者治疗后症状改善明显，应守方治疗，但利水平喘之品考虑适当减量，以免过伤正气，同时酌加补益脾肾药物，扶正固本。处方：紫苏子、白芥子、莱菔子、车前子、黄芩、仙灵脾、陈皮、云苓各15 g，蒲公英30 g，青天葵、葶苈子、炙甘草各10 g。共3剂。

2007年4月18日三诊：患者症状明显缓解，呼吸平顺，活动后仍可见气促，时有咳嗽咯痰，痰白量少易咳，胃纳睡眠正常，二便调，肢体无浮肿，无心慌心悸，舌淡胖，苔薄白，脉细弱。X线示：肺气肿，右下肺炎症大部分吸收好转。治疗方案：目前病情基本得到控制和好转，患者由急性期转入缓解期，通过应用大量清热化痰、利水平喘药物，邪气转衰，扶正成为当务之急，通过补益脾肾，使正气来复，肺金健旺，而咳喘自平。处方：制附子、仙灵脾、党参、云苓、白术、紫苏子、白芥子、莱菔子、百部各15 g，陈皮10 g，法半夏12 g，炙甘草6 g。共6剂。随访：患者恢复情况良好，无咳嗽、喘促，生活已基本能够自理。

4 讨论

五子汤由"三子养亲汤"演化发展而来，但比"三子养亲汤"治疗范围更宽，临床疗效更高。《素问·示从容论》曰："咳喘者，是水气并阳明也"，又"颈脉动喘疾咳，曰水"。其均指出水饮为患是致咳喘的重要病因，所以喻嘉言《医门法律》指出："咳嗽必因之痰饮……不去支饮，其咳永无宁矣。"医圣张仲景《金匮要略·痰饮咳嗽脉证并治》云"咳家，其脉弦，为有水，十枣汤主之"，提出应用利水平喘的方法治疗咳喘病。邱教授选用葶苈子、车前子二味加入三子养亲汤，于化痰消食外兼具利水平喘之功。长期咳喘者，尤其老年患者，使用五子汤治疗的确为另辟蹊径，可获得良效。

参考文献

[1] 王峰，潘俊辉. 邱志楠治疗老年咳喘病经验 [J]. 北京中医，2001 (1)：12-13.

[2] 梁彩丽. 三子养亲汤加味治疗支气管哮喘 40 例疗效观察 [J]. 中外健康文摘（医药月刊），2007 (10)：178-179.

[3] 周雪梅，陈雪功.《医门法律》之咳喘辨治规律初探 [J]. 中国中医急症，2008 (3)：374-375.

中西医结合治疗咳嗽变异型哮喘临床观察①

咳嗽变异型哮喘是一种特殊类型的哮喘，占哮喘的 24%～59%。其临床特点为慢性咳嗽，尤其是慢性干咳，多在夜间、清晨或运动后发作，一般不伴有典型哮喘的喘息症状，是慢性咳嗽的重要病因。咳嗽变异型哮喘在临床上很常见，且易被误诊为支气管炎等。笔者采取中西医结合治疗本病，取得良好效果。现报告如下。

1 资料与方法

1.1 一般资料

76 例均为我院门诊患者，随机分为两组。治疗组 42 例，男性 19 例，女性 23 例；年龄为 18～41 岁，平均年龄为（26.5±1.34）岁；伴有过敏性鼻炎 18 例；1～2 级亲缘中有哮喘史者 6 例。对照组 34 例，男性 15 例，女性 19 例；年龄为 19～39 岁，平均年龄为（26.0±1.30）岁；伴有过敏性鼻炎 15 例；1～2 级亲缘中有哮喘史者 4 例。两组的性别、年龄、过敏疾患史资料差异无显著性（$P > 0.05$），具有可比性。

---

① 原载《中国中医急诊》2007 年第 16 卷第 2 期。作者：喻清和、邱志楠、潘素滢。

1.2　诊断标准①

（1）慢性咳嗽常伴有明显的夜间刺激性咳嗽；（2）支气管激发试验阳性或最大呼气流量（PEF）昼夜变异率 >20%；（3）支气管扩张剂、糖皮质激素治疗有效；（4）排除其他原因引起的慢性咳嗽；（5）咳嗽分度标准：轻度为间断咳嗽，不影响正常生活工作；中度为介于轻度和重度咳嗽之间；重度为昼夜咳嗽频繁或阵咳，影响工作和睡眠。

1.3　治疗方法

两组均口服顺尔宁咀嚼片［孟鲁司特钠，默沙东（中国）有限公司生产］10 mg，每晚 1 粒；帮备片（阿司利康制药有限公司生产）10 mg，每晚 1 粒；开瑞坦片（上海先灵葆雅制药有限公司生产）10 mg，每晚 1 粒。治疗组另予天龙咳喘灵胶囊（青天葵、款冬花、法半夏、熟附子、五味子等）口服，每次 4 粒，每日 3 次。连服 3 个月后评价疗效。两组病例在完成 3 个月观察后，停服西药，均持续服用天龙咳喘灵胶囊，并追踪观察 1 年。在观察期间均忌食海鲜等易过敏食物及香蕉、雪梨等寒凉水果。

1.4　疗效标准

临床控制：咳嗽症状消失或不及轻度标准。显效：咳嗽症状由重度转为轻度。进步：咳嗽症状由重度转为中度或中度转为轻度。无效：症状无变化或加重。

1.5　停用西药后 1 年内复发的判断标准

停用西药后 1 年内再次出现上述类似咳嗽并符合咳嗽变异性哮喘的诊断标准即视为复发。

2　结果

2.1　两组临床治疗比较

结果示两组总有效率均为 100% ，但治疗组临床控制率高于对照组（ $P<0.05$ ），见表 1。

---

① 中华医学会呼吸病学分会哮喘学组. 咳嗽的诊断与治疗指南（草案）［J］. 中华结核和呼吸杂志，2005，28（11）：738 - 744.

表 1　两组临床疗效比较

单位：例（%）

组别	临床控制	显效	进步	总有效
治疗组（$n=42$）	34（80.95）[①]	6（14.29）	2（4.76）	42（100）
对照组（$n=34$）	21（61.76）	9（26.47）	4（11.76）	34（100）

注：与对照组比较，①$P<0.05$。

2.2　两组治疗结束后随访 1 年复发情况

失访 5 例，随访的 71 例均无复发。其中 33 例过敏性鼻炎症状明显好转，无清早喷嚏、流涕，仅在强刺激性气味下仍有鼻痒症状。

3　讨论

咳嗽变异性哮喘主要表现为刺激性干咳，通常咳嗽比较剧烈，夜间咳嗽为其重要特征。感冒、冷空气、油烟等容易诱发或加重咳嗽。咳嗽变异性哮喘是一种以嗜酸性粒细胞反应为主的气道慢性炎症，咳嗽的发生可能与气道炎症或支气管收缩刺激咳嗽感受器有关。咳嗽变异性哮喘是一种轻微的哮喘或为哮喘的前期阶段，30%～47% 的患者在 4 年后可能向典型哮喘转变。[①]咳嗽变异性哮喘以干咳为主要表现，临床上易被误诊为急、慢性支气管炎，长期应用抗生素而导致不合理治疗。目前西医学治疗本病原则与哮喘相同。

中医理论认为，肾为先天之本。我们研究发现，哮喘发病的关键是肾虚，肾中所藏之阴阳为人体之元阴、元阳，影响着人体的阴阳偏盛、偏衰。如因先天所致肾阳不足，则出现阳虚体质，加之其他因素再损肾阳，则肾阳无以化气卫外，致使机体易感非常之邪（如过敏性抗原）；而肾虚者易致肺虚，肺虚则肃降失调，上逆为喘咳。故哮喘之作，其标在肺，其本在肾。咳嗽变异性哮喘的治疗应肺肾同治。天龙咳喘灵方中熟附子有振奋肾中之元阳，复其气化卫外之力。青天葵能泻肺中壅塞之气，复宣发肃降之权，且能化解膈上胶固之痰，其性味甘凉无毒，祛邪而不伤正。笔者在临床应用中发现青天葵平喘之力胜似麻黄，镇咳之效强于款冬花，且有调理肺气之功。款冬花温肺平喘，擅治久咳久喘。法半夏祛痰降逆，燥湿以健运脾气，脾气健运则痰浊自消。五味子敛肺而滋肾，虚喘久咳，非五味子不能收敛游动之肺

---

①　FUJIMURA M，OGAWA H，NISHIZAWA Y，et al. Comparison of atopic cough with cough variant asthma：is atopic cough a precursor of asthma［J］. Thorax，2003，58（1）：14 – 18.

气，非五味子不能复肺肃降之权，此乃本方用五味子之由来也。① 全方补益肺肾、祛痰平喘，可增强机体的卫外之力，提高机体对外环境的适应能力。实验研究证实中药天龙咳喘灵抗哮喘的细胞免疫学机制，可减少其支气管肺泡灌洗液嗜酸性粒细胞的聚集及改善气道免疫因子分泌紊乱，提示天龙咳喘灵具有抑制炎症细胞活化，尤其是阻碍嗜酸细胞进入肺部，进而阻断其分泌和释放多种细胞因子或炎性介质，降低气道反应性的作用。②

白三烯是引发支气管哮喘的主要介质，与受体结合后可产生嗜酸性粒细胞聚集，局部组织水肿，黏液分泌增多与支气管痉挛，从而导致哮喘发作。③ 顺尔宁为半胱氨酸白三烯（Cys-LT1）受体拮抗剂，能特异性地阻断白三烯产物与其受体结合，有效地预防白三烯多肽所致的支气管平滑肌痉挛性收缩，血管通透性增高，气道水肿，黏液分必增多。气道痉挛是刺激性咳嗽的重要基础，帮备为长效 β_2 受体激动药，对支气管平滑肌产生松弛作用，抑制内源性致支气管平滑肌痉挛物质的释放，并且抑制由内源性介质引起的支气管黏膜充血水肿，以及增加黏膜纤毛的清除能力，每日口服 1 次，保证持续 24 小时的药效，特别适用于伴有夜间气喘症状患者。开瑞坦为长效三环抗组胺药，能选择性地对抗外周 H_1 受体，而对过敏因素引发具有较好的作用。

咳嗽变异性哮喘是一种发作性疾病，气道慢性炎症为其病理基础，遇到诱因容易复发，治疗上应持续一段时间，临床控制不等于治愈。本观察表明，中西医结合可以提高临床控制率，长期服用天龙咳喘灵胶囊可有效地控制本病的复发。

① 邱志楠，潘俊辉. 天龙咳喘灵治疗哮喘 186 例疗效观察 [J]. 新中医，1996，28（6）：28 – 30.

② 潘俊辉，邱志楠，黄海鹭，等. 天龙咳喘灵干预呼吸合胞病毒诱导小鼠哮喘模型 BALF 细胞因子的影响 [J]. 中国中医基础医学杂志，2001，7（8）：20 – 225.

③ 黄良锦，陈玉红. 孟鲁司特钠治疗咳嗽变异性哮喘的疗效：观察 [J]. 临床和实验医学杂志，2006，5（5）：559.

天龙定喘汤治疗咳嗽变异性哮喘 168 例疗效观察[①]

近年咳嗽变异性哮喘（CVA）发病率不断升高。笔者于 1995—2000 年应用天龙定喘汤为主治疗 CVA 患者 168 例，疗效满意。现报告如下。

1　资料与方法

1.1　一般资料

248 例为广州医学院附属第一医院门诊和住院病例，均具备 CVA 的诊断条件[②]：（1）无明显诱因持续性咳嗽达 2 个月以上，运动、冷空气及上呼吸道感染则诱发其加重；（2）组织胺或乙酰甲胆碱支气管激发试验阳性，或者支气管扩张试验阳性；（3）抗生素和止咳药均无效，用支气管解痉或者皮质类固醇类药物治疗有效；（4）体格检查无阳性体征，胸片正常，肺通气功能正常（非咳嗽发作期），五官科检查未发现异常。随机分为治疗组和对照组。治疗组 168 例，男性 98 例，女性 70 例；年龄 24～56 岁，平均 40 岁。对照组 80 例，男性 52 例，女性 28 例；年龄 25～54 岁，平均 41 岁。两组一般情况大致相同（$P > 0.05$），具有可比性。

1.2　证候分类

治疗组病例分为四证：①心肺气虚证；②肺肾阴虚证；③风寒束肺证；④风热犯肺证。

1.3　治疗方法

（1）治疗组以天龙定喘汤为基本方：青天葵、地龙、甘草各 10 g，葶苈子、白芥子、莱菔子、紫苏子、黄芪、党参各 15 g。心肺气虚证（52 例，症见咳嗽气促，痰白清稀，胸膺背寒，自汗心悸，口淡不渴，舌淡，苔白，脉细）加仙灵脾、瓜蒌皮、薤白各 15 g；肺肾阴虚证（56 例，症见咳嗽气促，痰少难咯，动则气促，头晕耳鸣，五心烦热，失眠多梦，口燥咽干，舌红少苔，脉细数）加海底椰 10 g，百部 15 g；风寒束肺证（22 例，症见鼻塞流清涕，喷嚏频作，喉痒咳嗽，气促，痰白清稀多泡沫，舌淡红，苔薄白，脉浮滑）加麻黄、防风各 10 g；风热犯肺证（38 例，症见鼻塞，流稠黄涕，咽

---

①　原载《中国中医急症》2004 年第 2 期。作者：邱志楠、喻清和。

②　DAVID J，LACY M，OSBOMK. Cough variantasthma：a review of the chinical literature ［J］. J Sthma，1991，28：85.

痛，咳嗽痰黄稠，气促，口苦口干，舌红，苔黄，脉浮数）加苍耳子、龙利叶各 15 g。水煎服，每日 1 剂。同时予舒弗美片，每次 0.2 g，每日 2 次；泼尼松片，每次 5 mg，每日 2 次。

（2）对照组予舒弗美片，每次 0.2 g，每日 2 次；泼尼松片，每次 10 mg，每日 3 次；阿莫西林胶囊，每次 0.5 mg，每日 4 次。

两组疗程均为 2 个月，并追访 2 年。

1.4 统计学处理

采用 χ^2 检验。

2 疗效观察

2.1 疗效标准

参照文献①拟定。咳嗽分度为轻度（间断咳嗽，不影响正常生活工作）、中度（介于轻度和重度咳嗽之间）、重度（昼夜咳嗽频繁或阵咳，影响工作和睡眠）三级；疗效判断标准分临床控制（咳嗽消失或低于轻度标准）、显效（咳嗽由重度转为轻度）、进步（咳嗽由重度转为中度或由中度转为轻度）、无效（症状无变化或加重）四级。

2.2 治疗结果

见表 1、表 2。结果显示治疗组疗效优于对照组（$P < 0.01$）。2 年内治疗组未发展为典型哮喘者亦显著高于对照组，差异有显著性（$P < 0.01$）。

表 1　两组疗效比较

单位：例（%）

组别	临床控制	显效	进步	无效	总有效
治疗组（$n = 168$）	89（52.98）	65（38.69）	8（4.76）	6（3.57）	162（96.43）
对照组（$n = 80$）	29（36.25）	17（21.25）	19（23.75）	15（18.75）	65（81.25）

表 2　两组 2 年内发展为典型哮喘情况比较

单位：例（%）

组别	发展为典型哮喘	未发展为典型哮喘
治疗组（$n = 168$）	46（27.38）	122（72.62）
对照组（$n = 80$）	56（70.00）	24（30.00）

---

① 辛建保，向敏，陶晓南. 慢性干咳伴有气道高反应性即是咳嗽变异型哮喘吗[J]. 中华结核和呼吸杂志，1998，21（3）：138.

3 讨论

CVA 早期常以慢性持续性干咳为临床表现，如治疗得当，则有可能阻断其发展为典型哮喘。支气管哮喘的病理生理改变主要表现为平滑肌功能异常和气道炎症，其慢性气道炎症是由多种细胞特别是肥大细胞、嗜酸细胞和 T 淋巴细胞的参与引起气道高反应，所以凡能降低气道高反应性的药物均对哮喘的治疗有积极的意义。

本观察应用自拟方天龙定喘汤治疗 CVA 疗效满意，可能与方中的黄芪、党参、甘草能抑制过敏反应，降低气道高反应性有关。药理研究表明上述三味中药能增强网状内皮系统和巨噬细胞功能，促进淋巴细胞转化率和 T 细胞玫瑰花结成率，诱导干扰素的生成增加，并能抑制过敏反应，使肺功能稳定，有阻断哮喘发作的作用[①]；而方中青天葵、地龙、葶苈子有较好的抑制气道高反应性和炎症介质释放的作用，对减轻或消除气道慢性炎症有积极意义[②]。白芥子、紫苏子、莱菔子、葶苈子、苍耳子配合应用，大大加强了中药的祛痰止咳平喘效果，并能降低气道反应性，改善肺功能，降低血清 IgE，进而有效地阻断其发展为典型哮喘。在治疗过程中发现天龙定喘汤与西药舒弗美、泼尼松联合应用，不但对支气管有持久的舒张作用，同时少量糖皮质激素能增强肺组织的抗炎能力，从而抑制炎性细胞的渗出，减轻气道炎症。

此外，天龙定喘汤还能明显降低患者 2 年内发展为典型哮喘的概率。治疗组 168 例患者经治疗后，2 年内未发展为典型哮喘者占 72.62%，对照组 80 例患者 2 年内未发展为典型哮喘者仅为 30%，可见自拟方天龙定喘汤能通过扶正祛邪作用，增强肺抗哮喘能力，减轻气道炎症，缓解咳嗽症状，阻断其发展为典型哮喘。

综上所述，自拟方天龙定喘汤治疗 CVA 疗效显著，可以有效地缓解咳嗽症状和降低哮喘发病率，且经济安全，治疗过程中无咽部真菌感染发生，亦未见不良反应发生。

---

① 汪恒华，常彪，王保平，等. 黄芪、党参、甘草等中药降低气道高反应性的研究［J］. 中华结核和呼吸杂志，1998，21（5）：287.

② 侯士良. 中药八百种详解［M］. 郑州：河南科学技术出版社，2001：793.

中西医结合治疗肺炎喘嗽（痰热壅肺证）的多中心临床研究①

肺炎喘嗽是临床常见的肺系系统疾病之一。若治疗及时得当，一般预后良好。为了发挥中西医结合综合治疗的特色和优势，验证中西医结合治疗肺炎喘嗽（痰热壅肺证）的临床疗效，国家中医药管理局"十一五"重点肺病专科肺炎喘嗽协作组成员负责单位对"肺炎喘嗽（痰热壅肺证）诊疗方案"进行了多中心区组随机对照的临床验证工作，为中西医结合治疗肺炎喘嗽（痰热壅肺证）提供临床依据。

1 资料与方法

1.1 临床资料

病例分别来源于 2009 年 8 月—2010 年 3 月在广州医学院第一附属医院、广州中医药大学第一附属医院、广东省中医院、广西中医学院附属瑞康医院、贵州省黔东南州中医院、河南中医学院第一附属医院、贵阳中医学院第二附属医院等 7 家三甲医院住院患者，共计 167 例，纳入疗效统计 162 例。按照区组随机化方法将纳入验证的病例分为治疗组 101 例、对照组 61 例。

按患者所进入的组别，治疗组 101 例中，男 56 例，女 45 例；年龄 18 ~ 40 岁者 33 例，41 ~ 60 岁者 38 例，60 岁以上者 30 例；病情轻度者 35 例，中度者 66 例；平均病程 6.50 d。对照组 61 例中，男 32 例，女 29 例；年龄 18 ~ 40 岁者 21 例，41 ~ 60 岁者 27 例，60 岁以上者 13 例；病情轻度者 25 例，中度者 36 例；平均病程 5.46 d。两组性别、年龄、病情、病程等资料经统计学处理无显著性差异，具有可比性。

1.2 诊断标准

（1）中医诊断标准。符合国家中医药管理局《中医病证诊断疗效标准》中肺炎喘嗽的诊断依据及其痰热壅肺证证候分类标准②。

（2）西医诊断标准。参照 2006 年中华医学会呼吸病学分会制定的《社

① 原载《中国实验方剂学杂志》2012 年第 18 卷第 13 期。作者：曾俊飞、潘俊辉、王鹏、黄婉仪、朱琳、喻清和、朱汉平、杨辉、叶振宇、邱志楠。

② 国家中医药管理局. 中医病证诊断疗效标准 [S]. 南京：南京大学出版社，1994：78.

区获得性肺炎诊断和治疗指南》①。

（3）纳入标准。①符合中医肺炎喘嗽的诊断标准和中医辨证属痰热壅肺证者；②符合西医社区获得性肺炎诊断标准；③年龄不小于 18 周岁；④知情同意并签署知情同意书。

（4）排除标准。①不符合中医及西医诊断标准者；②年龄在 18 岁以下者，娠期或哺乳期妇女；③重症社区获得性肺炎（SCAP）；④合并肺部其他严重原发性疾病、心血管、肝、肾和造血系统等严重原发性疾病，精神病患者；⑤过敏体质及对多种药物（尤其是抗生素）过敏者；⑥未按规定用药，无法判断疗效，或资料不全等影响疗效或安全性判断者。

（5）症状、体征评分标准。评分标准见表1。

表 1　症状、体征评分标准

症状、体征及其他	2 分（轻）	4 分（中）	6 分（重）
发热（腋下 T）	37.3 ~ 38.0 ℃	38.1 ~ 39.0 ℃	≥39.0 ℃
咳嗽	咳嗽间歇、短暂发作，不影响睡眠和工作	经常咳嗽，呈阵发性，轻微影响睡眠和工作	频率阵发性咳嗽，严重影响睡眠和工作
痰色	白色黏痰	痰黄或绿	脓血痰
痰量/天	6 ~ 15 口	16 ~ 30 口	>30 口
气促	略气促	明显喘促，无鼻煽，吸气性三凹征（-）	明显喘促，鼻煽，吸气性三凹征（+）
胸痛	轻微	胸痛明显但可忍受	胸痛显著，影响呼吸、咳嗽
肺部体征	偶可闻及干湿性啰音	局限存在干湿性啰音	双肺满布湿啰音
胸片	肺纹理增多紊乱	一侧肺部炎性病灶	两侧肺部炎性病灶

（6）病情分级评定标准。轻度：积分为 2 ~ 16 分。中度：积分为 18 ~ 32分。重度：积分为 34 ~ 48 分。

---

① 中华医学会呼吸病学分会. 社区获得性肺炎诊断和治疗指南 [J]. 中华结核和呼吸杂志，2006，29（10）：651.

1.3 治疗

对照组采用单纯西医方法治疗，治疗组在西医治疗的基础上同时加服肺炎喘嗽分组痰热协作方基础方药加减治疗。对照组予以头孢哌酮钠静脉滴注，每次 2.0 g，每日 2 次，必要时给予退热等对症处理。治疗组同时给予肺炎喘嗽分组痰热协作方基础方药：青天葵 10 g，石膏 30 g，瓜蒌皮 15 g，黄芩 15 g，浙贝母 15 g，鱼腥草 20 g，芦苇茎 15 g，北杏仁 10 g，桔梗 15 g，甘草 10 g。随症加减：伴见壮热加水牛角；伴见喘促加制麻黄、葶苈子；伴见口干、手足心热等阴伤证加天花粉。水煎 2 遍，早晚分 2 次服，每日 1 剂。10 天为 1 个疗程，观察时间为 1 个疗程。

1.4 观察指标

两组患者治疗前后发热、咳嗽、气促、肺部啰音等主要症状体征严重程度改善情况，治疗前后白细胞和肺部 X 射线异常病例恢复率，并计算出两组患者治疗前后主要症状体征积分、积分改善率及其愈显率，进行疗效评估。

1.5 疗效及安全性评价标准

（1）综合疗效判定标准。根据《中医病症诊断疗效标准》拟定，采用尼莫地平法。痊愈：临床症状体征消失，积分改善率≥95%。显效：临床症状体征大部分消失，70%≤积分改善率<95%。好转：临床症状体征减轻，30%≤积分改善率<70%。无效：临床症状体征无改善或加重，积分改善率<30%。

$$愈显率 =（痊愈例数 + 显效例数）/ 总例数 \times 100\%$$

（2）安全性评价标准。1 级：安全，无任何不良反应。2 级：比较安全，如有不良反应，不需做任何处理可继续给药。3 级：有安全性问题，有中等程度的不良反应，做处理后可继续给药。4 级：因不良反应中止试验。

1.6 统计学方法

统计学分析使用 SPSS 13.0 软件包，数据统计描述用 $\bar{x} \pm s$ 表示，数据采用 t 检验、χ^2 检验或秩和检验，$P < 0.05$ 说明有统计学意义。

2 结果

2.1 两组病例治疗前后主症积分变化及改善率

治疗前两组症状总积分比较，无显著差异，具有可比性；两组症状总积分与治疗前比较差别显著（$P < 0.01$），治疗后两组症状总积分比较及两组减分率比较（$P < 0.05$），具有统计学意义。显示治疗组及对照组对于本病均有疗效，但观察组在减轻症状方面好于对照组（见表 2）。

表2 两组治疗前后积分比较 ($\bar{x} \pm s$)

组别	例数	治疗前平均积分	治疗后平均积分	治疗前后减分率/%
治疗组	101	20.5 ± 5.8	2.9 ± 3.1[①]	86[②]
对照组	61	18.7 ± 5.9	4.1 ± 3.7	78

注：与本组治疗前比较，①$P < 0.05$，②$P < 0.01$。

2.2 两组病例治疗后综合疗效比较

两组资料经检验分析（$P < 0.05$），有显著性差异，治疗组明显优于对照组，说明中西医结合治疗肺炎喘嗽（痰热壅肺证）较单纯西医治疗效果好（见表3）。

表3 两组治疗后综合疗效判定比较

组别	例数	痊愈/例	显效/例	好转/例	无效/例	痊愈率/%	愈显率/%
治疗组	101	48	40	13	0	47.52[①]	87.13[①]
对照组	61	18	25	17	1	29.51	70.49

注：与本组治疗前比较，①$P < 0.05$，②$P < 0.01$。

2.3 两组患者治疗前后血白细胞复常率比较

两组患者治疗前后血白细胞组内比较，经 χ^2 检验分析（$P < 0.05$），有显著性差异，说明两种治疗方案均能明显改善白细胞复常。两组患者治疗后血白细胞组间比较，复常相当，无显著差异（见表4）。

表4 两组患者治疗前后血白细胞复常比较

单位：例

组别	例数	时间	血白细胞总数（$\times 10^9$/L）	
			4 < WBC < 10	WBC > 10 或 WBC < 4
治疗组	101	治疗前	41	60
		治疗后	101[①]	0[①]
对照组	61	治疗前	24	37
		治疗后	60[①]	1[①]

注：与本组治疗前比较，①$P < 0.05$。

2.4 两组患者治疗前后胸片复常比较

两组患者治疗前后胸片改善情况组内比较，经 χ^2 检验分析（$P < 0.05$），

有显著性差异；两组患者治疗后胸片改善情况组间比较（$P<0.05$），有显著性差异，治疗组改善明显优于对照组（见表5）。

表5 两组患者治疗前后胸片复常比较

组别	例数	时间	胸片/例	
			肺野点斑片状影（未完全吸收）	肺野清晰（完全吸收）
治疗组	101	治疗前	101	0
		治疗后	53	48[①②]
对照组	61	治疗前	61	0
		治疗后	43	18[①]

注：与本组治疗前比较，①$P<0.05$；与对照组比较，②$P<0.05$。

2.5 安全性评价

试验中未发现治疗药物对心、肝、肾功能和血液系统有异常影响等不良反应。

3 讨论

肺炎喘嗽在历代文献中均有记载，如"肺痹""肺风""上气""肺闭""肺风痰喘""马脾风""肺家炎""肺炎喘嗽"等病之症状描述，可见热郁喘满、咳逆上气、息促气紧之类，都与肺炎相似。祖国医学认为本病属于温热病范畴，又称"肺气热喘""肺闭喘咳"，常因寒温失常、饮食不调而致正气不足，卫气不固，风寒风温之邪乘虚犯肺，肺失清肃，闭郁不宣，痰热壅盛，阻于气道，遂致发热咳喘[①]。西医学认为肺炎喘嗽是病原微生物细菌和病毒由呼吸道或经血行入肺，引起肺组织充血、水肿、炎性浸润为主。西医采用抗感染及对症等治疗，抗菌药物的广泛应用和不合理使用，使呼吸道感染菌的耐药问题越来越突出，且有一定的副作用。以往研究显示，中药直接杀菌作用弱于西药抗生素，而中药复方具有配伍协同、整体调节的作用特点，抗细菌耐药性方面具有自身的优势[②]。在抗生素的基础上结合使用中药

---

① 王颖，王和平. 中西医结合治疗小儿支气管肺炎的临床观察［J］. 中国实验方剂学杂志，2008，14（7）：69.

② 焦扬，杨效华，刘娟. 活血解毒法治疗耐药菌致细菌性肺炎57例［J］. 北京中医药大学学报，2001，24（5）：53.

复方对严重感染所导致的全身炎症反应具有显著治疗作用[1]，既可提高疗效，又可全身调理，改善精神、饮食、咳痰等其他症状。

本课题通过多中心区组、单盲随机对照试验的临床研究，结果显示：两组病例症状总积分在治疗前后比较（$P < 0.01$），有显著差异，具有统计学意义，说明治疗组及对照组对于本病均有疗效；治疗后两组症状总积分和两组减分率比较有显著差异，说明治疗组在减轻症状方面好于对照组。治疗组综合疗效优于对照组，且在胸片改善上治疗组明显优于对照组，再次证实了中西医结合治疗肺炎喘嗽（痰热壅肺证）的有效性。

本课题旨在结合西医治疗的同时，联合肺炎喘嗽分组痰热协作方基础方药加减治疗，通过临床观察能有效地缩短病程，加强治疗效果，极少出现毒副反应，并能全面调整机体功能，避免西医治疗的不良反应及耐药性，既降低了医疗成本，减少了患者的经济负担，又可迅速促进患者体质全面恢复，疗效确切，安全可靠。因此，中西医结合方案治疗肺炎喘嗽值得临床广泛推广应用。

中西医结合治疗慢性干咳 126 例临床观察[2]

慢性干咳是临床常见的顽咳之一，使用抗生素及止咳祛痰药治疗效果较差，常见于中青年患者。近来由于空气污染和吸烟因素，慢性持续性干咳患者有逐年上升趋势。笔者自 1998 年 3 月至 2000 年 6 月，应用旋复代赭石汤为主治疗慢性干咳 126 例，疗效满意，并与对照组进行对比观察，现报道如下。

1　临床资料

1.1　一般资料

观察病例共 186 例，均为 1998 年 3 月至 2000 年 6 月本院门诊及住院患者，随机分为两组。治疗组 126 例，男 86 例，女 40 例；年龄 20～46 岁，平均 33 岁；呈气道高反应者 86 例，占 68.25%，慢性持续性干咳 2 个月至 6

① 杨钧，张淑文，阴宏. 中药复方清热颗粒剂抗急性耐药菌感染的药效作用研究［J］. 中国实验方剂学杂志，2009，15（10）：58.

② 原载《天津中医》2002 年第 19 卷第 5 期。作者：邱志楠、潘俊辉、喻清和。

年，平均 3 年零 1 个月。对照组 60 例，男 40 例，女 20 例；年龄 22～38 岁，平均 30 岁；呈气道高反应者 39 例，占 65.00%，慢性持续性干咳 3 个月至 4 年，平均 2 年零 1.5 个月。治疗组和对照组全部病例具有慢性持续性干咳达 1～2 个月以上，伴有夜间咳嗽和运动性咳嗽，65% 以上患者呈气道高反应，血清 IgE 明显升高，两组病例具有可比性。

1.2 辨证分型

治疗组病例辨证分为 3 型：木火刑金型（43 例），证见呛咳无痰，胸胁胀痛，急躁易怒，头痛失眠，口苦口干，舌红苔黄，脉弦数；肺肾阴虚型（65 例），干咳无痰，鼻干咽痛，头晕耳鸣，失眠多梦，五心烦热，小便短赤，大便干结，舌红苔少，脉细数；肺脾气虚型（18 例），咳嗽无痰，气短自汗，口淡不渴，纳呆恶心，神疲乏力，舌淡苔白，脉缓弱。

2 治疗方法

2.1 治疗组

旋复代赭石汤为基本方，处方：代赭石 15 g，旋复花、法半夏、党参各 10 g，甘草 6g。加减法：木火刑金型加黄芩、青天葵、白芍、栝蒌皮各 10 g；肺肾阴虚型加百合、栝蒌皮、海底椰各 10 g；肺脾气虚型加白术、茯苓、紫菀、橘红各 10 g。水煎服，每天 1 剂，并配合阿斯美，每天 3 次，每次 1 粒。

2.2 对照组

口服阿莫西林胶囊（广东省佛山康宝顺药业有限公司生产）0.25～0.5 g，每天 4 次，每次 1～2 粒；阿斯美胶囊（日本三共株式会社平琼工厂生产）每次 1～2 粒，每天 3 次，口服。

两组疗程均为 1 个月，并于治疗前后测定气道反应性，运动激发试验，血清 IgE，末梢血的细胞计数及分类，胸部 X 线检查，追踪观察 2 年。

3 治疗结果

3.1 疗效标准

（1）咳嗽分度标准。轻度：间断咳嗽，不影响正常生活工作。中度：介于轻度和重度咳嗽之间。重度：昼夜咳嗽频繁或阵咳，影响工作和睡眠。

（2）疗效判断标准。临床控制：咳嗽症状消失或不够轻度标准。显效：咳嗽症状由重度转为轻度或由中度转为轻度。进步：咳嗽由重度转为中度或由中度转为轻度。无效：症状无变化或加重。

3.2 治疗结果

表1 两组疗效比较

单位: 例 (%)

组别	例数	临床控制	显效	进步	无效	总有效
治疗组	126	60 (47.61)	43 (34.13)	16 (12.70)	7 (5.56)	119 (94.44)
对照组	60	18 (30.00)	12 (20.00)	20 (33.33)	10 (16.67)	50 (83.33)

总有效率及临床控制率经统计学处理（q 检验），治疗组疗效显著高于对照组，差异有非常显著意义（$P < 0.05$ 和 $P < 0.01$）。

表2 两组2年内发展为典型哮喘率比较

单位: 例 (%)

组别	例数	发展为典型哮喘	未发展为典型哮喘
治疗组	126	54 (42.86)	72 (57.14)
对照组	60	46 (76.67)	14 (22.33)

2年内治疗组未发展为典型哮喘例数显著高于对照组（q 检验），差异有非常显著意义（$P < 0.01$）。

4 讨论

慢性持续性干咳是一种常见的呼吸道疾病，常因治疗不当发展为咳嗽变异型哮喘。应用中药旋复代赭石汤配合少量支气管扩张剂治疗取得较满意疗效，追踪观察2年，显示治疗组控制干咳症状和阻断其发展成典型哮喘均明显优于西药对照组。

慢性持续性干咳属顽咳范畴，其病机为肺虚夹邪。肺为娇脏，外合皮毛，主气道而司呼吸，肺虚则补津无力，故持续干咳无痰。虚则留邪不去，故咳嗽缠绵不愈。旋复代赭石汤擅长降气平喘止咳，临床应用显示其缓解干咳症状胜于一般镇咳祛痰剂，这可能与其扶正祛邪的作用有关。随症加用栝蒌皮能润气道而滋肺津，对缓解干咳症状尤为适宜。哮喘发作常因内有胶固之痰，外有非时之感，外邪引动伏邪而发。随症加用鱼腥草、青天葵，因其有较强抗病毒和消炎作用[1]，故内能祛胶固之痰，外能清非时之感，祛邪而不伤正，对肺虚夹邪之持续性干咳尤为适宜。

---

① 侯士良. 中药八百种详解 [M]. 郑州: 河南科学技术出版社，2001: 191.

气道高反应性是哮喘的重要特征，一切能降低气道高反应性的治疗都能有效缓解哮喘症状。旋复代赭石汤中的党参、甘草能有效降低气道高反应性①，故治疗组与对照组气道高反应性的百分率虽然很接近，但治疗组 2 年内发展为典型哮喘的仅为 42.85%，显著少于对照组的 76.67%，这可能与旋复代赭石汤能有效降低气道高反应性有关。慢性持续性干咳，伴气道高反应性，虽然不一定是咳嗽变异型哮喘，但其中不少病例由于治疗不当，多发展为典型哮喘。应用中西医结合疗法，能有效地阻断部分咳嗽变异型哮喘患者发展为典型哮喘，对减轻哮喘的发病率有不可忽略的意义，但本文的疗法尚在摸索阶段，今后尚需积累更多的病例，继续探讨中西医结合治疗的最佳方案。

止咳散加减治疗急性气管炎的临床研究②

急性气管炎是由生物、物理、化学刺激或过敏等因素引起的急性气管炎－支气管黏膜炎症，多为散发，无流行倾向，年老体弱者易感，临床症状主要为咳嗽和咳痰。③ 常发生于寒冷季节或气候突变时，也可由急性上呼吸道感染迁延不愈所致。广州医学院附属第一医院开展止咳散加减疗法已有多年，在临床实践中积累了丰富的资料和经验，止咳散治疗技术也不断得到完善。现结合我院 2010 年 12 月至 2011 年 11 月诊治急性气管炎的资料，通过对比止咳散加减治疗组与对照组的效果，探究出止咳散诊治急性气管炎的效果及其临床价值。

1 资料与方法

1.1 一般资料

以我院 2010 年 12 月至 2011 年 11 月收治的 68 例急性气管炎作为研究对象。其中男性 36 例，女性 32 例；年龄 8 ~ 68 岁，平均（43.2 ± 12.1）岁。所有患者均有急性气管炎或者气管炎的典型症状，所有患者均满足急性气管炎的临床表现以及患病现象。患者病程 3 ~ 7 天，平均（4.3 ± 1.2）天。其

① 汪恒华，常彪，王保平. 黄芪党参甘草等中药降低气道高反应性的研究［J］. 中华结核和呼吸杂志，1998（5）：287.

② 原载《中国中药》2012 年第 9 卷第 24 期。作者：潘素滢、邱志楠、赖克方。

③ 任为民，聂宏，彭艳. 复方大黄双金花汤治疗上呼吸道感染及急性气管炎的临床疗效观察［J］. 中医药学报，2011，17（3）：138 - 139.

中干咳 23 例，咳嗽伴咳痰 15 例，咳嗽伴气急 18 例以及咳嗽伴黏液脓性痰 3 例，咳嗽伴哮鸣 7 例。患者有轻度发热、畏寒 12 例；外周白细胞计数正常 52 例，外周白细胞计数增高 16 例。胸部 X 线检查提示正常 38 例，肺纹理增粗 30 例。所有患者均满足第四军医大学修订的《临床疾病诊断依据治愈好转标准》。排除标准：患者由其他气管疾病以及肺部疾病诱发的咳嗽。随机将本临床研究的患者分为治疗组及对照组，其中治疗组患者 36 例采用止咳散加减进行治疗，对照组患者 32 例采用美可糖浆进行治疗。两组患者在年龄、性别、疾病构成等方面的比较差异均无统计学意义（$P > 0.05$），具有可比性。

1.2 治疗方法

治疗组口服止咳散，并随着症状的变化进行剂量的加减。止咳散的组成：桔梗 11 g，荆芥 7 g，紫菀 10 g，炙百部 13 g，白前 9 g，甘草 5 g，陈皮 9 g。剂量随着症结的变化进行加减。在诊治风寒咳嗽的时候，喘气急躁，咳痰量少并且带有白色，舌苔上带有白色的黏稠物，服用止咳散时要加入麻黄、杏仁、生姜、防风来缓解咳嗽严重、气急的症状。在诊治风热咳嗽的时候，针对咳嗽严重，痰黄、黏稠、量多、不易咳出，口渴喉咙痛，鼻涕量多并且黏黄的症结，要加入桑叶、菊花、连翘、薄荷、生石膏、天花粉等来辅助治疗痰多喉咙痛的症结。在诊治肝火犯肺咳嗽的时候，针对咳嗽连续不断，咽干，痰在咽喉中难以咳出，胸肋胀痛，咳嗽时引起疼痛的症结，服用止咳散时要加入桑白皮、栀子、牡丹皮、枳壳、郁金、丝瓜络等来缓解和治疗以上出现的症状。在诊治风燥咳嗽的时候，针对干咳，咽喉痛，鼻孔干燥，无痰或痰少不容易咳出，或者痰中带血的现象，需要在服食止咳散时添加沙参、梨皮、麦门冬，痰中带血者要添加白茅根。每日 1 剂，水煎 300 mL，分 2 次服用，连服 7 天（7 天作为 1 个疗程）。对照组服用美可糖浆，每次 20 mL，每日 3 次口服，连续服用 7 天，以此，观察期间不服用任何其他的止咳化痰药剂。特别注意的是在治疗期间不要吃荤菜、带腥油炸的食物，并嘱咐要多喝开水、保暖避风寒。

1.3 观察指标

两组患者均在治疗前后对口干、咯痰、咳嗽、腹胀、喘息、自汗等症状进行积分。其症状积分参考《中药新药临床研究指导原则》进行，其中无症状、轻度、中度、重度分别用 0 分、1 分、2 分、3 分进行量化①。

---

① 任为民，聂宏，彭艳. 复方大黄双金花汤治疗上呼吸道感染及急性气管炎的临床疗效观察［J］. 中医药学报，2011，17（3）：138 - 139.

1.4 疗效评定标准

对两组患者在接受治疗后14天进行疗效评价。治愈：患者临床表现、X线检查及体征均恢复正常。显效：患者上述三项至少有两项恢复正常。进步：患者病情好转，但未能恢复正常。无效：患者病情无改善或者加重。治愈率=治愈例数/总例数×100%；显效率=（治愈例数+显效例数）/总例数×100%；总有效率=（治愈例数+显效例数+进步例数）/总例数×100%。

1.5 随访

对本研究的所有患者进行为期2个月的随访，随访中对患者气管炎的复发情况进行记录，并对患者进行相应的治疗。

1.6 统计学方法

采用SPSS 15.0软件分析资料数据，计量资料采用均数±标准差（即$\bar{x}\pm s$）表示，组间比较采用t检验，计数资料采用χ^2检验。以$P<0.05$为差异有统计学意义。

2 结果

2.1 两组临床疗效比较

结果显示，实验组患者的治愈率、显效率、总有效率均高于对照组，差异有统计学意义（$P<0.05$或$P<0.01$），见表1。

组别	例数	治愈/例	显效/例	进步/例	无效/例	治愈率/%	显效率/%	总有效率/%
治疗组	36	19	15	2	0	52.78	94.44	100.00
对照组	32	9	11	3	9	28.13	62.50	71.87
χ^2值						4.250 8	10.573 8	11.669 5
P值						0.039 2	0.001 0	0.000 6

2.2 两组症状积分比较

对本研究的患者在2个月后的随访结果进行比较，两组患者治疗前后症状积分比较差异均有统计学意义（$P<0.01$），且治疗组患者在接受治疗后的症状积分明显低于对照组（$P<0.01$），见表2。

表 2 两组症状积分比较 ($\bar{x} \pm s$)

组别	例数	治疗前/分	治疗后/分	t 值	P 值
治疗组	36	10.98 ± 2.85	2.63 ± 1.16	14.009 13	0.000 3
对照组	32	10.55 ± 3.13	4.58 ± 2.59	8.312 74	0.000 4
t 值		0.359 1	3.384 2		
P 值		0.689 11	0.001 22		

3 讨论

急性气管炎在中医中属于"外感咳嗽"的范畴,其在四季均好发,是由于六淫外邪侵袭肺导致的。其多为皮毛或口鼻进入,遂侵袭肺部,病导致肺失宣降,导致肺气上行出现咳嗽[1]。患者临床表现以咳嗽、咳痰为主,外感所导致的咳嗽多为新发疾病,具有起病急、病程短的特点,对其治疗应当以宣肺散邪为主。

《医学心悟》第三卷曰:"止咳散温润和平、不寒不热,具有启门祛邪之势,肺气安宁。"[2] 故笔者认为,对于急性气管炎患者可采用止咳散为基本方进行适当的加减。在临床治疗中,需要首先辨别风热、风寒及风燥的不同,并根据患者的临床表现兼顾患者的寒、热、湿、痰、饮、虚、实进行增减。对于舌淡苔白、鼻塞流涕、脉浮或浮紧、无汗恶寒的患者应当将其定义为风寒;对于口渴咽燥痛、鼻流黄涕、脉浮数、苔薄黄的患者应当将其定义为风热;对于舌干少津、咽干或疼、唇鼻干燥、苔薄白或薄黄、脉浮数、口渴的患者应当将其定义为风燥。也可根据患者痰的情况进行判断,如痰少、干咳的患者主要为外邪初犯肺卫,痰多者多见于虚寒、痰热、痰湿;而痰稀薄的患者多为风寒,痰白且稠厚的为湿,痰黄且稠为热。[3] 在对急性支气管炎患者的治疗中应当以咳痰、咳嗽为主要症状,在临床治疗中以此为辨证依

---

① 王平仁,毛达勇,范利锋. 中药止咳汤剂对急性气管炎患者血清中白三烯 C4 和血小板活化因子的影响 [J]. 中国临床医生,2007,35 (1):50 – 52.

② 谢闪闪,付本懂,张长帅,等. 药典方剂止咳散的止咳化痰作用研究 [J]. 中兽医医药杂志,2011,13 (1):20 – 23.

③ 张正阳. 百部十味止咳散治疗久咳不愈 150 例 [J]. 陕西中医,2010,31 (12):1 581 – 1 582. 徐少悟. 止咳散治疗喉源性咳嗽的体会 [J]. 国际中医中药杂志,2010,32 (6):514.

据，结合患者的色、脉、舌、症确定治疗时机及用药。研究认为①，急性支气管炎外邪犯肺，虽经发散但其邪未尽，故仍然咳嗽，对其治疗应当以理肺止咳为主，辅助以疏散之品。在本研究中，笔者对治疗组患者采用止咳散加减进行治疗。结果发现，治疗组治愈率、显效率以及总有效率分别为52.78%、94.44%、100.00%，较对照组的28.13%、62.50%、71.88%差异有统计学意义（$P < 0.05$ 或$P < 0.01$）。对两组患者的治疗后症状积分进行比较，治疗组患者明显优于对照组。笔者认为，止咳散方解中紫菀、百部、白前具有止咳化痰的功效，陈皮、桔梗具有止咳消痰、宣降肺气的功效，荆芥具有祛风解表之功效，同时给予甘草清利咽喉，诸药联合使用具有化痰止咳的功效。临床治疗中应当对其进行合理运用，灵活加减，从而提高患者的临床疗效。笔者近几年对见到的该病患者进行辨证与辨病相结合，均在止咳散的基础上加味治疗，时间证明，止咳散加减疗法所起到的功效不仅可以与西医治疗相媲美，而且可以明显缩短治疗时间，无不良反应；不仅使患者节约了费用，而且更有利于患者早日摆脱气管炎的折磨。实践证明，只要临床运用得当，灵活加减，就会取得明显的治疗效果。

综上所述，采用止咳散加减疗法具有很好的临床应用效果。止咳散加减疗法在治疗急性气管炎方面，具有无毒、无副作用的良效，使患者能够免受病痛的折磨，是一种值得推广应用的一种治疗方式，能够为众多的气管炎患者带来福音。

三莲汤为主治疗慢性喘息型支气管炎216例临床观察②

慢性喘息型支气管炎（以下简称"慢喘支"）是一种常见的呼吸道疾病。由于城市空气污染和吸烟等因素影响，慢喘支患者数量有逐年上升趋势。笔者自1996年2月至1999年9月应用三莲汤为主治疗慢喘支患者216例，疗效满意，并与对照组进行对比观察，现报道如下。

① 张茜. 自拟止咳散治疗上呼吸道感染后小儿咳嗽110例［J］. 中国中医急症，2009，18（2）：288－289. 曹明祥，安进军. 自拟止咳散加减治疗小儿顽固性咳嗽120例［J］. 中华实用中西医杂志，2008，21（5）：406. 钱卫斌，张伟，蔡欣蕊. 张伟教授防治老年糖尿病合并慢性支气管炎的经验［J］. 中医药导报，2011，17（11）：35－36.
② 原载《中国中医药科技》2001年第6期. 作者：邱志楠、潘俊辉、喻清和、杨辉。

1 临床资料

1.1 一般资料

观察慢喘支患者共 308 例，均为本院 1996 年 2 月至 1999 年 9 月的门诊及住院病例，随机分为两组。其中治疗组 216 例，男性 113 例，女性 103 例；年龄 16 ~ 68 岁，平均 42 岁；肺功能严重损害者 98 例，中度损害 88 例，轻度损害者 30 例。对照组 92 例，男性 50 例，女性 42 例；年龄 15 ~ 70 岁，平均 42.5 岁；肺功能严重损害者 43 例，中度损害者 26 例，轻度损害者 23 例。治疗组和对照组全部病例运动激发试验均为阳性，血和痰中嗜酸细胞均增多。血清 IgE 明显升高。两组病例具有可比性。

1.2 诊断依据

本组病例均符合全国慢性支气管炎临床标准[①]。全部患者临床以咳嗽、气喘、咳痰为主要症状，并伴有不同程度喘息症状和多次出现哮鸣音，每年发病持续 3 个月，并连续 2 年以上。全部患者排除有咳嗽、咳痰、喘息症状的其他疾病（如支气管扩张、肺结核、尘肺、肺脓肿、慢性鼻咽疾患、心脏病、心功能不全等）。临床分型均属慢性支气管炎合并哮喘。分期均属慢性迁延期，咳、痰、喘症状迁延不愈，病情分度（＋＋＋），咳痰属多（＋＋＋），喘息属重度（＋＋＋），哮鸣音属中（＋＋）或多（＋＋＋）。

1.3 辨证分型

本组病例据辨证分为 3 型。肺虚热邪型（128 例）：症见咳喘无力，背寒肢冷，胸闷胸痛，咽痛痰黄，不易咯出，舌红苔黄，脉滑数。脾虚热邪型（36 例）：咳嗽痰多，黄稠易咯，胸闷腹胀，纳呆恶心，神倦乏力，口淡便溏，舌淡苔黄腻，脉濡数。肾虚热邪型（52 例）：咳嗽气短，动则喘甚，痰少难咯，口燥咽干，头晕耳鸣，腰膝酸软，溺黄短赤，舌红苔少，脉细数。

2 治疗方法

2.1 治疗组

自拟方三莲汤为基本方。处方：半边莲、半枝莲各 20 g，连翘 15 g。加减：肺虚热邪型加青天葵 10 g、黄芩 15 g、甘草 6 g、蛤蚧 1 对；脾虚热邪型加法半夏、橘红、茯苓、炙甘草各 10 g；肾虚热邪型加山萸肉、白芥、紫苏子、莱菔子各 15 g。

---

① 中华医学会呼吸系病学分会哮喘学组. 慢性阻塞性肺疾病（COPD）诊治规范（草案）[J]. 中华结核和呼吸杂志，1997，20（4）：199－203.

2.2 对照组

阿莫西林 0.25~0.5 g，每天 3 次，每次 1~2#，口服。强力安喘通胶囊 1~2#，每天 3 次，口服。

两组疗程为 1 个月，并于治疗前后测定肺功能、运动激发试验、血清 IgE、末梢血的细胞计数及分类和胸部 X 线检查，追踪观察 2 年。

3 治疗结果

3.1 疗效标准

本组全部观察病例的疗效评定标准参照全国慢性支气管炎临床专业会议修订的《慢性支气管炎临床诊断及疗效判断标准（1979 年修订）》[1]，以咳、痰、喘、哮鸣音 4 项为疗效判定标准。临床控制（临控）：咳、痰、喘、哮鸣音 4 项中 3 项达临控，另 1 项达显效。显效：咳、痰、喘、哮鸣音 4 项中 3 项达显效，另 1 项达好转；或 2 项临控，2 项显效或好转；或 1 项临控，2 项显效，1 项好转。好转：凡不具备显效及无效标准，均属好转范围。无效：咳、痰、喘、哮鸣音 4 项均无效或仅 1 项好转。

3.2 治疗结果

表 1 两组疗效比较

单位：例（%）

组别	例数	临控	显效	有效	无效	总有效
治疗组	216	130 （60.18）	38 （17.59）	23 （10.64）	25 （11.59）	191 （88.41）
对照组	92	27 （29.34）	10 （10.87）	24 （26.09）	31 （33.70）	61 （66.30）

总有效率及临控率经统计学处理，治疗组疗效显著高于对照组，差异有非常显著意义（$P < 0.01$ 和 $P < 0.01$）。

4 讨论

慢喘支是一种常见的呼吸道疾病，其本质是慢支合并哮喘。临床上以持续性气道阻塞、慢性咳嗽、咳痰为特点。患者的肺功能常有较严重损害，血和痰中嗜酸细胞均有增多。慢喘支如对其进行积极而有效的治疗，可以延缓病情的进展，使之不发展为肺气肿及肺心病。目前慢喘支的治疗主要应用抗生素，支气管舒张剂和肾上腺糖皮质激素，这些药物都有不同程度的副作

---

[1] 全国防治慢性支气管炎临床专业会议修订. 慢性支气管炎临床诊断及疗效判断标准（1979 年修订）[J]. 中华结核和呼吸系疾病杂志，1980，3（1）：61-62.

用，尤其对长期用药的患者更应注意。中医学理论认为本病是肺虚挟邪，祛邪扶正是本病的治疗大法。怎样祛邪、怎样扶正才能使疗效显著，是一个值得讨论的问题。慢喘支为什么屡治屡发，而且随着年龄的增长，发病的频率越来越高？现代医学应用抗生素治疗，虽有祛邪之效，但因抗生素常使无病之脏受到攻伐（药物的副作用），使正气受损，病邪容易深伏，成为发病之根，每每因新感引动伏邪而发为喘咳，且因慢喘支迁延日久，抗生素反复使用，疗效越来越不理想。中医学认为肺为娇脏，外合皮毛，布卫气以御外邪，灌津液以濡五脏，肺气一旦受损，邪则乘虚侵袭，损津耗气，使肺气宣发肃降失常，发为喘咳，此时若行补肺，则邪无出路，喘咳反增，若攻伐太过，正气再度受损，病情更趋迁延不愈。笔者多年应用三莲汤清解肺脏深伏之邪，取得较满意的疗效，半边莲、半枝莲、连翘有较强的清热解毒抗菌消炎作用①，且其祛痰平喘止咳效果较一般平喘止咳药明显，用药 3 天即能使咳痰喘症状明显减轻。慢喘支患者常因体虚挟邪误用补剂留邪致使咳痰喘症状加重，或因攻邪太过损及正气使病情迁延。本文应用三莲汤结合辨证用药，祛邪而不伤正，疗效明显优于西药对照组，可见中医药治疗慢喘支有一定的优势，设想今后若能集中西医治疗的优势，慢喘支的治疗一定会获得更佳的效果。

天龙咳喘灵胶囊治疗喘息型慢性支气管炎 368 例②

喘息型慢支炎是中老年人的常见病，55 岁以上的人群，大约有 15% 的人患慢性支气管炎或喘息型慢支炎，随着年龄的增长，患病率不断增高。笔者自 1989 年至 1997 年应用天龙咳喘灵胶囊为主治疗喘息型慢支炎 368 例，疗效满意。并与对照组作对比观察，现报道如下。

1　临床资料

1.1　一般资料

观察患者共 468 例，均为喘息型慢支炎患者。随机分成两组，其中治疗组 368 例，男性 210 例，女性 158 例；年龄 46～72 岁，平均 59 岁；病史 2～10 年，最长 18 年。对照组 100 例，男性 60 例，女性 40 例；年龄 42～74

---

① 颜正华. 中药学［M］. 北京：人民卫生出版社，1997：165.
② 原载《天津中医》2000 年第 1 期。作者：邱志楠、潘俊辉、喻清和。

岁，平均 58 岁；病史 1～9 年，最长 15 年。

1.2　诊断依据

本组病例均符合全国慢性支气管炎临床诊断标准。全部患者临床以咳嗽、气喘、咳痰为主要症状，并伴有不同程度喘息症状和多次出现哮鸣音，每年发病持续 3 个月，并连续 2 年以上。全部患者排除咳嗽，咳痰，喘息症状的其他疾病（肺结核、尘肺、肺脓肿、支气管哮喘、支气管扩张、心脏病、心功能不全、慢性鼻咽疾病等）。临床分型均属喘息型慢性支气管炎，分期均属慢性迁延期，咳、痰、喘症状均属重度（＋＋＋），哮鸣音属中度（＋＋）或（＋＋＋）。

1.3　辨证分型

本组病例根据辨证分为 3 型。

痰热蕴肺型（200 例）：咳喘胸闷，痰黄黏脓，不易咳出，兼有发热，流涕，咽痛，口渴，溺黄，大便干结，舌红，苔黄，脉滑数。

脾肺气虚型（100 例）：咳声无力，痰液清稀，喘促自汗，纳呆腹胀，神疲乏力，大便溏烂，舌质淡，苔白，脉濡缓。

肺肾阴虚型（68 例）：喘咳无痰或痰少难咳，动则喘甚，口燥咽干五心烦热，头晕耳鸣，腰膝酸软，舌红，苔少，脉细数。

2　治疗方法

2.1　治疗组

口服天龙咳喘灵胶囊（由青天葵、五味子、熟附子、法半夏、款冬花组成，每粒胶囊含生药 1 g。由广州医学院制药厂生产），每天 3 次，每次 4 粒。

根据辨证选用下列药煎汤送服胶囊。痰热蕴肺型用蒲公英 20 g，桃仁 10 g，葶苈子 15 g；脾肺气虚型用白术 12 g，桃仁 15 g，白芥子 10 g；肺肾阴虚型用北沙参 15 g，桃仁 15 g，蛤蚧 20 g。

用法：以选用药物煎汤送服天龙咳喘灵胶囊。

2.2　对照组

给予 Amoxicillin 0.25～0.5 g，每日 3 次；Asmeton 每次 1～2[#]，每日 3 次，口服。

两组疗程均为 1 个月，并于治疗前后测定末梢血白细胞计数及分类和 X 线检查。追踪观察 2 年。

3 疗效标准与治疗结果

3.1 疗效标准

本组全部观察病例的疗效评定标准参照全国慢性支气管炎临床专业会议修订的慢性支气管炎临床诊断及疗效判断标准。以咳、痰、喘、哮鸣音 4 项为疗效判定标准。临床控制（临控）：咳、痰、喘、哮鸣音 4 项中 3 项达临控，另外 1 项达显效。显效：咳、痰、喘、哮鸣音 4 项中 3 项达显效，另外 1 项达好转；或 2 项临控，2 项显效或好转；或 1 项临控，2 项显效，1 项好转。好转：凡不具备显效及无效标准，均属好转范围。无效：咳、痰、喘、哮鸣音 4 项均无效，或仅 1 项好转者。

3.2 治疗结果

表 1   治疗结果

组别	例数	临控/例（％）	显效/例（％）	有效/例（％）	无效/例（％）	总有效率/％
治疗组	368	247（67.1）	75（20.4）	37（10.1）	9（2.4）	97.6
对照组	100	30（30.0）	10（10.0）	30（30.0）	30.0	70.0

注：统计学方法为 χ^2 检验。$P < 0.01$。

总有效率及临控率经统计学处理，治疗组疗效显著高于对照组，差异有非常显著意义（$P < 0.01$ 和 $P < 0.05$）

4 病案举例

李某，男，56 岁，1995 年 11 月 8 日初诊。反复咳嗽 2 年，气喘，痰多，近 3 个月来，咳喘胸闷，痰多易咯，动则喘甚，发热咽痛，涕黄稠，口渴喜饮，大便干结，舌红，苔黄腻，脉数。双肺闻少量干啰音。X 线检查：肺气肿，肺纹理增粗。肺功能测定：提示肺中度混合性通气功能损害。血象：WBC 16.5×10^9/L，N 0.63，L 0.37。中医诊断：咳嗽（痰热蕴肺），治以清肺化痰，平喘止咳。处方：蒲公英 20 g，桃仁 10 g，葶苈子 15 g，煎水，送服天龙咳喘灵胶囊，每天 3 次，每次 4 粒。连服 10 天，咳嗽、气喘症状明显减轻。再服 20 天，临床诸症消失。血象复查：WBC 5.8×10^9/L，N 0.68，L 0.32。追踪观察 2 年，未见复发。

5 讨论

5.1 中医对喘息型慢支炎的认识

喘息型慢支炎属中医"咳嗽、喘证、痰饮"等范畴，喘息型慢支炎虽有寒热虚实之分，但其总的病机都因内有宿痰瘀血阻于肺络，外感风寒或风热之邪而发，因肺为娇脏，易感外邪，邪窜肺络引动伏痰瘀血，致使肺失宣降，上逆而为喘咳。

5.2　天龙咳喘灵治疗喘息型慢支炎的机理

喘息型慢支炎是一种老年性咳喘病，症状反复，使用抗生素虽能控制痰多症状，而咳喘则迁延不愈，此乃西药祛邪有余、扶正不足。而天龙咳喘灵以扶正固本为法，能抑制气道炎症，降低气道反应性，故能收到很好的平喘止咳效果。随着年龄的增长，肺气会日渐衰弱，肺气衰弱则抗邪无力，外邪郁阻气道，气机不畅，津液失布聚而生痰，痰气交阻，肺失宣降，发为喘咳，痰多。脾为气血生化之源，饮食不节，常易脾气受损，脾虚则水湿贮留，化浊生痰，痰浊上壅气道则咳喘痰多。亦有因肾虚而致咳者，房事不节，劳累过度，肾精耗损，精不化气，肾气亏虚，纳气无权，肺气上逆而为咳喘。天龙咳喘灵针对这个病机立法处方，以宣肺平喘为主，兼以化瘀祛痰。方中青天葵性味甘凉无毒，泻肺平喘止咳，通过抗病毒试验，发现青天葵对病毒有良好的抑制作用，是治疗呼吸道感染较好的中药。熟附子有振奋肾中元阳、复肾中气化与卫外能力。法半夏、五味子化宿痰而敛肺气。

5.3　辨证用药的探讨

笔者在选用辨证汤药送服天龙咳喘灵胶囊时，常因其中有活血化瘀、祛痰止咳的桃仁而取得满意的疗效。因为喘息型慢支炎的病机虽以肺脾肾功能失调为主，但痰瘀蕴肺也是一个迁延不愈的重要原因。近年来临床所见之喘息型慢支炎，有不少病例虽有咳、喘、哮鸣音，但痰液往往不多，或痰少难咯，甚至干咳无痰，这多因急性期，患者多求助于消炎抗菌之西药，导致抗生素的滥用，虽能把炎症暂时控制，但停积于肺络之宿痰、瘀血却未因西药的消炎而消失，气道仍有壅塞之气，咳喘、痰少的症状仍会继续迁延不愈。此时若能选用养阴清热之沙参、益精固肾之蛤蚧、活血化瘀之桃仁煎汤送服天龙咳喘灵胶囊，则容易收到扶正祛邪、平喘止咳的良好疗效。

桃莪丹汤为主治疗特发性肺间质纤维化 68 例临床观察[①]

特发性肺间质纤维化（IPF），又称弥漫性纤维肺泡炎，是一种原因不明

① 原载《中国中医药科技》2002 年第 9 卷第 3 期。作者：邱志楠、潘俊辉、喻清和、刘华。

的以弥漫性肺泡炎和肺泡结构紊乱，最终导致肺间质纤维化为特征的疾病。近10年来发病率有上升趋势，应用糖皮质激素和细胞毒性药物治疗，效果未能满意。笔者自1991—1999年应用化瘀祛痰的自拟方桃莪丹汤为主治疗特发性肺间质纤维化患者68例，疗效满意，报道如下。

1　临床资料

1.1　一般资料

观察患者共100例，均为我院门诊和住院病例，全部经病理学确诊为特发性肺间质纤维化患者。治疗组68例，男性43例，女性25例；年龄35～73岁，平均54岁；其中急性型8例，亚急性型18例，慢性型42例。对照组32例，男性21例，女性11例；年龄33～67岁，平均50岁；其中急性型6例，亚急性型12例，慢性型14例。两组病例情况大致相同，具有可比性。

1.2　诊断依据

本组病例均符合全国特发性肺间质纤维化的临床诊断标准[①]。临床表现符合，具备病理活检证据，即具备诊断依据中的第一、第二、第三项中的肺活体组织检查。全部患者临床上以起病隐匿、渐进性呼吸困难、刺激性干咳为主要症状并伴杵状指，两肺底常可闻及吸气末期的细爆裂（即Velcro啰音）或细湿啰音，X线胸片表现双中下肺野网状阴影。肺功能呈限制通气障碍。全部患者排除类似IPF的疾病：尘肺、放射性肺炎、药物性肺炎、过敏性肺泡炎、肺结节病、胶原血管病、肺血管炎、癌性淋巴管病、细支气管肺泡病、弥漫性细支气管炎、闭塞性细支气管炎伴机化性肺炎、血行肺结核。

临床分型属特发性肺间质纤维化慢性型，亚急性型，急性型。呼吸困难属中度（＋＋）；刺激性干咳属重度（＋＋＋）；肺功能呈限制型通气功能障碍（＋＋）；肾功能损害属中度（＋＋）；蛋白尿属中度（＋＋）。

1.3　辨证分型

肺肾阴虚痰瘀型（26例）：症见气促胸翳，甚则张口抬肩不能平卧，咳声不扬，咳痰带血，口渴咽干，午后潮热，形体消瘦，舌红紫暗，脉虚数。

肺脾气虚痰瘀型（12例）：症见喘息短气，咳嗽痰多，腹胀纳呆，关节酸痛，口淡不渴，头晕目眩，神疲乏力，形寒肢冷，舌淡，苔白，脉虚细涩。

痰瘀内阻型（30例）：症见气短喘息，动则尤甚，胸翳胸痛，形体消瘦，咳引胸背痛，痰少难咯或痰带血丝，舌淡紫暗，苔白，脉细涩。

---

① 特发性肺纤维化诊断及治疗（试行方案）[J]．中华结核和呼吸杂志，1994，17（1）：8．

2 治疗方法

治疗组用自拟桃莪丹汤为基本方。处方：桃仁、莪术、丹参各 10 g，半边莲、黄芪各 20 g，淫羊藿 12 g。加减：肺肾阴虚痰瘀型加西洋参、天冬各 10 g，百合 20 g。肺脾气虚痰瘀型加白术、紫菀、防风 10 g。痰瘀内阻型加郁金、款冬花、浙贝母、海底椰各 10 g。用法：水煎服，每天 1 剂，连服 6 个月，并配合泼尼松每天 30～40 mg，连服 3～6 个月，环磷酰胺每天 100～150 mg，口服。

对照组：泼尼松每天 30～40 mg，连服 3～6 个月，环磷酰胺每天 100～150 mg，口服，以外周血的白细胞不低于 $4 \times 10^9/L$ 为度。

两组患者治疗期间，观察记录患者的临床症状改善情况。

3 治疗结果

治疗组 68 例，1 年生存率为 88.24%（死亡 8 例属急性型），3 年生存率为 58.82%（死亡 28 例，其中急性型 8 例，亚急性型 18 例，慢性型 2 例），5 年生存率为 36.76%（死亡 43 例，其中急性型 8 例，亚急性型 18 例，慢性型 17 例）。对照组 32 例，1 年生存率为 78.13%（死亡 7 例，其中急性型 6 例，亚急性型 1 例），3 年生存率为 37.50%（死亡 20 例，其中急性型 6 例，亚急性型 12 例，慢性型 2 例），5 年生存率为 12.50%（死亡 28 例，其中急性型 6 例，亚急性型 12 例，慢性型 10 例）。治疗组经配合中药治疗后，临床症状和肺功能、肾功能均有不同程度的改善（见表 1、表 2）。

表 1　治疗组与对照组生存率比较

单位：例（%）

生存率	治疗组	对照组	P 值
1 年生存率	60（88.24）	25（78.13）	＞0.05
3 年生存率	40（58.82）	12（37.50）	＜0.05
5 年生存率	25（36.76）	4（12.50）	＜0.05

表 2　治疗组与对照组临床症状的改善比较

单位：例（%）

症状及其他	治疗组	对照组	P 值
呼吸困难	50（73.53）	15（46.88）	＜0.01
干咳	60（88.24）	14（43.75）	＜0.01

续上表

症状及其他	治疗组	对照组	P 值
通气功能障碍	38 （55.88）	10 （31.25）	<0.05
肾功能损害	41 （60.29）	11 （34.38）	<0.05
蛋白质	37 （54.41）	8 （25.00）	<0.01

4 讨论

中医文献虽无特发性肺间质纤维化（IPF）病名记载，但类似 IPF 症状记载则可见于中医有关典籍，如对肺痿、喘证的记载。《金匮要略·肺痿肺痈咳嗽上气病》指出：“寸口脉数，其人咳，口中反有浊唾涎沫者，……肺痿之病。”根据《金匮要略》的旨意及后世医家认识，本病多属肺部多种疾患伤肺，进一步演变发展成痿。肺痿是肺叶萎弱不用的肺部慢性虚损疾患。元代朱丹溪指出“怪病多属痰”“痰火生异证”。明代《景岳全书》谓：“痰生百病，百病多兼有痰。”《杂病源流犀烛》指出：“邪积胸半，阻塞气逆，气不得通为痰……为血……，皆邪正相搏，邪既胜，正不得制之，遂结成形而有块。”这种成形有块的病理产物与今天所见的特发性肺间质纤维化相类似。至于治疗，清代周学海有谓：“治痰必用破瘀和不得补火，不得利水。”可见对于 IPF 的治疗应抓住肺痿、肺气亏虚、痰瘀互结这个病机，才能取得较好疗效。肺气亏虚是本病重要病机之一，黄芪益气升阳，能有效增强肺脏免疫功能，促进细胞生长旺盛[1]，对肺间质纤维化的康复有积极意义。黄芪的补气作用还表现在对渐进性呼吸困难的改善作用。厌食、乏力也是患者要求解决的症状之一，淫羊藿的临床应用，能有效地改善患者的食欲与疲乏。莪术、桃仁功专破瘀活血，擅荡涤气血瘀滞所致症瘕积聚，对肺间质炎症的吸收有良好作用。丹参活血祛瘀，改善微循环，降低毛细血管通透性，促进肺泡炎症吸收，有效减缓肺间质纤维化[2]。半边莲清热解毒，平喘止咳，对刺激性干咳有良好的抑制作用。亚急性和慢性特发性肺间质纤维化一般在早期应用糖皮质激素和细胞毒性药物治疗，都能明显改善症状，但对病情的真正缓解无肯定作用，此时若介入中药的有效治疗，不但可以改善呼吸困难、干咳、纳呆、乏力的症状，而且对白细胞的提高及肺间质纤维化的减缓均有明显作用。临床观察 68 例 IPF 患者，应用中西结合治疗后，其症状改善明

---

① 颜正华. 中药学 [M]. 北京：人民卫生出版社，1997：736 - 742.

② 关天鹏，詹炳炎，吕胜启，等. 补肾中药对 IL-2/IAK 抗肿瘤增强作用的动物实验 [J]. 肿瘤，1997，17（3）：173.

显优于对照组 32 例患者。治疗组患者生存期更长，肺功能下降速度减慢，常见的西药副作用如胃肠道损害、骨髓抑制、肾功能损害都明显轻于对照组，由此可见中西结合治疗特发性肺间质纤维化是一条值得继续探讨的治疗途径。

中西医结合治疗支气管扩张症临床观察[①]

支气管扩张症以慢性咳嗽、咯大量脓痰和反复咯血为临床特征，是临床常见的呼吸系统疾病之一。本病病情迁延缠绵，且易反复发作，临床治疗颇为棘手。目前西医治疗以抗感染为主，由于长期使用抗生素，易导致耐药菌株出现。笔者运用中西医结合方法治疗本病取得较好疗效，现报道如下。

1 临床资料

1.1 一般资料

全部 90 例观察病例均来自广州医学院附属第一医院中西医结合呼吸专科门诊，随机分成中西医结合组和对照组。中西医结合组 56 例，男性 32 例，女性 24 例；年龄 36 ~ 65 岁，平均（52.6 ± 1.6）岁；病程 5 ~ 16 年，平均（7.3 ± 0.8）年；痰量 8 ~ 55 mL，平均（22.50 ± 2.65）mL。对照组 34 例，男性 18 例，女性 16 例；年龄 35 ~ 66 岁，平均（51.8 ± 1.4）岁；病程 6 ~ 16 年，平均（7.5 ± 0.6）年；痰量 9 ~ 53 mL，平均（21.50 ± 2.75）mL。本组病例均无咯血痰，并排除其他心肺疾病。两组患者性别、年龄、病程经统计学处理，差异无显著性意义（$P > 0.05$），具有可比性。

1.2 诊断标准

参照《内科学》支气管扩张诊断标准[②]，并排除支气管先天性发育缺损和遗传因素引起的支气管扩张症。

2 治疗方法

2.1 中西医结合组

青黄三子化痰汤（自拟）：青天葵 8 g、黄芩 12 g、紫苏子 20 g、白芥子 6 g、莱菔子 15 g、桃仁 15 g、仙灵脾 20 g、菟丝子 20 g。痰热蕴肺，肺脾两

① 原载《中医药学报》2007 年第 35 卷第 1 期。作者：喻清和、邱志楠、王鹏。
② 叶任高，陈再英. 内科学［M］. 5 版. 北京：人民卫生出版社，2000：42 - 45.

虚型，加蒲公英 20 g、桑白皮 20 g、北黄芪 15 g、甘草 6 g；痰湿阻肺，肺脾两虚型，加法半夏 10 g、橘红 10 g、茯苓 20 g、紫菀 15 g、甘草 6 g；风痰内蕴，肺肾两虚型，加防风 10 g、白术 12 g、僵蚕 10 g、熟附子 6 g、乌梢蛇 20 g。每日 1 剂，连服 2 周。同时配合使用对照组采取的治疗方法。

2.2　对照组

抗感染：口服左克胶囊（左氧氟沙星，扬子江药业集团有限公司生产），每次 0.2 g，每日 2 次。化痰：沐舒坦片（勃林格殷格翰药业有限公司生产），每次 60 mg，每日 3 次。支气管扩张剂：舒弗美片（广州迈特兴华制药厂有限公司生产）每次 0.2 g，每日 2 次。2 组疗程均为 2 周，观察治疗后临床症状改善情况。

3　疗效标准

参照陆志伟等报道。①

3.1　临床症状和检查

痰液性状（Miller 分类法）：透明非脓性痰为（－）；少许脓性透明痰为（＋）；黏液性痰（脓性约占≤1/3）为（＋＋）；黏液性痰（脓性占1/3～2/3）为（＋＋＋）；黏液性痰（脓性约占≥2/3）为（＋＋＋＋）。痰量：<2 mL 为（＋）；2～10 mL 为（＋＋）；11～50 mL 为（＋＋＋）；50 mL 为（＋＋＋＋）。无咳嗽为（－）；轻咳为（＋）；中等咳嗽为（＋＋）；重度咳嗽为（＋＋＋）；特重咳嗽为（＋＋＋＋）。

3.2　疗效判断

临床控制：咳嗽消失，痰量为（＋）。显效：临床症状或检查结果改善达到 2 个梯度，如从（＋＋＋＋）改善为（＋＋）。有效：改善程度达到 1 个梯度。无效：临床症状或检查结果均无改善。

3.3　统计学处理

本组计数资料用 χ^2 检验，计量资料用 t 检验。

4　治疗结果

4.1　两组疗效比较

两组显效以上病例经统计学处理（$\chi^2 = 2.57$），差异有显著性意义（$P < 0.05$），见表 1。

---

① 陆志伟，王伟. 小剂量红霉毒治疗支气管扩张症疗效观察［J］. 临床肺科杂志，2005，10（5）：592－593.

表 1　两组疗效比较

单位：例（%）

组别	例数	临控	显效	有效	无效	总有效
中西医结合组	56	28（50.00）	21（37.50）	6（10.71）	1（1.79）	55（98.21）
对照组	34	15（44.12）	9（26.47）	7（20.59）	3（8.82）	31（91.18）

4.2　两组痰量疗效比较

两组痰量治疗后经统计学处理（$t = 6.32$），差异有显著性意义（$P < 0.01$），见表 2。

表 2　两组痰量疗效比较

组别	例数	治疗前/mL	治疗后/mL
中西医结合组	56	22.50 ± 2.65	4.35 ± 1.56
对照组	34	21.50 ± 2.75	6.65 ± 1.85

5　讨论

支气管扩张症是慢性支气管化脓性疾病，临床以慢性咳嗽、咯出大量脓痰、反复咯血及经常合并感染为主要特征。因其病程长，病情迁延缠绵，属临床较为难治的疾病。本病的发生除少数是由禀赋不足、先天性支气管发育缺损导致外，大多继发于鼻旁窦、支气管、肺部的慢性感染及支气管阻塞等因素，日久损伤支气管壁而引起支气管的扩张和变形[①]。目前西医以抗感染、化痰、止血及手术治疗为主，中医治疗以清热化痰、止血为主，但疗效不肯定。

本病属祖国医学"咳嗽""咯血"等病范畴，病程长，病情缠绵。中医理论认为"久病必虚""久病必瘀"。肺虚日久，子盗母气，导致脾虚；肺脏受损，母病及子，令肾气受损，形成肺脾肾三脏虚损局面。脾虚化湿无力，湿聚成痰，痰郁日久化热。痰阻气机，气机不畅，气滞而血瘀，导致痰瘀互结，互为因果，不断发展，易形成恶性循环。因此，笔者发现支气管扩张症其标在肺，其本在脾肾，痰、瘀、虚为本病重要病理基础。大凡治痰之法以清化、温化、顺气等为主，但没有注意到清化有可能伤正，温化有可能

---

① 梁炜，李世华. 支气管扩张症的中医辨治体会［J］. 铁道医学，2000，28（3）：161－162.

助痰化热等。因此，笔者认为痰邪辨治应该扶正祛邪并举。

笔者自拟青黄三子化痰汤正基于此，采取清温并用、痰瘀并治之法。方中选用的青天葵为岭南名药，具有清肺、心热，润肺止咳，散瘀消肿，止血止痛等功效，系同治痰、瘀、热三证之品，有消痰解毒化瘀而不伤阴血耗气的特性①。黄芩清热化痰。白芥子温肺利气，快膈消痰；紫苏子降气行痰，使气降而痰不逆；莱菔子消食导滞，使气行则痰行："三子"均系行气消痰之品，合而为用，各逞其长，可使痰消气顺，喘嗽自平。桃仁化瘀活血，具有抗炎镇咳作用，使瘀去痰消，促进炎症吸收。菟丝子、淫羊藿均具有补肾助阳的功效，实验研究已经证实淫羊藿具有抗炎②和增强免疫的作用③。全方共奏清肺、补肾、化痰、化瘀、虚实并治之效。西药左氧氟沙星对敏感性革兰阴性杆菌所致支气管感染急性发作及肺部感染有较好疗效；沐舒坦片可促进呼吸道内黏稠分泌物的排除及减少黏液的滞留，因而显著促进排痰，改善呼吸状况；舒弗美对呼吸道平滑肌有较强的直接松弛作用，可以缓解咳嗽症状。中西药合用可以相互促进，起到协同抗炎、促进排痰、减少痰量的作用。同时中药可以增强机体抗病能力，提高机体免疫力，促进康复作用，也可以减轻西药的副作用。

综上所述，中西医结合治疗本病可以优势互补，既抗炎又化痰，从而提高治疗效果，为中医痰证治疗提供了新的辨证思路。

中西医结合治疗支气管扩张合并感染 128 例临床观察④

支气管扩张患者多见于儿童及青年，近年来由于吸烟和环境污染等因素影响，中老年患者也不断增多，其发病率仅次于慢性支气管炎。笔者应用自拟方当归四子祛痰汤为主治疗支气管扩张合并感染，疗效满意，现报道如下。

① 邱志楠，潘俊辉. 青天葵临床新用 [J]. 广州医学院学报，1995，23（2）：96–97.

② 刘铁汉，王本样，王毅，等. 淫羊藿苷及其肠菌代谢产物对 THP–1 细胞分泌细胞因子的影响 [J]. 药学学报，2000，35（4）：245–248.

③ 王刚，徐颖. 淫羊藿多糖对荷瘤小鼠免疫功能的影响 [J]. 武警医学院学报，2003，12（3）：194–196.

④ 原载《新中医》2001 年第 33 卷第 1 期。作者：邱志楠、潘俊辉。

1 临床资料

1.1 一般资料

观察病例共 190 例，均为 1988 年 3 月至 1997 年 10 月本院门诊及住院患者，所有病例均符合《中药新药治疗咯血的临床研究指导原则》有关支气管扩张诊断标准①。入选病例随机分成 2 组。治疗组 128 例，男性 58 例，女性 70 例；年龄 10～14 岁 28 例，15～58 岁 100 例，平均 36.5 岁；病程 2～6 年；咳吐大量脓血痰和咯血 32 例，咳吐中量脓痰、血痰 63 例，咳吐脓痰兼少量血痰 33 例。对照组 62 例，男性 27 例，女性 35 例；年龄 12～14 岁 12 例，15～48 岁 50 例，平均 31.5 岁；病程 2～6 年；咳吐大量脓痰、血痰 10 例，咳吐中量脓痰、血痰 28 例，咳吐脓痰兼少量血痰 24 例。两组病例的性别、年龄、病程、病情大致相同，具有可比性。

1.2 辨证分型

病例根据辨证分为 4 型。

肺热壅盛型（80 例）：症见咳吐黄痰，痰血相兼，血色鲜红，胸满气急，口渴心烦，伴发热，舌红、苔黄，脉滑数。

痰热壅肺型（50 例）：咳吐脓痰、血痰，血色暗红，胸胁引痛，痛有定处，烦躁易怒，失眠，舌红有瘀斑、苔黄，脉涩。

阴虚肺热型（40 例）：咳嗽痰少或干咳无痰，痰带血丝，血色鲜红，潮热盗汗，五心烦热，两颧潮红，口燥咽干，舌红、苔少，脉细数。

脾肺两虚型（20 例）：咳吐脓痰、血痰，血色淡红，气短神疲，口淡纳呆，腹胀便溏，舌淡红、苔白，脉虚弱。

2 治疗方法

2.1 治疗组

治以祛痰止咳、化瘀止血之法。方用自拟当归四子祛痰汤。处方：当归、白及、莲子各 12 g，三七、葶苈子各 10 g，车前子、苍耳子、菟丝子各 15 g。肺热壅盛型加黄芩 15 g，青天葵 10 g；痰热壅肺型加蒲公英 15 g，桃仁 10 g；阴虚肺热型加地骨皮 12 g，知母 10 g，阿胶 15 g；脾肺两虚型加白术 10 g，淫羊藿 12 g。每天 1 剂，水煎顿服。15 岁以下儿童用量减半。并配合口服阿莫西林，每天 3 次，每次 0.125 g。

2.2 对照组

口服阿莫西林胶囊（广东省佛山康宝制药有限公司生产），每天 4 次，

---

① 中华人民共和国卫生部. 中药新药临床研究指导原则：第二辑［S］. 1995：87.

每次 0.25 g。15 岁以下儿童用量减半。

两组有血痰者均加服安络血，每天 3 次，每次 10 mg，连服 3 天。

两组均以治疗 15 天为 1 个疗程，观察 2 个疗程。每 1 个疗程复查血象，每 2 个疗程复查 X 线胸部摄片。

3 疗效标准与治疗结果

3.1 疗效标准

疗效评定标准参照《中药新药治疗咯血的临床研究指导原则》。临床控制：1 周内出血停止，2 周内未再出血，出血伴随症状基本消失。显效：1 周内出血基本控制，偶见痰中带血，出血伴随的主要症状基本消失。好转：1 周内出血量减少，出血伴随的主要症状有所改善。无效：咯血治疗 1 周，或中度、重度咯血经治疗 1 天，出血无好转，甚至加重，出血伴随症状无改善或加重。

3.2 治疗结果

两组疗效比较：治疗组临床控制 8 例，显效 30 例，好转 75 例，无效 15 例，总有效率 88.28%；对照组临床控制 1 例，显效 8 例，好转 33 例，无效 20 例，总有效率 67.74%。治疗组疗效优于对照组（经卡方检验 $\chi^2 = 13.7$，$P < 0.005$）。

两组主要症状疗效比较：咯血患者平均止血时间，治疗组为（6.36 ± 2.47）天，对照组为（18.06 ± 3.08）天（$P < 0.01$）；止咳时间，治疗组为（10.63 ± 3.28）天，对照组为（26.63 ± 3.28）天（$P < 0.01$）；脓痰消失时间，治疗组为（16.40 ± 2.89）天，对照组为（36.38 ± 2.32）天（$P < 0.05$）。治疗组在止咳、止血、脓痰消失时间方面均明显优于对照组。

4 讨论

由于支气管扩张患者支气管—肺脏反复感染，炎症损害支气管壁各层组织，削弱它的弹性，最终导致支气管扩张。风寒、风热、痰湿、燥火等内外之邪犯肺，导致肺气宣发肃降失常，肺津失布，聚液为痰，痰浊壅塞气道，损伤肺络，血液妄行，故气逆咳嗽，咳大量脓痰，或痰中带血，或咳血。离经之血溢于肺内，形成败血、瘀血，与肺中伏痰互结，形成痰瘀互结的病理变化。痰瘀互为因果，不断发展，形成恶性循环，每因邪气外犯内扰即可引动而发咳血，使支气管扩张患者迁延难愈。又因肺脏受损，子病及母，致脾（胃）气受损，运化失常，一方面水湿停聚生痰而加重病情，另一方面土不生金而使肺损难于修复。又因肺脏受损，母病及子，令肾气受损，纳气失常，无根之气浮逆而为咳为喘，使疾病难愈。因此，支气管扩张可概括为其标在肺，其本在脾肾，痰瘀互结是病理基础，外内邪扰是发病之机。治疗上，根据急则治其标、缓则治其本的原则，法当化痰止咳、祛瘀止血为当务之急，同时注意调理肺气，健脾固肾。

当归四子祛痰汤正是针对痰瘀互结，内外之邪为患，肺脾肾气亏损这一病机而设立的。本方中的三七、白及祛瘀止血生肌，既祛离经之瘀血、败血，又能止血生肌，修复损伤之肺络；当归养血祛瘀，尤擅治血分之咳嗽咳血；苍耳子、葶苈子、车前子宣肺利水，止咳化痰，复肺之宣降功能，绝生痰贮痰之源。痰瘀同治则气顺血宁。更以莲子、菟丝子健脾补肾，固本培元。标本兼顾，共奏化痰止咳、祛瘀止血、健脾补肾之功。

药理研究显示①：苍耳子、葶苈子、车前子、白及、当归均具有良好的抗菌抗炎作用，且车前子有镇咳、平喘、祛痰作用；葶苈子中的苄基芥子油对酵母菌、20种真菌及数十种其他菌株均有抑制作用；白及能增强血小板第Ⅲ因子活性；三七既能缩短出血及凝血时间，又能抗凝；当归有抗血小板聚集作用。由此可见，全方具有化痰止咳、祛瘀止血之功。在支气管扩张稳定期，尤应注意结合补肾健脾用药，方可事半功倍。

中西医结合治疗慢性阻塞性肺疾病 228 例临床观察②

慢性阻塞性肺疾病（COPD）是严重危害人类健康的慢性呼吸系统疾病。如何降低其患病率和病死率，是医学界目前研究的重点之一。我们于 1990—2000 年应用天龙痰喘汤配合西医常规处理治疗 COPD 患者 228 例，疗效较好。现报告如下。

1 资料与方法

1.1 一般资料

350 例 COPD 患者中，中医辨证属肺肾阴虚 116 例，肺脾两虚 43 例，心肺气虚 69 例。COPD 按文献标准③确诊，随机分为两组。治疗组 228 例，男

---

① 梅金喜，毕焕新. 现代中药药理手册［M］. 北京：中国中医药出版社，1998：41－43，118，335－336，433，446－452，577－581.

② 原载《中国中医急诊》2005 年第 14 卷第 1 期. 作者：邱志楠、喻清和、潘俊辉。

③ 中华医学会呼吸病学会. 慢性支气管炎临床诊断及疗效判断标准（1979 年修订）［J］. 中华结核和呼吸系疾病杂志，1980，3（3）：61.

性 130 例，女性 98 例；年龄 52~76 岁，中位年龄 64 岁；肺功能损害 0 级 8 例，Ⅰ级 80 例，Ⅱ级 128 例，Ⅲ级 12 例。对照组 122 例，男性 72 例，女性 50 例；年龄 58~78 岁，中位年龄 68 岁；肺功能损害 0 级 7 例，Ⅰ级 19 例，Ⅱ级 92 例，Ⅲ级 4 例。两组上述资料差异无显著性（$P > 0.05$），具有可比性。

1.2　治疗方法

两组均予西医常规处理，即予持续低流量氧疗，抗感染，化痰，支气管扩张剂，短期使用糖皮质激素。治疗组另予天龙痰喘汤：蜈蚣 3 g，青天葵、黄芩、桃仁、泽兰、仙灵脾、菟丝子各 10 g。肺肾阴虚（咳嗽气短，痰少难咯，动则喘促，口燥咽干，失眠多梦，溺黄短赤，舌红少苔，脉细数）加肉苁蓉、山茱萸肉各 15 g，蛤蚧 1 对；肺脾两虚（咳嗽，痰多色白易咯，舌淡，苔白，脉缓）加茯苓、补骨脂、白术各 10 g；心肺气虚（咳嗽气促，痰白清稀，胸膺背寒，自汗心悸，口淡不渴，舌淡，苔白，脉细）加白芥子、莱菔子、黄芪各 10g。水煎取汁日服 3 次，每日 1 剂。两组均治疗 3 个月，并追访 2 年。

1.3　观察方法

（1）安全性指标：一般体格检查项目，血常规、尿常规、大便常规，心、肝、肾功能。

（2）疗效性观测：症状（气短、咳嗽、咯痰、发热），舌象、脉象、白细胞总数及分类，X 线胸片、动脉血气检测及肺功能测定。

（3）肺功能检测分级：0 级（高危期）为有慢性咳嗽、咳痰，具有危险因素（个体易感因素及环境因素）；Ⅰ级（轻度）为 $FEV_1/FVC < 70\%$ 预计值，$FEV_1 \geq 80\%$ 预计值，有或无慢性咳嗽、咯痰症状；Ⅱ级（中度）为 $FEV_1/FVC < 70\%$ 预计值，30% 预计值 $\leq FEV_1 < 80\%$ 预计值；Ⅲ级（重度）为 $FEV_1/FVC < 70\%$ 预计值，$FEV_1 < 30\%$ 预计值或 50% 预计值并有呼吸衰竭的临床征象。

1.4　疗效标准

参照文献①拟订。显效：气促、咳嗽、咯痰明显减轻，肺功能、X 线胸片明显改善。有效：气促、咳嗽、咯痰改善，肺功能、X 线胸片改善。无效：气促、咳嗽、咯痰、肺功能、X 线胸片无改善，甚或病情加重。

---

① 国家中医药管理局. 中医病证诊断疗效标准［S］. 南京：南京大学出版社，1994：24 - 25.

1.5　统计学处理

采用 Ridit 分析。

2　结果

表 1 提示治疗组疗效优于对照组（$P < 0.01$）。表 2 提示两组肺功能治疗后均较治疗前改善（$P < 0.05$），而治疗组改善程度优于对照组（$P < 0.05$ 或 0.01）。

表 1　两组临床疗效比较

单位：例（%）

组别	例数	显效	有效	无效	总有效
治疗组	228	120（52.63）	88（38.60）	20（8.77）	208（91.23）[①]
对照组	122	47（38.52）	26（21.31）	49（40.17）	73（59.83）

注：与对照组比较，①$P < 0.01$。

表 2　两组治疗前后肺功能比较

单位：例

组别	例数	时间	0 级	I 级	II 级	III 级
治疗组	228	治疗前	8	80	128	12
		治疗后	88	110	28	2
对照组	122	治疗前	7	19	92	4
		治疗后	27	46	46	3

3　讨论

现代医学在处理 COPD 时常用支气管舒张剂、糖皮质激素、抗生素、祛痰药及免疫调节剂治疗。治疗初期虽然有明显效果，但随着用药时间的延长，疗效越来越不理想。COPD 在急性加重期，由于合并细菌、病毒感染，机体免疫力下降，此时仅用对症处理的西药，而不合以扶正祛邪中药，其疗效不理想。中医学认为，COPD 患者水液失于归化而痰浊内盛，久病及肾，致肾不纳气而发为喘促。故笔者选用青天葵、黄芩、蜈蚣、桃仁、泽兰、仙灵脾、菟丝子组成天龙痰喘汤，配合西医常规处理治疗 COPD 取得较满意疗效。方中青天葵、黄芩擅清肺经热邪、祛痰止咳，蜈蚣走窜而化顽痰，桃仁、泽兰化痰祛瘀、平喘止咳，随证加味，则更切中病机。本观察表明，应用天龙痰喘汤合西医常规处理治疗组疗效明显优于单用西医常规处理的对照组，提示中西医结合治疗 COPD 能充分发挥优势。笔者认为，观察 COPD 的疗效，不但应注意症状、体征和生活质量的改善，更需观察肺功能的情况，肺功能好转方能保证病情的稳定。

中西医结合治疗老年慢性阻塞性肺疾病急性加重82 例疗效观察①

慢性阻塞性肺疾病（COPD）临床以咳嗽、气喘、胸闷、痰多为主要症状。痰在本病的发生发展中起着重要作用，常在春、秋、冬气候急剧变化或上呼吸道感染时引起急性发作或加重病情。笔者从 1998 年开始，在常规西医治疗的同时加用三子养亲汤加味治疗本病，取得较好疗效，结果报道如下。

1 临床资料

1.1 诊断标准

参照中华医学会呼吸病学会 1997 年制定的《慢性阻塞性肺疾病（COPD）诊治规范（草案）》诊断标准②，排除高血压病、糖尿病等其他疾病患者。

1.2 一般资料

观察病例共 126 例，均为本院住院病例，随机分为 2 组。中西医结合组82 例，男性 47 例，女性 35 例；年龄 61～71 岁，平均 66 岁；病程 8～12年，平均 9～8 年。对照组 44 例，男性 28 例，女性 16 例；年龄 62～70 岁，平均 65 岁；病程 8～13 年，平均 9.6 年。两组病例性别、年龄、病情等方面比较，经统计学处理，差异无显著性意义（$P > 0.05$），具有可比性。

2 治疗方法

2.1 中西医结合组

三子养亲汤加味基本方：青天葵 6 g，黄芩 12 g，白芥子 10 g，紫苏子、

---

① 原载《新中医》2004 年第 36 卷第 9 期。作者：喻清和、邱志楠。

② 慢性阻塞性肺疾病（COPD）诊治规范（草案）［J］. 中华结核和呼吸杂志，1997，20（4）：199－203.

莱菔子、桃仁各 15 g，淫羊藿 20 g。加减：痰热蕴肺，肺肾两虚者加蒲公英、桑白皮各 20 g，甘草 6 g。外热内饮者加桑白皮、苍耳子各 15 g，苦杏仁、防风各 12 g，甘草 6 g。痰湿阻肺、肺脾两虚者加法半夏 10 g，茯苓、乌梢蛇各 20 g，紫菀 15 g，甘草、陈皮各 6 g。每天 1 剂，水煎服，连服 2 周。同时配合使用对照组采取的治疗方法。

2.2 对照组

①持续低流量氧疗（2 L/min）。②抗感染：来立信（乳酸左氧氟沙星）注射液（浙江医药股份有限公司新昌制药厂生产）静脉滴注，每次 0.2 g，每天 2 次。③化痰：吉诺通胶囊（德国保时佳大药厂生产）口服，每次 0.3 g，每天 3 次。④支气管扩张剂：舒弗美片（广州迈特兴华制药厂有限公司生产）口服，每次 0.2 g，每天 2 次。⑤糖皮质激素：强的松（佛山雅来制药有限公司生产）每天早上口服 20 mg，1 周后减为 15 mg。⑥其他对症治疗。

两组疗程均为 2 周，观察治疗后患者临床症状和体征改善情况。统计学处理用卡方检验。

3 疗效标准

3.1 症状分度

轻度（+）：间断咳嗽，24 小时痰量少于 20 mL，气喘但不影响正常生活工作，湿啰音偶闻，或在咳嗽、深快呼吸后出现。中度（++）：介于轻度和重度咳嗽之间，湿啰音散在。重度（+++）：昼夜咳嗽频繁或阵咳，24 小时痰量大于 50 mL，气喘且影响工作和睡眠，湿啰音满布。

3.2 疗效判断

临床控制：咳、痰、喘症状基本消失，肺部湿啰音少许。显效：咳、痰、喘症状明显好转［从（+++）改善为（+）］，肺部湿啰音明显减轻。有效：咳、痰、喘症状好转［从（+++）改善为（++），从（++）改善为（+）］，肺部湿啰音减轻。无效：咳、痰、喘症状及湿啰音无改变，或减轻不明显，以及症状加重者。

4 治疗结果

4.1 两组疗效比较

两组总有效率比较，差异有显著性意义（$P < 0.05$），中西医结合组疗效优于对照组（见表 1）。

表1 两组疗效比较

单位：例（%）

组别	临床控制	显效	有效	无效	总有效
中西医结合组（n=82）	28（34.15）	38（46.34）	10（12.20）	6（7.32）	76（92.68）①
对照组（n=44）	9（20.45）	22（50.00）	5（11.36）	8（18.18）	36（81.82）

注：与对照组比较，①P<0.05。

4.2 两组主要临床症状与体征改善情况比较

结果显示，中西医结合组治疗后症状和体征改善均优于对照组，差异有显著性意义（P<0.05）（见表2）。

表2 两组主要临床症状与体征改善情况比较

症状与体征	中西医结合组（n=82）					对照组（n=44）					P值
	临床控制/例	显效/例	有效/例	无效/例	总有效率/%	临床控制/例	显效/例	有效/例	无效/例	总有效率/%	
咳嗽	26	41	10	5	93.90	11	19	6	8	81.82	<0.05
咯痰	30	39	9	4	95.12	9	20	5	10	77.27	<0.01
气喘	27	34	12	9	89.02	10	18	6	10	77.27	<0.05
啰音	26	30	18	18	78.05	7	17	4	16	63.64	<0.05

5 讨论

慢性阻塞性肺疾病是一种以气流阻塞为特征的慢性肺疾病，包括具有气流阻塞的慢性支气管炎、肺气肿、支气管哮喘，是一种慢性发展性疾病，病程长，反复发作，容易感染，严重影响老年患者的生活质量。本病属中医咳嗽、痰饮、肺胀、喘证等范畴。患者长期咳、痰、喘，日久耗伤肺气，损及脾肾，痰浊内蕴，变生瘀滞，形成气虚痰瘀之证，其标在肺，其本在肺肾。脾肾阳虚，升清降浊失常，水液失于气化，聚而为痰，痰浊上泛，堵塞气道，致肺气宣发肃降失常，故咳喘咯痰、胸中胀满。痰性黏滞，易阻气机，气机不畅，气血阻滞，由痰生瘀，或夹瘀而病。痰瘀郁久亦易化热，形成兼夹痰热之证。COPD急性发作主要诱因为外感风寒，首要内因为气阳虚弱，痰瘀伏肺为其夙根。现代医学研究发现①，病毒感染是 COPD 急性加重的重要诱因，且病毒感染与 COPD 发病具有相关性。中医治疗本病急性发作期一般分型论治，大多采取清热化痰之法。

笔者认为老年 COPD 主要病理为虚实夹杂，寒热并存，痰瘀为患。治疗应在清肺化痰的同时，注意温肾化痰与活血逐瘀。古人云："痰为阴邪，非温不化"，"病痰饮者，当以温药和之"。中医理论认为本病迁延日久，多为肺肾脾虚及痰瘀同病之证，笔者临床观察本病患者大多有舌下静脉紫黑见症。因此，临床除注重清肺化痰外，同时酌加温肾化痰与活血化瘀之品，疗效会显著提高。尤其是久病顽痰的患者，久病及肾，肾亏于下，冷痰上泛，痰阻则血难行，血瘀则痰难化；痰滞日久，必致血瘀，瘀血内阻，久必生痰，痰郁化热，故温肾则纳气平喘，活血则瘀去痰易化。② 三子养亲汤加味正是基于此立法。方中紫苏子降气行痰，使气降则痰不逆；白芥子温肺利气，快膈消痰；莱菔子消食导滞，使气行则痰行：三味合用具有顺气降逆、化痰消食之效。青天葵是同治痰、瘀、热三证之品，有除痰解毒化瘀又不伤阴血耗气的特性；黄芩清肺泻火；桃仁活血化瘀，平喘止咳；淫羊藿补肾祛痰纳气。全方清热化痰祛瘀，补益肺脾，温肾纳气并举，攻补兼施并用，共治肺脾肾三脏之痰。现代药理研究③表明紫苏子、白芥子都有明显的祛痰和平喘作用，白芥子的祛痰作用较紫苏子强，而紫苏子的平喘作用较白芥子强，镇咳则以莱菔子作用为最强。三子养亲汤对肺动脉高压有明显降压作用，同时可使循环阻力降低。④ 来立信为广谱抗菌药物，与中药青天葵、黄芩共用具有抗菌抗病毒作用，吉诺通胶囊具有较好的稀释痰液作用，与三子养亲汤合用可以增强化痰、促进排痰作用；舒弗美片是茶碱缓释剂，具有解痉平喘作用；强的松片可以增强抗炎作用。西药主要是祛邪，结合中药可以发挥祛邪而不伤正、扶正与祛邪并举的优势，故而取得较好疗效。

① 薛旗山，刘树卿，袁雅冬，等. 慢性阻塞性肺疾病患者病毒感染的研究［J］. 中华结核和呼吸杂志，2002，25（6）：341 - 343.

② 潘俊辉，邱志楠，姚红，等. 天龙咳喘灵治疗慢性阻塞性肺疾病临床研究［J］. 广州医学院学报，1977，25（2）：84 - 87.

③ 梁文波，赵红，张学梅，等. 三子养亲汤镇咳、祛痰、平喘作用的药理研究［J］. 中药药理与临床，2003，19（2）：11 - 12.

④ 宋爱英，张士友，刘建秋，等. 三子养亲汤治疗肺心病肺动脉高压的基础与临床研究［J］. 中医药信息，1995（3）：25 - 26.

伏风理论对慢性阻塞性肺疾病急性期
抗炎效果的临床研究①

慢性阻塞性肺疾病（COPD）是因气道的炎症细胞浸润，气道重塑导致不完全可逆的气道受限。目前除激素治疗外其他治疗方法（包括中西药）均对其抗炎效果不佳。有研究表明 COPD 患病率占 40 岁以上人群的 8.2%，其患病率之高十分惊人。② 如何进一步提高 COPD 的疗效，减少该病的气道受限是临床上亟待解决的重大问题。本文作者之一邱志楠教授为广东省名老中医，国家第二、第四、第五批中医师承工作指导老师，师承博士后工作指导老师，其擅长运用"伏邪理论"指导治疗各种疑难复发性杂症。其运用伏风理论治疗 COPD 疗效较中医常规治疗方法为优。

本研究试图运用伏风理论指导治疗 COPD 急性加重期（AECOPD），观察其抗炎效果以达到减轻气流受限的目的，并探讨其机理。现报告如下。

1　资料与方法

1.1　临床资料

本研究纳入的 80 例病例均来源于广州医科大学附属第一医院中医科和广州呼吸疾病研究所 2013 年 9 月至 2014 年 9 月的 AECOPD 住院患者。所有病例均符合《慢性阻塞性肺疾病诊治指南（2011 年修订版）》中 AECOPD 的诊断标准③。中医诊断参考《中医内科学（第七版）》肺胀的诊断标准，并结合邱志楠教授关于 COPD 伏风潜藏证型经验拟定。中医主要证候为：咳嗽、咯痰，喘促甚则张口抬肩，痰多泡沫，为黄白黏或脓性痰，腰膝酸软无力，舌质暗或淡紫，苔白腻或微黄腻，脉弦滑或濡滑。中医辨证为肾气虚弱、伏风藏（肺）络。将观察病例按照随机数字表法随机分为两组。治疗组 40 例，其中男性 29 例，女性 11 例；年龄 48～79 岁，中位年龄 62 岁。对照组 40 例，其中男性 30 例，女性 10 例；年龄 49～79 岁，中位年龄 63 岁。两组患者性别、年龄、病情程度差异无统计学意义（$P > 0.05$）。

---

① 原载《中国中医急诊》2015 年第 24 卷第 4 期。作者：叶振宇、邱志楠、王峰、曾强、潘俊辉。

②③ 中华医学会呼吸病学分会，慢性阻塞性肺疾病学组. 慢性阻塞性肺疾病诊治指南（2007 年修订版）[J]. 中华结核和呼吸杂志，2007，30（1）：8-17.

1.2 治疗方法

对照组采用抗感染、舒张支气管、祛痰等药常规治疗。治疗组在此基础上加用补肾祛伏风协定方：鱼腥草 20 g，法半夏 10 g，地龙 10 g，莱菔子 15 g，羊藿叶 10 g，青天葵 10 g，淡附片 15g（先煎），乌梢蛇 15 g，细辛 10 g，山茱萸 15 g，紫河车 10 g，川芎 10 g，甘草 5 g。加减：痰多加浮海石、胆南星；痰黄加黄芩、浙贝母；喘甚加紫石英、葶苈子。煎服方法：上方冷水泡 30 min，煎 40 min，煎 2 次。将两次药液混合后分 2 次服用，每次服药 200 mL，早晚餐前服用。两组均以 10 天为 1 个疗程。

1.3 检测及观察指标

治疗前后各进行 1 次血清白细胞介素-6（IL-6）、白细胞介素-8（IL-8）、肿瘤坏死因子-α（TNF-α）和 C 反应蛋白（CRP）水平检测，用 ELISA 法（相应的 IL-6，IL-8，TNF-α 检测试剂盒均购于美国 eBio Science 公司）检测，按照试剂盒说明书操作，由医院检验科检验。血标本的采集与处理：采集外周血，静置 20 min 后经常温 1 700 r/min 离心后，收集上清液置于 -20 ℃冰箱中冻存待测。实施痰液诱导，光镜下测定痰液炎症细胞及中性粒细胞计数。肺功能测定：采用肺功能仪对 AECOPD 患者进行测定。主要检测指标为 FEV_1、$FEV_1\%$、FEV_1/FVC。

1.4 疗效标准

根据症状轻度、中度、重度分别记分。按照《中药新药临床研究指导原则（试行）》[①] 症状分级，自拟评分标准计分。临床治愈：临床症状、体征积分减少≥85%。显效：临床症状、体征积分减少≥70% 且 <85%。有效：临床症状、体征积分减少≥30% 且 <70%。无效：未达到以上标准。

1.5 统计学处理

应用 SPSS 16.0 统计软件。计量资料采用 $\bar{x} \pm s$ 表示，计数资料采用率表示，进行 χ^2 检验，进行组间 t 检验。$P < 0.05$ 为差异有统计学意义。

2 结果

2.1 两组治疗后临床疗效比较

治疗 10 天后治疗组总有效率为 98.00%，优于对照组 90.00%（$P < 0.05$）（见表1）。

---

① 中华人民共和国卫生部，中药新药临床研究指导原则（试行）[M]．北京：中国医药科技出版社，2002：89.

表 1 两组 AECOPD 患者临床疗效比较

组别	例数/例	临床治愈/例	显效/例	有效/例	无效/例	总有效/例（%）
治疗组	40	19	16	3	2	38（98.00）
对照组	40	11	13	12	4	36（90.00）

2.2 两组治疗前后诱导痰液炎症细胞水平比较

治疗 10 天后，治疗组炎症细胞和中性粒细胞分类与对照组差异有统计学意义（$P < 0.05$）（见表 2）。

表 2 两组治疗前后诱导痰液炎症细胞和中性粒细胞分类的比较（$\bar{x} \pm s$）

组别	例数/例	时间	炎症细胞计数/（$\times 10^7$）	中性粒细胞分类/%
治疗组	40	治疗前	270.30 ± 25.25	0.90 ± 0.01
		治疗后	213.58 ± 41.30[①]	0.46 ± 0.06[①]
对照组	40	治疗前	272.42 ± 16.00	0.88 ± 0.10
		治疗后	241.62 ± 19.00	0.57 ± 0.34

注：与对照组治疗后比较，①$P < 0.05$，②$P < 0.01$。

2.3 两组治疗前后 IL-6、IL-8、TNF-α、CRP 比较

两组治疗 10 天后，治疗组 IL-6、IL-8、TNF-α、CRP 与对照组差异有统计学意义（$P < 0.05$）（见表 3）。

表 3 两组治疗前后 IL-6、IL-8、TNF-α、CRP 水平比较（$\bar{x} \pm s$）

组别	时间	IL-6/（pg/L）	IL-8/（ng/L）	TNF-α/（ng/L）	CRP/（mg/L）
治疗组（$n = 40$）	治疗前	210.34 ± 113.56	589.30 ± 122.41	380.54 ± 71.24	45.21 ± 11.20
	治疗后	105.43 ± 63.160[①]	492.60 ± 126.43[①]	285.63 ± 54.92[①]	8.77 ± 7.71[①]
对照组（$n = 40$）	治疗前	212.73 ± 102.37	572.41 ± 121.67	393.12 ± 62.45	49.17 ± 3.32
	治疗后	123.41 ± 97.660	510.50 ± 142.11	314.32 ± 51.43	14.41 ± 6.32

注：与对照组治疗后比较，①$P < 0.05$，②$P < 0.01$。

2.4 两组治疗前后肺功能比较

两组治疗 10 天后，治疗组 FEV_1、FEV_1/FVC、FEV_1 占预计值百分比与对照组差异有统计学意义（$P < 0.01$）（见表 4）。

表 4　两组治疗前后肺功能比较（$\bar{x} \pm s$）

组别	时间	FEV$_1$/L	FEV$_1$/FVC/%	FEV$_1$ 占预计值/%
治疗组 （$n=40$）	治疗前	1.40 ± 0.29	43.27 ± 6.23	48.12 ± 4.13
	治疗后	2.72 ± 0.36[2]	76.93 ± 5.10[2]	77.43 ± 6.32[2]
对照组 （$n=40$）	治疗前	1.41 ± 0.47	43.21 ± 5.32	47.26 ± 3.57
	治疗后	2.23 ± 0.47	64.45 ± 5.73	65.23 ± 4.12

注：与对照组治疗后比较，①$P < 0.05$，②$P < 0.01$。

3　讨论

AECOPD 主要是气道炎症（尤其是小气道）导致气道阻力进一步增高，气流阻塞加重，肺功能较稳定期下降。有研究表明[1]，COPD 患者肺部不同部位主要呈现肺泡巨噬细胞、T 淋巴细胞和中性粒细胞增加。因此抗炎是治疗慢性阻塞性肺疾病的关键，减少急性期炎症损害更是整个治疗的核心。

炎症介质在气道炎症形成中起关键作用。IL-6、IL-8 均是急性期反应物合成的重要介质。在 AECOPD 时，IL-6 可趋化大量中性粒细胞聚集，并与中性粒细胞表面受体特异性结合导致中性粒细胞脱颗粒、释放蛋白溶解酶和活性氧，加重炎症反映损伤肺组织。因此 IL-6 能较可靠地反映肺组织的局部损伤的程度，可将其作为观察肺部炎症反应治疗效果的一个客观、有效的指标[2]。IL-8 存在于气道炎症的始终，起着引发、维持甚至加重气道炎症的重要作用，并在一定程度上反映气道炎症的严重程度[3]。急性感染时，巨噬细胞增加刺激产生较高水平 TNF-α，而 TNF-α 可启动炎症反应迅速损伤肺组织。[4] 血清 CRP 是一种急性时相反应蛋白，急性炎症时 CRP 浓度 4～6 小时内迅速上升，1～2 天内达到峰值，升高幅度与感染程度呈正比，半衰期

①　何馨，王浩彦，徐秋芬，等. 稳定期慢性阻塞性肺疾病气道炎症与系统性炎症关系的研究［J］. 国际呼吸杂志，2011，31（5）：329–336.

②　ROSE JOHN S，WATZIG GH，SCHELLER J，et al. The IL-6/sll-6Rcomplex as a novel target for therapeutic approaches［J］. Expert Opin Ther Targets，2007，11（6）：613–624.

③　韩丽萍，王秋月，麦洪珍，等. 慢性阻塞性肺疾病患者血清 IL-8、hs-CRP 水平及临床意义的探讨［J］. 中国医科大学学报，2013，38（12）：924–936.

④　AMER MS，WAHBA HM，Ashmawi SS，et al. Proinflammatory cytokines in egyptian elderly with chronic obstructive pul-monary disease［J］. Lung India，2010，27（4）：225–229.

6 小时，随着炎症消退，CRP 也很快下降。[①]

邱志楠教授治疗肺系疾病，认为肺病多为慢性久病，虚实夹杂，均须"扶正祛邪"并重，慢性肺病多缠绵反复、遇诱即发，故与"伏邪"学说中的伏邪潜藏、遇感即发机理相同。AECOPD 反复发作乃因外淫风邪屡犯肺卫潜藏于内留伏肺络，新感风寒诱发伏风，两风相煽，窜阻肺络，肺络痉挛，肺气上逆可为咳、喘。[②] 肺脏受风，不能布津，停而为痰为水饮。COPD 重在小气道炎症与肺血管内膜增厚改变，与中医肺络病变类似，内风潜伏日久，则为肺气胀满而见喘憋不能平卧的主因。[③] 又因 COPD 缠绵反复久必及肾，卫气出于下焦，肾气日消，渐至肺（卫）肾两虚，长期应用激素治疗COPD 者更表现为肾虚内热症状。[④] 肺肾虚既成，则伏风无所制约，更易袭扰、触犯气道而成咳、喘、痰等症，即肺肾"最虚之处"正是伏风"藏身之所"。

本研究根据邱教授伏风理论指导拟定协定方，方中君以乌梢蛇、地龙搜风通络、散外邪，两药均善于窜散肺中络脉（相当于小气道）之风邪；细辛、川芎祛外风散寒，川芎更为血中之气药，入血络而防邪风阻络成瘀，共为臣药；山茱萸肉、淡附片、紫河车、羊藿叶温补肺肾、止咳平喘，裨正气存内而伏邪无所藏身。药理研究表明，羊藿叶鲜品粗提物有一定的祛痰作用和中枢性镇咳作用，且能改善肾上腺皮质功能而提高体内激素水平。[⑤] 鱼腥草、青天葵清散肺脏伏风易化郁热之弊，青天葵更兼有活血化瘀之功，血行则伏风自灭。法半夏、莱菔子温化寒痰，行郁滞之肺气，以上共为佐药。全方搜风散风，温肾化痰，行气通络，标本兼治，散补有序故而效佳。

本研究表明，治疗后治疗组疗效改善情况较对照组为优，运用伏风理论治疗 COPD 有实际临床意义。治疗组 AECOPD 患者经治疗后 IL-6、IL-8、TNF-α、CRP 下降明显，治疗组与对照组比较有统计学意义，抗炎效果肯定。肺功能检查是评估 COPD 严重程度分级的关键客观指标。治疗后治疗组

① DE TORRES JP, CORDOBA-LANUS E, LOPEZ-AGUILAR C, et al. C-relative protein levels and clinically important predictive outcomes in stable COPD patients [J]. Eur Respir J, 2006, 27 (5): 902 – 907.

② 叶振宇，邱志楠. 以伏风理论治疗咳嗽变异性哮喘的临床研究 [J]. 北京中医药杂志, 2014, 33 (1): 3 – 5.

③ 姚晓岚，王真. "伏邪理论"在慢性阻塞性肺病中的应用 [J]. 浙江中西医结合杂志, 2011, 21 (1): 21 – 22.

④ 陈延强，黄玉茵. 肾康 2 号对肾病综合征大鼠激素治疗撤减时下丘脑－垂体－肾上腺轴的影响 [J]. 中国中医药信息杂志, 2010, 17 (2): 26 – 27.

⑤ 沈丕安. 中药药理与临床应用 [M]. 北京：人民卫生出版社, 2006: 171 – 172.

与对照组比较，FEV_1、$FEV_1\%$、FEV_1/FVC 改善明显，通气情况好转提示气道抗炎效果较好。从本研究结果来看，似乎气道通气情况改善优于抗炎效果，提示或许本方尚有气道舒张功能，值得进一步研究。

天龙咳喘灵治疗慢性阻塞性肺疾病疗效观察[①]

我们近年采用天龙咳喘灵治疗慢性阻塞性肺疾病（COPD），取得较好疗效。现报告如下。

1 资料与方法

1.1 一般资料

97 例均为我院门诊病例，按文献[②]标准确诊为 COPD 迁延期，排除高血压病、糖尿病等，随机分为两组。治疗组 63 例，男性 37 例，女性 26 例；年龄 61~71 岁，平均 66 岁；病程 5~12 年，平均 8.8 年；肺脾气虚证 24 例，气虚痰瘀证 17 例，肺郁痰瘀、脾肾阳虚证 22 例。对照组 34 例，男性 18 例，女性 16 例；年龄 62~70 岁，平均 65 岁；病程 5~13 年，平均 8.6 年。两组上述情况差异无显著性（$P > 0.05$）。

1.2 治疗方法

（1）治疗组：口服天龙咳喘灵胶囊（广东省名中医邱志楠教授经验方，主要成分为青天葵、款冬花、法半夏、熟附子、五味子等，每粒胶囊含生药 1 g），每次 4 粒，每日 3 次。并辨证选用下列药物煎汤送服胶囊：肺脾气虚证用茯苓、白术各 20 g；气虚痰瘀证用桃仁 15 g，乌梢蛇 15 g，五爪龙 20 g；肺郁痰瘀、脾肾阳虚证用鱼腥草 20 g，山萸肉 10 g，仙灵脾 30 g，丹参 20 g。如遇急性发作则加用西药对症处理。

（2）对照组：急性发作期予抗感染、清除痰液、支气管扩张剂、糖皮质激素等对症治疗；稳定期患者坚持用必可酮气雾剂 50 μg 喷雾吸入，每日 2 次。

两组均观察 2 年，并随机选取治疗组 32 例和对照组 18 例测定肺功能。

---

① 原载《中国中医急症》2004 年第 13 卷第 6 期。作者：喻清和、邱志楠。
② 慢性阻塞性肺疾病（COPD）诊治规范（草案）［S］. 中华结核和呼吸杂志，1997，20（4）：199－203.

1.3　疗效标准

临床控制：咳、痰、喘症状基本消失，肺部湿啰音仅闻及少许。显效：咳、痰、喘症状明显好转，由（＋＋＋）转为（＋），肺部湿啰音明显减轻。有效：咳、痰、喘症状好转，由（＋＋＋）转为（＋＋），或由（＋＋）转为（＋），肺部湿啰音减轻。无效：咳、痰、喘症状及湿啰音无改变或减轻不明显，甚至症状加重者。症状分度：轻度（＋）为间断咳嗽，24 h 痰量＜20 mL，气喘但不影响正常生活工作，湿啰音偶闻，或在咳嗽、深快呼吸后出现；中度（＋＋）为介于轻度和重度咳嗽之间，湿啰音散在；重度（＋＋＋）为昼夜咳嗽频繁或阵咳，24 h 痰量＞50 mL，气喘且影响工作和睡眠，湿啰音满布。

1.4　统计学处理

数据以 $\bar{x} \pm s$ 表示，采用 χ^2 检验、Ridit 分析和 t 检验。

2　结果

2.1　两组主要症状、体征疗效比较

治疗组主要症状、体征的改善优于对照组（$P_{均}$＜0.01），见表1。

表1　两组主要症状、体征治疗前后变化比较

单位：例（％）

组别	项目	例数	临床控制	显效	有效	无效
治疗组	咳嗽	63	15（23.81）	34（53.97）	9（14.29）	5（7.93）
	咯痰	63	13（20.63）	33（52.38）	11（17.46）	6（9.53）
	气喘	63	25（39.68）	23（36.51）	8（12.70）	7（11.11）
	啰音	45	6（13.33）	22（48.89）	10（22.22）	7（15.56）
对照组	咳嗽	34	2（5.88）	6（17.65）	8（23.53）	18（52.94）
	咯痰	34	2（5.88）	7（20.59）	9（26.47）	16（47.06）
	气喘	34	1（2.94）	6（17.65）	7（20.59）	20（58.82）
	啰音	28	1（3.57）	5（17.86）	7（25.00）	15（53.57）

2.2　两组治疗前后肺功能比较

两组治疗前 FVC、FEV_1、$FEV_1/FVC\%$、MMEF 差异无显著性（$P_{均}$＞0.05），治疗组治疗前后 FVC、FEV_1、$FEV_1/FVC\%$、MMEF 变化不大

（$P_{均} > 0.05$），而对照治疗后 FVC、FEV_1、MMEF 下降较治疗组明显（$P_{均} > 0.05$），见表 2。

表 2　两组治疗前后肺功能变化比较（$\bar{x} \pm s$）

组别	时间	例数	FVC/L	FEV_1/L	FEV_1/FVC/%	MMEF/（L/s）
治疗组	治疗前	32	2.59 ± 0.65	1.41 ± 0.67	53.38 ± 13.25	0.82 ± 0.46
	治疗后	32	2.56 ± 0.61[①]	1.38 ± 0.52[①]	53.77 ± 13.97[①]	0.85 ± 0.48[①]
对照组	治疗前	18	2.61 ± 0.64	1.42 ± 0.63	54.06 ± 13.42	0.81 ± 0.67
	治疗后	18	2.22 ± 0.33	1.03 ± 0.41	46.26 ± 11.63	0.56 ± 0.34

注：与对照组治疗后比较，[①]$P < 0.05$。

3　讨论

COPD 是一种以气流阻塞为特征的慢性肺疾病，包括具有气流阻塞的慢性支气管炎、肺气肿和支气管哮喘，是一种慢性发展性疾病。本病属中医学"咳嗽""痰饮""肺胀""喘证"等范畴。患者长期咳、痰、喘，耗伤肺气，损及脾肾，致痰浊内蕴，瘀滞内生，痰瘀郁久亦易化热，其标在肺，其本在脾肾。因而在 COPD 急性期后仍具痰热余邪依恋不清、壅塞肺气的病机。[①]

COPD 的治疗应在清肺化痰的同时，注意温肾化痰与活血逐瘀。温肾则气纳喘平，活血则瘀去痰易化。[②] 天龙咳喘灵之组方正是立法于此，方中熟附子振奋肾中之元阳，复其气化卫外之能；青天葵为兼治痰瘀热之品，消痰解毒化瘀又不伤阴血耗气[③]；款冬花温肺平喘，擅治久咳久喘；法半夏温化痰饮，燥湿降逆，又能健运脾气；五味子敛肺而滋肾。全方清热化痰祛瘀，补益肺脾，温肾纳气并举，攻补兼施并用。

本观察表明，COPD 患者坚持服用天龙咳喘灵能较好地保护肺功能，减缓肺功能下降，提高 FEV_1/FVC%、MMEF 指标，改善咳、痰、喘等症状。大多数服用天龙咳喘灵胶囊的 COPD 患者每年感冒次数减少，这可能与本方提高患者免疫力有关。本方维护 COPD 患者肺功能的机制尚待继续研究。

---

①　骆仙芳，柴秀娟，陈益民，等. 保肺定喘冲剂治疗慢性阻塞性肺疾病 36 例临床研究 [J]. 中医杂志，2002，43（4）：268.

②　潘俊辉，邱志楠，姚红，等. 天龙咳喘灵治疗慢性阻塞性肺病临床研究 [J]. 广州医学院学报，1997，25（2）：84.

③　邱志楠. 青天葵临床新用 [J]. 广州医学院学报，1995，23（2）：96.

天龙咳喘灵对慢性阻塞性肺疾病
稳定期患者生存质量的影响①

根据邱志楠教授临床验方研制的中药复方制剂天龙咳喘灵，主要由青天葵、款冬花、法半夏、熟附子、五味子等药物组成，具有调平肾中阴阳、健脾理气降逆等功效，临床及实验研究证明，对慢性阻塞性肺疾病（COPD）、支气管哮喘等呼吸系统疾病有确实疗效②。本实验旨在进一步观察天龙咳喘灵对 COPD 患者生存质量的影响，研究报道如下。

1 临床资料

1.1 病例选择

2005 年 8 月至 2006 年 5 月广州医学院第一附属医院中医科门诊和住院患者 67 例。所有病例均符合 2002 年《慢性阻塞性肺疾病诊治指南》拟定的诊断及分级标准，病情分级为 Ⅰ ~ ⅡA 级，分期为稳定期患者③。凡 COPD 病情分级为 ⅡB ~ Ⅲ级；合并 COPD 以外其他影响肺功能的呼吸系统疾病，合并严重感染、心、肝、肾、造血及神经系统等严重原发性疾病；整体状况差，预计生存期不超过半年者；精神病或其他原因不能合作者均予排除。

1.2 一般资料

入选病例依照随机排列表法分为治疗组和对照组。治疗组 35 例，男性 16 例，女性 19 例，平均（72.0 ± 10.3）岁，病情分级 Ⅰ 级 22 例，ⅡA 级 13 例；对照组 32 例，男性 15 例，女性 17 例，平均（71.7 ± 9.5）岁，病情分级 Ⅰ 级 20 例，ⅡA 级 12 例。两组患者年龄、性别、病情分级等经 t 检验，无显著性差异（$P > 0.05$），具有可比性。

---

① 原载《中药材》2007 年第 30 卷第 6 期。作者：朱琳、潘俊辉、潘素滢、邱志楠。

② 喻清和，邱志楠. 天龙咳喘灵治疗慢性阻塞性肺疾病疗效观察［J］. 中国中医急症，2004，13（6）：354 – 355. 潘俊辉，邱志楠，黄海鹭，等. 天龙咳喘灵干预呼吸合胞病毒诱导小鼠哮喘模型 BALF 细胞因子的影响［J］. 中国中医基础医学杂志，2001，7（8）：20 – 22.

③ 中华医学会呼吸病学分会慢性阻塞性肺疾病学组. 慢性阻塞性肺疾病诊治指南［J］. 中华结核和呼吸杂志，2002，25（8）：453 – 460.

2 治疗方法

2.1 中药治疗组

口服天龙咳喘灵胶囊（广州医学院第一附属医院制剂室提供，主要成分为青天葵、款冬花、法半夏、熟附子、五味子等，每粒胶囊含生药 1 g），每次 4 粒，每日 3 次。并根据辨证选用下列药物煎汤送服胶囊：肺脾气虚证用茯苓、白术各 20 g；气虚痰瘀证用桃仁 15 g，乌梢蛇 15 g，五爪龙 20 g；肺郁痰瘀、脾肾阳虚证用鱼腥草 20 g，山萸肉 10 g，仙灵脾 30 g，丹参 20 g。

2.2 对照组

稳定期患者坚持用可必特，MDI（每喷含溴化异丙托品水化物和沙丁胺醇硫酸盐）喷雾吸入，每次 2 喷，每日 4 次。

两组观察时间均为 6 个月，观察期间出现急性发作，参照"慢性阻塞性肺疾病全球创议"（Global Initiative for Chronic Obstructive Lung Disease，GOLD）及中华医学会 2002 年发布的《慢性阻塞性肺疾病诊治指南》中相关治疗方案进行，包括使用控制性氧疗、选择抗生素、支气管扩张剂、糖皮质激素、机械通气等措施，并记录患者发病时间、诱因、发病情况及治疗时间等。

2.3 生存质量问卷调查

经原作者授权同意使用后，采用呼吸系统疾病专用、经测试有良好信度、效度与敏感性的 St George's 呼吸问卷（SGRQ），由专业医生用交谈法评估。[①] 该问卷 50 项，分症状、活动能力、社交心理影响和总评分 4 部分，症状包括 8 个条目，是指一年前呼吸症状引起的困扰，包括咳嗽频率、咳痰情况、气闭和喘鸣发作频率和持续时间。活动能力包括 16 个条目，是指对体能活动的干扰。社会心理因素包括 26 个条目，是指对日常生活和健康状况的各种影响因素。评分方法：每道问题的答案都有特定预先给出的分数，具体评分方法分为每一部分的分值和包括所有问题在内的总分分值。每一部分的分值等于该部分阳性选项的得分之和与该部分总预计分比值的 100 倍；总分分值等于所有阳性选项的得分之和与全部问题总预计分比值的 100 倍。分

---

① FERRER M, VILLASANTE C, ALONSO J, et al. Interpretation of quality of life scores from the St. George's Respiratory Questionnaire [J]. Eur Respir J, 2002, 19: 405 – 413. HANNEKE AH, WIJNBOVEN MSC, DIDI M, et al. Determination of different dimensions of disease severity in asthma and COPD [J]. Chest, 2001, 199: 1 034 – 1 042.

值范围为 0~100，分值越低代表 COPD 患者的健康状况越好。[①]

2.4 统计学方法

采用 SPSS 10.0 统计分析软件进行计算。

3 结果

治疗组治疗后总评分、活动能力及症状等评分较观察前下降，差异均有显著性意义（$P < 0.01$），社交心理影响评分无增高，与观察前比较，差异无显著性意义（$P < 0.05$），提示生存质量改善；而对照组总评分、活动能力及症状等评分均较观察前升高，差异均有显著性意义（$P < 0.01$，$P < 0.05$），提示生存质量呈下降状态；社交心理影响评分无增高，与观察前比较，差异无显著性意义（$P < 0.05$）。说明治疗组可以延缓 COPD 患者生存质量下降趋势。见表 1。

表 1　SGRQ 量表治疗前后结果两组患者治疗前后肺功能比较

组别	例数	QDL 项目	QDL	
			治疗前	治疗后
治疗组	35	总评分	47.52 ± 12.22	43.07 ± 16.37[①]
		活动能力	70.63 ± 11.35	63.14 ± 12.56[①]
		症状	57.39 ± 14.18	48.47 ± 12.54[①]
		社交心理影响	52.34 ± 10.08	53.24 ± 11.38
对照组	32	总评分	46.98 ± 15.66	50.12 ± 10.36[③]
		活动能力	69.14 ± 12.26	70.32 ± 10.45[②]
		症状	58.12 ± 14.69	61.23 ± 9.32[③]
		社交心理影响	52.65 ± 11.38	52.47 ± 9.74

注：治疗组治疗前后比较，①$P < 0.01$；对照组治疗前后比较，②$P < 0.05$，③$P < 0.01$。

4 讨论

慢性阻塞性肺疾病（COPD）具有病程长、复发率高等慢性非传染病的共同特性，由于疾病长期迁延不愈，不仅影响患者躯体功能，而且引起心理

---

① MIRAVITLLES M，ALVAREZ-SALA J L，LAMAVCA R，et al. Treatment and quality of life in patients with chronic obstructive pulmonary disease［J］. Quality of life Research，2002，11（4）：329－338.

情绪障碍和社会角色改变。因此仅用生物学指标不能全面反映 COPD 患者的健康水平，而需要通过含有生理功能、心理状况和社会活动等内容的生存质量（QDL）评估才能综合判断患者的健康状态。作为评价 COPD 患者生存状态的一个重要指标，10 年来其可信性、可行性及敏感性得到一些英语及非英语国家的认可，并在应用中取得了很好的效果①，逐渐成为评价 COPD 患者生活质量以及治疗疗效的一个重要手段。COPD 的严重度与 SGRQ 分数有明显相关，异丙托品类气雾剂药物的吸入能显著改善患者的肺功能和生存质量。②

天龙咳喘灵是我院邱志楠教授根据多年临床经验研制的中药复方制剂，主要由青天葵、款冬花、法半夏、熟附子、五味子等药物组成。组方强调攻补兼施，以补脾、肺、肾三脏，清化肺中伏痰为治疗大法。方中熟附子振奋肾中之元阳，复其气化卫外之能；青天葵为兼治痰瘀热之品，消痰解毒化瘀又不伤阴血耗气；款冬花温肺平喘，擅治久咳久喘；法半夏温化痰饮，燥湿降逆，又能健运脾气；五味子敛肺而滋肾。全方共奏调平肾中阴阳，健脾理气降逆等功效。本研究结果表明对照组总评分、活动能力及症状等评分均较观察前升高，提示日常生活能力、临床症状较观察前明显下降或加重，生存质量下降。而治疗组总评分、活动能力及症状等评分均较观察前下降，提示日常生活能力、临床症状较观察前明显提高或缓解，生存质量改善。而两组治疗前后社交心理影响均无明显变化，考虑与 COPD 患者大多病程较长，常常伴有无望、自卑等抑郁心理和情绪障碍，一些社会交往和活动常因心理及躯体的影响而相对固定，往往不会在半年里产生较大变化有关。

① CHAN SL, CHAN-YEUNG MM, OOI GC, et al. Validation of the Hong Kong Chinese Version of the St. George Respiratory Questionnaire in patients with bronehieetasis ［J］. Chest, 2002, 122: 2 030 – 2 037.

② VINCKEN J A, VAN NOORD A P M, GREEFHORST TH A, et al. Improved health outcomes in patients with COPD during 1 year treatment with tiotropium ［J］. Eur Respir J, 2002, 19 (2): 209 – 216.

天龙咳喘灵干预慢性阻塞性肺疾病急性发作期的临床疗效观察①

慢性阻塞性肺疾病（COPD）是以持续气流受限为特征的肺部疾病，与气道的炎性反应增强有关，若治疗不及时，可导致肺心病等严重并发症。② 治疗方面以吸入治疗为首选，可选择支气管扩张剂缓解患者临床症状。天龙咳喘灵为复方制剂，可抑制上皮下成纤维细胞的 α-SMA 的表达，降低气道高反应性，起到抗哮喘气道重构的作用。本文将对比天龙咳喘灵与传统治疗方法的治疗效果及对患者生活质量的影响。

1 资料与方法

1.1 一般资料

本次研究的研究对象选自我院 2016 年 1—4 月收治的自愿参加本次研究的慢性阻塞性肺疾病患者 50 例，均处于急性发作期。其中男性 31 例，女性 19 例；年龄 42 ~ 58 岁，平均年龄为（48.4 ± 2.1）岁。入选标准：吸入支气管扩张剂后一秒率小于 70%，血常规检查白细胞计数增高。将患者根据随机数表法分为实验组和对照组，每组 25 例。对照组采用常规抗感染治疗及其他对症治疗，实验组在其基础上加服天龙咳喘灵治疗。对比两组患者止咳祛痰的疗效，评价治疗后的生活质量。两组患者在性别、年龄、病情严重程度方面对比，差异无统计学意义（$P > 0.05$），具有可比性。

1.2 治疗方法

对照组：吸氧，维持血氧饱和度（SPO_2）达 90% 左右；平喘，使用沙丁醇胺喷雾剂；抗感染治疗；对症支持治疗。

实验组：在对照组的基础上加服天龙咳喘灵胶囊（含青天葵、款冬花、法半夏、熟附子、五味子、桃仁等药，由佛山中医院提供），每次 4 粒，每日 3 次。

---

① 原载《中国卫生标准管理》2017 年第 9 期。作者：王鹏、朱汉平、李振球、潘俊辉、符子艺、李俐。

② 王登，潘俊辉. 天龙咳喘灵提取物抑制 A549 细胞上皮 - 间质转化中的微 RNA 表达变化［J］. 中华生物医学工程杂志，2013，19（3）：177 – 181.

1.3 评价指标

生活质量评价：采用慢性阻塞性肺疾病评估测试评分（CAT）评估治疗前后患者生活质量的情况。

祛痰疗效评价：观察治疗前和治疗后两组患者痰的性状、痰量、咳痰难易程度，记录并按标准评分。根据评分按临床控制、显效、有效、无效 4 级进行评定。

止咳疗效评价：使用咳嗽参数评分按临床控制、显效、有效、无效 4 级对两组患者治疗前后咳嗽情况进行评价。

1.4 统计学方法

采用 SPSS 20.0 统计分析软件对数据进行分析处理，计数资料采用 χ^2 检验，以百分比表示，计量资料采用 t 检验，以 $\bar{x} \pm s$ 表示。设定 $\alpha = 0.05$ 为检验水准，$P < 0.05$ 为差异具有统计学意义。

2 结果

2.1 两组患者生活质量评价

治疗前，两组患者 CAT 评分比较，差异无统计学意义（$t = 1.660$，$P = 0.100$）。实验组治疗前后 CAT 评分比较，差异具有统计学意义（$t = 2.135$，$P = 0.026$）；对照组治疗前后 CAT 评分比较，差异具有统计学意义（$t = 1.996$，$P = 0.038$）。两组患者治疗前后 CAT 评分均下降。治疗后，治疗组 CAT 评分低于对照组，两组患者 CAT 评分比较（$t = 1.890$，$P = 0.041\ 7$），见表 1。

表 1 两组患者 CAT 评分比较（$\bar{x} + s$）

组别	治疗前	治疗后
实验组（$n = 25$）	20.13 ± 3.78	12.79 ± 3.08
对照组（$n = 25$）	19.86 ± 3.52	14.24 ± 3.70

2.2 两组患者祛痰疗效评价

实验组止咳疗效优于对照组，两组患者有效率比较，差异具有统计学意义（$\chi^2 = 6.34$，$P = 0.000$），见表 2。

表 2　两组患者止咳疗效比较

组别	临床控制/例	显效/例	有效/例	无效/例	有效率/%
实验组（$n=25$）	12	7	5	1	96
对照组（$n=25$）	7	10	3	5	80

2.3　两组患者祛痰疗效评价

实验组祛痰疗效优于对照组，两组患者有效率比较，差异具有统计学意义（$\chi^2=5.47$，$P=0.002$），见表 3。

表 3　两组患者祛痰疗效比较

组别	临床控制/例	显效/例	有效/例	无效/例	有效率/%
实验组（$n=25$）	15	4	3	3	88
对照组（$n=25$）	10	7	2	6	76

3　讨论

COPD 主要表现为轻度的咳嗽、咳痰症状，随着病情进展，患者逐渐出现喘憋症状，自觉呼吸困难，且呼吸困难呈进行性加重。[1] 该病病程发展较为缓慢，轻度刺激也可引起急性发作，故对患者生活质量影响很大。[2] COPD 急性发作期可能合并肺动脉高压、右心衰竭，使病情进展开始迅速，且逐渐恶化，一般致残率和病死率很高。中医将其归为"咳嗽""喘证""肺胀"等范畴，[3] 其病因外为邪侵袭，宣肃功能失常，而后病势深入，耗伤脏腑，最终引起肺脾肾俱虚。

天龙咳喘灵胶囊为复方制剂，含青天葵、款冬花、法半夏、熟附子、五

① 李航，潘俊辉，徐军，等. 天龙咳喘灵提取物对 A549 细胞上皮间质转化的影响及机制研究［J］. 中药新药与临床药理，2016，27（5）：621－624.

② 郝建新，付志萍，王鹏，等. 天龙咳喘灵中总黄酮和槲皮素含量测定［J］. 辽宁中医药大学学报，2014，16（1）：46－49. 武艳. 家庭氧疗联合自我管理干预对 COPD 患者生活质量及治疗疗效的影响［J］. 临床医药文献电子杂志，2016，3（29）：5 719－5 721.

③ 朱琳，潘俊辉，潘素滢，等. 天龙咳喘灵对慢性阻塞性肺疾病稳定期患者生存质量的影响［J］. 中药材，2007，30（6）：757－759.

味子、桃仁等。① 黄芪增强机体免疫力，兼具较广泛的抗菌作用；淫羊藿具有抗病毒作用；五味子有敛肺止咳、滋补涩精之效；青天葵具有清肺止咳、清热解毒之效。总体上，该方剂具有止咳、抗病毒、化痰之效。②

本次研究结果显示，两组患者治疗前后 CAT 评分均下降，但治疗后实验组评分低于对照组，提示两种治疗方法均可改善 COPD 患者的生活质量，患者急性发作期出现的胸闷、气喘、活动无耐力、睡眠障碍等问题得到了改善，但加用天龙咳喘灵组效果更明显。从两组患者祛痰和止咳疗效来看，加用天龙咳喘灵的疗效也更显著。以上充分说明治疗 COPD 急性发作期添加天龙咳喘灵胶囊可以有效提高患者的生活舒适度、改善痰多咳嗽的不适，值得临床推广使用。

天龙咳喘灵干预 COPD 稳定期多中心临床观察和 BATMAN - TCM 药理学—转录组药效机制研究③

慢性阻塞性肺疾病（COPD）是临床常见病、多发病，以慢性咳嗽、咳痰、呼吸困难、喘息和胸闷为主要症状，在其病程中常出现急性加重。急性加重是促进疾病持续进展的主要因素。COPD 一直是我国慢性病防治工作的重要疾病之一，它严重影响人民群众的健康和劳动。它是一种具有气流受限特征的疾病，气流受限不完全可逆，呈进行性发展，与肺部对有害气体或有害颗粒的异常炎症反应有关。本病属中医学"咳嗽""痰饮""肺胀""喘证"等范畴。患者长期咳、痰、喘，耗伤肺气，损及脾肾，致痰浊内蕴，瘀滞内生，痰瘀郁久亦易化热，其标在肺，其本在脾肾。

目前我国 COPD 的总体患病率为 8.2%，男性和女性分别为 12.4% 和 5.1%。随着年龄增加，男女患病率均呈上升趋势。轻度和中度 COPD 的发病率在普通人群中可能高于 10%，在老年人群中的比例可能明显增高④。

① 潘俊辉，邱志楠. 天龙咳喘灵合茶碱治疗慢性阻塞性肺疾病临床研究 [J]. 中国民间疗法，2000，8（1）：26 - 27.

② 喻清和，邱志楠. 天龙咳喘灵治疗慢性阻塞性肺疾病疗效观察 [J]. 中国中医急症，2004，13（6）：354 - 355. 郝建新. 复方天龙咳喘灵中有效成分的分析及其含量测定 [D]. 广州：广州医学院，2013.

③ 本文系广州中医药大学博士学位论文。作者：王鹏。

④ GULSVIK A. The global burden and impact of chronic obstrucitive pulmonary disease worldwide [J]. Monaldi Arch Chest Dis, 2001, 56 (3): 261 - 264.

COPD 目前居全球死亡原因的第 4 位，预计 2020 年将成为全球致死原因第 3 位和经济负担第 5 位。① 目前现代医学治疗 COPD 有多种方法及药物，但对控制稳定期的症状和改善肺功能以及预防急性发作并无很好的疗效。中医药在 COPD 的治疗中疗效是确定的。传统的中药汤剂在治疗 COPD 上有明显的优势，但亦存在口感苦、煎药不便等缺点，将有效的方剂制成中成药是一种有效途径，目前临床可使用的中成药不多。天龙咳喘灵胶囊是根据全国第二批名老中医药专家邱志楠教授多年临床经验研制的中药复方制剂，对防治慢性阻塞性肺疾病急性发作期、稳定期有独到疗效。喻清和等②通过随机对照研究得出患者坚持服用天龙咳喘灵能较好地保护肺功能，减缓肺功能下降，提高指标，改善咳、痰、喘等症状。朱琳等③通过随机对照试验得出天龙咳喘灵治疗组 St George's 呼吸问卷总评分、活动能力及症状等评分均较观察前下降，提示日常生活能力、临床症状较观察前明显提高或缓解，生存质量改善。王鹏等④验证了天龙咳喘灵大鼠含药血清对机械划伤后人气道上皮细胞的修复作用，进一步说明天龙咳喘灵治疗慢性气道炎症性疾病，至少部分是通过其对受损上皮的修复来起作用的，并可能阻断了上皮细胞损伤后的一系列异常通路反应，最终减轻了气道的重塑和反应性的增高。

对天龙咳喘灵胶囊治疗慢性阻塞性肺疾病的研究，以前有用随机对照方法得出优于西医常规治疗的结论，此次用随机双盲的方法进一步观察天龙咳喘灵治疗慢性阻塞性肺疾病稳定期的疗效。通过天龙咳喘灵胶囊治疗慢性阻塞性肺疾病的实验与临床研究，明确该药的疗效及作用机制，为该药物的后期实验及临床、上市提供基础研究依据。

1 研究方法

采用随机、双盲单模拟、安慰剂平行对照、多中心临床试验，在多个研究中心筛选符合标准的稳定期 COPD 患者 120 名，随机分为治疗组和对照组，治疗组予天龙咳喘灵胶囊，对照组予安慰剂。用药三个月后观察天龙咳喘灵胶囊在改善慢性阻塞性肺疾病患者症状、预防慢性阻塞性肺疾病急性发

① 李建生，李素云，余学庆. 慢性阻塞性肺疾病中医诊疗指南（2011 版）［J］. 中医杂志，2012，53（1）：80 – 84.

② 喻清和，邱志楠. 天龙咳喘灵治疗慢性阻塞性肺疾病疗效观察［J］. 中国中医急症，2004，13（6）：354 – 355.

③ 朱琳，潘俊辉，潘素滢，等. 天龙咳喘灵对慢性阻塞性肺疾病稳定期患者生存质量的影响［J］. 中药材，2007，30（6）：757 – 759.

④ 王鹏，潘俊辉，王峰，等. 天龙咳喘灵对人气道上皮细胞增殖和迁移的影响［J］. 中药材，2008，31（4）：577 – 579.

作及病情加重的比率和针对疾病的生活质量测评的效果。

1.1　试验设计方法

采用随机、双盲单模拟、安慰剂平行对照并剂量探索、多中心临床试验设计。

1.2　样本含量及分组

计划分天龙组和安慰剂组。按照样本量估算公式：$n = 2\left[(\alpha + \beta)\delta/\delta\right]^2$，$\delta$ 为要求的区分度，σ 为总体标准差或其估计值 s，α、β 分别是对应于 α 和 β 的 u 值，可由 t 界值表，自由度 $v = \infty$ 一行查出，α 有单侧、双侧之分，β 只取单侧值。经计算，每组完成合格病例数不少于48例，天龙组：安慰剂组为 1∶1。考虑到试验过程中的剔除、脱落病例，将病例数量扩大20%，则天龙组：安慰剂组 = 48∶48，共计划随机入组120例，并配备相应编号的试验药物。

随机分配编码由统计学专业人员在计算机上模拟产生，采用 SAS 统计软件过程语句，给定种子数（seed）、中心数（center），自动给出随机数字表，将随机编号分段发至各临床试验中心，并配备相应的治疗药盒，研究者按受试者就诊先后顺序，选用序号相同的药盒进行治疗。

1.3　盲法实施

（1）设盲方法。采用两级盲法设计：第一级为各病例号所对应的组别（如 A 组、B 组），第二级为各组所对应的处理（天龙组和安慰剂组）。随机编码表由统计单位建立，两级盲底分别单独密封，各一式两份，分别存放于组长所在单位及申办者处。

（2）应急信件与紧急揭盲。每一编码的试验用药均有对应的应急信件。应急信件内装有该编码药物所属类别的纸条，以便发生紧急情况下破盲。应急信件应予密封，随相应编号试验用药发往各临床试验中心，由该中心负责保存，非必要时不得拆阅。而在发生紧急情况（如严重不良事件），或受试者需要抢救，必须知道该受试者接受的是何种处理时，则由研究人员拆阅。应急信件一旦被拆阅，对应编号受试者将退出试验，按脱落病例处理，研究者应将退出原因记录在病例报告表（CRF）中。所有应急信件在试验结束后随病例报告表一起收回，以便试验结束后进行盲态审核。

（3）揭盲规定。采用两次揭盲的方法。当病例报告表全部录入 EPIdata 3.1 数据库，并经质疑、核查、盲态审核后，数据被锁定，由保存盲底的工作人员进行第一次揭盲，即明确 A 组、B 组，交由生物统计学专业人员输入计算机，与数据文件联接后，进行统计分析。当统计分析结束后，进行第二次揭盲，明确中药组和安慰剂组。

1.4 试验流程

（1）基线（-2~0天）：

● 询问病史、药物使用情况、伴随治疗等。

● 签署知情同意书。

● 全面体检，测生命体征、体重、身高。

● 完成所有检查项目：血常规（WBC、RBC、HB、HCT、RCT、NEU%、LYM%、PLT）、凝血功能（APTT、PT）、尿常规（LEU、BLD、PRO、GLU）、肝肾功能（AST、ALT、TBIL、DBIL、ALP、γ-GT、BUN、Cr）、十二导联心电图，未绝经妇女进行尿妊娠试验。

● 胸部正位片。

● 肺功能。

● 记录症状体征、中医证候。

● 评估检查结果，确定入选，排除标准，符合入选标准者进入试验。

● 随机分组、分配患者药物编号。

（2）治疗期间：

● 记录临床症状（每天记录）。

注：临床症状需要受试者在日记卡中如实记录。

● 用药第7天复诊，评估治疗效果，测生命体征，记录临床体征。

（3）治疗结束后（0~2天内）：

● 询问不良事件。

● 询问、记录伴随治疗。

● 测生命体征。

● 记录症状体征、中医证候。

● 实验室检查：血常规（WBC、RBC、HB、HCT、RCT、NEU%、LYM%、PLT）、凝血功能（APTT、PT）、尿常规（LEU、BLD、PRO、GLU）、肝肾功能（AST、ALT、BUN、Cr）、十二导联心电图、肺功能。

● 收回所发药物的剩余药片及药盒。

● 进行依从性评估。

2 病例的来源和选择

2.1 病例的来源

所有纳入研究的病例均来源于广州医学院附属第一医院、广州市中医院、广东省中西医结合医院三个临床实验中心。

2.2 病例的选择

（1）诊断标准。

①COPD 的诊断：COPD 的诊断标准参照中华医学会呼吸病学分会慢性阻塞性肺疾病学组在 2013 年制定的《慢性阻塞性肺疾病诊治指南（2013 年修订版）》所设定。应有以下症状：慢性咳嗽、慢性咳痰、呼吸困难。肺功能检测：吸入支气管扩张剂之后，$FEV_1/FVC < 0.70$ 表明存在气流受限。

分级标准：

GOLD 1：轻度　$FEV_1\% pred \geqslant 80\%$。

GOLD 2：中度　$50\% \leqslant FEV_1\% pred < 80\%$。

GOLD 3：重度　$30\% \leqslant FEV_1\% pred < 50\%$。

GOLD 4：极重度　$FEV_1\% pred < 30\%$。

②中医证候（肺肾气虚兼痰湿阻肺证）。诊断标准：参照中华中医药学会内科分会肺系病专业委员会制定的《慢性阻塞性肺疾病中医证候诊断疗效标准（2011 年版）》[①] 所设定。

（1）肺肾气虚证诊断标准：①喘息，气短，动则加重；②乏力，或自汗，动则加重；③易感冒，恶风；④腰膝酸软；⑤耳鸣，头昏或面目虚浮；⑥小便频数、夜尿多，或咳而遗溺；⑦舌质淡、舌苔白，脉沉细或细弱。具备①②③中的 2 项，加④⑤⑥⑦中的 2 项。

（2）痰湿阻肺证诊断标准：①咳嗽或喘息、气短；②痰多、白黏或呈泡沫状；③胃脘痞满；④口黏腻，纳呆或食少；⑤舌苔白腻，脉滑或弦滑。具备①② 2 项，加③④⑤中的 2 项。

（2）纳入标准。

①同意参加本临床试验并签署知情同意书者。

②年龄 40 周岁至 80 周岁，性别不限，依从性良好的门诊或住院患者。

③确诊为慢性阻塞性肺疾病稳定期，分级标准轻度及中度。

④入组前一周内未使用过祛痰、镇咳药。

注：依从性良好的判定标准：采用直接询问患者的方式，当试验对象复诊时，比较患者瓶中实际剩下的药片数和应该剩余的药片数，以衡量患者服用的依从性。

（3）排除标准。

---

① 中华中医药学会内科分会肺系病专业委员会. 慢性阻塞性肺疾病中医证候诊断疗效标准（2011 年版）[J]. 中医杂志，2012，53（1）：80 - 84.

①不符合以上纳入标准者。

②排除胸部外伤、肺及胸腔肿瘤、支气管哮喘、支气管扩张、气胸或其他已知的呼吸系统疾病，以及已知的药物和（或）化学毒物所引起的疾病。

③癌症、肾炎、血液病等疾病和精神病患者。

④不能坚持治疗者，出现严重不良反应而未完成研究规定的观察疗程者。

⑤对本药或对照药已知成分过敏、过敏体质或对多种药物过敏者。

⑥严重心肝肾疾病，或肝肾功能检查异常者（ALT、AST≥正常上限1.5倍，Cr>正常上限）。

⑦妊娠、哺乳期妇女或近期有生育计划者。

⑧酗酒或有其他嗜好不宜做药物试验观察者。

⑨入选前3个月内参加过其他临床试验者。

⑩研究者认为不宜参加本临床试验的患者。

（4）脱落病例标准。

定义：所有填写了知情同意书并筛选合格，随机进入试验的受试者，无论何时何因退出，只要没有完成方案所规定的观察周期，均称为脱落病例。

①研究者决定退出。

• 出现过敏反应或严重不良事件，根据研究者判断应停止试验者。

• 试验过程中，受试者发生其他并发症和特殊生理变化，不宜继续接受试验者。

• 受试者依从性差。

②受试者自行退出。

• 无论何种原因，受试者不愿意或不可能继续进行临床试验，向研究者提出退出试验要求而中止试验。

• 受试者虽未明确提出退出试验，但不再接受用药及检测而失访。

③脱落病例的处理。

所有脱落病例，均应在病例报告表中填写试验结论表及病例脱落的原因。

• 当受试者脱落后，研究者应尽可能与受试者联系，询问理由并记录最后一次用药时间，完成所能完成的评估项目。

• 当受试者因过敏反应、不良反应、治疗无效而退出时，研究者应根据受试者实际情况采取相应的治疗措施。

（5）中止试验的标准。

试验中止是指临床试验尚未按方案结束，中途停止全部试验。试验中止的目的主要是为了保护受试者权益，保证试验质量，避免不必要的经济损失。

①试验中发生严重安全性问题，应及时中止试验。

②试验中发现药物不具有临床价值，应中止试验，一方面是避免延误受试者的有效治疗，另一方面是避免不必要的经济损失。

③在试验中发现临床试验方案有重大失误，难以评价药物效应；或者一项设计较好的方案在实施中发生了重要偏差，继续进行将难以评价药物效应。

④申办者要求中止试验（如经费原因、管理原因等）。

（6）试验期间出现急性发作，试验停止，完成治疗后的评价及各项实验室检查按无效合格病例统计，纳入 PPS。

3　试验药物和给药方案

3.1　试验药物

试验药：天龙咳喘灵胶囊，规格：0.3 g/粒，佛山中医院提供。

对照药：安慰剂，规格：0.3 g/粒，佛山中医院提供。

天龙咳喘灵属于广州医科大学附属第一医院院内制剂，委托佛山中医院生产（制剂批准文号：粤药制字 Z 20070456）。安慰剂为天龙咳喘灵胶囊模拟剂，与天龙咳喘灵胶囊外观、重量完全一致，由淀粉、糊精组成，不含任何有效成分。所有试验用药由申办者按盲法要求负责提供，并符合质量要求。

3.2　试验药物用法用量

治疗组：天龙咳喘灵胶囊 4 粒，口服，3 次/日，用药疗程为 3 个月。

安慰剂组：天龙咳喘灵胶囊模拟剂 4 粒，口服，3 次/日，用药疗程为 3 个月。

3.3　药物包装

各组药物的外包装保持一致，每个包装内含有足够 3 个月的药量。每个包装外印有用法用量、贮存条件、有效期、批号和药物提供单位，并标明"仅供临床研究使用"字样。

3.4　合并用药

（1）受试者入组后不得使用抗生素。

（2）试验期间合并喘息症状时统一使用支气管舒张药—沙丁胺醇喷雾剂［葛兰素史克制药（苏州）有限公司］，采用气雾吸入，每次吸入 0.14 ~ 0.28 mg，即 1 ~ 2 揿，必要时可每隔 4 ~ 8 小时吸入一次，24 小时内最多不超过 8 揿。如病情未能缓解，由研究者根据病情使用其他解痉平喘药。

（3）试验期间不得使用其他祛痰的中西药物、黏液溶解剂或镇咳药物，如磷酸可待因、右美沙芬、喷托维林、盐酸溴己新以及中成药桔梗片、甘草合剂等。

（4）对试验开始前已有的合并疾病或症状（除本病以外的症状）应详细记录，需继续服用药物或其他治疗者，必须在病例报告表中记录药物通用名或其他疗法名、用量、使用原因、次数和时间等，以便总结时加以分析和报告。

（5）试验开始后出现的任何合并疾病，应被视为不良事件记录在"不良事件"表，因不良事件需使用的合并用药，应详细记录在 CRF 中。

3.5　药物的分发

将分装好的试验用药按中心编号与相应药物编号一起送往各个试验中心，送药人员、送药过程应有交接记录及交接人员的签名。各中心应设专人负责药物发放。发放时必须根据受试者入组日期的先后顺序，按药物编号进行发放，该药物编号在整个试验过程中保持不变。不可随意发药以避免破坏随机原则。发药时应及时准确地填写药物发放登记表。

3.6　药物的清点

试验结束时，研究者应翔实记录受试者发放药物、已用药物和剩余药物的数量，并据此计算受试者用药的依从性。

3.7　药物的保存

建立试验药物管理制度，登记试验用药发放日期、药物编号、受试者姓名、给药数量等。试验结束后，剩余药物集中返还申办单位。

4　观察指标

4.1　一般资料

年龄、性别、身高、体重。现病史、合并疾病及用药、吸烟史、过敏史、发病节气。

注：吸烟指数 = 每日吸烟量（支）× 吸烟时间（年）。按以下等级划分：0：不吸烟。1：≤100 支/年。2：>100 支/年，≤200 支/年。3：>200 支/年。

4.2　安全性指标

（1）生命体征：入组前、治疗第 15 天及治疗结束后各检查记录 1 次。

（2）血常规（WBC、RBC、HB、HCT、RCT、NEU%、LYM%、PLT）、尿常规（LEU、BLD、PRO、GLU）、凝血功能（APTT、PT）、肝肾功能（AST、ALT、BUN、Cr）、十二导联心电图。

（3）可能出现的不良事件：试验过程中随时记录。

4.3　其他指标

尿妊娠试验（育龄期妇女）、胸部正位片：入组前检查1次。

4.4　疗效指标

（1）症状评分：入组前、治疗期间（每天）、治疗结束后各记录1次。咳嗽、咳痰、胸闷、气促的相关情况由受试者记录于日记卡中。时间从当日早上8：00到次日早上8：00。

（2）体征评分：入组前、治疗第15天、治疗结束后各记录1次。

（3）肺功能：入组前及治疗结束后各检查1次。

（4）慢性阻塞性肺疾病（COPD）评估测试：入组前及治疗结束后各检查1次。

5　疗效判定标准

5.1　慢性阻塞性肺疾病（COPD）评估测试评分（CAT），此处略

比较治疗前后积分变化情况。

5.2　肺功能

比较治疗前后数值变化情况。

5.3　祛痰疗效

以基线、治疗结束后的痰的性状、痰量、咳痰难易评分指标为评价点。排痰难易程度：0分为无困难；1分（轻度）为稍有困难；2分（中度）为明显困难；3分（重度）为极度困难。痰的性状：0分为泡沫性痰；1分为黏液性痰（轻度）；2分为黏液脓性痰（中度）；3分为脓性痰（重度）。痰黏稠度：0分为正常唾液；1分（轻度）为痰液稀薄，易咳出；2分（中度）为介于轻度与重度之间；3分（重度）为痰液黏稠，不易咳出。痰量：0分为无咳痰；1分（轻度）为昼夜痰量为1～50 mL；2分（中度）为昼夜痰量为51～100 mL；3分（重度）为昼夜痰量为100 mL以上。记录评估分后，按下列4级进行祛痰疗效的评定。

（1）临床控制：用药结束时痰的性状、痰量、咳痰难易参数积分改善率≥95%。

（2）显效：用药结束时痰的性状、痰量、咳痰难易参数积分改善率≥70%。

（3）有效：用药结束时痰的性状、痰量、咳痰难易参数积分改善率≥30%。

（4）无效：用药结束时痰的性状、痰量、咳痰难易参数积分改善率＜30%。

注：临床控制、显效、有效合并计算祛痰疗效。

5.4　止咳疗效

以基线、治疗结束后的咳嗽症状评分指标为评价点。用咳嗽症状总积分表计算积分（此处略），按下列4级进行评定。

（1）临床控制：用药结束时咳嗽参数评分下降3级或为0。

（2）显效：用药结束时咳嗽参数评分下降2级。

（3）有效：用药结束时咳嗽参数评分下降1级。

（4）无效：用药结束时咳嗽参数评分无下降或病情加重。

注：临床控制、显效、有效合并计算止咳疗效

5.5　次要疗效判断标准

（1）呼吸困难症状评估。以基线、治疗结束后的症状体征参数为评价点，运用mMRC问卷（此处略），将患者呼吸困难症状进行分级，一共分为4级，综合疗效按下列4级进行评定：

①临床控制：用药结束时咳嗽参数评分下降3级或为0。

②显效：用药结束时咳嗽参数评分下降2级。

③有效：用药结束时咳嗽参数评分下降1级。

④无效：用药结束时咳嗽参数评分无下降或病情加重。

注：临床控制、显效、有效合并计算呼吸困难缓解疗效。

（2）中医证候积分评分和中医证候疗效。

①中医证候积分评分。以基线及治疗结束后的中医证候为评价点，参照中华中医药学会内科分会肺系病专业委员会制定的《慢性阻塞性肺疾病中医证候诊断疗效标准（2011年版）》，将肺肾气虚兼痰湿阻肺证中的咳嗽、咳痰、喘息、气短、乏力、自汗、恶风、纳呆、腹胀和便溏十项症状按严重程度分为"无、轻、中、重"4个等级，分别对应积分数值"0、1、2、3"，如表1所示。

表1　中医证候积分评分

项目	无（0分）	轻（1分）	中（2分）	重（3分）
咳嗽	没有	白天有时	昼夜都有	全天都有，影响生活
咳痰	没有	昼夜痰量少于50 mL	昼夜痰量50~100 mL	昼夜痰量多于100 mL
喘息	没有	偶发，不影响生活	常发，活动后明显	不能平卧，影响生活
气短	没有	偶有感觉，不影响生活	常有感觉，活动后明显	一直气短，影响生活

项目	无（0分）	轻（1分）	中（2分）	重（3分）
乏力	没有	稍感倦怠	常感倦怠，活动后明显	四肢无力，影响生活
自汗	没有	偶有自汗，不影响生活	活动后很容易出汗	汗出湿衣，影响生活
恶风	没有	偶有感觉，不影响生活	常有感觉，需加衣被	感觉周身有风，恶寒怕冷
纳呆	没有	偶有食欲不佳	吃饭不香，饭量减少	饭量大不如前
腹胀	没有	偶有轻微胀满，自行缓解	常感不适，需要用药缓解	腹胀影响生活，依赖药物
便溏	没有	偶有大便不成形	常有大便不成形或稀便	稀便，如厕频率增加

②中医证候疗效。以基线及治疗结束后的中医主症、次症参数为评价点，按下列4级进行评定。

- 临床控制：治疗后的中医主症、次症参数累计积分改善率≥95%。
- 显效：治疗后的中医主症、次症参数累计积分改善率≥70%。
- 有效：治疗后的中医主症、次症参数累计积分改善率≥30%。
- 无效：治疗后的中医主症、次症参数累计积分改善率<30%。

注：①临床控制、显效、有效合并计算中医证候疗效。②累计积分改善率（%）=［（治疗前各参数累计积分 – 治疗后各参数累计积分）/治疗前各参数累计积分］×100%。

6 不良事件的观察

6.1 定义

（1）不良事件（adverse event）。不良事件是指患者或临床试验受试者接受一种药品后出现的不良医学事件，但并不一定与治疗有因果关系。

（2）严重不良事件（serious adverse event）。严重不良事件指临床试验过程中发生需住院治疗、延长住院时间、伤残、影响工作能力、危及生命或死亡、导致先天畸形等事件。

（3）药物不良反应。药物不良反应是指在按规定剂量正常应用药品的过程中产生的有害而非所期望的、但又与药品应用有因果关系的反应。在一种新药或药品新用途的临床试验中，其治疗剂量尚未确定时，所有有害而非所期望的、与药品应用有因果关系的反应，均应视为药品不良反应。

6.2 不良事件的观察及处理

（1）观察与记录。研究者应认真观察受试者在临床试验期间发生的任何不良事件，要求受试者如实反映用药后的病情变化，避免诱导性提问。在观察疗效的同时注意观察不良反应或未预料到的毒副作用（包括症状、体征及实验室检查）。无论不良事件是否与试验药物有关，均应在 CRF 表中详细记录，包括不良事件出现时间、症状、体征、程度、持续时间、实验室检查指标、处理方法、经过、结果、随访时间等，并详细记录合并用药的情况，以便分析不良事件与试验药物相关性，记录时应签名并注明日期。

（2）受试者的医疗处理。发现不良事件时，研究者可根据病情采取必要的处理措施，如调整剂量、暂时中断用药等，并决定是否终止试验。出现严重不良事件时，承担试验研究的单位必须立即采取必要的处理措施，保护受试者的安全。

6.3 不良反应程度分级

轻度：受试者可忍受，不影响治疗，不需要特别处理，对受试者健康无影响。

中度：受试者难以忍受，需要撤药或做特殊处理，对受试者健康有直接影响。

重度：危及受试者生命，致死或致残，需立即撤药或做紧急处理。

6.4 不良事件与试验药物相关性评估

参照高东宸等编著的《药物不良反应监察指南》（中国医药科技出版社，1996 年），研究者应按照受试者发生的不良事件的具体情况和受试者的既往病史、伴发病情况及伴随用药等情况进行综合分析，判断不良事件与药物的关系。

6.5 严重不良事件及报告

试验中发生的任何严重的不良事件，不论是否与试验药物有关，研究者均应给予及时抢救处理，并在 24 小时内向临床试验负责单位伦理委员会、申办者报告。申办者应与研究者迅速研究所发生的严重不良事件，采取必要的措施以保证受试者的安全和权益，并及时向药品监督管理部门和卫生行政部门报告，同时向涉及同一药物的临床试验的其他研究者通报。如确定为与试验药物有关的严重不良事件，则由申办者承担抢救、治疗患者的费用及相应的经济补偿。

研究者必须填写"严重不良事件报告表"，在原始资料中应记录何时、以何种方式、向谁报告了严重不良事件。申办者保证满足所有法律法规要求的报告程序。

6.6 随访

所有不良事件，研究者应根据其严重程度采取必要措施，以确保受试者的安全，并随访至解决、恢复到基线水平，或被证实为无法解决/永久性或死亡。随访方式可以根据不良事件的轻重选择住院、门诊、家访、电话等形式。

7 统计分析

数据库建立及数据录入。

7.1 数据库建立

根据病例报告表的项目建立本试验专用的数据录入系统。

7.2 数据录入

由数据录入员进行数据同步录入，采用两次录入法。

数据录入员应用数据录入软件的比对功能，报告不一致的录入结果，对不一致的项目逐项人工核对原始调查表，并予以更正。数据录入错误基本消除后交由数据管理员做进一步检查。

数据管理员根据数据管理计划编写相应程序，得到需要确认问题的清单，再以此清单为基础，在必要时结合原始记录的核查，整理形成"数据疑问表"。疑问表由监查员交给研究者进行书面解答并签名，然后仍由监查员返回给数据管理员，数据管理员根据数据确认的结果对数据库进行修改与更新。"数据疑问表"应妥善保管。

7.3 试验统计分析

（1）统计分析软件。采用 SAS 9.1.3 统计分析软件进行统计分析。

（2）统计表达。统计报告主要采用表格形式。表格具有自明性，即具有标题、标目和例数、必要的备注和统计结论的文字描述。若无特别说明，统计检验均采用双侧检验，列出统计方法、统计量及具体 P 值，$P \leqslant 0.05$ 将被认为所检验的差异有统计学意义。

（3）统计描述。计量资料采用均数、标准差、最大值、最小值、95% 可信区间、中位数、Q_1、Q_3；计数资料采用频数（构成比）进行统计描述。

（4）统计方法。计量资料组间比较采用成组 t 检验、校正 t 检验或 Wilcoxon 秩和检验，计量资料组间比较采用方差分析，组内比较采用配对 t 检验或符号秩检验。计数资料采用 R * C 卡方检验、连续校正卡方检验或 Fisher 精确概率检验，有序分类资料采用单向有序 CMH 卡方检验。对于协变量的处理采用协方差分析，并计算最小二乘均数及其 95% 可信区间。对于各种需分层校正处理的数据，计量资料采用 GLM 过程，计数资料采用分层校正的 CMH 卡方检验。组间两两比较采用 BONFERRONI 法，控制 MEER，调整 I 型错误水平。

8　伦理学要求

临床试验必须遵循赫尔辛基宣言和我国有关临床试验研究的规范、法规。每一位受试者入选本研究前，研究医师有责任以书面文字形式，向其或其指定代表人完整、全面地介绍本研究的目的、程序和可能出现的风险。应让受试者知道他们有权随时退出本研究。入选前必须给每位受试者一份书面知情同意书，研究医师有责任让每位受试者在进入研究之前获得知情同意。知情同意书应作为临床试验文档保留备查。

9　结果

9.1　纳入患者情况

目前三个实验中心纳入研究的患者共 108 名，其中 33 名患者来源于广州医科大学附属第一医院，28 名患者来源于广州市中医院，31 名患者来源于广东省中西医结合医院。脱落的病例中有 6 名患者因无法按要求服用药物而被剔除，其中天龙组 3 例，安慰剂组 3 例；另外 2 名患者因不愿配合完成相关检查而被剔除，其中天龙组 1 例，安慰剂组 1 例。此外，有 8 例患者在治疗过程中由于各种原因出现 COPD 急性发作合并并发症，需增加其他药物和方法治疗，其中天龙组 2 例，安慰剂组 6 例。最终完成研究的患者共 92 名。试验期间出现急性发作、试验停止、完成治疗后的评价及各项实验室检查，按无效合格病例统计，与最终完成研究的 92 名患者纳入 PPS。如图 1 所示。

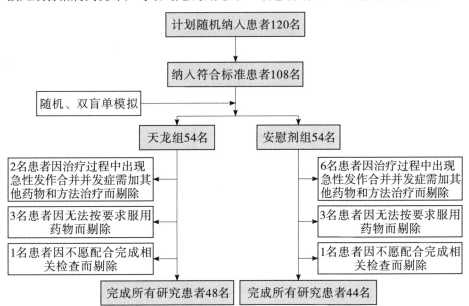

图1　纳入患者情况图

两组患者一般情况及治疗前肺功能情况如下：

表2　两组患者一般情况及治疗前肺功能情况（$\bar{x} \pm s$）

一般情况及特征	天龙组	安慰剂组
例数/例	48	44
性别		
男/例（%）	34（70.83）	34（77.27）
女/例（%）	14（29.17）	10（22.73）
年龄/岁	67.83±6.60	70.23±6.40
吸烟史		
有/例（%）	25（52.08）	21（47.73）
无/例（%）	23（47.92）	23（52.27）
病程/年	14.18±8.13	13.0±6.40
肺功能情况		
肺功能Ⅱ级/例（%）	23（47.92）	20（45.45）
肺功能Ⅲ级/例（%）	25（52.08）	24（54.55）

注：两组患者年龄、性别构成比、吸烟人数、病程比较均 $P>0.05$；两组患者治疗前肺功能分级比较，$\chi^2=0.56$，$P=0.81$，无统计学意义上的差异，提示两组患者具有可比性。肺功能按 GOLD 分级标准分级。

9.2　两组患者肺功能主要指标比较

表3　两组患者肺功能主要指标比较（$\bar{x} \pm s$）

比较项目		天龙组	安慰剂组	统计评分
例数/例		48	44	
FVC	治疗前	1.20±0.31	1.31±0.27	$t=1.81$，$P=0.07$
	治疗后	1.41±0.73	1.29±0.25	$t=1.04$，$P=0.30$
	评分	$t=1.83$，$P=0.07$	$t=0.36$，$P=0.72$	
FEV$_1$	治疗前	0.74±0.18	0.75±0.17	$t=0.27$，$P=0.79$
	治疗后	0.71±0.23	0.76±0.21	$t=1.06$，$P=0.29$
	评分	$t=0.70$，$P=0.49$	$t=0.25$，$P=0.81$	

续上表

比较项目		天龙组	安慰剂组	统计评分
FEV$_1$%	治疗前	68.51 ± 10.55	69.15 ± 10.07	$t=0.30$，$P=0.77$
	治疗后	67.94 ± 11.35	65.43 ± 11.72	$t=1.04$，$P=0.30$
	评分	$t=0.25$，$P=0.80$	$t=1.60$，$P=0.11$	

注：两组患者治疗前 FVC、FEV$_1$、FEV$_1$% 评分比较、两组患者治疗后 FVC、FEV$_1$、FEV$_1$% 评分比较、安慰剂组患者治疗前后 FVC、FEV$_1$、FEV$_1$% 评分比较、天龙组患者治疗前后 FVC、FEV$_1$、FEV$_1$% 评分比较，P 值均大于 0.05，无统计学意义上的差异，提示数据具有可比性。

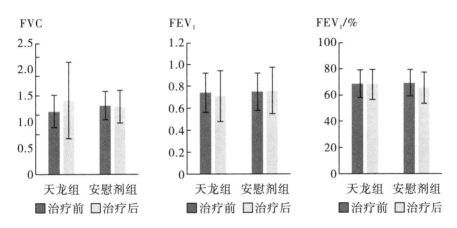

图 2　两组患者肺功能主要指标比较图

9.3　两组患者 CAT 评分比较

表 4　两组患者 CAT 评分比较（$\bar{x} \pm s$）

比较项目	天龙组	安慰剂组	评分
例数	48	44	
治疗前	16.33 ± 4.34	15.05 ± 4.33	$t=1.40$，$P=0.16$
治疗后	12.44 ± 4.06	14.64 ± 3.69	$t=2.71$，$P=0.008$
评分	$t=4.53$，$P=0.000$	$t=0.47$，$P=0.63$	

注：两组患者治疗前 CAT 评分比较、安慰剂组患者治疗前后 CAT 评分比较、两组患者治疗后 CAT 评分比较、天龙组患者治疗前后 CAT 评分比较，P 值均大于 0.05，无统计学意义上的差异，提示数据具有可比性。

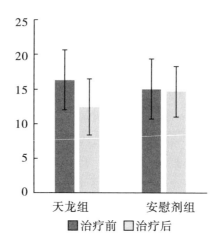

图3 两组患者 CAT 评分比较图

9.4 两组患者祛痰积分和祛痰疗效比较

表5 两组患者祛痰积分比较（$\bar{x} \pm s$）

比较项目	天龙组	安慰剂组	评分
例数	48	44	
治疗前	6.77 ± 2.28	6.25 ± 2.62	$t = 1.02$，$P = 0.31$
治疗后	4.02 ± 1.77	6.00 ± 2.57	$t = 4.26$，$P = 0.000$
评分	$t = 6.60$，$P = 0.000$	$t = 0.45$，$P = 0.65$	

　　注：两组患者治疗前祛痰积分比较、安慰剂组患者治疗前后祛痰积分比较、两组患者治疗后祛痰积分比较、天龙组患者治疗前后祛痰积分比较，P 值均大于 0.05，无统计学意义上的差异，提示数据具有可比性。

表6 两组患者祛痰疗效比较

组别	例数	临床控制/例	显效/例	有效/例	无效/例	有效率/%
天龙组	48	10	19	15	4	91.67
安慰剂组	44	1	4	20	19	56.82

　　注：两组患者治疗后，根据患者治疗后痰的性状、痰量、咳痰难易评分改变情况评价祛痰效果，两组比较（Peason Chi-Square 检验）$\chi^2 = 13.068$，$P = 0.000$，两组治疗后药物的祛痰疗效有统计学差异。

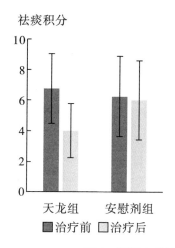

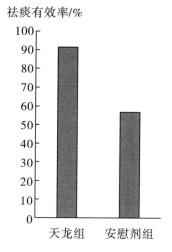

图4　两组患者祛痰积分及疗效比较图

9.5　两组患者咳嗽症状积分和止咳疗效比较

表7　两组患者咳嗽症状积分比较（$\bar{x} \pm s$）

比较项目	天龙组	安慰剂组	评分
例数	48	44	
治疗前	5.10 ± 0.93	4.82 ± 0.90	$t = 1.46$, $P = 0.15$
治疗后	2.65 ± 1.55	4.61 ± 0.92	$t = 7.29$, $P = 0.000$
评分	$t = 9.39$, $P = 0.000$	$t = 1.08$, $P = 0.28$	

注：安慰剂组患者治疗前后咳嗽症状积分比较、两组患者治疗前咳嗽症状积分比较、天龙组患者治疗前后咳嗽症状积分比较、两组患者治疗后咳嗽症状积分比较，P 值均大于 0.05，无统计学意义上的差异，提示数据具有可比性。

表8　两组患者止咳疗效比较

组别	例数	临床控制/例	显效/例	有效/例	无效/例	有效率/%
天龙组	48	6	14	20	8	83.33
安慰剂组	44	0	6	18	20	54.55

注：两组患者治疗后咳嗽症状参数评分下降情况评估药物疗效，两者比较（Peason Chi-Square 检验）$\chi^2 = 7.67$，$P = 0.006$，提示两组患者治疗后咳嗽疗效有统计学差异。

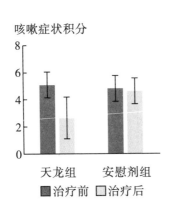
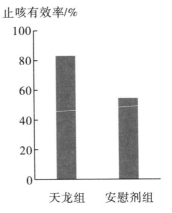

图5　两组患者咳嗽症状积分及止咳疗效比较图

9.6　两组患者呼吸困难分级和疗效比较

表9　两组患者治疗前后呼吸困难分级（mMRC）比较

组别	例数/例	治疗前				治疗后				评分
		1级	2级	3级	4级	1级	2级	3级	4级	
天龙组	48	2	5	26	15	7	11	26	4	$z = -3.33$，$P = 0.001$
安慰剂组	44	4	6	30	10	5	2	25	12	$z = -0.761$，$P = 0.447$
评分		$z = -1.307$，$P = 0.191$				$z = -2.707$，$P = 0.007$				

注：两组患者治疗前呼吸困难评级比较（经秩和检验）、安慰剂组患者治疗前后比较、天龙组患者治疗前后比较、两组患者治疗后比较，P 值均大于 0.05，无统计学意义上的差异，提示数据具有可比性。

表10　两组患者治疗后呼吸困难疗效比较

组别	例数	临床控制/例	显效/例	有效/例	无效/例	有效率/%
天龙组	48	9	18	12	9	81.25
安慰剂组	44	0	3	18	23	47.73

注：两组患者治疗后临床综合疗效评价，两组比较（Peason Chi-Square 检验）$\chi^2 = 9.53$，$P = 0.002$，提示两组患者治疗临床综合疗效比较有统计学差异。

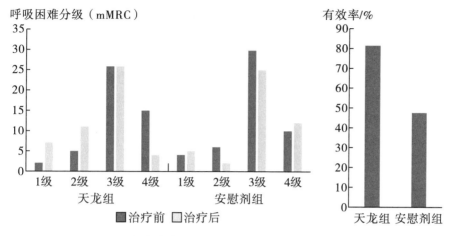

图 6 两组患者治疗前后呼吸困难分级（mMRC）及疗效比较图

9.7 两组患者治疗前后中医证候积分和中医证候疗效比较

表 11 两组患者治疗前后中医证候积分比较（$\bar{x} \pm s$）

组别	天龙组	安慰剂组	评分
例数	48	44	
治疗前	17. 38 ± 4. 22	17. 82 ± 3. 59	$t = 0.541\ 5$, $P = 0.59$
治疗后	6. 15 ± 3. 26	17. 16 ± 4. 19	$t = 13.98$, $P = 0.000$
评分	$t = 14.59$, $P = 0.000$	$t = 0.79$, $P = 0.43$	

注：两组患者治疗前中医证候积分比较、安慰剂组治疗前后中医证候积分比较、天龙组患者治疗前后中医证候积分比较、两组患者治疗后中医证候积分比较，P 值均大于0.05，无统计学意义上的差异，提示数据具有可比性。

表 12 两组患者治疗前后中医证候疗效比较

组别	例数	临床控制/例	显效/例	有效/例	无效/例	有效率/%
天龙组	48	5	5	36	2	95. 83
安慰剂组	44	1	2	23	18	59. 1

注：两组患者治疗后临床综合疗效评价，两组比较（Peason Chi-Square 检验）$\chi^2 = 16.12$，$P = 0.000$，提示两组患者治疗综合中医证候疗效比较有统计学差异。

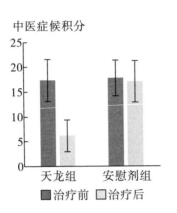
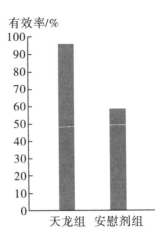

图7 两组患者治疗前后中医证候积分及疗效比较图

9.8 药物安全性评价

未出现严重不良事件的报告。所有纳入研究的患者治疗前后肝、肾功能检查指标：血 ALT、AST、Cr 值治疗前后均未发现明显差异（$P > 0.05$）；心电图、血常规检查也未出现明显因药物而致的异常。

表13 两组患者治疗前后 ALT、AST、Cr 值比较（$\bar{x} \pm s$）

比较项目		天龙组	安慰剂组	统计评分
例数		48	44	
ALT	治疗前	24.20 ± 5.54	24.55 ± 6.83	$t = 0.27$，$P = 0.79$
	治疗后	26.16 ± 6.79	26.41 ± 6.23	$t = 0.18$，$P = 0.85$
	评分	$t = 1.55$，$P = 0.12$	$t = 1.33$，$P = 0.19$	
AST	治疗前	34.08 ± 3.67	32.89 ± 3.61	$t = 1.57$，$P = 0.12$
	治疗后	32.97 ± 2.97	33.09 ± 3.58	$t = 0.18$，$P = 0.86$
	评分	$t = 1.63$，$P = 0.11$	$t = 0.26$，$P = 0.79$	
Cr	治疗前	65.93 ± 11.04	67.08 ± 11.92	$t = 0.48$，$P = 0.63$
	治疗后	68.21 ± 16.17	68.87 ± 15.77	$t = 0.20$，$P = 0.84$
	评分	$t = 0.81$，$P = 0.42$	$t = 0.60$，$P = 0.55$	

邱志楠平治肺病学

10　小结

10.1　天龙咳喘灵治疗 COPD 稳定期（肺肾气虚兼痰湿阻肺证）的临床疗效分析

本次研究中运用天龙咳喘灵胶囊对 COPD 缓解期用药，收到了令人满意的临床疗效。

从肺功能试验结果来看，服用天龙咳喘灵 3 个月后，患者的肺功能指标 FVC、FEV_1、$FEV_1\%$ 未见明显改善，但是安慰剂组肺功能下降趋势较天龙组明显。说明服用天龙咳喘灵胶囊虽不能明显改善 COPD 患者肺功能，但可以减缓肺功能下降速度。需要扩大样本量后，再行验证。

在用药后 CAT 评分评估的过程中，许多患者均表示，用药 3 个月后，咳嗽频率下降，痰量减少，呼吸困难改善，睡眠质量好转。这从 CAT 评分的积分改变中也可以看出：用药后患者 CAT 评分较用药前明显下降，与安慰剂组结果比较有明显的差异。说明天龙咳喘灵胶囊能改善 COPD 患者的生活质量。

从祛痰参数的积分和祛痰疗效的比较中，我们也可以看出：天龙咳喘灵能改善 COPD 患者痰多、痰黏、排痰困难的临床表现，使患者舒适感增加。用药 3 个月后，天龙咳喘灵组祛痰有效率达到了 91.67%，远高于安慰剂组。COPD 患者中，咳嗽和咳痰往往相兼出现。本研究中我们也观察到了天龙咳喘灵良好的止咳效果。服用天龙咳喘灵胶囊 3 个月后，COPD 患者咳嗽频率明显下降，尤其是夜间咳嗽频率。用药后患者咳嗽积分明显较入组时降低，镇咳有效率达到了 83.33%。

本研究中纳入研究的患者均表现出不同程度的呼吸困难，以 3 级和 4 级多见，呼吸困难的症状严重影响患者的生活质量。以往研究已经证明天龙咳喘灵胶囊对缓解气道阻塞的有效性，本研究中也观察到了这一点，用药后大部分患者表示呼吸困难有一定的缓解，用药后天龙组患者呼吸困难分级的降低和缓解呼吸困难有效率均明显高于安慰剂组。

天龙咳喘灵除了以上指标的有效调整外，对 COPD 患者常出现的自汗、恶风、乏力、纳呆、腹胀、便溏等也有一定的改善作用，这体现在天龙组患者中医证候积分较用药前明显下降上。总之，天龙咳喘灵胶囊能从多个角度有效缓解 COPD 患者的临床症状，提高患者生活舒适度和生活质量，值得临床推广运用。

10.2　天龙咳喘灵治疗 COPD 稳定期（肺虚证）的安全性评价

本次研究中，患者服用天龙咳喘灵 3 个月，未出现严重不良事件的报告。患者治疗前后肝功能、肾功能、心电图、血常规检查也未出现明显异常。虽然药物组成中有附子、半夏等有毒药品，但入药时均选择熟品入药，且严格按照标准制备。故天龙咳喘灵从目前研究来看是安全有效的。

天龙咳喘灵合茶碱治疗慢性阻塞性肺疾病临床研究[①]

天龙咳喘灵是广东省名中医邱志楠教授的经验处方，临床多用于慢性阻塞性肺疾病和支气管哮喘治疗。现将天龙咳喘灵与小剂量茶碱合用治疗慢性阻塞性肺疾病的临床观察报告如下：

1. 临床资料

1.1　一般资料

本组病例 106 例为住院和门诊患者。治疗组 60 例，男性 37 例，女性 23 例，平均年龄（59.2±5.4）岁；对照组 46 例，男性 24 例，女性 22 例，平均年龄（58.8±4.6）岁。两组病例在性别、年龄、病情、病程及合并症分布上无显著性差异（$P>0.05$）。全部患者均符合 1997 年中华医学会呼吸病学分会制定的慢阻肺诊治规范标准，但中医辨证为风寒及寒饮伏肺者不作为观察对象。

1.2　中医分型

①痰热型：咳嗽、咳痰黄稠，咳声重浊，甚至咯血或痰中带血，口渴喜饮，胸闷气喘，小便黄，大便干，或发热，舌红苔黄，脉弦滑或滑数。②痰湿型：咳嗽痰多色白，质稍稠，或胸闷气短，苔白腻，脉濡或滑。③阴阳两虚型：以动则气喘为特征，病发时，咳声嘎涩，多为阵咳，夜多于昼，或时多时少，腰膝酸软，或咳则遗尿，夜尿频多，头昏耳鸣，口干咽燥，潮热盗汗或自汗，舌胖色紫，少苔或无苔，常有瘀象，脉多细数。

1.3　症状程度划分标准

（1）咳嗽。轻度（＋）：间断咳嗽，不影响正常工作和生活。中度（＋＋）：症状界于轻度与重度之间。重度（＋＋＋）：昼夜咳嗽频繁或阵咳，影响工作和睡眠。

（2）咯痰。少（＋）：昼夜咯痰 10～50 mL，或夜间及清晨咯痰 50 mL。中（＋＋）：昼夜咯痰 51～100 mL/日，或夜间及清晨咯痰 26～50 mL。多

① 原载《中国民间疗法》2000 年第 8 卷第 1 期。作者：潘俊辉、邱志楠。

（＋＋＋）：昼夜咯痰 100 mL 以上，或夜间及清晨咯痰 50 mL 以上。

（3）喘息。轻度（＋）：喘息偶有发作，程度轻，不影响睡眠或活动。中度（＋＋）：病情界于轻度与重度之间。重度（＋＋＋）：喘息明显，不能平卧，影响睡眠及活动。

（4）哮鸣音。少（＋）：偶闻，或在咳嗽、深呼吸后出现。中（＋＋）：散在。多（＋＋＋）：满布。

1.4 临床病情程度判断

按就诊时之症状及肺部哮鸣音，任何一项属重度者可判断为重度；任何一项属中度者可判断为中度；均不足中度者为轻度。

2 治疗方法

2.1 治疗组

口服控释剂型茶碱类药物：优喘平 200 mg/d，每日 1 次，睡前 1～2 小时服用；天龙咳喘灵胶囊由青天葵、款冬花、法半夏、熟附子、五味子等十二味中药组成，每粒胶囊含生药 1 g，成人每日 3 次，每次 3 粒；6～14 岁者每次 2 粒，每日 1～2 次。若兼见痰白清稀、畏寒肢冷、喉痒等偏寒证者，用干姜 2～4 g，细辛 3～5 g 煎水送服；若并见痰黄黏稠、咽痛、发热、口渴等偏热证者，加用鱼腥草 15～30 g，紫花地丁 15～30 g 煎水送服；若伴见气短神疲、汗多纳呆、心悸寐少等偏虚证者，用山萸肉 3～5 g，白术 5～10 g 煎水送服；若挟见气粗痰鸣、喘息不能平卧、胸闷恶心等偏实证者，用桑白皮 10～15 g，葶苈子 10～15 g 煎水送服。

2.2 对照组

氨茶碱 0.1 g/次，每日 3 次，或茶碱平片 0.25 g/次，每日 2 次。

两组均接受慢阻肺常规治疗，包括以祛痰、镇咳、感染药物控制感染。均以 2 个月为 1 个疗程。于治疗前后分别测定血、尿、便常规；心、肝、肾功能常规检查；肺功能指标包括一秒钟用力呼气容积（FEV_1）、用力肺活量（FVC）、最大呼气流量（PEF）。

3 治疗效果

3.1 疗效标准

临床控制：咳、痰、喘症状基本消失，肺部哮鸣音少许。显效：咳、痰、喘症状明显好转（＋＋→＋），肺部哮鸣音明显减轻。有效：咳、痰、喘症状好转（＋＋＋→＋＋，或＋＋→＋），肺部哮鸣音减轻。无效：咳、痰、喘症状及哮鸣音无改变，或减轻不明显，以及症状加重者。

3.2　两组总疗效比较

两组 236 例治疗后，咳、痰、喘综合症状均有不同程度的改善，治疗组症状改善明显，经 Ridit 分析，治疗组疗效优于对照组（$P < 0.05$），见表 1。

表 1　两组总疗效比较

组别	临床控制/例	显效/例	有效/例	无效/例	总有效率/%
治疗组（$n = 60$）	36	16	5	3	95.00
对照组（$n = 46$）	17	10	6	13	71.74

注：两组比较，$P < 0.05$。

3.3　两组临床症状疗效比较

两组病例治疗前后临床症状比较显示，治疗组在喘、咳、哮鸣音、神疲乏力、夜尿多等方面优于对照组（$P < 0.05$）；但在痰、食欲减退、汗多、便溏等方面，两组无明显差异（见表 2）。

表 2　两组临床症状疗效（有效率）比较

症状	治疗组/%	对照组/%	P 值
咳	96.67	76.09	< 0.05
喘	98.33	65.22	< 0.05
哮鸣音	91.67	89.13	> 0.05
汗多	90.00	45.65	< 0.01
夜尿多	93.33	43.48	< 0.01
纳呆	65.00	50.00	> 0.05
乏力	71.67	34.78	< 0.05
咯痰	83.33	86.96	> 0.05

3.4 两组治疗前后肺功能变化

表3 两组治疗前后肺功能变化（$\bar{x} \pm s$）

组别		治疗组	对照组	P 值
男性/例		37	24	
PEF/（L/min）	治疗前	212 ± 78	202 ± 81	> 0.05
	治疗后	304 ± 80	268 ± 78	< 0.05
	P 值	< 0.01	< 0.05	
男性/例		31	17	
FVC/（L）	治疗前	2.0 ± 0.4	1.9 ± 0.5	> 0.05
	治疗后	2.9 ± 0.5	2.4 ± 0.7	< 0.05
	P 值	< 0.01	< 0.05	
女性/例		23	22	
PEF/（L/min）	治疗前	126 ± 48	122 ± 43	> 0.05
	治疗后	196 ± 58	166 ± 54	< 0.05
	P 值	< 0.05	< 0.05	
女性/例		16	16	
FVC/L	治疗前	1.2 ± 0.3	1.3 ± 0.3	< 0.05
	治疗后	2.0 ± 0.5	1.4 ± 0.5	> 0.05
	P 值	< 0.05	> 0.05	

两组治疗前后自身对照，对 PEF 和 FVC 均有改善，经 t 检验有非常显著性差异；两组间治疗前无显著性差异，治疗后治疗组优于对照组（$P <$ 0.05）。

4. 讨论

4.1 中医对慢性阻塞性肺疾病的认识

慢阻肺多因慢性支气管炎急性期失治或治不彻底，迁延而成。中医学认为本病属于"咳嗽""喘证""肺胀""饮证"范畴，乃因外感六淫邪气，致令肺失肃降，咳、痰、喘诸症相继出现，日久耗伤肺气，损及脾肾，痰浊内蕴，变生瘀滞，形成气虚痰瘀之证，其标在肺，其本在脾肾。脾肾阳虚，升清降浊失常，水液失于气化，聚而为痰，冷痰上泛，堵塞气道，致肺气宣发肃降失常，故咳喘咯痰、胸中胀满。痰亦可随气血流行，内而脏腑，外而经脉，痰的黏滞和嗜动性质，必然影响气血的运行，由痰生瘀，或挟瘀而致病。从本研究临床病例证治特点看，慢阻肺具有年老发病、病程长、易反复发作等特点。

治疗应注意温肾化痰与活血逐瘀。古人云："痰为阴邪，非温不化"，"病痰饮者，当以温药和之"。本病迁延日久，多成肺肾脾虚及痰瘀同病之证，临床表现为面色晦暗，唇舌表紫，或舌下静脉紫黑等瘀血见证。因此，临床除注重补肺化痰外，同时酌加温肾化痰与活血化瘀之品，疗效会显著提高，尤其是久病顽痰的患者，切勿忽略"肾主纳气""痰挟瘀血"之性。由于肾亏于下，冷痰上泛，痰阻则血难行，血瘀则痰难化；痰滞日久，必致血瘀，瘀血内阻，久必生痰，故温肾则纳气平喘，活血则瘀去痰化。天龙咳喘灵之组方正是立法于此，方中熟附子有振奋肾中之元阳，复其气化卫外之力；青天葵为同治痰、瘀、热三证之品，有消痰解毒化瘀又不伤阴血耗气的特性；款冬花温肺平喘，擅治久咳久喘；法半夏温化痰饮，燥湿降逆，又能健运脾气；五味子敛肺而滋肾，虚喘久咳非五味子不能收敛游动之肺气，非五味子不能复肺肃降之权。

4.2 茶碱用以治疗慢阻肺与哮喘已达半个世纪之久

过去使用茶碱是基于其对支气管平滑肌的直接舒张作用，但此种舒张作用一般需在其血浆浓度达到 10 mg/L 以上较为明显，而这一血浆浓度已接近中毒浓度，因此对茶碱的治疗价值在西方特别是欧洲一直存在争议。但近年的研究证明，除舒张支气管平滑肌以外，茶碱还具有抗气道炎症及免疫调节作用，这种作用在较低血浆浓度时即可显示。在我国，多数慢阻肺患者接受低于常规推荐剂量茶碱治疗，并取得较好的临床效果，而对小剂量茶碱与中药复方的联合应用，尚未见报道。我们的观察提示小剂量茶碱与天龙咳喘灵联合应用治疗慢阻肺有显著治疗效果，尤其在患者的气促症状与肺功能改善方面有显著疗效。同时，治疗组毒副作用的发生率低，少数患者有轻微胃肠道反应，如腹胀和纳呆等。对照组有较多副作用，如焦虑、失眠或头痛、心悸胸闷等。可见，天龙咳喘灵与小剂量茶碱联合应用，有相须相使作用，并减少了茶碱的毒副作用。

参考文献

[1] 贝政平，等. 2000 个国内外最新实用内科诊断标准 [M]. 上海：同济大学出版社，1994：184 – 186.

[2] 欧阳忠兴，等. 中医呼吸病学 [M]. 北京：中国医药科技出版社，1994：608 – 621.

［3］邱志楠，等. 青天葵临床新用［J］. 广州医学院学报，1995，23（2）：96－97.

［4］PINO-GARCIA JM，GARCIA-RIO F，GOMEZL L，et al. Short-term effects of inhaled β-adrenergic agonist on breathlessness and central inspiratory drive in patients with nonreversible COPD［J］. Chest，1996，110：637－641.

［5］PHILLIPS H. VAN HOOK CJ，BUBLER T，et al. A comparison of cefpodoxime proxelil and cefaclor in the treatment of acute exacerbation of COPD in adults［J］. Chest，1993，104：1387.

［6］ARKY R. Product information theophylline in：Westlley GJ ed. Physicians desk reference［J］. Hontvale Medical Economics Data Production Company，1994，48：1 119－1 122.

［7］叶志明，高明哲，吴莱文，等. 氨茶碱治疗72例患者的药物监测［J］. 中华结核和呼吸杂志，1991，14（1）：22－24.

［8］莫红缨，等. 一次及多次口服国产茶碱控释片药代动力学及相对生物利用度的研究［J］. 中国临床药理学杂志，1994，10：171.

［9］钟南山，吴振英，郭小川，等. 长期氨茶碱口服对慢性阻塞性肺疾病的治疗作用［J］. 中华结核和呼吸杂志，1988，11（5）：265－268.

复方天龙咳喘灵胶囊治疗肺癌术后206例临床观察①

肺癌是临床常见的恶性肿瘤之一，近年来发病率不断上升。手术治疗是首选的治疗方法，但大多数肺癌患者就诊时已为中晚期，即使强行手术也未能取得预期的效果，不少患者在术后不久就发生肺癌转移，因此如何提高术后患者的生存质量和延长生存期是治疗肿瘤的重要环节。笔者自1988—1998年应用消痰化瘀散结兼健脾益肺的自拟方复方天龙咳喘灵胶囊治疗肺癌术后患者206例，疗效满意，报道如下。

1 临床资料

1.1 一般资料

观察患者共309例，均为手术后的门诊病例，均为Ⅱ期或Ⅲ期的肺癌患者，均按原发性支气管肺癌的病理学诊断和细胞学诊断标准确诊，均经CT和X线胸片检查。术后患者随机分为治疗组和对照组。治疗组206例，男性128例，女性78例，年龄52~83岁，平均67.5岁。病理及细胞学类型：鳞

① 原载《中国中医药科技》2001年第8卷第1期。作者：邱志楠、潘俊辉、喻清和、王峰。

癌 96 例，腺癌 74 例，小细胞未分化癌 36 例；Ⅱ期 98 例，Ⅲ期 108 例。对照组 103 例，男性 56 例，女性 47 例，年龄 50～76 岁，平均 63 岁；鳞癌 50 例，腺癌 38 例，未分化癌 15 例；Ⅱ期 43 例，Ⅲ期 60 例。两组病例术后情况大致相同，具有可比性。

1.2 中医辨证分型

治疗组病例根据辨证分为 4 型①：气滞血瘀型 88 例，肺胃阴虚型 63 例，肺热痰湿型 30 例，脾肺气虚型 25 例。

2 治疗方法

治疗组：从手术出院后即开始服食复方天龙咳喘灵胶囊（由青天葵、款冬花、法半夏、薏苡仁、白及、浙贝母、白头翁组成，每粒胶囊含生药 1 g），每日 3 次，每次 4 粒。根据辨证选用下列药物煎汤送服胶囊：气滞血瘀型，用桃仁、三七各 10 g，仙鹤草 15 g。肺胃阴虚型，用西洋参、冬虫夏草各 10 g。肺热痰湿型，用黄芩 15 g，白花蛇舌草 30 g。肺脾气虚型，用黄芪、白术各 15 g，炙甘草 6 g。手术出院后半年内，每天用辨证汤药送服复方天龙咳喘灵胶囊。半年以后，用微暖开水送服复方天龙咳喘灵胶囊，每日 3 次，每次 4 粒，连服 1 年半至 2 年，如有不适则配合西药对症治疗。

对照组：手术出院后只给西药对症治疗。

两组患者均按病情需要配合使用化疗、放疗。治疗期间观察记录患者的临床症状改善情况。

3 治疗结果

治疗结果见表 1、表 2。

表 1　治疗组与对照组生存率比较

单位：例（%）

生存率	治疗组（n = 206）	对照组（n = 103）	P 值
1 年生存率	145（70.39）	37（35.92）	<0.005
3 年生存率	83（40.29）	23（22.33）	<0.01
5 年生存率	62（30.10）	1（0.97）	<0.005

---

① 李金瀚. 中医药与化疗结合治疗肺癌临床观察［J］. 中国中西医结合杂志，1996，16（3）：136.

表 2　治疗组与对照组临床症状改善比较

单位：例（%）

临床症状	治疗组（$n = 206$）	对照组（$n = 103$）	P 值
咳嗽	200（97.09）	68（66.02）	<0.01
血痰	202（98.06）	52（50.48）	<0.01
胸痛	203（98.54）	33（32.04）	<0.005
气促	201（97.57）	26（25.24）	<0.005
疲乏	202（98.06）	70（67.96）	<0.01
食欲差	198（96.12）	66（64.08）	<0.01

4　讨论

4.1　中药治疗的优势

目前任何治疗肿瘤的方法，都未能将肿瘤细胞全部杀死，残存的肿瘤细胞会重新增殖，成为肿瘤复发、转移的根源，对于这些残存的肿瘤细胞，再进行放疗、化疗都无济于事，唯一的办法是依靠患者本身的免疫功能。而肿瘤患者，由于肿瘤细胞毒素作用和抗癌药物对免疫功能的抑制，加重了对免疫系统的损害，为残存肿瘤细胞复发扩散提供了条件。因此，如何增强肿瘤患者的免疫功能，是防止肿瘤复发和转移的关键。近年不少医院和科研单位采用中西医结合治疗，临床实践证实了配合中药治疗能更好提高放、化疗治疗效果，改善症状，减轻化疗的毒副反应，提高造血系统和免疫系统的功能，提高患者的生存质量，尤其对晚期肺癌患者的治疗，配合中药治疗是关键的一环。

4.2　中医对肺癌的认识

中医文献虽无肺癌的病名记载，但根据肺癌的临床表现，本病属"肺积""息贲"范畴。中医学认为癌瘤的发病机理是正虚邪踞、阴阳失调、痰瘀结聚所致。同时中医学又认为肺癌的主要病机是由于卫气虚损，阴阳失调，六淫之邪乘虚而入，即所谓"邪之所凑，其气必虚"导致肺脏功能失调，气机不舒，血行不畅，津液失布，造成痰、气、瘀交结，日久形成肺部肿瘤。故肺癌患者，不但多见气滞血瘀，亦表现为正气虚弱、脾失健运等肺脾肾虚之证。故治疗肺癌之法，应以消痰化瘀散结为主，兼辅以健脾益肺滋肾，才能收到满意的疗效。

4.3　复方天龙咳喘灵胶囊的治疗机理

方中青天葵能泻肺中壅塞之气，复宣发肃降之权，且能化解膈上胶固之痰，实验证明①其抗病毒力胜于抗病毒口服液，对体虚邪盛之肺癌患者尤为适合。白头翁有清热解毒、行瘀散结作用，实验证明其有直接抗癌和清除自由基作用，并有提高机体免疫功能的作用②。薏苡仁有健脾渗湿、补肺清热、消痛肿作用，现代药理研究表明，薏苡仁有抗肿瘤及增强免疫双重作用。③白及有敛气、渗痰、止血消肿的作用。实验证明白及有良好的局部止血作用，白及末的止血效果迅速确实，止血而不留瘀，止血而不阻塞较大血管通畅，并有消肿祛腐功能。④ 浙贝母具有清热化痰、解毒散结之功效，能治肺痈、乳痈、瘰疬，实验证明⑤浙贝母主要活性成分贝母乙素具有较好的逆转肿瘤细胞 MDR 的作用。诸药合用则有消痰化瘀散结和健脾益肺的作用。对于中晚期肺癌患者及术后肺癌患者尤为适宜，可望应用治疗后能有效减低肿瘤复发和转移的概率，以提高患者的生活质量和延长生存期。

天龙健肺汤治疗中晚期肺癌疗效分析⑥

笔者自 1989 年至 1997 年应用天龙健肺汤治疗中晚期肺癌患者 38 例，发现天龙健肺汤对改善中晚期肺癌患者的生活质量、延长生存期有较好的作用，现将结果报告如下。

1　临床资料

本组均为广州医学院附属第一医院住院与门诊病例，均经病理学确诊为肺部恶性肿瘤患者，随机分为两组：治疗组 38 例，其中男 26 例，女 12 例；年龄 60 ~ 78 岁，平均 69 岁，80% 以上是非小细胞肺癌，其中鳞形细胞癌 15 例、腺癌 9 例、腺鳞癌 7 例、小细胞癌 7 例。对照组 28 例，男 20 例，女 8

---

① 邱志楠，潘俊辉. 青天葵临床新用 ［J］. 广州医学院学报，1995，23（2）：96.

② 刘春安. 抗癌中草药大辞典 ［M］. 武汉：湖北科学技术出版社，1994：520，349.

③ 骆和生，等. 常用抗肿瘤中草药 ［M］. 广州：广东科技出版社，1981：196.

④ 颜正华. 中药学 ［M］. 北京：人民卫生出版社，1997：486.

⑤ 胡凯文，陈信义. 中药活性成分抗耐药肿瘤细胞体外筛选研究 ［J］. 中国医药学报，1998，13（2）：10 – 12.

⑥ 原载《中医药学刊》2004 年第 22 卷第 8 期。作者：邱志楠、喻清和、潘素滢.

例；年龄54~80岁，平均67岁，其中鳞形细胞癌11例、腺癌8例、腺鳞癌5例、小细胞癌4例，两组病例情况比较大致相同，具有可比性。

2 治疗方法

治疗组：予天龙健肺汤。药用党参20 g，黄芪20 g，仙灵脾12 g，莪术15 g，郁金15 g，黄芩12 g，青天葵10 g。若血瘀热毒型加白花蛇舌草30 g，半边莲20 g，桃仁15 g，元参15g；气阴两虚型加海底椰30 g[①]，石斛15 g，百合15 g，生地黄15g；气虚痰湿型加法半夏10 g，茯苓10 g，盐蛇干15g。每天1剂，水煎服，连服6个月。6个月后隔2天服1剂。

对照组：只给西药对症治疗。

两组病例均可配合化疗、放疗，治疗期间观察记录患者的临床症状改善情况。

3 结果

治疗组38例中，1年生存率57.89%（死亡16例，其中鳞形细胞癌6例、腺癌4例、腺鳞癌3例、小细胞癌3例）；2年生存率36.84%（死亡24例，其中鳞形细胞癌8例、腺癌5例、腺鳞癌5例、小细胞癌6例）；5年生存率18.42%（死亡31例，其中鳞形细胞癌11例、腺癌7例、腺鳞癌6例、小细胞癌7例）。对照组28例，1年生存率28.57%（死亡20例，其中鳞形细胞癌8例、腺癌6例、腺鳞癌3例、小细胞癌3例）；2年生存率14.29%（死亡24例，其中鳞形细胞癌9例、腺癌7例、腺鳞癌4例、小细胞癌4例）；5年生存率3.57%（死亡27例，其中鳞形细胞癌10例、腺癌8例、腺鳞癌5例、小细胞癌4例）。见表1、表2。

表1 两组生存率比较

单位：例（%）

生存率	治疗组（$n=38$）	对照组（$n=28$）	P 值
1 年生存率	22（57.89）	8（28.57）	<0.01
2 年生存率	14（36.84）	4（14.29）	<0.05
5 年生存率	7（18.42）	1（3.57）	<0.05

① 卓大宏. 中药临床应用［M］. 广州：广东人民出版社，2002：534-539.

表 2　两组症状改善比较

单位：例（%）

症状	治疗组（$n=38$）	对照组（$n=28$）	P 值
呼吸困难	30（78.95）	13（46.43）	<0.01
咳嗽	35（92.11）	15（53.57）	<0.01
痰中带血	36（94.74）	14（50.00）	<0.01
胸痛	32（84.21）	16（57.14）	<0.01

4　讨论

肺癌分为小细胞肺癌（SCLC）和非小细胞肺癌（NSCLC）。非小细胞肺癌（NSCLC）在临床上约占肺癌的 80% 以上。肺癌的治疗，手术虽属首选，但其手术率只有 20%～30%，因临床肺癌确诊时约有 80% 属中晚期，已失去手术治疗机会，其治疗均为姑息性。虽使用一些较新的化疗药物，如紫杉醇药物、去甲长春花碱、吉西他滨等，但晚期肺癌患者的生存率仍不理想，1 年生存率只达 32%～50%，2 年生存率为 20%，5 年生存率约为 15%。对于晚期不能手术的非小细胞肺癌的治疗，目前多采用综合治疗，包括放疗、化疗、生物免疫治疗和中医中药治疗。由于目前肺癌治疗仍无突破性进展，特别是非小细胞肺癌，因此对中晚期肺癌患者的治疗必须考虑如何提高肺癌患者生存期的生活质量，在中医辨证与辨病的基础上结合综合治疗，可能是目前较为优选的治疗方案。实验研究证实，中药在增强机体免疫功能、抑制癌细胞增殖方面有确切作用。[1] 中医的辨证与辨病、局部治疗与整体治疗结合起来，从而有效提高生存率，改善患者的生活质量。中晚期肺癌患者多以元气衰弱、气血亏虚、痰瘀毒互结为病机，此时若过用寒凉攻伐，必致元气更虚，抗邪无力，外邪乘虚袭体，引动内邪，往往使病情急转直下。如过用补益药物，则易留邪为患，肿瘤病灶会因此而增殖更快，不利于病情稳定。天龙健肺汤由党参、黄芪、仙灵脾、莪术、郁金、黄芩、青天葵组方，符合扶正祛邪的原则，对缓解患者症状，提高放疗、化疗的通过率，延长生存期，提高生活质量有较好优势，其中，莪术、郁金有良好的活血化瘀、消坚

---

① 吴天鹏，詹炳炎，吕胜启. 补肾中药对 IL-2/LAK 抗肿瘤增强作用的动物实验研究［J］. 肿瘤，1997，17（3）：173.

散结作用,对癌细胞有较好的抑制作用①;党参、黄芪、仙灵脾健肺益气,有明显的增强机体免疫功能作用;配合清热解毒的青天葵、黄芩,不但能较好地改善咳喘症状,还能起到扶正而不留邪的好处②。临床应用可根据血瘀热毒型、气阴两虚型、气虚痰湿型的不同证候,选用适当辨证用药,疗效更为满意。

莪桃汤治疗肺癌术后118例临床疗效观察③

肺癌是常见的恶性肿瘤之一,近10年来发病率有上升趋势,手术治疗无疑是首选的好方法,但术后如何改善体质、延长生存期是一个值得探讨的问题。笔者自1983—1991年应用祛痰化瘀的自拟方莪桃汤治疗肺癌术后患者118例,疗效满意,报道如下。

1 临床资料

1.1 一般资料

观察患者共218例,均为手术后的门诊病例,全部经病理学确诊为肺部恶性肿瘤患者。治疗组118例,男78例,女40例;年龄50~80岁,平均65岁。其中鳞癌35例,腺癌25例,肺泡癌25例,小细胞癌33例。对照组100例,男70例,女30例;年龄48~76岁,平均62岁。其中鳞癌30例,腺癌25例,肺泡癌20例,小细胞癌25例。两组病例术后情况比较大致相同,具有可比性。

1.2 辨证分型

中药治疗组病例根据辨证分为3型。

气虚痰瘀型(78例):症见咳嗽痰多,或有血痰,气短喘促,胸痛,神倦乏力,舌淡红、苔薄白,脉细。

肺郁瘀热型(15例):症见咳嗽痰多、黄稠,胸痛气短,形体消瘦,烦躁易怒,舌淡紫、苔黄腻,脉弦数。

---

① 毛腾敏. 以活血化瘀药的预防性治疗检测大白鼠急性血瘀模型 [J]. 北京医科大学学报,1987,19(4):234.

② 冠华胜,林建予. 中国免疫学 [M]. 武汉:湖北科学技术出版社,1990:135 – 137.

③ 原载《新中医》1998年第11期。作者:邱志楠、潘俊辉、毛小玲、杨权生。

气阴两虚型（25 例）：症见咳嗽痰少、难咯，或痰带血丝，失眠多梦，气短神疲，纳呆消瘦，自汗盗汗，舌红、苔少，脉细数。

2　治疗方法

中药治疗组患者从手术出院后即开始配合中药治疗，使用自拟莪桃汤为基本方。处方：淫羊藿、莪术、桃仁、青天葵、浙贝母各 10 g。

加减：气虚痰瘀型加黄芪、郁金各 15 g；肺郁瘀热型加蒲公英、白花蛇舌草各 30 g；气阴两虚型加沙参、鳖甲、西洋参各 15 g。

用法：水煎服，手术出院后 3 个月内每日 1 剂，第 4 个月起，每 2 日 1 剂，1 年以后，每 3 日 1 剂，如有不适则配合对症治疗。

对照组：手术出院后只给西药对症治疗。

两组患者均按病情需要配合使用化疗、放疗。治疗期间观察记录患者的临床症状改善情况。

3　治疗结果

治疗组 118 例中，1 年生存率为 90.67%（死亡 11 例，其中鳞癌 2 例，腺癌 2 例，肺泡癌 3 例，小细胞癌 4 例）；3 年生存率为 62.71%（死亡 44 例，其中鳞癌 7 例，腺癌 7 例，肺泡癌 6 例，小细胞癌 24 例）；5 年生存率为 47.45%（死亡 62 例，其中鳞癌 9 例，腺癌 8 例，肺泡癌 12 例，小细胞癌 33 例）。有 6 例肺癌患者至今已 10 年，仍健在（其中鳞癌 2 例，腺癌 4 例）。对照组 100 例，1 年生存率为 79.00%（死亡 21 例，其中鳞癌 5 例，腺癌 3 例，肺泡癌 5 例，小细胞癌 8 例）；3 年生存率 52.00%（死亡 48 例，其中鳞癌 9 例，腺癌 6 例，肺泡癌 9 例，小细胞癌 24 例）；5 年生存率为 30.00%（死亡 70 例，其中鳞癌 13 例，腺癌 12 例，肺泡癌 20 例，小细胞癌 25 例）。

治疗组患者经配合中药治疗后，临床症状和生活质量均有不同程度改善（见表 1、表 2）。

表 1　治疗组与对照组生存率比较

单位：例（%）

生存率	治疗组（$n = 118$）	对照组（$n = 100$）	P 值
1 年生存率	107（90.68）	79（79.00）	< 0.025
3 年生存率	74（62.71）	52（52.00）	> 0.05
5 年生存率	56（47.46）	30（30.00）	< 0.01

表2 治疗组与对照组临床症状的改善比较

单位：例（%）

症状	治疗组（$n = 118$）	治疗组（$n = 100$）	P 值
咳嗽	98（83.1）	78（78）	> 0.05
咯血痰	113（95.8）	88（88）	< 0.05
胸痛	114（96.6）	60（60）	< 0.01
气促	115（97.5）	56（56）	< 0.01
疲倦	115（97.5）	50（50）	< 0.01
食欲	96（81.4）	46（46）	< 0.01

4 病案举例

梁某，女，62 岁。1987 年 6 月 5 日因咳嗽吐血痰 10 多天，在我院诊为右上肺癌，并在胸外科行右上、中肺叶切除术，病理结果为肺腺癌。术后曾行放疗、化疗。1987 年 8 月因咳嗽夜甚，痰少难咯，间有血痰，气促，胸痛，纳呆，来我科求治。刻诊：面色苍黄，形体消瘦，气短神疲，舌淡有瘀斑，脉弦细。诊为肺癌术后咳嗽（气虚痰瘀型）。治以祛痰化瘀，益气健脾。处方：莪术、桃仁、青天葵、淫羊藿、浙贝母各 10 g，黄芪、郁金各 15 g。每日 1 剂，水煎服。连服 1 周，咳嗽、血痰大减，胸痛消失。再服 3 个月，临床诸症消失，改为隔日服药 1 剂。1 年后，症状无复发，坚持 3 日服上方 1 剂，至今已 10 年，仍健在。

5 讨论

5.1 中药治疗的意义

肺癌近 10 年来发病率不断增高，尤多见于中老年患者。其治疗手段目前仍推手术切除为首选。但术后往往因调理失当而出现体质下降、生活质量欠佳、5 年生存率不高的情况。笔者近 10 多年来对 118 例肺癌术后患者给予中医辨证治疗，与 100 例西药对症治疗患者作对比观察研究，观察其 1 年、3 年、5 年的生存率及生活质量，发现治疗组 5 年生存率明显高于对照组，且临床症状和生活质量的改善都明显好于对照组，表明中医药治疗对肺癌术后患者在延长生存期、改善临床症状、提高生活质量方面均有一定的优势。

5.2 中医对肺癌的认识

中医学文献中虽无肺癌的病名记载，但类似肺癌的主要症状记载，则早见于中医有关典籍。如《素问·奇病论》曰："病肋不满气逆，二三岁不已……病名曰息积。"《难经》曰："肺之积，名曰息贲……令人洒淅寒热，咳嗽，发肺壅。"《杂病源流犀烛》曰："邪积胸中，阻塞气逆，气不得通，为痰……为血，皆邪正相搏，邪既胜，正不得制之，遂结成形而有块。"这种成形成块的病理产物与今天临床所见的肺癌病变类似。元代朱丹溪指出："怪病多属痰"，"痰火生异证"。明代《景岳全书》谓："痰生百病"，"百病多兼有痰"。清代周学海则明确指出"治痰必用破瘀"和"不得补火，不得利水"。可见本病的主要病机为痰瘀互结，肺气亏虚。只有抓住这个病机，治疗才能得到预期的效果。

5.3 莪桃汤的治疗机理

机体在切除肿瘤后，停留在脏腑、经络的痰瘀余邪及导致肿瘤形成的病因，并未因肿瘤切除而清除。机体一旦因七情所伤或饮食不节，导致气血逆乱，阴阳失调，新邪极易引动伏邪，新旧痰瘀互结积聚于或脏或腑或脑或骨，遂导致临床所见的肿瘤术后转移。莪桃汤方中莪术功专破瘀活血，擅荡涤气血瘀滞所致之症瘕积聚，并能有效抑制肿瘤细胞生长，抗癌药榄香烯就是莪术的提取物。肿瘤形成与体内的气滞血瘀、痰浊胶结有密切关系，而桃仁活血化瘀，兼能祛除痰浊，对痰瘀胶结所致之咳嗽有明显镇咳祛痰作用，是治疗痰浊瘀阻互结较好的良药。① 青天葵清热解毒，并有较强的抗病毒作用，有资料表明其抗病毒作用大大超过抗病毒口服液②，临床应用发现其对肺虚咳嗽有明显疗效，可能与其抗病毒作用有关。人体抗病能力的强弱，很大程度上决定于肾中的精气盛衰，肾气亏虚，子夺母气，令肺虚而咳嗽，新咳治肺，久咳治肾，肺癌术后，肺气多虚。淫羊藿有补肾壮阳、益气健肺之功，临床实验证明淫羊藿能调动机体细胞免疫功能，对免疫功能低下的机体，确实可以作为一种有效的免疫增强剂③。浙贝母清热化痰，散结软坚，善清痰浊瘀热，祛邪而不伤正。肺虚痰结之咳嗽，浙贝母尤为适宜。

本方对改善临床症状（如咳嗽、咯血痰、胸痛、气促、疲倦、食欲等），提高生活质量，减少手术、放疗、化疗的毒副作用，延长生存期等均有一定作用，要提高现有的疗效水平，今后仍需在临床治疗中作进一步探讨。

———————————

① 孙同郊. 中医学［M］. 成都：四川科学技术出版社，1992：153.

② 邱志楠，潘俊辉. 青天葵临床新用［J］. 广州医学院学报，1995，23（2）：96.

③ 吴天鹏，詹炳炎，吕胜启，等. 补肾中药对 IL-2/LAK 抗肿瘤增强作用的动物实验研究［J］. 肿瘤，1997，17（3）：173.

基于数据挖掘技术探析潘俊辉教授辨治
小儿外感咳嗽用药特点①

计算机数据挖掘技术是人工智能和数据库技术交叉融合而兴起的边缘学科，将数据挖掘和中医学两种学科交叉，用于揭示中医专家的辨证论治规律，探讨名医经验传承方法，具有十分广阔的前景②。

潘俊辉教授师从国家第二批名老中医邱志楠教授，从医五十余载，对肺系疾病辨证论治的临床经验非常丰富。前期的学习和研究中，我们将跟诊所记录下来的潘老辨治小儿外感咳嗽的 524 例病案录入计算机数据库系统，运用 SPSS 19.0 软件系统将高频药物进行聚类分析后，根据临床经验提取出一条潘教授认可之基础方：黄芩、青天葵、白芥子、紫苏子、蒲公英、莱菔子、葶苈子、苍耳子、防风。对该条经验方运用计算机数据挖掘软件进一步研究，可以揭示潘教授在辨治小儿外感咳嗽等肺系疾病时的组方用药特点和规律，为临床工作者提供学习思路，以供其学习和继承。

1　方法

使用北京中医药大学任廷革教授等研发的中医处方智能分析系统对潘教授治咳基础方进行处理③，分析系统处理后的结果，以探析潘教授治咳的用药特点和临床经验。

2　结果

从分析结果来看，该方中药量相对比重较大的药是蒲公英、莱菔子、葶苈子、黄芩和青天葵。它们应是该方的君药。该方药性计算结果显示温性药比重为 4 069.83，寒性药比重为 3 926.45。两者差别不大，是典型的寒温并用之方。从药味分析结果来看，辛味药占的比重最大，其次为甘味药和苦味药，计算值分别为 6 083.27、5 259.3 和 4 891.2。药物以归肺经为主，其次为胃经和肝经。方剂功效计算结果以祛痰、祛湿为主。

---

①　原载《饮食保健》2017 年第 4 卷第 15 期。作者：王鹏、黄婉怡、朱汉平、潘俊辉。

②　季梅，杨进. 计算机技术在中医领域的应用及思考 [J]. 中国中医药信息杂志，2016，23（5）：16－19.

③　刘晓峰，任庭革，等. 中医处方智能分析系统的研究与实践 [J]. 中国中医药信息杂志，2007，14（10）：97－99.

3 讨论

综观分析结果，我们总结出潘教授治咳基础方组方有以下特点：

3.1 寒温并用，相反相成

《景岳全书·咳嗽篇》云："六气皆令人咳，风寒为主。"邱志楠认为在外感咳嗽中，六气皆可致咳，以风为先导，可夹有寒、热、湿等邪。小儿为纯阳之体，风为阳邪，极易入内化热，故临床上小儿外感咳嗽多寒热错杂。同时岭南地区气候潮湿炎热，湿热之邪极易困阻脾胃，使其运化失常，津液输布失常，故又以风热、痰热型较为多见。在基础方中可见潘教授既使用了药性苦寒之青天葵、黄芩、蒲公英以清肺热，又使用了性辛温的白芥子、细辛以温肺、燥湿、化痰、止咳。邱志楠认为小儿形气未充、脏腑娇嫩，一味使用苦寒之品易伤肺阳，辅以温肺之品，则阴阳平和，祛邪而不伤正。

3.2 升降并用，宣降结合

肺主宣发肃降。外感咳嗽多因六淫外邪或从口鼻或从皮毛而受，内舍于肺，肺失宣肃、肺气上逆而致。治疗当以祛邪利肺、因势利导，调节肺气之升降。故邱志楠在方中使用了防风、苍耳子以疏散外感之风邪、宣通肺窍，同时使用了莱菔子、葶苈子以降气止咳。一宣一降，宣降结合，使肺气升降有序则咳自止。

3.3 攻补兼施，顾护脾、胃、肝、肾

细观在基础方组方可见，潘教授组方用药非常巧妙。方中青天葵除有清肺止咳祛痰之功外，还能健脾消积，莱菔子除有降气化痰之功外，还能健胃消食。可见潘教授在组方时没有一味使用祛邪攻伐之品，同时考虑到小儿脾、肺、肾娇弱之特点，祛邪不忘扶正。

一则小儿脾胃娇弱，服药易损伤脾胃之气。健脾胃有助于药物吸收和药效的发挥。二则脾为生痰之源，健脾有助于防止痰再生。三则脾为肺之母，顾护脾胃则可达到补母实子，防止子病传母之虞。

肝主疏泄，调畅肺肾之气机升降。基础方中黄芩、青天葵、蒲公英、苍耳子、防风不仅作用于肺，而且同时对肝之气机有调节作用，使肺肾气机升降调畅，且咳易愈。

《类证治裁》曰："肺为气之主，肾为气之根。肺主出气，肾主纳气，阴阳相交，呼吸乃和。"强调了肾在呼吸运动中的作用。肾合命门，命门为"呼吸之门"，"元气之所系"。经络上，"肾上连肺，肾脉上贯膈，入肺中"。再则，肺属金，肾属水，金水相生，因此，呼吸出入之气，其主在肺，其根在肾。肾气足则肺气充，反之，肾气亏损则不能助肺吸气而出现咳喘。基础

方中熟附子温补肾阳，补气纳肾，同时还具有与解表药共奏助阳解表之功。

综观全方可见，潘教授组方用药讲究"平衡"。组方寒温并用、升降结合、攻补兼施，充分体现了潘教授继承和进一步发扬的邱志楠教授所倡导的岭南平治肺病的学术思想。

中药超声雾化治疗小儿咳嗽变异性哮喘疗效观察①

咳嗽变异性哮喘（CVA）又称咳嗽型哮喘、隐匿型哮喘，是哮喘的一种潜在形式或特殊类型。目前认为，CVA 是儿童慢性咳嗽最常见的原因之一，严重危害青少年的身体健康。笔者近年采用广州医学院附属第一医院制剂天龙液超声雾化治疗 CVA 34 例，取得较好疗效。现报告如下。

1 资料与方法

1.1 一般资料

54 例均依据 1992 年全国儿童哮喘防治协作组制定的我国目前儿科试行的诊断标准② ［咳嗽持续或反复发作大于 3 周，常在夜间（或清晨）发作，痰少，运动后加重；临床无感染征象，或经长期抗生素治疗无效；支气管扩张剂可使咳嗽发作缓解（基本诊断条件）；有个人过敏史或家族过敏史，气道呈高反应性，变应原试验阳性等可作辅助诊断；排除结核感染、支气管异物及其他呼吸系统疾病］确诊。随机分为两组。治疗组 34 例，男性 19 例，女性 15 例；年龄≤3 岁者 3 例，>3~7 岁者 11 例，>7~10 岁者 12 例，>10~13 岁 8 例；病程≤6 个月者 6 例，>6~12 个月者 12 例，>1~2 年者 9 例，>2 年者 7 例。对照组 20 例，男性 12 例，女性 8 例；年龄≤3 岁者 2 例，>3~7 岁者 6 例，>7~10 岁者 9 例，>10~13 岁者 3 例；病程≤6 个月者 2 例，>6~12 个月者 10 例，>1~2 年者 5 例，>2 年者 3 例。两组上述资料差异无显著性（$P > 0.05$），具有可比性。

1.2 治疗方法

治疗组予本院制剂天龙液（含炙麻黄、熟附子、法半夏、蝉蜕、青天

---

① 原载《中国中医急症》2005 年第 14 卷第 2 期。作者：杨辉、邱志楠、潘俊辉、王峰。

② 全国儿科哮喘协作组. 儿童哮喘诊断标准和治疗常规 ［J］. 中华儿科杂志，1993，31（4）：222.

葵、款冬花等）超声雾化吸入。每次取药液 5 mL，加入超声雾化器（PARI BOY 037 型，德国百瑞有限公司生产）之雾化罐内，接通电源，用一次雾化吸嘴吸入。对照组予生理盐水 5 mL 雾化吸入，方法同上。两组每次均治疗 15 min，每日 1 次，均治疗 2 周。治疗前检测血常规，如有明显感染征象者，在雾化的基础上给予抗生素治疗。治疗期间停用其他治疗。

1.3　观察方法

部分病例治疗前后均采用微型峰流速仪测最大呼气流速（PEF），作为监测肺功能变化的指标，上午、下午各 1 次，每次连续吹 3 次，取最大的一次数值，上午、下午的平均值计算其变异率（PEFR）。

1.4　疗效标准

依照文献①拟订。显效：症状、体征完全消失。有效：症状、体征明显减轻，咳喘频率明显减少。无效：病情无改善。

1.5　统计学处理

计量资料以 $\bar{x} \pm s$ 表示，采用秩和检验与 t 检验。

2　结果

2.1　两组疗效比较

结果显示治疗组疗效优于对照组（$P < 0.01$），见表 1。

表 1　两组疗效比较

单位：例（%）

组别	例数	显效	有效	无效	总有效
治疗组	34	15（44.12）	16（47.06）	3（8.82）	31（91.18）①
对照组	20	2（10.00）	5（25.00）	13（65.00）	7（35.00）

注：与对照组比较，①$P < 0.01$。

2.2　两组治疗前后肺功能改善情况比较

两组部分患者于治疗前后测 PEFR 值，结果治疗组治疗前后 PEFR 改善情况优于对照组（$P < 0.05$），见表 2。

---

① 全国儿科哮喘协作组. 儿童哮喘诊断标准和治疗常规［J］. 中华儿科杂志，1993，31（4）：222.

表 2　两组 PEFR 值改善率比较（$\bar{x} \pm s$）

单位:%

组别	例数	治疗前	治疗后
治疗组	28	73.54 ± 12.36	88.32 ± 11.24[①②]
对照组	16	74.11 ± 13.50	76.28 ± 10.03

注：与本组治疗前比较，[①]$P < 0.05$；与对照组治疗后比较，[②]$P < 0.05$。

2.3　不良反应

治疗期间患儿无明显不良反应出现。

3　讨论

儿童慢性咳嗽中 30% 干性咳嗽是由 CVA 所致。[①] 由于没有典型的喘息症状，临床往往误诊、误治，最终导致病情加重，发展成为支气管哮喘。CVA 的发病机理目前众说纷纭，多数人认为其与典型哮喘的发病机理相同，99% 以上患者表现为持续的气道炎症与气道高反应性[②]，因其气道狭窄及阻塞未达到引起喘息的程度，故而无喘息[③]。研究表明，CVA 与典型哮喘患者尽管均有气道高反应性，但有一定的差异[④]。当前，防治哮喘最理想的方法，国内外学者一致公认首推吸入疗法，因其具有用药剂量少、见效快、使用方便和副作用少等优点。临床上治疗本病西医以支气扩张剂及糖皮质激素的吸入治疗为主，但二者均有程度不同的毒副作用：前者大量使用易掩盖炎症的存在；后者长期使用则副作用较大。因此目前医学界正围绕有效、安全、简便、廉价的目标探索各种防治 CVA 的效方良法。

天龙液中炙麻黄止咳平喘，能泻肝中壅塞之气，复宣发肃降之机，且能化解膈上胶固之痰；青天葵性味甘凉无毒，祛邪而不伤正，祛痰、平喘、镇咳，且有调理肺气之功；款冬花温肺平喘，主久咳久喘；熟附子温肺；法半夏燥湿以健运脾气，脾气健运则痰浊自消；蝉蜕祛风宣肺通窍。我们在近期

① SPELMAN R. Two-year follow up of the manageman of chronic recent cough in children according to asthma protocol [J]. Cen Pract, 1991, 42：406.

② KOH YY, JEONG JH, PARK Y, et al. Development of wheezing in patients with cough variant astma during an increase in airway responsiveness [J]. Eur Respir, 1999, 14（2）：3002.

③ 曹玲，陈育智. 咳嗽变异性哮喘 [J]. 中华儿科杂志，1996，34（1）：67.

④ 辛建宝，向敏，陶晓南，等. 咳嗽变异性哮喘与典型哮喘患者气道高反应性的比较 [J]. 中华医学杂志，1997，77（1）：70.

的实验中发现，法半夏、熟附子等对支气管上皮细胞有明显的修复作用，而支气管上皮细胞的损伤与否对是否出现气道高反应性有很重要的影响。

本方法无明显的副作用，安全方便，有效率高，在临床上颇具实用价值。

天龙咳喘灵胶囊防治小儿反复呼吸道感染的临床观察[①]

小儿反复呼吸道感染（Recurrent Respiratory Tract Infections，RRTI）是指在单位时间内上、下呼吸道感染反复发作，超过规定次数的一种临床综合征。[②] RRTI 是儿童时期的常见病，发作时症状较重，病程较长，且病情反复，缠绵难愈，严重影响患儿的健康及生长发育。

临床上我们应用由全国第一批师带徒名中医邱志楠验方天龙咳喘灵胶囊治疗小儿反复呼吸道感染，对急性期病情控制及治疗期间小儿呼吸道感染复发情况进行观察分析，疗效显著。现报道如下。

1 材料与方法

1.1 一般资料

2007 年 1 月—2008 年 7 月，广州医学院第一附属医院中医科门诊的急性呼吸道感染患儿符合中华医学会儿科分会第 23 届国际儿科大会制定的诊断标准[③]。下列情况的患儿除外：患有原发性免疫缺陷病，气管、肺、心脏的先天畸形，重度营养不良，结核，食管反流，纤毛不动综合征，慢性疾病如糖尿病、心脏病等。入选病例均征得家长同意按本文治疗和观察方法进行，按入组时间顺序随机分为试验组和对照组。

1.2 临床资料

入选患儿 80 例，平均年龄（5.2 ± 1.1）岁，试验组 40 例，男 22 例，女 18 例；对照组 40 例，男 24 例，女 16 例。经统计学处理，两组患儿的年

---

① 原载《光明中医》2011 年第 26 卷第 5 期。作者：叶振宇、邱志楠、潘俊辉、黄婉怡。

② 胡仪吉. 全国小儿呼吸道疾病学术会议纪要［J］. 中华儿科杂志，1998，26（1）：41.

③ 中华医学会儿科分会，中华儿科杂志编辑部委员会. 第 23 届国际儿科大会各专业及专题学术交流概述［J］. 中华儿科杂志，2002，40（1）：4.

龄、性别、发病情况等资料的比较差异均无统计学意义（$P > 0.05$）。追踪随访 1 年，共 4 例脱落，其中试验组 1 例，对照组 3 例。

1.3 方法

两组患儿在急性感染期间均采用抗感染、对症等常规治疗。试验组给予我院制剂天龙咳喘灵胶囊，用法：每次 1 粒，每天 3 次。急性期后两组均给予健康处方，嘱其加强营养，合理膳食，不偏食，控制零食，加强体育锻炼，试验组给予每次 2 粒，每天 3 次。记录急性期患儿发热、咳嗽及肺部体征，以及 1 年内呼吸道感染发病次数。

2 结果

2.1 急性期疗效比较

两组试验数据以 $\bar{x} \pm s$ 表示，采用成组 t 检验，$P < 0.05$ 为差异有显著性。两组疗效比较见表 1。

表 1　两组急性期症状体征消失时间比较（$\bar{x} \pm s$）

组别	例数	发热消失时间	咳嗽消失时间	肺部啰音消失时间
试验组	40	3.27 ± 0.85	6.18 ± 0.75	7.03 ± 0.66
对照组	40	5.93 ± 1.05	8.28 ± 0.91	7.43 ± 0.81
P 值		< 0.01	< 0.01	< 0.05

试验组急性期发热及咳嗽消失时间明显短于对照组，有显著性统计学差异；试验组肺部啰音消失时间短于对照组，有统计学差异。

2.2 判定疗效

从入组后连续观察 1 年，根据其发病情况判定疗效。治愈：1 年内呼吸道感染次数减少，达不到反复呼吸道感染标准。显效：呼吸道感染次数明显减少，且发病程度减轻。无效：呼吸道感染次数无明显减少。采用卡方检验，两组疗效比较见表 2。

表 2　1 年内呼吸道感染次数比较

单位：例（%）

组别	例数	治愈	好转	无效	总有效
试验组	39	22（56.41）	10（25.64）	7（17.95）	32（82.05）
对照组	37	7（18.92）	10（27.03）	20（54.05）	17（45.95）

3 讨论

儿童反复呼吸道感染（RRTI）是一种综合性疾病，也是一种常见疾病。现代医学认为，本病发病机制尚不明确，目前认为是多种因素共同作用的结果，免疫功能低下是重要的内在因素，反复呼吸道感染又可造成继发性免疫缺陷，造成"感染—继发免疫功能低下—再感染"的恶性循环。

本病可归属中医学"体虚外感""久咳"等范畴。隋朝巢元方《诸病源候论·伤寒病后令不复候》云："复者，谓复病如初也，此由经络尚虚，血气未实，更致于病耳。"中医认为此类反复发作、缠绵难愈的疾病都存在正气内虚的内在因素，治疗上重视扶正祛邪，这与现代医学对本病的认识相合。

笔者在临床上治疗小儿反复呼吸道感染，有以下两点体会：其一，小儿肺气常不足，尤须扶护肾气，一则能起金水相生、温肾暖肺之效，二则卫气处于下焦、补肾而有益卫固表之功；其二，需要重视痰、瘀等内生浊邪留滞，因本病往往病程较长，肺脾不足则痰浊内蕴，久病入络则血滞成瘀，内生之邪留伏体内而更易感邪发病。笔者在临床习用的天龙咳喘灵组方是由国家第二批名老中医、我院中医呼吸疾病专家邱志楠教授根据多年临床经验，结合肺系慢性疾病的病机特点，创制的以"温肾化痰活血"为主要治法的中药复方，由青天葵、款冬花、法半夏、熟附子、五味子、桃仁等组成。其中，熟附子振奋肾中元阳，使脾肾之气得以鼓舞，卫阳气化卫外之功得以恢复；青天葵兼能散瘀解毒，化痰清热，又无伤阴动血耗气之弊；款冬花、法半夏温化痰饮，平喘止咳，又能健运脾气；五味子敛肺滋肾；桃仁散肺邪活血；制方精妙，攻补兼施，故用其治小儿反复呼吸道感染，不论在感染急性期改善症状还是在后期减少感染发作，均疗效显著。

天龙茶联合氨溴索口服液治疗小儿支气管肺炎临床疗效观察[①]

本研究以 90 例小儿支气管肺炎患者作为研究对象，探究给予患者天龙咳喘灵联合氨溴索口服液进行治疗的临床效果。以下是详细报道。

① 原载《中国保健营养》2017 年第 17 期。作者：王鹏、朱汉平、赵恒艺、潘俊辉、李振球。

1　一般资料及方法

1.1　临床资料

本研究 90 例小儿支气管肺炎患者均接受相关临床检查，其检查结果以及患者的临床症状均符合支气管肺炎的相关临床诊断标准。采用随机数字法将所有受试患者分为两组，每组 45 例患者。试验组患者中，男性 23 例，女性 22 例，平均年龄为（6.75 ± 2.53）岁，平均病程为（2.13 ± 1.33）天；对照组患者中，男性 24 例，女性 21 例，平均年龄为（6.47 ± 1.26）岁，平均病程为（2.01 ± 1.72）天。所有参与本研究的受试对象家属均同意参与本次研究，并签署了知情同意书，所有受试对象的年龄、性别等其他一般资料无显著性差异，有可比性。

1.2　方法

对照组患者采用氨溴索口服液（葵花药业集团）进行治疗，每次 10 mL，口服给药，每天 3 次[①]；试验组患者在对照组治疗方案基础上加用天龙咳喘灵进行治疗，天龙茶冲剂中所含成分包括青天葵、款冬花、龙利叶、地龙、巴戟天等。小于 6 岁者，每日 1 剂；7 岁以上者，每日 2 次，每次 1 剂，单独使用。

1.3　观察指标

对两组患者的临床治疗效果、气喘时间、发热时间、咳嗽时间及肺部湿啰音时间等相关临床症状的缓解时间进行详细记录并对比分析。患者的临床治疗效果以患者相关症状的缓解情况为判断依据，共分为显效、有效及无效三个等级。

1.4　统计学方法

所有研究数据均采用 SPSS 19.0 软件进行统计分析，以 $\bar{x} \pm s$ 的形式对计量资料进行表示，以百分比的形式对计数资料进行表示，同时，资料的统计学分析分别采用 t 检验以及卡方检验，以 $P < 0.05$ 为有意义。

2　结果

2.1　两组患者的临床治疗效果对比

试验组患者治疗有效率显著高于对照组患者，两组对比 $P < 0.05$，组间差异有统计学价值（见表 1）。

---

① 俞庆，王海英，梁艳，等. 小儿咳喘灵颗粒联合氨溴索口服液辅助治疗支气管肺炎疗效观察 [J]. 中国现代医生，2014，52（9）：49 – 51.

表1 两组患者的临床治疗效果对比

组别	例数	显效/例	有效/例	无效/例	总有效率/%
对照组	45	26	11	8	82.22
试验组	45	29	14	2	95.56

2.2 两组患者相关临床症状的缓解时间对比

试验组患者气喘时间、发热时间、咳嗽时间以及肺部湿啰音时间等相关临床症状的缓解时间显著短于对照组患者，两组对比 $P < 0.05$，组间差异有统计学价值（见表2）。

表2 两组患者相关临床症状的缓解时间对比

组别	例数	咳嗽/天	气喘/天	发热/天	肺部湿啰音/天
对照组	45	5.22 ± 1.13	4.85 ± 0.83	3.47 ± 0.92	5.51 ± 1.34
试验组	45	3.71 ± 0.83	3.30 ± 0.61	2.01 ± 0.73	3.98 ± 1.24

3. 结论

支气管肺炎一般以发热、呼吸急促、呼吸困难及刺激性干咳等为主要临床表现。[1] 抗生素治疗法是目前临床对支气管肺炎的主要治疗方法，并在此基础上对患者的气喘、咳嗽等临床症状进行治疗[2]。天龙茶是广州医科大学附属第一医院邱志楠名老中医之经验方，本方以青天葵清热解毒、地龙清热平喘为君药，以款冬润肺止咳、化痰下气为臣药，以防风祛风解表、驱除表邪为使药，诸药合用具有化痰止咳、清热解毒、健脾和胃之效。组方严谨，用药平和，适合小儿使用。本研究以90例小儿支气管肺炎患者作为研究对象，探究给予小儿患者天龙茶联合氨溴索口服液进行治疗的临床效果。研究结果表明：治疗后，采用天龙茶联合氨溴索口服液进行治疗的试验组小儿患者治疗有效率显著高于仅采用氨溴索口服液进行治疗的对照组患者，且试验组小儿患者气喘时间、发热时间、咳嗽时间及肺部湿啰音时间等相关临床症

---

① 黄占克，李维丽，蔡明. 小儿咳喘灵颗粒联合氨溴索口服液辅助治疗支气管肺炎疗效观察 [J]. 中国中西医结合儿科学，2016，8（3）：304－306. 梁华云. 小儿咳喘灵颗粒联合氨溴索雾化治疗支气管肺炎疗效观察 [J]. 中国现代药物应用，2016，10（10）：116－117.

② 段捷华，樊小阳，覃睿，等. 氨溴索雾化及静滴联合用药与单独用药治疗小儿支气管肺炎的效果比较观察 [J]. 中国临床新医学，2013（10）：945－948.

状的缓解时间显著短于对照组小儿患者，两组对比 $P < 0.05$，组间差异有统计学价值。

综上所述，对小儿支气管肺炎患者采用天龙茶与氨溴索口服液联合治疗临床效果显著，不仅能显著提高小儿患者的治疗有效率，还能显著改善小儿患者的咳嗽、发热等相关临床症状，值得广泛推广应用。

橘红痰咳膏治疗小儿急性支气管炎 96 例
疗效及安全性研究①

为观察橘红痰咳膏对小儿急性支气管炎的疗效，评价其安全性，我们根据 1989 年卫生部药政局制定的《新药（中药）临床研究指导原则》、全国统编教材《中医内科学》《小儿内科学》等，制定了橘红痰咳膏治疗小儿急性支气管炎的临床研究标准方案，进行了小儿急性支气管炎中医临床观察研究，现将有关资料总结如下。

1 临床资料

本组 96 例病例为住院和门诊患者。按照计算机随机方法，随机抽样及单盲进行平行分组研究，有分配隐藏措施。痰湿型组 50 例，男性 21 例，女性 29 例，平均年龄（6.3±3.4）岁；风寒型组 46 例，男性 20 例，女性 26 例，平均年龄（6.8±4.1）岁。两组病例在性别、年龄、病情程度、病程及合并症分布上，经统计学处理无显著性差异（$P > 0.05$）。

2 治疗方法

两组均接受支气管炎常规治疗，包括祛痰、镇咳，感染时控制感染，伴喘促时，加服解痉平喘药美喘清，超声雾化吸入治疗。在此基础上，两组均口服橘红痰咳膏（广东省化州中药厂生产），每瓶含生药 17.6 g，用法：小儿每天 3 次，每次半小匙（约 5 g），温开水送服。疗程均为 1 周。于治疗前后分别测定末梢血白细胞计数（WBC）及分类，部分病例 X 线检查。

3 诊断标准及疗效标准

3.1 诊断标准

临床上以咳嗽、咯痰为主要症状，X 线或肺部体征提示为急性支气管

---

① 原载《世界中医药》2008 年第 3 卷第 3 期。作者：潘俊辉、邱志楠、王峰、杨辉。

炎。排除具有咳嗽、咯痰症状的其他疾病，如肺结核、肺脓肿、支气管哮喘、支气管扩张、心脏病、心功能不全等。

（1）分型标准。

①痰湿型：咳嗽咯痰，痰多色白，或稀或稠，脘闷气短，肢体困重，口淡发黏，食少腹胀，大便溏，舌苔白腻，脉濡滑。

②风寒型：咳嗽，咯痰稀白，咽痒，常伴鼻塞、流清涕、喷嚏、恶寒、发热、无片、头痛等，舌苔白，脉浮紧。

（2）病程标准。急性发作期：1周内出现脓性或黏液脓性痰，痰量明显增多或伴有其他炎症表现；或1周内咳、痰、喘症状任何一项加剧至重度，或重症患者明显加重者。

（3）症状体征判断标准。

①咳嗽。轻度（＋）：白天间断咳嗽，不影响正常生活。中度（＋＋）：症状介于轻度与重度之间。重度（＋＋＋）：昼夜咳嗽频繁或阵咳，影响睡眠。

②咯痰。少（＋）：昼夜咯痰10～50 mL，或夜间及清晨咯痰5～25 mL。中（＋＋）：昼夜咯痰51～100 mL，或夜间及清晨咯痰26～50 mL。多（＋＋＋）：昼夜咯痰100 mL以上，或夜间及清晨咯痰50 mL以上。

③发热。轻度（＋）：37.5 ℃～38 ℃。中度（＋＋）：38 ℃～39 ℃。重度（＋＋＋）：39 ℃以上。

④恶寒。轻度（＋）：恶风。中度（＋＋）：恶寒须加衣。重度（＋＋＋）：寒颤明显。

（4）纳入病例。符合上述诊断标准及中医辨证标准者，可纳入观察对象。寒饮伏肺或痰热阻肺者，不作为观察对象。

3.2　疗效标准

依据国家中医药管理局颁布的《中医病证诊断疗效标准》判断疗效。临床控制：全部症状及体征消失，胸透正常，异常理化检验指标恢复正常。显效：咳嗽、咯痰症状消失或明显减轻，肺部听诊及胸透正常或明显好转，肺部异常改变积分值下降≥70%，异常理化指标接近正常。有效：咳嗽咯痰减轻，其他症状明显减轻，积分值下降30%～69%，异常理化指标有所改善。无效：咳嗽及其他症状无明显改变，积分值下降<30%，异常理化指标无明显改善。

4　结果

4.1　两组总疗效比较

两组96例治疗后对咳嗽、咯痰等症状均有明显作用，痰湿型组与风寒型组比较，总有效率及显控率经统计学处理，差异有非常显著意义（$P < 0.05$），说明痰湿型组疗效显著高于风寒型组。见表1。

表 1　橘红痰咳膏对小儿咳嗽总疗效比较

组别	例数	临床控制/例	显效/例	有效/例	无效/例	总有效率/%	显效率/%
痰湿型组	50	26	10	12	2	96.0[①]	72[①]
风寒型组	46	7	16	11	12	73.9	50

注：Ridit 分析，[①]$P < 0.05$。

4.2　两组治疗前后 WBC 变化比较

无统计学意义（$P > 0.05$），见表2。

表 2　两组治疗前后 WBC 变化（$\bar{x} \pm s$）

组别	例数	治疗前（$\times 10^9$/L）	治疗后（$\times 10^9$/L）
痰湿型组	50	4.23 ± 1.65	6.21 ± 1.01
风寒型组	46	4.44 ± 1.76	6.32 ± 1.24

4.3　两组治疗前后症状体征变化比较

表 3　两组治疗前后症状体征积分变化

单位：例

症状体征	痰湿型组		风寒型组	
	治疗前	治疗后	治疗前	治疗后
咳嗽	55	50	22	46[①]
咯痰	53	47	46	42
发热	25	15	25	16
恶寒	15	31	25	45

注：治疗前后比较，[①]$P < 0.05$。

4.4　不良反应

两组无明显不良反应，风寒型组有4例发生轻度消化道反应，但因能耐受而得以继续。风寒型组不良反应主要表现为轻度厌食、溏样便等。

5　典型病例

患儿，男，5岁，2005年6月16日初诊。患儿于1周前受凉后出现发热、咳嗽，经某医院门诊抗生素治疗后，热退，但咳嗽仍反复发作，时重时轻，夜间及晨起咳嗽加剧，呈阵发性干咳，虽服用多种抗生素和化痰止咳药物，疗效均不明显。刻诊：咳嗽时作，少痰，大便结，小便色淡，舌质淡白、苔薄白，脉细滑。查体：面色略白，两肩微耸，呼吸 29 次/min，心率 90 次/min，两肺呼吸音略粗。辅助检查：血常规正常；胸片示：两肺纹理增强。诊断为小儿支气管炎，中医证属痰湿阻肺、肺失清肃。治拟泻肺化痰、祛湿通腑。予以橘红痰咳膏治疗。处方：橘红痰咳膏每日 15 g，分 3 次服用。外用超声雾化吸入法，药物组成：生理盐水 3 mL、鱼腥草 2 mL。每日 1 次，每次 30 min。经治疗 3 日后，患儿夜间晨起咳嗽明显好转，大便通畅，每日 1 次，小便色淡，舌质淡红、苔薄，脉细滑。因邪已去半，故将原方去雾化治疗，继服 4 日。4 日后，咳嗽消失，二便正常，舌质淡红、苔薄白，脉细。两肺呼吸音正常，胸片正常。随访半年未见复发。

6 讨论

对小儿急性支气管炎的中医认识：急性支气管炎是一种小儿常见病。中医学认为本病可归属于"咳嗽"范畴，乃因外感六淫邪气致肺失肃降，咳、痰、喘诸症相继出现，日久耗伤肺气，损及脾肾，痰浊内蕴，变生瘀滞，形成气虚痰瘀之证，其标在肺，其本在脾肾。小儿属稚阴稚阳之体，脏腑娇嫩，形气未充，具有其特定的生理病理特点，故对小儿咳嗽不能一味见咳止咳或反复予以抗生素治疗，必须针对不同病因，采取恰当辨证论治。本研究所用橘红痰咳膏，由橘红、蜜炙百部、白前、制半夏、苦杏仁、茯苓、五味子、甘草组成，可破滞降逆，顺气扶正，攻而不伤，补而不滞，药证合拍，故获效良好。

小儿咳嗽治疗应注意温化。古人云，"痰为阴邪，非温不化"；"病痰饮者，当以温药和之"。根据此治则应用辛温化痰止咳法治疗支气管炎却往往疗效不尽如人意，这大概与未能抓住病机本质有关。中医理论认为小儿咳嗽多为虚痰实痰同病之证，从临床表现可见本病常有面色不荣、唇舌淡白，或虚汗不止等症状。因此，临床治痰者，同时酌加固肺之品，疗效会显著提高，尤其是久病顽痰的患者，切勿忽略"痰有虚实挟杂"之性。支气管炎在临床上症状反复，虚实夹杂迁延难愈，治疗上祛邪又恐更伤正气，扶正又恐滞留实邪。如能掌握正虚与邪实互为因果、肺脾肾气虚为本、痰浊内蕴为标的病机，治以温化痰湿兼以扶正，就容易达到预期的效果。[①]

---

① 邱志楠，潘俊辉. 天龙茶治疗小儿反复呼吸道感染发作的临床研究 [J]. 广州医学院学报，1993，21（4）：64.

第十九章　实验研究

天龙咳喘灵对哮喘患者嗜酸性粒细胞（EOS）抗体表达的影响[①]

中医药治疗哮喘历史悠久，疗效确切。天龙咳喘灵胶囊是广东省名中医邱志楠教授的经验方，由青天葵、款冬花、法半夏、熟附子、五味子等组成，经过几十年的临床观察，证明其为治疗哮喘的有效药物[②]。本研究一方面观察天龙咳喘灵胶囊的临床疗效，另一方面观察患者外周血 EOS 的抗体 EG1 和 EG2 的影响，推测其作用的机制，为其进一步开发应用提供新的证据。

1　材料和方法

1.1　试验对象

选择符合支气管哮喘诊断标准的门诊或住院患者 65 例，其中男性 31 例，女性 34 例，平均年龄（48.25 ± 10.67）岁，随机分为治疗组（天龙咳喘灵胶囊）45 例和对照组（美卓乐）20 例，疗程均为 1 周。两组患者在治疗前病情及症状分级均无显著性差异。病情和症状分级标准参见李明华等编

---

　　① 原载《中医药学刊》2006 年第 24 卷第 6 期。作者：张志敏、邱志楠、徐军、潘俊辉、喻清和、韩凌。

　　② 邱志楠，潘俊辉. 天龙咳喘灵治疗哮喘 186 例疗效观察［J］，新中医，1996，28（6）：28 - 30.

著的《哮喘病学》①。治疗前后分别抽取患者外周静脉血 2 mL，经细胞膜穿透法（FOG）处理后用荧光标记，应用流式细胞仪测定 EG1 和 EG2 的平均荧光（MFI）。

1.2 主要试剂

单克隆抗体 EG1（100 μg/L）1 mL 由 Kaibi Phamacia 试剂公司提供；单克隆抗体人 EG2（100 μg/L）1 mL 由 Kaibi Phamacia 试剂公司提供；鼠抗人 IgG（100 μg/L）1 mL 由 DAKO 公司提供；抗鼠 FITC（100 μg/L）2 mL 由 DAKO 公司提供；天龙咳喘灵胶囊由广州医学院第一附属医院制剂室提供。

2 方法

2.1 实验方法

采集静脉血 2 mL，取 0.1 mL 置于乙二胺四乙酸（EDTA）抗凝血的玻璃管中，加入 4 mL 裂解液中裂解红细胞，离心 5 min，去上清，各 100 μl 经裂解自细胞分别加入 140 μl 4% 多聚甲醛（PFA）室温下固定 10 min，140 μl 0.74% N-辛基-β-D-吡喃葡萄糖（OG）穿透 6 min（细胞膜穿透法），然后分别加入 EG1 和 EG2 各 2 μl 为第二抗体，IgG1 为阴性对照，最后用 PBS 稀释后进行流式细胞仪分析，分析的细胞数每个试管不少于 5 000 个，结果用平均荧光强度（MFI）有阳性细胞百分比表示。

2.2 统计学分析

数值以 $\bar{x} \pm s$ 两组间比较用 t 检验，治疗前后对照组用成对 t 检验，相关分析用直线回归法。

3 结果

3.1 治疗前两组哮喘患者的 EC1 和 EG2 的 MFI 与症状分级关系

表1 治疗前两组患者 EG1 和 EG2 的 MFI 与症状分级关系

组别	级别	例数	EG1（MFI）	EG2（MFI）
治疗组	1 级	16	786 ±435	662 ±349
	2 级	14	994 ±199	932 ±262
	3 级	9	1 764 ±730	1 687 ±857
	4 级	6	1 815 ±994	1 857 ±1 017

---

① 李明华，殷凯生，朱栓立，等. 哮喘病学［M］. 北京：人民卫生出版社，1998.

续上表

组别	级别	例数	EG1（MFI）	EG2（MFI）
	1 级	8	790 ± 428	660 ± 352
对照组	2 级	6	989 ± 201	934 ± 259
	3 级	4	1 782 ± 728	1 690 ± 875
	4 级	2	1 837 ± 960	1 883 ± 1248

3.2　治疗前后两组患者 EG1 和 EC2 的 MFI 值比较

两组患者治疗前后 EG1 和 EG2 的 MFI 值比较，差异有显著性意义（$P <$ 0.05），见表 2。

表 2　两组患者治疗前后 EC1 和 EG2 的 MFI 值比较

组别		例数	EG1（MFI）	百分比	EG2（MFI）	百分比
治疗组	治疗前	45	1 284 ± 792	78 ± 20	1 053 ± 681	79 ± 19
	治疗后	45	624 ± 440	58 ± 21	593 ± 406	61 ± 17
对照组	治疗前	20	1 297 ± 796	54 ± 18	1 104 ± 671	72 ± 19
	治疗后	20	743 ± 421	55 ± 20	698 ± 286	57 ± 21

4　结论

支气管哮喘是由多种细胞（肥大细胞、EOS、T 淋巴细胞）参与的慢性气道炎症，而 EOS 的聚集和激活在哮喘气道炎症中起到非常关键的作用。研究表明，单克隆抗体 EG1 可以识别储存的 EOS，EG2 可以识别活化的 EOS[①]。有学者认为，EG1 和 EG2 在哮喘患者的表达上明显高于正常人，认为可以作为反应哮喘患者炎症的一个诊断指标，并且对炎症状态的反应具有灵敏性。国内学者黄宏等应用 FOG-FITC-标记，经流式细胞仪测定 68 例哮喘患者的 EG1 和 EG2 水平，也得到相同的结论，认为两者能较灵敏地评价哮喘外周血 EOS 的活化及疾病的严重程度，可以作为判断哮喘气道炎症的一项临床观察指标。[②]

---

① TAI PC, PETERSON C, VANGE P, EL AL. Monocelonal antibodies distingthind between storage and secreted forms of eosinophils cat-ionic［J］. Nature, 1984, 390: 184 – 192.

② 黄宏，徐军，钟南山. 哮喘患者外周血嗜酸性粒细胞抗体的表达及临床意义［J］. 中华结核和呼吸杂志，1998，21（10）：612.

天龙咳喘灵胶囊是广州医学院科技产品，经过几十年的临床观察，证明为治疗本病的有效药物。邱志楠等报道系统观察应用该药治疗支气管哮喘患者 186 例，痊愈率为 31%，总有效率为 94.46%，明显高于对照组。[①] 本研究进一步表明，天龙咳喘灵胶囊不仅可以明显改善哮喘的症状，而且降低哮喘患者 EOS 抗体 EG1 和 EC2 的表达，减少 EOS 内 MEP、EDN、EPO 等细胞毒性物质的释放，从而改善气道的炎症状态，其降低程度和症状改善亦呈正相关，这为中药天龙咳喘灵胶囊开发应用提供了新的证据。

天龙组方抑制哮喘模型小鼠气道炎性细胞聚集和炎症反应的实验研究[②]

天龙组方是广东省名中医邱志楠教授临床验方，主要由青天葵、款冬花、法半夏、熟附子、五味子等药物组成，临床上用于治疗支气管哮喘，收到良好疗效。[③] 为了进一步研究其防治哮喘气道炎症反应的作用机理，探讨天龙组方对呼吸道合胞病毒（RSV）诱导的哮喘模型小鼠气道炎症是否有抑制作用，笔者进行了动物实验研究。结果报道如下。

1　材料与方法

1.1　实验小鼠

6~8 周龄的雌性清洁级 BALB/c 小鼠 40 只，体重 14~17 g（第一军医大学实验动物中心购置），实验期间小鼠饲养在广州医学院实验动物中心无病源菌的清洁级动物饲养区。

1.2　呼吸道合胞病毒（RSV）

RSV 分离株是 1998 年 2 月 20 日一个住院患儿（男，10 月龄）的咽拭子，经 HEP-2 细胞进行病毒培养分离的。其临床诊断为喘息型支气管炎。毒株编号为 98159。

---

① 李明华，殷凯生，朱栓立，等. 哮喘病学［M］. 北京：人民卫生出版社，1998.

② 原载《新中医》2007 年第 39 卷第 1 期。作者：潘俊辉、王峰、杨辉、黄海鹭、喻清和、邱志楠。

③ 邱志楠，潘俊辉. 天龙咳喘灵治疗哮喘 186 例疗效观察［J］. 新中医，1996，28（6）：28.

1.3　制模方法

BALB/c 小鼠饲养在无 RSV 抗原条件下，采用 2 次致敏、1 次激发建立小鼠气道炎症模型。第 1 天皮下注射 100 μl 含 6.25×10^5 PFU 紫外线灭活的 RSV 及 20 μg 氢氧化铝的生理盐水混悬液，第 8 天重复注射，第 21 天乙醚麻醉后用 100 μl 含 6.25×10^5 PFU RSV 的生理盐水，小鼠鼻腔内缓慢滴入激发小鼠气道炎症。

1.4　RSV 感染的测定

将小鼠的肺组织均浆或用支气管肺泡灌洗液接种到 HEP-2 细胞上。放入 36~37 ℃温箱培养 3~10 天。如果在 HEP-2 细胞上出现特有的多核巨细胞融合现象，确定为 RSV 感染。

1.5　RSV 的致敏及天龙组方与 IL-5 McAb 干预

实验分为四组：RSV 致敏组（A 组）、天龙组方干预组（B 组）、纯化抗小鼠 IL-5 McAb 干预组（C 组）及阴性对照组（D 组），每组 10 只小鼠。A 组用灭活的 RSV 病毒为抗原，致敏后激发，2 周后重复一次加强。第三周将小鼠用乙醚麻醉，用活 RSV 病毒培养液 100 μl 滴鼻激发。4 天后杀鼠取样分析。B 组于造模前一周开始连续灌胃给药天龙组方液 1 个月，每天 1 次，一次给药 0.5 mL（$0.5 \text{ g} \cdot \text{kg}^{-1}$）；C 组则是 RSV 致敏组在 RSV 病毒激发前 1 天连续 4 天，每天用 0.25% 的纯化抗小鼠 IL-5 McAb（Pharmingen）40 μl 滴鼻。D 组致敏和激发均用无病毒的 HEP-2 细胞株培养上清液。

1.6　支气管肺泡灌洗液（BALF）的收集

按分组于第 25 天用 3% 戊巴比妥钠 0.6 mL 腹腔注射麻醉后断颈处死动物，气管内插管，结扎左侧肺，取 1.6 mL 生理盐水，分 2 次灌注右肺组织，每次气道内反复注入、回抽 3 次，回收率 >80%，作细胞计数。沉淀涂片作苏木精—伊红（HE）染色，离心收集上清液接种 HEP-2 细胞作病毒感染测定。

1.7　肺组织的病理学分析

将未灌洗的左肺组织，常规脱水石蜡包埋、HE 染色，采用德国 Leica Q500 MC 图像分析系统，观察支气管黏膜嗜酸粒细胞（EOS）浸润、水肿和上皮损伤程度，参照 Underwood S[①]制定的标准进行评分。

---

① UNDERWOOD S, FOSTER M, RAEBURN D, et al. Tine-course of antigen induced airway in flammation in the guinea-pig and its relationship to airway hyperresponsivenss [J]. Eur Respir J, 1995, 8: 2 104 –2 113.

1.8 统计学分析

各组间比较采用 SPSS 软件进行 t 检验。

2 结果

2.1 4组小鼠气道炎症细胞病理改变情况

用 RSV 激发 6 小时后，肺组织病理主要表现为支气管和血管周围炎性细胞浸润，主要为嗜酸粒细胞（EOS）、淋巴细胞和巨噬细胞，黏膜及黏膜下层水肿明显，上皮细胞有不同程度的坏死、脱落，其中炎性细胞浸润和水肿程度又较上皮细胞损伤重，气道腔中可见较多的黏液和黏液栓，与支气管哮喘患者肺部病理改变极其相似。4组小鼠气道炎症细胞病理改变情况见表1。

表1 4组小鼠气道炎症细胞病理改变情况

组别	例数	EOS 浸润	上皮细胞损伤	水肿
A 组	10	6	5	4
B 组	10	1	0	1
C 组	10	2	2	3
D 组	10	0	0	0

注：Underwood S 评分以中位数表示。

2.2 4组小鼠支气管肺泡灌洗液炎症细胞变化比较

B 组嗜酸粒细胞与 D 组比较，差异有显著性意义（$P < 0.05$）；B 组中性粒细胞、嗜酸细胞与 A 组比较，差异有显著性意义（$P < 0.05$），见表2。

表2 4组小鼠支气管肺泡灌洗液炎症细胞变化比较

组别	例数	总细胞数/（$\times 10^5$/mL）	中性粒细胞/%	嗜酸粒细胞/%	淋巴细胞/%	多形核细胞/%
A 组	10	$3.86 \pm 2.77$①	$21.22 \pm 13.14$①	$46.56 \pm 13.23$①	$27.13 \pm 4.12$①	3.35 ± 1.50
B 组	10	1.01 ± 1.25	$55.52 \pm 11.22$①	$3.35 \pm 2.63$①②	14.73 ± 6.55	2.14 ± 1.02
C 组	10	2.05 ± 1.68	$61.53 \pm 12.74$①	$12.56 \pm 9.23$①②	10.33 ± 4.35	2.33 ± 1.22
D 组	10	0.77 ± 2.34	89.77 ± 3.74	0.710 ± 0.62	20.35 ± 1.03	2.20 ± 0.57

注：与 D 组比较，①$P < 0.05$；与 A 组比较，②$P < 0.05$。

3 讨论

目前的研究表明，病毒感染是哮喘发生及发展过程中的重要触发因素之一，其中呼吸道合胞病毒（RSV）是与哮喘发生非常密切的病毒之一。本研究采用哮喘模型符合哮喘气道炎症的病理改变特征。以往的研究证实①，天龙咳喘灵干预 RSV 感染引起 BALB/c 小鼠哮喘模型支气管肺泡灌洗液（BALF）细胞因子白细胞介素 4（IL-4）、白细胞介素 5（IL-5）和 γ-干扰素（IFN-γ）的影响，天龙咳喘灵和 IL-5McAB 均减轻了 RSV 引起的肺嗜酸粒细胞性炎症，并调节 IL-4、IL-5、INF-γ 作用，表现为降低 IL-4、IL-5 的水平，提高 INF-γ 作用，尤其是中药天龙咳喘灵干预气道的炎症反应和调节哮喘细胞因子较显著。本研究表明，天龙组方应用可显著减轻抗原激发诱导的气道炎症，即通过抑制呼吸道病毒感染诱导气道结构细胞分泌炎性介质增高的反应性，减轻及降低原有全身高敏反应状态的免疫细胞及炎性细胞集中到气道或肺部的积集，从而降低哮喘发生的机会。从中医学角度分析，天龙组方治疗哮喘采取以扶正祛邪为治疗大法，因此其"扶正"是改善或恢复哮喘气道结构细胞功能，其"祛邪"是抗病毒感染，从而达到降低哮喘气道高反应性的目的。

本研究建立 RSV 致敏后 RSV 感染引起气道嗜酸粒细胞性炎症的模型成熟可靠，为进一步研究 RSV 感染及其与哮喘关系的免疫病理学机理提供了途径，同时证实天龙组方可有效抑制 RSV 诱导 BALB/c 小鼠的气道炎性细胞聚集和炎症改变，天龙组方具有较好的抑制抗原激发的实验动物哮喘气道炎症的作用，有可能成为极有前途的支气管哮喘治疗药物。

天龙咳喘灵对慢性哮喘小鼠气道重塑的影响②

气道反应性增高是支气管哮喘的重要特征之一，气道高反应性不仅仅有炎症的因素，更重要的是由于气道具有收缩能力的细胞增多导致了气道收缩反应性的增高③，这能够在一定程度上解释临床上一些慢性哮喘和重症哮喘

① 潘俊辉，邱志楠，黄海鹭，等. 天龙咳喘灵干预呼吸合胞病毒诱导小鼠哮喘模型 BALF 细胞因子的影响 [J]. 中国中医基础医学杂志，2001，7（8）：20-22.
② 原载《中国实用内科杂志》2010 年第 30 卷. 作者：罗永峰、徐军。
③ DEKKERS B G, MAARSINGH H, MEURS H, et al. Airway structural components drive airway smooth muscle remodeling in asthma [J]. Proc Am Thorac Soc, 2009, 6 (8): 683-692. FRIERI M. Asthma concepts in the new millennium: update in asthma pathophysiology [J]. Allergy Asthma Proc, 2005, 26 (2): 83-88.

患者对糖皮质激素反应欠佳的可能原因。[①] 天龙咳喘灵是根据广州医学院附属第一医院广东省名中医邱志楠教授临床验方研制的中药复方制剂，主要由青天葵、款冬花、法半夏、熟附子、五味子等多味药物组成，经多年临床使用观察，发现该方剂对于慢性咳喘或反复发作性哮喘有明显疗效，并具有预防和减少哮喘的反复发作等特点[②]。课题组前期的体外实验研究结果已经发现：天龙咳喘灵能够显著下调转化生长因子-β1（TGF-β1）诱导下的α-SMA 表达，抑制肌纤维母细胞活化[③]，提示该复方制剂可能具有独到的抗哮喘气道重构的特点。在本部分研究中，进一步比较了天龙咳喘灵与表面激素在治疗哮喘气道高反应性上的异同，探讨了天龙咳喘灵在抗气道重构中的地位及其临床推广应用的价值。

1 资料与方法

1.1 资料

中药天龙咳喘灵（广州医学院第一附属医院），鸡卵清蛋白（OVA Grade V）、氢氧化铝凝胶液、鼠抗人 α-SMA、鼠抗人 GAPDH（美国 Sigma 公司），普米克令舒（布地奈德，瑞典阿斯利康公司），体积描记仪（美国 Buxco 公司），射流雾化器（德国百瑞公司）。BALB/c 小鼠 32 只，雌性，6～8 周，18～22 g（中山大学医学院）。

1.2 方法

（1）中药天龙咳喘灵水煎剂制备。取天龙咳喘灵胶囊内装药粉，以 1：10 的比例加入去离子水，三角瓶盛装，摇晃浸泡 60 min。文火煮沸 30 min，控制温度避免暴沸，过滤。药渣加入上述同等体积的离子水，文火煎沸 30 min，同样避免暴沸，过滤。合并两次滤液，置入水浴锅中 80 ℃恒温蒸发天龙咳喘灵水煎液，浓缩至 0.5 g/mL（每毫升相当于生药 0.5 g）。上述水煎液与 9% 盐水按 3% 体积比混合制成雾化用液。

（2）布地奈德雾化液（BUD）。BUD 与生理盐水按 1：2 比例相混合，配成 1.67 g/L 的雾化液。

---

① CARLSTROM L, CASTRO M. Severe asthma: what makes it so hard tomanage? [J]. Curr Allergy Asthma Rep, 2009, 9 (5): 393-400.

② 麦志广, 夏鑫华. 天龙咳喘灵组方加味治疗慢性咳嗽 146 例 [J]. 光明中医, 2009, 24 (1): 56-57. 张志敏, 邱志楠, 潘俊辉, 等. 天龙咳喘灵胶囊治疗哮喘患者的体质调查研究 [J]. 辽宁中医药大学学报, 2008, 10 (4): 95-96.

③ 张敏, 王鹏, 潘俊辉, 等. 天龙咳喘灵对转化生长因子-β1 诱导的气道 α-平滑肌肌动蛋白的影响及信号转导机制 [J]. 中国实用内科杂志, 2007, 27 (10): 755-757.

（3）实验设计与分组。小鼠随机分为 4 组：盐水对照组、模型组、天龙咳喘灵水煎剂治疗组和 BUD 治疗组，每组 8 只。模型组和两个治疗组小鼠于第 0 d、第 14 d 接受腹腔注射 OVA 致敏液（2 mg/kg），第 24 d 始每天给予 1.5% OVA 溶液雾化激发，每天一次，每次 30 min，连续 18 d。每次激发后 6 h，治疗组小鼠接受雾化中药天龙咳喘灵水煎剂或雾化 BUD 治疗，每次 30 min，模型组雾化生理盐水作对照。盐水对照组致敏和激发等全过程均采用盐水。

（4）无创气道反应性测定。采用无创小鼠体积描记仪分别对最后一次激发后 24 h（第 41 d）和 96 h（第 44 d）小鼠的气道反应性进行测定。以乙酰甲胆碱（MCh）雾化浓度梯度记录和描绘浓度—反应曲线，并以 Penh 值为气道阻力指标进行统计分析。

（5）BALF 收集。分别收集第 41 d 和第 44 d 小鼠 BALF，细胞总数计算和分类计数。

（6）肺组织病理切片 HE 和免疫组织化学检查 α-SMA 染色。第 44 d，取小鼠右肺叶放入 10% 甲醛液固定过夜。常规取材后，进行梯度酒精脱水，组织透明处理，浸蜡，石蜡包埋切片，免疫组化标本使用多聚赖氨酸载玻片，分别进行 HE 和免疫组织化学染色。

1.3 统计学处理

实验数据用 SPSS 10.0 统计软件包进行分析。各组计量数据先进行正态检验和方差齐性检验，凡符合正态分布和方差齐性的数据，采用单因素方差分析（one-way ANOVA），多组间两两比较采用 LSD 法；对等级数据和不符合正态分布或方差齐性的计量数据，则进行秩和检验（Kruska-Wallis 法），多组间两两比较采用 Mann-Whitney U 法。

2 结果

2.1 无创气道反应性检测

在激发后 24 h，当乙酰甲胆碱激发浓度递增至 12.5 mg/mL，与盐水对照组相比，哮喘组小鼠气道反应性显著升高（$P < 0.01$），哮喘组和天龙咳喘灵治疗组比较无明显差别（$P > 0.01$，见表 1），而 BUD 治疗组气道反应性虽然也有所增高，但幅度明显低于上述两组（$P < 0.01$）。激发后 96 h 再次观察小鼠气道反应性可见天龙咳喘灵治疗组小鼠气道反应性下降，接近盐水对照组水平，而 BUD 治疗组气道反应性却出现反弹上升，显著高于对照组和天龙咳喘灵治疗组（$P < 0.01$，见表 2）。

表1　8只小鼠最后一次激发24 h后气道反应性

表1　8只小鼠最后一次激发24 h后气道反应性

组别	Mch 12.5 mg/mL	Mch 25 mg/mL	Mch 50 mg/mL
对照组	1.66 ± 0.3	1.85 ± 0.3[②③]	2.37 ± 1.0[②③]
哮喘组	2.72 ± 0.9[④]	4.58 ± 1.1[①④]	6.59 ± 1.5[①④]
天龙咳喘灵治疗组	2.57 ± 0.8[④]	4.04 ± 1.0[①④]	2.23 ± 0.7[②③]
BUD 治疗组	1.32 ± 0.32[②③]	2.23 ± 0.7[②③]	3.67 ± 0.9[②③]

注：①与对照组比较，$P < 0.01$；②与哮喘组比较，$P < 0.01$；③与天龙咳喘灵治疗组比较，$P < 0.01$；④与 BUD 治疗组比较，$P < 0.01$。

表2　最后一次激发96 h后小鼠气道反应性，Penh（4例）

组别	Mch 12.5 mg/mL	Mch 25 mg/mL	Mch 50 mg/mL
对照组	1.69 ± 0.3	2.14 ± 0.4[②]	2.40 ± 0.3[②④]
哮喘组	1.78 ± 0.3	3.88 ± 0.8[①③]	4.86 ± 1.3[①③]
天龙咳喘灵治疗组	1.42 ± 0.3	2.26 ± 0.5[②]	3.10 ± 0.9[②④]
BUD 治疗组	1.17 ± 0.4	3.87 ± 0.9	6.02 ± 1.4[①③]

注：①与对照组比较，$P < 0.01$；②与哮喘组比较，$P < 0.01$；③与天龙咳喘灵治疗组比较，$P < 0.01$；④与 BUD 治疗组比较，$P < 0.01$。

2.2　BALF

激发后24 h，如表3所示，哮喘组、天龙咳喘灵治疗组和 BUD 治疗组细胞总数和嗜酸性粒细胞比例均较盐水对照组明显升高（$P < 0.01$），但 BUD 治疗组低于哮喘组或天龙咳喘灵治疗组（$P < 0.01$）。激发后96 h，如表4所示，哮喘组、BUD 治疗组和天龙咳喘灵治疗组细胞总数和嗜酸粒细胞比例均较24 h点明显下降，但仍高于盐水对照组（$P < 0.01$），天龙咳喘灵治疗组与 BUD 治疗组细胞总数低于哮喘组，但天龙咳喘灵治疗组统计学未见显著性差异。BUD 治疗组嗜酸性粒细胞比例低于天龙咳喘灵治疗组（$P < 0.01$）。

表3　最后一次激发24 h后各组小鼠BALF细胞总数和分类计数

组别	Total/($\times 10^7$/L)	Macrophage/%	Eosinophil/%
对照组	15 ±3[2][3]	96 ±17[2][3]	1.0 ±0.5[2][3][4]
哮喘组	96 ±13[1][4]	52 ±7[1][4]	37 ±4.0[1][4]
天龙咳喘灵治疗组	86 ±11[1][4]	49 ±5[1][4]	38 ±2.0[1][4]
BUD 治疗组	43 ±7[1][2][3]	72 ±1[2][3]	20 ±3.0[1][2][3]

注：①与对照组比较，$P < 0.01$；②与哮喘组比较，$P < 0.01$；③与天龙咳喘灵治疗组比较，$P < 0.01$；④与BUD治疗组比较，$P < 0.01$。

表4　最后一次激发96 h后各组小鼠Balf细胞总数和分类计数（$n = 4$）

组别	Total/($\times 10^7$/L)	Macrophage/%	Eosinophil/%
控制组	12 ±2[2][3]	95 ±15	1[2][3][4]
哮喘组	38 ±6[1][4]	77 ±12	13 ±2[1][4]
天龙咳喘灵治疗组	29 ±5[1]	80 ±13	11 ±3[1][4]
BUD 治疗组	20 ±3[1][2]	86 ±12	5 ±1[1][2][3]

注：①与对照组比较，$P < 0.01$；②与哮喘组比较，$P < 0.01$；③与天龙咳喘灵治疗组比较，$P < 0.01$；④与BUD治疗组比较，$P < 0.01$。

2.3　肺组织病理切片

HE染色和α-SMA表达水平检测，与盐水对照组相比，哮喘组小鼠气道周围有较多炎症细胞浸润、上皮下基底膜层明显增厚，可见较多基质沉积；激素治疗组炎症细胞浸润明显减少，但上皮下基底膜增厚与基质沉积并无改善。与哮喘组比较，天龙咳喘灵治疗组小鼠气道炎症细胞浸润亦有明显减少，与盐水对照组比较，未见明显上皮下基底膜增厚与基质沉积。哮喘组和激素治疗组上皮下基底膜处α-SMA染色明显增强，而天龙咳喘灵治疗组上皮下基底膜处α-SMA表达明显弱于前两组。

3 结论

气道高反应性是哮喘患者特征性的病理生理改变①，自 20 世纪 80 年代以来，人们一直认为气道炎症是哮喘气道高反应性发生的关键因素。但近年来越来越多的研究表明，气道重塑在哮喘气道高反应中同样具有重要的地位②，有学者提出③：气道高反应性至少由两种半独立的因素引起——气道炎症和气道重塑。前者往往导致一种多变的、短暂的气道反应性增高，多是因为接触过敏原以后产生的，能通过吸入皮质激素甚至自行缓解。而气道重塑所引起的气道高反应性则相对持续存在，具有反复发作和难治性，吸入激素和远离变应原均不能达到理想的治疗效果。

在本实验中，我们采纳 OVA 致敏并慢性激发哮喘小鼠模型、运用建立的无创小鼠体描仪气道反应性测定法，对应用表面激素 BUD 或天龙咳喘灵生理盐水雾化治疗各实验组小鼠进行了气道反应性的动态监测。通过比较各治疗组小鼠在 OVA 激发后 24 h 及 96 h 的气道反应性，我们发现：在 OVA 激发后的 24 h，应用 BUD 雾化治疗组气道反应较未治疗组显著降低；相比之下，应用天龙咳喘灵雾化治疗组的气道反应性与未治疗组小鼠无明显不同。有趣的是，OVA 激发后 96 h 再次测定气道反应性发现：应用天龙咳喘灵治疗组的气道反应性较未治疗组显著下降，基本恢复正常水平，而此时我们却发现 BUD 雾化治疗组气道反应性反而增高，与未治疗组没有明显差别。我们的结果提示：表面激素治疗对变应原激发引起的急性炎症反应具有良好的抗炎效应，故能有效减轻炎症介导的气道高反应性，这与激素吸入能显著减少肺泡灌洗液中细胞总数及嗜酸性粒细胞比例是相应的（见表 2）。但当急性期过后，慢性 OVA 激发导致的气道重构成为气道高反应性的主要病理基础，由于激素并无明显防治重构的作用，故激素治疗组气道反应性出现反弹。与哮喘组和 BUD 治疗组相比，天龙咳喘灵治疗组小鼠肺内气道杯状细胞增生和黏液分泌减少，基底膜肌纤维母细胞和黏膜下层平滑肌层的增厚也

① COCKCROFT D, DAVIS B. Direct and indirect challenges in the clinical assessment of asthma [J]. Ann Allergy Asthma Immunol, 2009, 103 (5): 363 – 369. MISHIMA M. Physiological differences and similarities in asthmaand COPD-based on respiratory function testing [J]. Allergol Int, 2009, 58 (3): 333 – 340.

② CHOTIRMALL SH, WATTS M, BRANAGAN P, et al. Diagnosis and management of asthma in older adults [J]. J Am Geriatr Soc, 2009, 57 (5): 901 – 909. PASCUAL RM, PETERS SP. The irreversible component of persistent asthma [J]. J Allergy Clin Immunol, 2009, 124 (5): 883 – 890.

③ COCKCROFT DW, DAVIS BE. Mechanisms of airway hyperresponsiveness [J]. J Allergy Clin Immunol, 2006, 118 (3): 551 – 559.

得到抑制，胶原沉积减少，这是与其下调了急性炎症恢复后的慢性 OVA 暴露哮喘气道高反应性密切相关的。这些研究提出一个重要的观点，我们应在抗炎治疗的基础上，引入同时抗重构治疗的概念，特别是对于那些慢性反复发作的中重度哮喘患者，抗重构治疗则显得尤为重要。

本研究还表明：天龙咳喘灵较之表面激素的主要不同治疗特点是其具有下调 α-SMA 过表达，抑制肌纤维母细胞活化的分子作用机制。结合我们在气道反应性动态监测过程中所发现的天龙咳喘灵能显著改善重构相关气道高反应性的特点，可以认为：天龙咳喘灵水煎剂能够有效防治哮喘小鼠的气道重构，该特点是表面激素所不具备的。

综上所述，气道重构是哮喘气道重要的病理生理改变，尤其是对慢性和重症哮喘患者，常常是导致该部分患者对激素治疗耐药、气道反应性持续增高的主要原因。因此，在慢性哮喘治疗上，应当引入一些以气道重塑为靶点的新药。我国有几千年绚丽多彩的中医药遗产。我们在临床和实验中已经证实，天龙咳喘灵中药验方能有效改善哮喘气道重塑和气道高反应性，将进一步研究分析其有效部位组分与组合特点，并以此为基础开发新型药物将具有广阔的前景。

天龙咳喘灵改善慢性哮喘小鼠气道重塑的机制[①]

众多研究表明，支气管哮喘患者除了存在气道炎症和气道反应性增高（AHR）之外，还会出现特征性的气道结构改变（气道重塑）[②]。临床上，随着糖皮质激素类药物的广泛应用，很多哮喘患者的症状都得到不同程度的改善和控制。但是，依然有一部分患者，尤其是一些慢性哮喘和重症哮喘患者，对激素治疗并不敏感，气道反应性持续增高，肺功能进展性下降。许多资料显示，其原因是这部分患者出现了气道重塑[③]。天龙咳喘灵是由广州医

① 原载《辽宁中医杂志》2011 年第 38 卷第 2 期。作者：罗永峰、吴壮、徐军。

② BERGERON C, AL-PAMLI W, HAMID Q. Remodeling in asthma [J]. Proc Am Thorac Soc, 2009, 6 (3)：301 – 305. SIDDIQUI S, MARTIN JG. Structural aspects of airway remodeling in asthma [J]. Curr Allergy Asthma Rep, 2008, 8 (6)：540 – 547.

③ CARLSTROM L, CASTRO M. Severe asthma：What makes it so hard to manage [J]. Curr Allergy Asthma Rep, 2009, 9 (5)：393 – 400.

学院附属第一医院研制的中药复方制剂，临床使用观察，该方剂对于慢性哮喘或反复发作哮喘患者的治疗效果理想，能明显降低他们的气道反应性，预防和减少哮喘的反复发作[①]。笔者课题组前期的体外实验研究结果已经发现：天龙咳喘灵能抑制上皮下成纤维细胞的 α-SMA 的表达，抑制肌纤维母细胞活化，其机制可能是通过降低 TGF-β1 诱导的 ERK 1/2 磷酸化水平实现的[②]，提示该复方制剂可能具有独到的抗哮喘气道重构的特点。然而，此方剂发挥作用的机制尚不清楚。本实验通过复制慢性哮喘小鼠气道重塑模型，观察天龙咳喘灵水煎剂对小鼠气道重塑的影响及其机理。

1　材料与方法

1.1　材料

乙酰甲胆碱（Methacholine，Mch）、鸡卵清蛋白（OVA Grade V）、氢氧化铝凝胶液、鼠抗人 α-SMA、鼠抗人 GAPDH（美国 Sigma 公司），MAPKs通路蛋白抗体和 STAT3 抗体（cell signaling techology），有创体积描记仪（美国 Buxco 公司），射流雾化器（德国百瑞公司）。BALB/c 小鼠 18 只，雌性，6~8 周，18~22 g（中山大学医学院）。

1.2　方法

（1）中药天龙咳喘灵水煎剂制备。取天龙咳喘灵胶囊内装药粉，以 1∶10 的比例加入去离子水，三角瓶盛装，摇晃浸泡 60 min。文火煮沸 30 min，控制温度避免暴沸，过滤。药渣加入上述同等体积的离子水，文火煎沸30 min，同样避免暴沸，过滤。合并两次滤液，置入水浴锅中 80 ℃恒温蒸发天龙咳喘灵水煎液浓缩至 0.5 g/mL（每毫升相当于生药 0.5 g）。上述水煎液与 9% 盐水按 3% 体积比混合制成雾化用液。

（2）实验设计与分组。小鼠随机分为 3 组：盐水对照组、哮喘模型组、天龙咳喘灵水煎剂治疗组，每组 6 只。模型组和治疗组小鼠于第 0 天、14 天接受腹腔注射 OVA 致敏液（2 mg/kg），第 24 天始每天给予 1.5% OVA 溶液雾化激发，每天 1 次，每次 30 min，连续 18 天。每次激发后 6 h，治疗组小

①　麦志广，夏鑫华. 天龙咳喘灵组方加味治疗慢性咳嗽 146 例［J］. 光明中医，2009，24（1）：56 - 57. 张志敏，邱志楠，潘俊辉，等. 天龙咳喘灵胶囊治疗哮喘患者的体质调查研究［J］. 辽宁中医药大学学报，2008，10（4）：95 - 96.

②　张敏，王鹏，潘俊辉，等. 天龙咳喘灵对转化生长因子-β1 诱导的气道 α-平滑肌肌动蛋白的影响及信号转导机制［J］. 中国实用内科杂志，2007，27（10）：755 - 757.

鼠接受雾化中药天龙咳喘灵水煎剂治疗，每次 30 min，模型组雾化生理盐水作对照。盐水对照组致敏和激发等全过程均采用盐水。

（3）有创气道反应性测定。小鼠麻醉以后进行气管插管，置于体描箱内，气管插管与体描箱前端的四通管箱内端连接，箱外 3 个接口分别连接压力传感器（记录气道开口压力）、呼吸机的出气口和进气口。先测定小鼠基础气道阻力 1 min，然后依次雾化生理盐水和浓度梯度上升的 Mch。每次雾化后进行 3 min 的数据记录。气道反应性以雾化不同浓度 Mch 所得的 RL（Lung resistance）值与雾化生理盐水所得的 RL 值的比值表示。

（4）BALF 收集。收集小鼠 BALF，进行细胞总数计算和分类计数。

（5）肺组织病理切片 HE。取小鼠右肺叶放入 10% 甲醛液固定过夜。常规取材后，进行梯度酒精脱水，组织透明处理，浸蜡，石蜡包埋切片，进行 HE 化学染色。

（6）Western Blot 检测。上述过程的同时取小鼠左肺叶（未经过固定），用 Motif Active 蛋白提取试剂盒提取肺组织蛋白并进行蛋白定量。对肺组织蛋白进行 α-SMA、磷酸化 P38、磷酸化 ERK、磷酸化 JNK 和磷酸化 STAT3 水平的检测，检测完成后分别对每张硝酸纤维膜进行剥脱处理，然后再次与对应的 GAPDH、总的 P38、ERK、JNK 和总的 STAT3 抗体共孵育以作内参。

1.3　统计学处理

实验数据用 SPSS 10.0 统计软件包进行分析，所有结果以 $\bar{x} \pm s$ 表示。各组计量数据先进行正态检验和方差齐性检验，凡符合正态分布和方差齐性的数据，采用单因素方差分析（one-way ANOVA），多组间两两比较采用 LSD 法；对等级数据和不符合正态分布或方差齐性的计量数据，则进行秩和检验（Kruska-Wallis 法），多组间两两比较采用 Mann-Whitney U 法。

2　结果

2.1　无创气道反应性检测

与盐水对照组相比，当 Mch 激发浓度分别递增至 1.56 mg/mL、3.12 mg/mL、6.25 mg/mL 的时候，哮喘组小鼠气道反应性显著升高（$P < 0.01$），而天龙咳喘灵治疗组小鼠气道反应性与盐水对照组相比没有统计学意义（见图 1）。

2.2　BALF

激发后 72 h，如表 1 所示，哮喘组和天龙咳喘灵治疗组细胞总数和嗜酸性粒细胞比例均较盐水对照组明显升高（$P < 0.01$）。

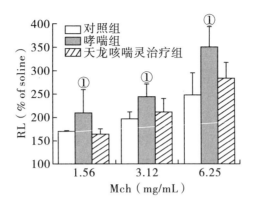

图 1　气道反应性测定

注：与对照组相比，①$P<0.01$；最后 1 次激发 72 h 后测定（$n=6$，$\bar{x}\pm s$）。

表 1　最后一次激发 72 h 后各组小鼠 BALF 细胞总数和分类计数（$n=6$，$\bar{x}\pm s$）

项目	盐水对照组	哮喘组	天龙咳喘灵治疗组
细胞总数/（$\times10^4$/mL）	11 ± 1	70 ± 8.6[①]	62 ± 6.3[①]
嗜酸性粒细胞/%	0.5 ± 0.03	13 ± 1.1[①]	11 ± 0.9[①]
淋巴细胞/%	2.4 ± 0.50	5 ± 0.6	4 ± 0.32
中性粒细胞/%	1.2 ± 0.16	5 ± 0.63	5 ± 0.49

注：与对照组相比，①$P<0.01$。

2.3　肺组织病理切片 HE 染色

　　与盐水对照组相比，哮喘组小鼠气道周围有较多炎症细胞浸润、上皮下基底膜层明显增厚，可见较多基质沉积；与哮喘组比较，天龙咳喘灵治疗组小鼠气道炎症细胞浸润亦有所减少，与盐水对照组比较，未见明显上皮下基底膜增厚与基质沉积。West-ernblot 显示哮喘组小鼠肺部 α-SMA 表达水平明显高于盐水对照组小鼠和天龙咳喘灵治疗组小鼠（见图 2）。

　　图 2 是最后 1 次激发 72 h 后小鼠肺组织 HE 染色病理图片（$\times200$），a、b、c 分属盐水对照组、哮喘组和天龙咳喘灵治疗组。如图所示，哮喘组和天龙咳喘灵治疗组气道周围均有炎症细胞浸润，以哮喘组较为明显，而哮喘组上皮下层亦明显增厚。图 3 是肺组织中 α-SMA 的表达情况。

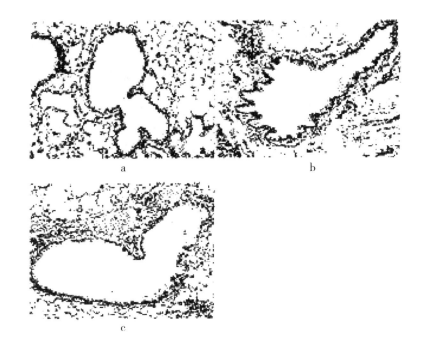

图2 最后1次激发72 h后小鼠肺组织 HE 染色病理图片 （×200）

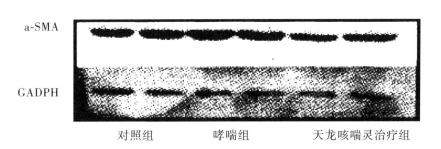

图3 肺组织中 α-SMA 的表达情况

2.4 MAPKs 和 STAT3 通路的活化

在 MAPKs 通路中，P38 和 JNK 的活化在 3 组小鼠当中并没有明显差别（图片略），但在哮喘小鼠肺部，磷酸化 ERKs 蛋白明显高于盐水对照组，而天龙咳喘灵能有效下调这种由于慢性变应原激发所激活的信号通路。另外，磷酸化的 STAT3 在哮喘小鼠肺部也受到上调，而天龙咳喘灵同时也抑制这一信号通路的活化（见图4）。

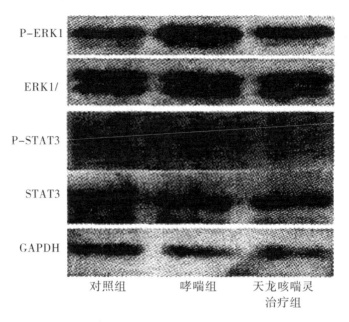

P-ERK1

ERK1/

P-STAT3

STAT3

GAPDH

对照组　　　　哮喘组　　　天龙咳喘灵
　　　　　　　　　　　　　　治疗组

图 4　肺组织中 ERKs 和 STAT3 的活化情况

3　讨论

气道重塑，包括上皮尤其是杯状上皮细胞增生并黏液高分泌、基底膜胶原过度沉积、肌成纤维细胞增生、平滑肌细胞增生肥大等一系列结构和功能改变。众多资料显示，气道重塑普遍存在于哮喘患者当中，其严重程度多数与病程和病情相关，同时是难治性哮喘的一个重要原因。本实验使用雾化天龙咳喘灵水煎剂对慢性哮喘小鼠进行治疗。与模型组相比，治疗组小鼠的肺部病理情况得到明显改善：杯状细胞增生和黏液分泌减少，基底膜和皮滑肌层的增厚也得到抑制（图 2-a）。α-SMA 是平滑肌细胞和肌纤维母细胞活化的重要标志，图 2-b 中 WestemBlot 结果显示治疗组小鼠肺部当中 α-SMA 水平明显低于模型组。上述结果证明雾化天龙咳喘灵水煎剂能有效抑制哮喘小鼠的气道重塑。正是由于上述作用，所以尽管天龙咳喘灵小鼠肺部过敏性炎症情况与哮喘模型小鼠相当（表 1），但其气道反应性并没有明显增高（图 1）。因为除了气道炎症外，气道重塑也是气道高反应性的一个重要因素，前者往往导致一种多变的、短暂的气道反应性增高，而气道重塑所引起的气道高反应性则相对持续存在，具有反复发作和难治性。①

---

　　① COEKCMFT DW, DAVIS BE. Mechanisms of airway hyperresponsiveness［J］. J Allergy Clin Immunol, 2006, 118（3）：551-559.

众多生长因子、炎症介质都参与了哮喘气道重塑的发生发展，所以，特异性阻断某一种因子的活性不太可能抑制整个气道重塑的过程。寻找这些活性成分共同激活的信号传导通路并加以阻断似乎显得更为合理，已有很大一部分学者致力于这方面的研究①。本课题组之前已经证明，天龙咳喘灵能抑制上皮下成纤维细胞的 α-SMA 表达，其机制可能是通过降低 TGF-β1 诱导的 ERKs 磷酸化水平实现的。我们的实验表明：天龙咳喘灵下调 α-SMA 过表达的抗重构机制在于其能抑制哮喘小鼠肺组织高表达的磷酸化 ERK1/2 及 STAT3 蛋白分子（见图 3）。ERK 信号途径参与了多种细胞的增殖、分化、凋亡以及迁移等细胞行为。已有报道显示，多种与气道重塑相关的细胞因子均激活了 ERK 信号传导通路，一些特异性的 ERK 信号通路阻断剂，如 PD 98059、U-0126 等具有抑制气道重塑的作用②。最近更有研究显示，STAT3 除了参与血管平滑肌的重构之外，也能促进支气管平滑肌的增生③。所以我们推测，天龙咳喘灵中可能存在某些天然的化学结构分子具有 ERK 和 STAT3 信号通路阻断剂的作用。

综上所述，气道重构是哮喘气道重要的病理生理改变，尤其是对于慢性和重症哮喘患者，常常是导致该部分患者对激素治疗耐药、气道反应性持续增高的主要原因。因此，在慢性哮喘治疗上，应当引入一些以气道重塑为靶点的新药。我国有几千年绚丽多彩的中医药遗产。我们在临床和实验中已经证实，天龙咳喘灵中药验方能有效改善哮喘气道重塑和气道高反应性，其机制可能是通过抑制 ERKs 和 STAT3 信号通路的活化实现的。我们将进一步研究分析其有效部位组分与组合特点，并以此为基础开发新型药物将具有广阔的前景。

---

① ADCOCK I M, CARAMORI G. Kinase targets and inhibitors for the treatment of airway inflammatory diseases [J]. Bio Drugs, 2004, 18 (3): 167 - 180.

② PAGE K, HERSHENSON M B. Mitogen activated signalling and cell cycleregulation in airway smooth muscle [J]. Front Bioscience, 2000, 5: 258 - 267. HERSHENSON M B, NAURECKAS E T, LI J. Itogen activated signalling incultured airway smooth muscle cells [J]. Am J Physiol Pharmacol, 1997, 75: 898 - 910.

③ MCWHINNIE R, PECHKOVSKY D V, ZHOU D, et al. Endothelin-1 induces hypertrophy and inhibits apoptosis in human airway smooth muscle cells [J]. Am J Physiol Lung Cell Mol Physiol, 2007, 292 (1): L278 - 286. SIMON A R, TAKAHASHI S, SEVERGNINI M, et al. Role of the JAK - STAT pathway in PDGF-stimulated proliferation of human airway smooth muscle cells [J]. Am J Physiol Lung Cell Mol Physiol, 2002, 282 (6): 1 296 - 1 304.

天龙咳喘灵干预呼吸合胞病毒诱导小鼠哮喘模型 BALF 细胞因子的影响①

天龙咳喘灵是根据邱志楠教授临床验方研制的中药复方制剂，主要由青天葵、款冬花、法半夏、熟附子、五味子等药物组成，具有调平肾中阴阳、健脾理气降逆等功效，临床上用于治疗支气管哮喘，收到良好疗效②。为了进一步探讨其防治哮喘气道炎症反应的作用机理，本实验应用 BALB/c 小鼠哮喘模型，观察天龙咳喘灵干预 RSV 感染引起 BALB/c 小鼠哮喘模型支气管肺泡灌洗液（bronchoalveolarlavage fluid，BALF）细胞因子白细胞介素 4（IL-4）、白细胞介素 5（IL-5）和 γ-干扰素（IFN-γ）的影响。现将结果报告如下。

1　材料与方法

1.1　实验小鼠

6~8 周龄的雌性清洁级 BALB/c 小鼠从中山医科大学实验动物中心购置。实验期间小鼠饲养在广州医学院实验动物中心无病源菌的清洁级动物饲养区。

1.2　呼吸道合胞病毒（RSV）

RSV 分离株是于 1998 年 2 月 20 日一个住院患儿（男，10 月龄）的咽试子，经 HEP-2 细胞进行病毒培养分离的。其临床诊断为喘息型支气管炎，毒株编号为 98159。

1.3　RSV 的致敏及天龙咳喘灵与 IL-5 McAb 干预

实验分为 RSV 致敏组（A 组）、天龙咳喘灵干预组（B 组）、IL-5 McAb 干预组（C 组）及阴性对照组（D 组）。RSV 致敏组先用病毒致细胞融合性病变为 + + + 的病毒培养液含 20% 氢氧化铝为免疫佐剂 100 μl 右腹股沟皮下注射致敏，三周后重复一次加强。第三周将小鼠用乙醚麻醉，用活 RSV 病毒培养液 100 μl 滴鼻激发。4 天后杀鼠取样分析。天龙咳喘灵干预组于造模前一周开始连续灌胃给药天龙咳喘灵液 1 个月，每天 1 次，一次给药

①　原载《中国中医基础医学杂志》2001 年第 7 卷第 8 期。作者：潘俊辉、邱志楠、黄海鹭、喻清和、王峰、钟南山。

②　邱志楠，潘俊辉. 天龙咳喘灵治疗哮喘 186 例疗效观察［J］. 新中医，1996，28（6）：28.

0.5 mL（0.5 g/kg）；IL-5 McAb 干预组则是 RSV 致敏组在 RSV 病毒激发前一天连续 2 天，每天用 0.25% 的纯化抗小鼠 IL-5 McAb（Pharmingen）40 μl 滴鼻。阴性对照组用 HEP-2 细胞培养液取代致敏组的病毒培养液。

1.4 RSV 感染的测定

将小鼠的肺组织均浆或用支气管肺泡灌洗液接种到 HEP-2 细胞上。放入 36 ℃~37 ℃ 温箱培养 3~10 天。如果在 HEP-2 细胞上出现特有的多核巨细胞融合现象，确定为 RSV 感染。

1.5 支气管肺泡灌洗液的收集

将小鼠放血处死后，气管插管并开胸结扎左肺，用注射器取 0.4 mL 的 PBS 灌注并回收。计算 BALF 回收率，低速离心将细胞沉积计数，并涂片吉姆萨染色，进行细胞分类分析，BAL 上清液冻存待测细胞因子或接种 HEP-2 细胞作病毒感染测定。

1.6 肺组织的病理学分析

将实验小鼠的左肺组织经 Bouin's 液固定后，常规处理制成石蜡切片，HE 染色分析肺组织的病理改变。

1.7 细胞因子的测定

BAL 液中的细胞因子水平分析均用 ELISA 法。操作按试剂盒说明书进行。其中小鼠的 IL-5 ELISA 试剂盒（Endogen）的测定敏感度 <5 pg/mL，小鼠 IFN-γ 及 IL-4 的 ELISA 试剂盒（Diaclone）的测定敏感度分别为 <15 pg/mL 和 <2 pg/mL。

1.8 统计学分析

文中数据资料用 $\bar{x} \pm s$ 表示，采用医学统计学程序作 t 检验。

2 结果

2.1 4 组动物 BAL 液的回收率及其细胞分类计数的比较

天龙咳喘灵组 BAL 液的回收率及其细胞分类计数与 RSV 致敏组、阴性对照组比较，差异有显著性（$P < 0.05$），见表 1。

表 1 4 组动物 BALF 的回收率及其细胞分类计数的比较

组别	n	回收率/%	总细胞数/（×10⁵/mL）	中性粒细胞/%	嗜酸性粒细胞/%	淋巴细胞/%	多形核细胞/%
RSV 致敏组	8	77.57 ± 14.26	3.1 ± 2.27[①]	20.67 ± 14.04[①]	46.86 ± 14.23[①]	28.13 ± 5.12[①]	3.25 ± 1.50

组别	n	回收率/%	总细胞数/(×10⁵/mL)	中性粒细胞/%	嗜酸性粒细胞/%	淋巴细胞/%	多形核细胞/%
纯化抗小鼠 IL-5 McAb	5	69.33 ± 15.26	1.95 ± 1.78	60.3 ± 13.51②	12.36 ± 9.23①②	10.23 ± 5.36	2.35 ± 1.23
天龙咳喘灵组	5	82.3 ± 17.50	1.05 ± 1.26	56.63 ± 10.27②	3.65 ± 2.63①②	15.73 ± 6.65	2.15 ± 1.12
阴性对照组 (cell control)	5	86.21 ± 22.36	0.72 ± 2.36	88.89 ± 3.98	0.72 ± 0.63	2.75 ± 1.05	2.00 ± 0.71

注：与阴性对照组比较，①$P<0.05$；与 RSV 致敏组比较，②$P<0.05$。

2.2　4 组动物 BAL 液中细胞因子的变化

天龙咳喘灵组干预 RSV 感染诱导 BALB/c 小鼠 IL-4、IL-5 和 IFN-γ 的分泌与 RSV 致敏组小鼠 IL-4、IL-5 和 IFN-γ 的分泌比较，差异有显著性（$P_{均}<0.05$），见表 2。

表 2　4 组动物 BAL 液中细胞因子的变化

组别	n	IL-4/(pg/mL)	IL-5/(pg/mL)	IFN-γ/(pg/mL)
RSV 致敏组	8	17.98 ± 10.02①	19.61 ± 9.43①	84.76 ± 19.13②
纯化抗小鼠 IL-5 McAb	5	9.26 ± 3.56②③	13.12 ± 2.36②③	93.05 ± 28.74②
天龙咳喘灵组	5	5.42 ± 4.28②③	8.24 ± 5.33②③	105.00 ± 21.47①③
阴性对照组 (cell control)	5	0.32 ± 0.16	4.20 ± 1.89	134.72 ± 19.61

注：与阴性对照组比较，①$P<0.01$，②$P<0.05$；与 RSV 致敏组比较，③$P<0.05$。

3　讨论

目前的研究表明，病毒感染是哮喘发生及发展过程中的重要触发因素之一，其中呼吸道合胞病毒（RSV）是与哮喘发生非常密切的病毒之一。我们的研究通过观察天龙咳喘灵干预 RSV 感染引起 BALB/c 小鼠哮喘模型支气管肺泡灌洗液（BALF）细胞因子白细胞介素 4（IL-4）、白细胞介素 5（IL-5）和 γ-干扰素（IFN-γ）的影响，证实呼吸道病毒感染使气道结构细胞分泌炎性介质增高，促使原有全身高敏反应状态的人的免疫细胞及炎性细胞集中到气道或肺部，从而增加哮喘发生的机会。而天龙咳喘灵以扶正祛邪为治疗大法，因此假说其"扶正"是改善或恢复哮喘气道结构细胞功能，其"祛邪"是抗病毒感染，从而达到降低哮喘气道高反应性。

随着对 T 淋巴细胞生物学特性的了解，近年来国外在 RSV 感染的病理免疫学方面取得了很大进展。在一些 RSV 感染的动物模型中已显示产生 IL-4 和 IL-5 增高的 TH2 型细胞反应及肺嗜酸细胞的增加。提示产生 TH2 型细胞因子的 T 淋巴细胞活化在 RSV 诱导哮喘和疫苗加强的疾病中起重要作用，有研究报道 CD4＋细胞能释放 IL-3、IL-4、IL-5、GM-CSF 等细胞因子，而这些因子直接调节着嗜酸细胞和肥大细胞的成熟和活化①，CD4＋细胞在哮喘的气道炎症中发挥重要作用②。有研究在 RSV 致敏的动物模型中用抗 IL-4 治疗可改善其引起的体重下降等全身性变化，但对嗜酸细胞肺浸润改善效果不理想。在本研究中，建立了 RSV 致敏后，RSV 感染引起气道嗜酸细胞性炎症的 BABL/c 小鼠模型，在模型中 RSV 感染后引起的肺及气道炎性细胞的变化与单纯 RSV 感染不同，主要是嗜酸细胞。模型的气道内细胞因子的反应主要是 IL-4 和 IL-5 增高，IFN-γ 下降的 TH2 型细胞因子反应。这种气道炎症反应与哮喘的炎性改变非常相似，哮喘的这种细胞学反应往往是以 TH2 细胞活化所致，有研究显示 RSV 感染后过敏哮喘患儿，其 PBMC IL-5 表达增加，可能是造成活化型嗜酸细胞增多和症状加剧的原因③。但有报道 RSV 感染往往是 CD8 细胞的活化，目前的研究表明 TC2 细胞也可以分泌类似 TH2 型的细胞因子的作用，因此，天龙咳喘灵干预 RSV 感染后的嗜酸细胞性的肺部炎症是否由 TC2 参与有待探讨。

本研究在 RSV 激发前用天龙咳喘灵灌服和 IL-5 McAb 气道滴注干预气道的炎症反应，目前尚未见报道。结果表明天龙咳喘灵和 IL-5 McAb 均减轻了 RSV 引起的肺嗜酸细胞性炎症，并调节 IL-4、IL-5、INF-γ 作用，表现为降低 IL-4、IL-5 的水平，提高 IFN-γ 作用，尤其是中药天龙咳喘灵干预气道的炎症反应和调节哮喘细胞因子较显著。目前的研究表明，嗜酸细胞可能有抗原提呈作用。因此，控制嗜酸细胞的浸润，可能影响整个 TH2 型细胞因子的反应，减轻病理免疫过程。综上，本研究建立 RSV 致敏后 RSV 感染

---

① 邱志楠，潘俊辉. 天龙咳喘灵治疗哮喘 186 例疗效观察 [J]. 新中医，1996；28 (6)：28. WALKE C, BODE E, BOER L, et al. Allergic and nonallergic asth matics have distinct patterns of Tcell activation and cytokine production in peripheral blood and bronchoalveolar lavage [J]. Am Rev Respir Dis, 1992, 146：109.

② 黄海鹭，黄少丹，陈顺存，钟南山. 哮喘患者支气管肺泡灌洗液中细胞分类及其 T 细胞亚群的改变 [J]. 中国病理生理杂志，1998，14 (1)：79－82.

③ 黄海鹭，常汝虚，冉丕鑫，钟南山. 呼吸道合胞病毒感染对哮喘患儿单个核细胞表达白细胞介素 4 和 5 的影响 [J]. 中华结核和呼吸杂志，1999，22 (4)：218－220.

引起气道嗜酸细胞性炎症的模型成熟可靠，为进一步研究 RSV 感染及其与哮喘关系的免疫病理学机理提供了途径，同时证实了中药天龙咳喘灵抗哮喘的细胞免疫学机制，可减少其支气管肺泡灌洗液嗜酸细胞的聚集及改善气道免疫因子分泌紊乱，提示天龙咳喘灵具有抑制炎症细胞活化，尤其是阻碍嗜酸细胞进入肺部，进而阻断其分泌和释放多种细胞因子或炎性介质，降低气道反应性的作用。

天龙咳喘灵对慢性阻塞性肺疾病大鼠的影响及作用机制

基于高通量测序的方法，课题组尝试对天龙咳喘灵作用后的慢性阻塞性肺疾病大鼠模型的肺组织进行转录组的生物信息学进行研究，以期能更系统、更全面地评价天龙咳喘灵的作用机制，为后续研究探明方向。

1　材料和方法

1.1　化学品和动物

化学品如熏烟、气管内滴加脂多糖、天龙咳喘灵、泼尼松。实验大鼠购自广州中医药大学实验动物中心，生产许可证号：SCXK（粤）2013 - 0034。经广州医科大学实验动物保健与伦理委员会许可使用动物设施和方案。所有动物实验均在广州医科大学番禺校区实验动物中心完成，地点使用许可证号：SYXK（粤）2016 - 0168。

1.2　临床分组

SD 大鼠随机分为 5 组：空白对照组、COPD 模型组、天龙组（中药组）、泼尼松组、联合用药组。空白对照组 10 只，COPD 模型组 15 只，天龙组、泼尼松组、联合用药组每组各 20 只，共 85 只。

1.3　大鼠 COPD 造模

除空白对照组外，其他各组大鼠每天熏烟 2 次，上午、下午各 1 次，每次上午熏烟 2 小时，下午熏烟 1 小时，每天共熏烟 3 小时，每周熏烟 5 天。每 14 天经气管滴入脂多糖（LPS）（200 μg/200 μL），给 LPS 的当天不熏烟，造模时间共 3 个月，每周测量大鼠体重并进行记录。

1.4　给药

大鼠从造模当天起每天灌胃给药。正常对照组及模型组每天予 2 mL 生理盐水灌胃。天龙组按饮片生药量 1 mg/100 g 药物浓度 2 mL 灌胃。泼尼松组，泼尼松 3.15 mg/kg 溶于 2 mL 生理盐水灌胃。联合用药组：泼尼松 3.15 mg/kg 溶于 2 mL 天龙咳喘灵汤剂灌胃。用药时间共 3 个月。

1.5 观察指标

（1）一般情况和体重。造模结束后统计大鼠一般情况和体重变化。

（2）肺功能检测。大鼠以 3% 戊巴比妥钠腹腔注射麻醉，仰卧位固定，纵行切开颈部皮肤，分离皮下组织暴露气管，行气管插管并固定，与小动物肺功能仪（BUXICO）连接，测量大鼠有创肺功能，肺功能记录 30 个呼吸周期，测定动态肺顺应性（dynamic lung compliance，Cdyn），功能残气量（functional residual capacity，FRC），呼气峰流速（peak expiratory flow，PEF），第 0.3 秒用力呼气容积（the forced expiratory volume at 0.3 s，$FEV_{0.3}$），用力肺活量（forced vital capacity，FVC）。

（3）炎症指标的测定。左肺行支气管肺泡灌洗，采集支气管肺泡灌洗液（BALF）。所得 BALF 经 2 000 r/min 离心 10 min 后，得到的上清液用 ELISA 法检测 BALF 中的 TNF-α、IL-8 表达量。

（4）病理形态观察。取大鼠右肺中叶，用 4% 多聚甲醛溶液固定，常规石蜡包埋、切片，后用苏木素—伊红（HE）进行染色。大鼠 HE 染色片在光镜下观察肺组织病理学变化。肺组织病理评分标准如表 1 所示。

表 1　肺组织病理评分标准

评分	肺组织病理学表现
0	支气管上皮黏膜没有出现脱落及杯状细胞增加的病理改变，肺泡组织结构完整，无明显的融合现象
1	支气管上皮黏膜脱落、倒伏、断裂，支气管腔内出现黏液分泌物，杯状细胞增生肥大，有炎细胞浸润，部分肺泡组织融合，肺间隔变薄、断裂
2	支气管除具备上述症状外，周围血管壁出现明显的增厚，管腔狭窄，部分出现平滑肌纤维化，肺组织融合断裂，出现肺大疱

（5）基因表达分析

①RNA 提取。

●溶解并在 TRIzol 试剂中均质化样品：向样品中每 50 ~ 100 mg 组织加入 1 mL TRIzol 试剂，并均质化。孵育 5 min 以完全解离核蛋白复合物。

●在 4 ℃的条件下以 12 000 × g 的离心力离心 5 min，然后将含有 RNA 的水相转移到新管中。

●加入 0.2 mL 氯仿并匀浆，然后孵育 15 min。

- 在 4 ℃ 条件下以 12 000 × g 离心样品 15 min。
- 将含有 RNA 的水相转移到新管中。
- 加入 0.5 mL 异丙醇并匀浆，然后孵育 5～15 min。
- 在 4 ℃ 条件下以 12 000 × g 离心 10 min，弃去上清液。
- 将沉淀重悬于 1 mL 75% 乙醇中，彻底涡旋混匀样品。
- 在 4 ℃ 条件下以 8 000 × g 离心 5 min，弃上清。
- 真空或空气干燥 RNA 颗粒 5～10 min。
- 在 55 ℃～60 ℃ 的水浴或热块中孵育 5～10 min。

②RNA 定量和鉴定。
- 用 1% 琼脂糖凝胶分析 RNA 的降解程度以及是否有污染。
- 使用 NanoPhotometer 分光光度计（Implen，CA，USA）检查 RNA 的纯度（OD 260/280 比值）。
- 使用 Qubit 2.0 Flurometer（Life Technologies，CA，USA）中的 Qubit RNA Assay Kit 对 RNA 浓度进行精确定量。
- 使用 Agilent Bioanalyzer 2100 系统（Agilent Technologies，CA，USA）的 RNA Nano 6 000 Assay Kit 评估 RNA 的完整性。

③文库构建及库检。RNA 样品检测合格后，用带有 Oligo（dT）的磁珠富集真核生物 mRNA（若为原核生物，则通过试剂盒去除 rRNA 来富集 mRNA）。加入 fragmentation buffer 将 mRNA 打断成短片段，以 mRNA 为模板，用六碱基随机引物（randomhexamers）合成一链 cDNA，然后加入缓冲液、dNTPs、DNA polymerase I、RNase H 合成二链 cDNA，随后利用 AMPure XP beads 纯化双链 cDNA。纯化的双链 cDNA 先进行末端修复，加 A 尾并连接测序接头，再用 AMPure XP beads 进行片段大小选择，最后进行 PCR 扩增，并用 AMPure XP beads 纯化 PCR 产物，得到最终的文库。文库构建完成后，先使用 Qubit 2.0 进行初步定量，稀释文库，随后使用 Agilent 2100 对文库的插入片段大小进行检测，插入片段符合预期后，使用 Q-PCR 方法对文库的有效浓度进行准确定量，以保证文库质量。

④上机测序。文库检测合格后，按照有效浓度及目标下机数据量的需求将不同文库 pooling 至 flowcell，cBOT 成簇后使用 Illumina 高通量测序平台（HiSeq/MiSeq）进行测序。

⑤转录组信息分析流程（见图 1）。数据质量评估和测序数据滤过：获得原始测序序列（Raw Reads）之后，结果以 FASTQ（简称 fq）文件格式储存。对于质量控制，使用 Qphred 值来检测碱基的测序错误率；再使用 Tophat 对原始测序数据进行过滤，过滤后保留的数据叫作 clean reads。

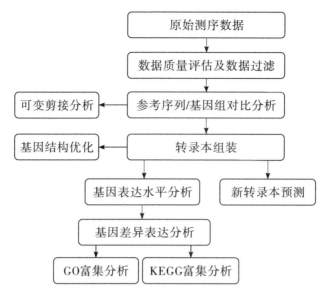

图1　转录组信息分析流程简图

转录本组装：得到的 clean reads 对比到 RNA-seq 序列以发现可变剪切以及新转录本，同时鉴定表达的基因及其定量。对比后的基因组将会用 Cufflinks 来组装转录本，估计这些转录本的丰度，并且检测样本间的差异表达及可变剪接。同时，Cufflinks 软件可将每个样品的每个基因的表达水平提取为 FPKM 值。排除所有样品中 FPKM 值为 0 的基因。

SNP 和 INDEL 分析：将样品的测序结果与参考基因组相比，使用 SAMTOOLS 软件检测 SNP（Single Nucleotide Polymorphisms）和 INDEL（Insertion or Deletion）位点，并使用 ANNOVAR 对 SNP 和 INDEL 位点进行注释。

基因表达水平分析：在 RNA-seq 分析中，可通过定位到基因组区域或基因外显子区的测序序列（Reads）计数来估计基因的表达水平。采用 TMM 方法对 read count 数据进行标准化处理，再用 DESeq 或 edgeR 进行差异表达分析，用 BH 方法对 Pvalue 进行多重假设检验校正，筛选阈值为 PDR ≤ 1E-5 且 abs（log 2 Fold Change）≤ 1 的基因作为候选的差异表达基因。然后绘制 MA-plot，反映整体差异倍数和平均表达量之间的关系，用于对差异基因的权衡。

KEGG 富集分析：使用 KEGG（Kyoto Encyclopedia of Genes and Genomes）进行功能富集分析，找出差异基因相对于所有有注释的基因显著富集的通路，然后采用 BH 方法对 p 值进行多重假设检验校正，筛选 FDR ≤ 0.05 的通路为候选基因中显著富集的通路。

GO 富集分析：通过差异基因的 GO 分析，可以找到富集差异基因的 GO

分类条目，从而确定差异基因行使的生物功能。

2 结果

2.1 大鼠一般情况及体重

正常对照组大鼠活动不安，皮毛光滑，其体重逐渐增加，呼吸稳定。COPD 模型组大鼠通常静止聚集毛皮，体重增长缓慢，呼吸频繁，咳嗽频繁，天龙组、泼尼松组、联合组大鼠的这些症状明显缓解。天龙组大鼠体重增长显著高于 COPD 模型组（见图2）。

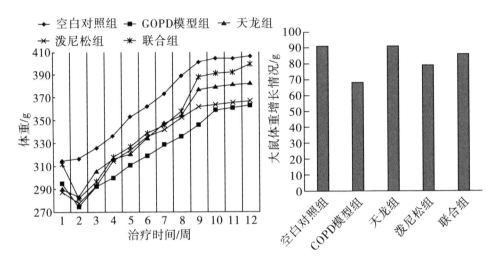

图2　大鼠体重增长情况

2.2 肺功能变化

本实验研究中确定肺功能参数，包括 Cdyn、FRC、PEF、$FEV_{0.3}/FVC$，结果如图3所示。组间 Cdyn、FRC、PEF、$FEV_{0.3}/FVC$ 比较差异无统计学意义（$P > 0.05$）。COPD 模型组大鼠的 FRC 和 Cdyn 值显著高于对照组大鼠，COPD 模型组大鼠的 PEF 和 $FEV_{0.3}/FVC$ 值显著低于对照组大鼠。天龙组、泼尼松组及联合组大鼠经治疗后，FRC 和 Cdyn 值较 COPD 模型组低，PEF 和 $FEV_{0.3}/FVC$ 值较 COPD 模型组高，且疗效最显著者为联合组，其次为天龙组。

2.3 炎性指标检测情况

IL-8 和 TNF-α 属于嗜中性粒细胞趋化因子，是 COPD 的主要炎性细胞因子。本实验采集支气管肺泡灌洗液后采用 ELISA 法检测，结果如图4。组间 IL-8 和 TNF-α 比较差异无统计学意义（$P > 0.05$）。COPD 模型组 IL-8、TNF-α 值较空白对照组高。天龙组、泼尼松组及联合组 IL-8、TNF-α 值较 COPD 模型组低，其中联合组降低程度最为显著，其次为天龙组。

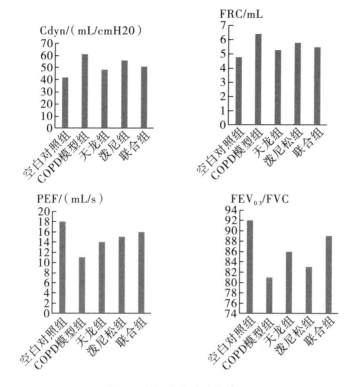

图 3　各组大鼠肺功能情况

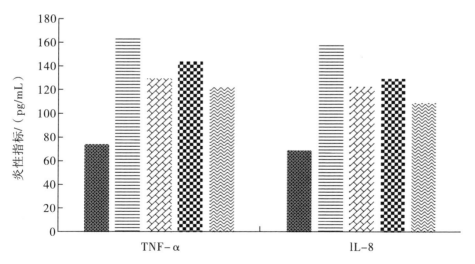

■ 空白对照组　Ⅱ COPD模型组　☒ 天龙组　▣ 泼尼松组　⊠ 联合组

图 4　各组大鼠 IL-8 和 TNF-α 情况

2.4 组织病理学分析情况

采用 HE 染色组织切片并照相，结果如图5、图6、图7、图8、图9所示。COPD 模型组大鼠显示出明显的炎性细胞浸润、气道黏膜水肿、黏液分泌增加、局限性肺气肿、气腔狭窄等病理表现，天龙组、泼尼松组及联合组均缓解部分病理损伤，未见气道扩张，炎性细胞浸润较 COPD 模型组减少，气道黏膜水肿较 COPD 模型组减轻。

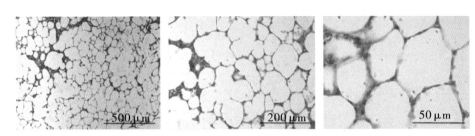

图5　空白对照组小鼠肺组织 HE 染色病理图片
注：从左至右放大倍数分别为40倍、100倍、400倍。

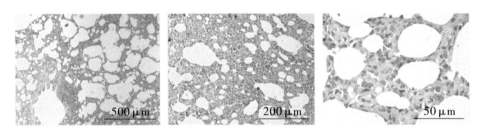

图6　COPD 模型组小鼠肺组织 HE 染色病理图片
注：从左至右放大倍数分别为40倍、100倍、400倍。

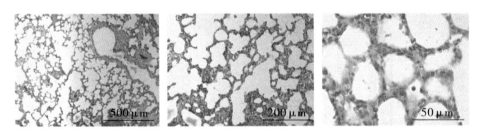

图7　天龙组小鼠肺组织 HE 染色病理图片
注：从左至右放大倍数分别为40倍、100倍、400倍。

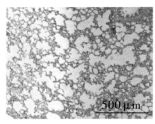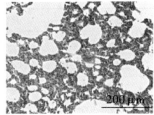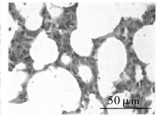

图 8　泼尼松组小鼠肺组织 HE 染色病理图片

注：从左至右放大倍数分别为 40 倍、100 倍、400 倍。

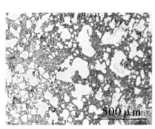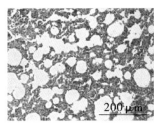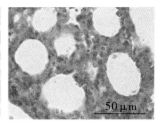

图 9　联合组小鼠肺组织 HE 染色病理图片

注：从左至右放大倍数分别为 40 倍、100 倍、400 倍。

2.5　正常对照组与 COPD 模型组的转录组差异

（1）正常对照组与 COPD 模型组的 DEGs 分析。通过对正常对照组与 COPD 模型组的样本进行比较，设置阈值为 FDR ≤ 0.05，筛选出 624 个基因进行差异和注释。COPD 模型组有 196 个上调（所有 DEGs 的 31.41%），428 个下调（所有 DEGs 的 68.59%）。表 2 列出明显上调或下调基因各 10 个（按 FDR 值排序），折叠变化 > 1.5。

表 2　正常对照组与 COPD 模型组之间的 10 个上调、下调基因

基因 ID	Gene Symbol	log2 折叠变化	P 值	FDR	调节
NM_001025002	LOC31026	5.117 673 518	2.5634E−29	3.28602E−25	上调
NM_053930	Gp1bb	4.360 394 198	9.56199E−25	6.12876E−21	上调
NM_053931	Sept5	3.820 780 959	1.26202E−19	4.04444E−16	上调
NM_031598	Pla2g2a	3.470 870 651	1.31583E−16	1.87418E−13	上调
NM_001192001	Treml1	4.125 898 612	1.00772E−14	1.2918E−11	上调
NM_001007729	Pf4	3.395 045 521	5.3773E−14	6.26652E−11	上调
NM_001191978	Clec1b	3.424 080 458	1.30597E−13	1.3951E−10	上调

基因 ID	Gene Symbol	log2 折叠变化	P 值	FDR	调节
NR_046237	Rn18s	5. 620 399 374	3. 81324E-13	3. 76015E-10	上调
NM_024140	Nrgn	2. 927 572 236	3. 27797E-12	3. 0145E-09	上调
NM_001106209	T	3. 253 243 964	9. 55505E-12	8. 16575E-09	上调
NM_172031	Bpifa1	- 7. 869 507 728	3. 30407E-23	1. 41183E-19	下调
NM_001313935	LOC103689992	- 6. 198 929 884	5. 92435E-17	9. 49304E-14	下调
NM_031108	Rps9	- 6. 198 929 884	5. 92435E-17	9. 49304E-14	下调
NR_132728	Rps9	- 6. 211 328 692	5. 12895E-17	9. 49304E-14	下调
NR_132729	LOC103689992	- 6. 211 328 692	5. 12895E-17	9. 49304E-14	下调
NM_173307	Abca5	- 3. 891 881 635	8. 52305E-11	6. 82856E-08	下调
NM_017183	Cxcr2	- 4. 06 081 252	1. 35683E-10	1. 02313E-07	下调
NM_017239	Myh6	- 3. 748 202 059	3. 10739E-10	2. 09651E-07	下调
NM_022619	Slc7a2	- 3. 752 341 964	8. 48622E-10	5. 43924E-07	下调
NM_001134686	Slc7a2	- 3. 73 131 0385	8. 97893E-10	5. 481E-07	下调

（2）正常对照组与 COPD 模型组的 DEGs 功能丰富和通路分析。为了深入了解 COPD 中 DEG 的生物学功能，我们进行了正常对照组与 COPD 模型组之间的 GO 富集和 KEGG 通路分析。将筛选出的 DEGs 上传到 DAVID 在线工具进行富集分析，设置阈值为 $P \leqslant 0.05$，获得 28 个 KEGG 通路。表 3 为前 10 个 KEGG 通路，图 10 为 BP、CC、MF 前 10 个 P 值较小的 GO term。

表3 正常对照组与 COPD 模型组之间的前 10 个 KEGG 通路

KEGG 通路	通路名称	ID	count	P 值	FDR
ECM-receptor interaction	ECM 受体相互作用	rno04512	15	3. 11E-05	0. 004 872 012
Cyotkione-cyokine receptor interaction	细胞因子—细胞因子受体相互作用	rno04060	26	4. 54E-05	0. 004 872 012
Malaria	疟疾	rno05144	12	6. 38E-05	0. 004 872 012
Proteoglycans in cancer	蛋白多糖在癌症	rno05205	23	0. 000 276 344	0. 015 820 667
Hematopoietic cell lineage	造血细胞系	rno04640	11	0. 004 184 585	0. 19165399

续上表

KEGG 通路	通路名称	ID	count	P 值	FDR
Basal cell carcinoma	基底细胞癌	rno05217	8	0. 006 601 081	0. 26 882 543
PI3K–Akt signaling pathway	PI3K – Akt 信号通路	rno04151	27	0. 006 629 597	0. 216 882 543
Mineral absorption	矿物吸收	rno04978	7	0. 008 720 303	0. 249 618 666
Melanogenesis	黑色素	rno04916	11	0. 009 868 397	0. 25 109 587
Osteoclast differentiation	破骨细胞分化	rno04380	13	0. 014 225 647	0. 325 767 319

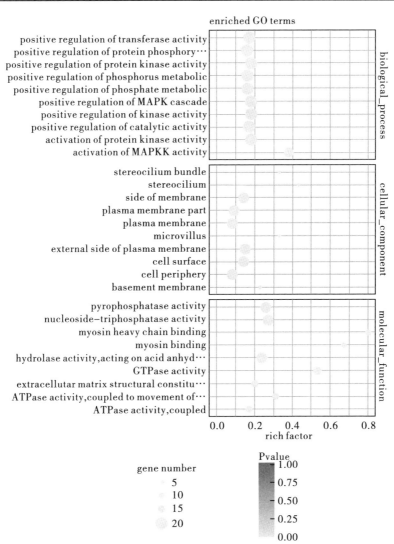

图10 正常对照组与 COPD 模型组之间

BP、CC、MF 前 10 个 P 值较小的 GO term

（3）正常对照组与 COPD 模型组的网络图与可视化。我们将上述筛选出的 624 个差异基因通过 STRING 预测基因之间的互作关系，再通过 cytoscape 得到 PPI 互作图（见图 11），节点的大小根据与其他节点的相互作用密度设置，上调的颜色为深灰色，下调的颜色为浅灰色。一个基因与其他基因相互作用越多，该基因的节点越大，并且该基因在网络内发生的位置越接近中心。从图中可以很明确地看出，Fras1、Hsp90aa1、Acaca、Nos2、Tlr4、Insr、Tlr2、Egfr、Igf1r、Serpine1 是 PPI 互作图中的 10 个主要基因。

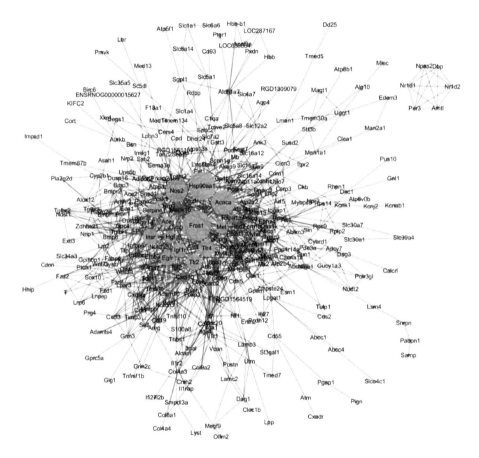

图 11　正常对照组与 COPD 模型组之间差异基因的 PPI 互作图

2.6　COPD 模型组与天龙组的转录组差异

（1）COPD 模型组与天龙组的 DEGs 分析。通过对 COPD 模型组与天龙组的样本进行比较，设置阈值为 FDR ≤ 0.05，通过对 COPD 模型组与天龙组的样本进行比较，对 27 个基因进行差异和注释。天龙组有 13 个上调基因

（占所有 DEGs 的 48.15%）、14 个下调基因（占所有 DEGs 的 51.85%）。表
4 列出明显上调或下调的基因各 10 个（按 FDR 值排序），折叠变化 >1.5。

表 4　COPD 模型组与天龙组之间的 10 个上调和下调基因

基因 ID	Gene Symbol	log2 折叠变化	P 值	FDR	调节
NM_001008831	RT1-Ba	4.314 739 248	2.437E-13	3.23171E-09	上调
NM_001329881	Hmgb2l1	4.204 427 462	1.0473E-11	6.94414E-08	上调
NM_001313935	LOC103689992	4.977 271 362	3.6324E-11	8.02821E-08	上调
NM_031108	Rps9	4.977 271 362	3.6324E-11	8.02821E-08	上调
NR_132728	Rps9	4.977 271 362	3.6324E-11	8.02821E-08	上调
NR_132729	LOC103689992	4.977 271 362	3.6324E-11	8.02821E-08	上调
NM_175761	Hsp90aal	2.983 034 059	4.86941E-09	8.07165E-06	上调
NM_012521	S100g	2.60 999 016	5.21752E-07	0.00 628 996	上调
NM_020096	Ifit1	2.842 613 993	8.1845E-06	0.005 850 007	上调
NM_001109175	Ccno	3.156 562 739	1.29428E-05	0.008 173 061	上调
NM_053930	Gp1bb	−2.429 325 356	6.72402E-11	1.27382E-07	下调
NM_053931	Sept5	−2.142 456 478	1.22814E-08	1.8096E-05	下调
NM_001008826	RT1-T24-4	−2.017 622 571	2.63604E-07	0.000 349 565	下调
NM_031598	Pla2g2a	−1.868 292 442	5.91916E-07	0.000 654 116	下调
NM_001137643	Gstt3	−1.845 667 264	1.14614E-06	0.001 139 839	下调
NM_153720	Itgb3	−1.948 115 553	1.20336E-06	0.001 139 839	下调
NM_001163168	Ntrk2	−2.885 877 898	2.55176E-06	0.002 255 923	下调
NR_046237	Rn18s	−2.884 897 504	5.84869E-06	0.004 847 468	下调
NM_182952	Cxcl11	−3.152 547 865	8.37725E-06	0.005 850 007	下调
NR_002597	LOC360231	−1.70 671 728	8.38173E-06	0.005 850 007	下调

（2）COPD 模型组与天龙组的 DEGs 功能丰富和通路分析。将 DEGs 上传到 DAVID 在线工具，并设置阈值为 $P < 0.05$，获得 14 个 KEGG 通路。表 5 为前 10 个 KEGG 通路，其中 Antigen processing and presentation 通路图见图 12，Chemokine signaling pathway 通路图见图 13，Toll-like receptor signaling pathway 通路图见图 14。BP、CC、MF 前 10 个 P 值较小的 GO term 见图 15。

表 5 COPD 模型组与天龙组之间的前 10 个 KEGG 通路

KEGG 通路	通路名称	ID	count	P 值	FDR
Antigen processing and presentation	抗原处理和表现	rno04612	3	0.005 677 747	0.238 781 952
Ribosome	核糖体	rno03010	3	0.023 909 292	0.238 781 952
Chemokine signaling pathway	趋化因子信号通路	rno04062	3	0.025 697 891	0.238 781 952
Graft-versus-host disease	移植物抗宿主病	rno05332	2	0.026 350 238	0.238 781 952
Allograft rejection	同体异体移植排斥反应	rno05330	2	0.029 119 042	0.238 781 952
Type I diabetes mellitus	I 型糖尿病	rno04940	2	0.03 273 5497	0.238 781 952
Autoimmune thyroid disease	自身免疫性甲状腺疾病	rno05320	2	0.034 229 018	0.238 781 952
Phagosome	吞噬	rno04145	3	0.034 399 118	0.238 781 952
ECM-receptor interaction	ECM 受体相互作用	rno04512	2	0.036 518 232	0.238 781 952
Hematopoietic cell lineage	造血细胞系	rno04640	2	0.038 864 881	0.238 781 952

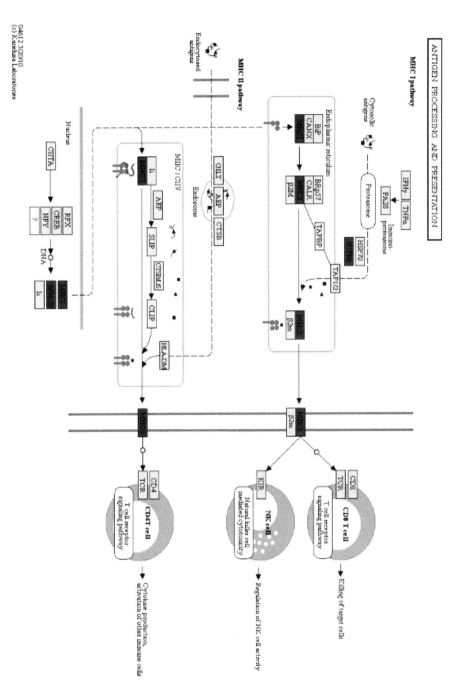

图 12 Antigen processing and presentation **通路图**

注：黑色方框表示差异基因。

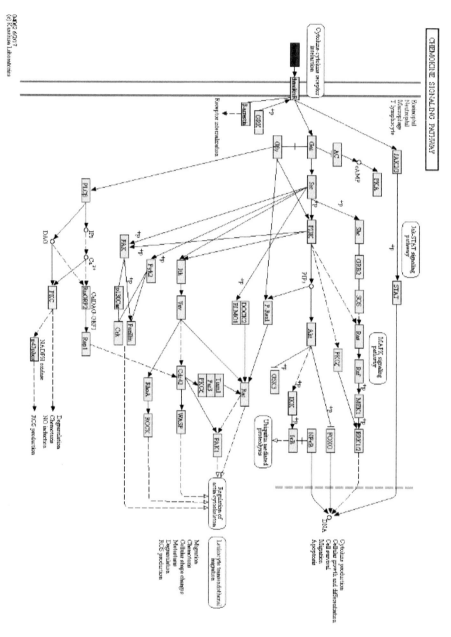

图 13　Chemokine signaling pathway 通路图

注：黑色方框表示差异基因。

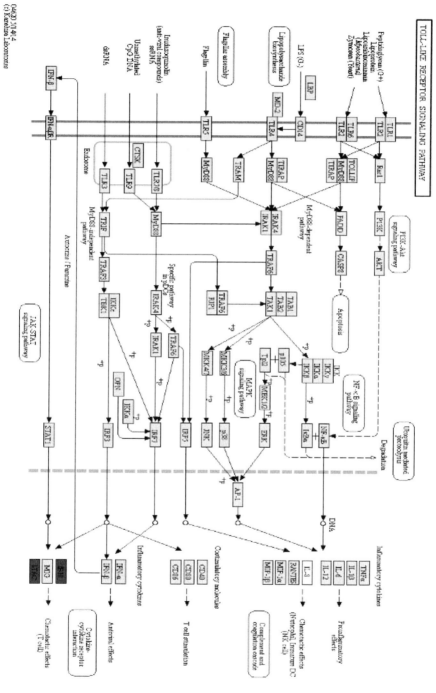

图 14　Toll-like receptor signaling pathway 通路图

注：黑色方框表示差异基因。

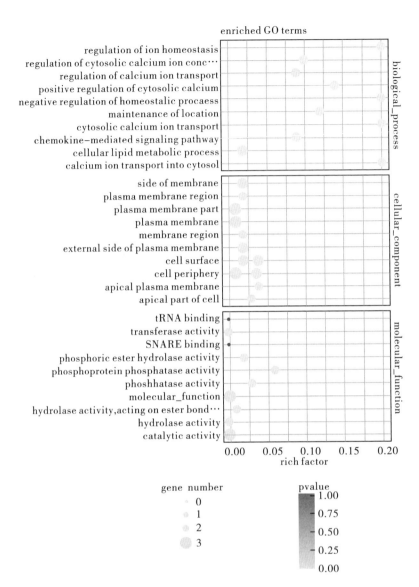

enriched GO terms

图 15　COPD 模型组与天龙组之间的 BP、CC、MF
前 10 个 *P* 值较小的 GO term

（3）COPD 模型组与天龙组的网络图与可视化。我们设置 $P \leqslant 0.05$ 为阈值，挑选出 248 个差异表达的基因，通过 STRING 和 cytoscape 得到了 PPI 互作图（见图 16），节点的大小根据与其他节点的相互作用密度设置，上调的颜色为深灰色，下调的颜色为浅灰色。一个基因与其他基因相互作用越多，该基因的节点越大，并且该基因在网络内发生的位置越接近中心。从图中可以很明显地看出 Hsp90aa1、Top2a、Icam1、Actg2、Cxcl10、Pf4、Lpar3、Gp1ba、Cxcl11、F2r 是 PPI 互作图中的主要基因。

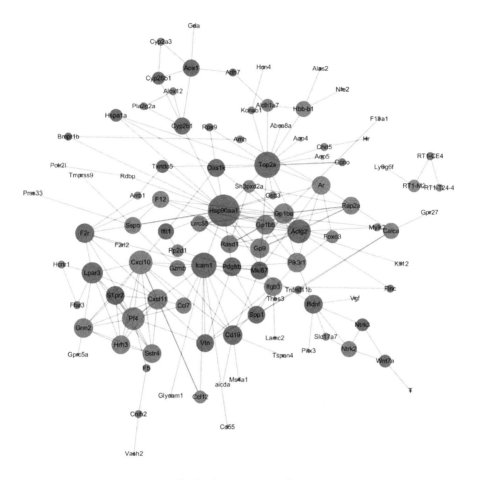

图 16　COPD 模型组与天龙组差异基因的 PPI 互作图

2.7　经天龙咳喘灵治疗后转录组变异的深入分析

在原始系列中，设置阈值为 FDR ≤ 0.05，通过比较正常对照组与 COPD 模型组，可获得与 COPD 病理学相关的 DEGs；通过比较 COPD 模型组与天龙组，可获得与天龙咳喘灵治疗有关的 DEGs。通过整合上述两套 DEGs，我们可以对经在天龙咳喘灵治疗后转录组的变异进行深入分析，并探讨天龙咳喘灵的治疗机制。

在两次比较中，有 20 个差异显著的基因，其中有 10 个在 COPD 模型组中上调，经天龙咳喘灵治疗后下调；有 10 个在 COPD 模型组中下调，经天龙咳喘灵治疗后上调。这 10 个 up-to-down DEGs 和 10 个 down-to-up DEGs，可能是阐明天龙咳喘灵治疗机制的关键基因（见表6）。将 20 个关键基因输入 STRING 数据库中，再通过 cytoscape 得到了 DEGs 中的关键基因的 PPI 互作图（见图17），节点的大小根据与其他节点的相互作用密度设置，上调的颜色为红色，下调的颜色为绿色。

表6　DEGs 中的关键基因

基因 ID	Gene Symbol	调节
NM_053930	Gp1bb	up-to-down
NM_053931	Sept5	up-to-down
NM_031598	Pla2g2a	up-to-down
NM_001192001	Treml1	up-to-down
NM_001007729	Pf4	up-to-down
NR_046237	Rn18s	up-to-down
NM_139089	Cxcl10	up-to-down
NM_001137643	Gstt3	up-to-down
NM_153720	Itgb3	up-to-down
NM_001134567	Pp2d1	up-to-down
NM_001313935	LOC103689992	down-to-up
NM_031108	Rps9	down-to-up
NR_132728	Rps9	down-to-up
NR_132729	LOC103689992	down-to-up
NM_012521	S100g	down-to-up
NM_175761	Hsp90aa1	down-to-up
NM_020096	Ifit1	down-to-up
NM_139192	Scd	down-to-up
NM_001008831	RT1-Ba	down-to-up
NM_001329881	Hmgb2l1	down-to-up

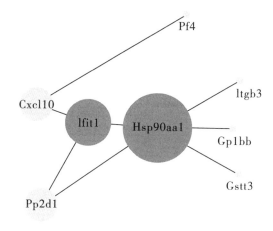

图 17　DEGs 中关键基因的 PPI 互作图

3　小结

在本研究中，COPD 模型组大鼠静止聚集毛皮，体重增长缓慢，呼吸频繁，咳嗽频繁，肺功能下降，有大量 IL-8 和 TNF-α 表达，病理组织显示有明显的炎性细胞浸润、气道黏膜水肿、黏液分泌增加、局限性肺气肿、气腔狭窄等病理表现，提示 COPD 大鼠模型造模成功。

从大鼠一般情况和体重、肺功能检测、炎性指标检测及组织病理学分析，显示天龙咳喘灵可有效改善大鼠一般情况，比如 Cdyn、FRC、PEF、$FEV_{0.3}$/FVC 等肺功能指标，减少大鼠肺泡中炎性因子 IL-8 和 TNF-α 的渗出，缓解了部分病理损伤，减少气道扩张，减少炎性细胞浸润，减轻气道黏膜水肿。

通过对正常对照组和 COPD 模型组之间基因表达进行分析，我们可以获得基因组水平的 COPD 病理学。通过对 COPD 模型组与天龙组比较，以及 DEGs 变化的进一步分析，则可对天龙咳喘灵治疗 COPD 有深入的认识。

正常对照组与 COPD 模型组之间的分析表明，COPD 是多病理过程，主要作用于质膜的外侧、膜侧、细胞表面、质膜部分、硬纤毛、质膜、细胞周边、微绒毛、立体胆束、基底膜等结构；涉及的生物过程主要有激活 MAPKK 活性、积极调节催化活性、激活蛋白激酶活性、激酶活性的正调节、MAPK 级联阳性调控、蛋白激酶活性的正调节、磷代谢过程的正调节、磷酸盐代谢过程的正调节、蛋白磷酸化的正调节、转移酶活性的正调控；影响的分子功能主要有 GTPase 活性、焦磷酸酶活性、核苷 – 三磷酸酶活性、作用于酸酐的水解酶活性，在含磷酸酐中作用于酸酐的水解酶活性、肌球蛋白重链结合、肌球蛋白结合、ATPase 活性，加上物质的运动、细胞外基质结构成分、ATPase 活性及偶联。

通过对 DEGs 上传到 DAVID 在线工具进行途径富集分析，获得了 28 个途径数据，主要显示的特异性通路包括 ECM 受体相互作用（$P = 3.11E - 05$）、细胞因子—细胞因子受体相互作用（$P = 4.54E - 05$）、疟疾（$P = 6.38E - 05$）、蛋白多糖在癌症（$P = 0.000\ 276\ 344$）、造血细胞系（$P = 0.004\ 184\ 585$）、基底细胞癌（$P = 0.006\ 601\ 081$）、PI3K - Akt 信号通路（$P = 0.006\ 629\ 597$）、矿物吸收（$P = 0.008\ 720\ 303$）、黑色素（$P = 0.009\ 868\ 397$）、破骨细胞分化（$P = 0.014\ 225\ 647$）。

COPD 组与天龙组之间的分析确定了天龙咳喘灵治疗 COPD 的潜在治疗机制。根据富集图，天龙组主要是作用于质膜部分、质膜、细胞周边、质膜的外侧、膜侧、细胞表面、顶端质膜、细胞的顶端部分、质膜区、膜区域等结构；主要涉及稳态过程的负调节、胞质钙离子运输、钙离子转运到细胞质中、离子稳态调节、胞质钙离子浓度正调节、维护位置、调节胞质钙离子浓度、调节钙离子运输、趋化因子介导的信号通路、细胞脂质代谢过程等生物过程；主要影响催化活性、磷酸蛋白磷酸酶活性、磷酸酶活性、磷酸酯水解酶活性、作用于酯键的水解酶活性、分子功能、转移酶活性、水解酶活性、tRNA 结合、SNARE 绑定等分子功能。

通过 COPD 组与天龙组进行 KEGG 通路分析，获得了 14 条显著富集的通路，主要为抗原处理和表现（$P = 0.005\ 677\ 747$）、核糖体（$P = 0.023\ 909\ 292$）、趋化因子信号通路（$P = 0.025\ 697\ 891$）、移植物抗宿主病（$P = 0.026\ 350\ 238$）、同种异体移植排斥反应（$P = 0.029\ 119\ 042$）、Ⅰ 型糖尿病（$P = 0.032\ 735\ 497$）、自身免疫性甲状腺疾病（$P = 0.034\ 229\ 018$）、吞噬（$P = 0.034\ 399\ 118$）、ECM 受体相互作用（$P = 0.036\ 518\ 232$）、造血细胞系（$P = 0.038\ 864\ 881$）、单纯疱疹感染（$P = 0.043\ 469\ 568$）、细胞因子—细胞因子受体相互作用（$P = 0.043\ 951\ 588$）、病毒性心肌炎（$P = 0.045\ 392\ 663$）、Toll 样受体信号通路（$P = 0.047\ 083\ 765$）。

在这些通路中，其中有 8 条与免疫调节相关，包括抗原处理和表现、趋化因子信号通路、移植物抗宿主病、同种异体移植排斥反应、Ⅰ 型糖尿病、自身免疫性甲状腺疾病、造血细胞系、Toll 样受体信号通路；有 1 条与抗炎有关，即吞噬；有 2 条与信号分子和相互作用有关，即 ECM 受体相互作用、细胞因子—细胞因子受体相互作用；有 2 条与病毒相关性疾病相关，即单纯疱疹感染、病毒性心肌炎。

在抗原处理和表现通路上，发现有 3 个基因，分别为 Hsp90aa1、RT1 - Ba、RT1 - T24 - 4，其中 Hsp90aa1 在正常对照组与 COPD 组中下调，而在 COPD 组与天龙组中上调的基因是 COPD 组与天龙组的 PPI 互作图和在关键基因互作图的中心交叉点，因此 Hsp90aa1 可能是潜在地在天龙咳喘灵中扮演了重要的角色。

　　Hsp90 是热休克蛋白家族的成员，在调控细胞周期和存活，激素和许多信号通路上均起着至关重要的作用。[①] 此外，Hsp90 在危险信号发挥功能时释放可引起炎性细胞因子的分泌。[②] 在以往的研究中发现，天龙咳喘灵的主要有效部位群包括三萜类（代表性化合物甘草酸和甘草次酸）。有研究表明甘草酸（GA）通过 PI3K/Akt/GSK3beta 起作用以减少细胞因子产生，而18beta 甘草次酸导致糖皮质激素受体（GR）- Hsp90 复合体的解离以阻断炎症。[③] 所以我们推测可能是因为天龙咳喘灵中的甘草次酸导致 GR-Hsp90 复合体的解离，从而引起 COPD 组与天龙组 Hsp90aa1 的上调，起到抗炎的作用。

　　有 3 个基因在趋化因子信号通路中，分别为 Pf4、CXCL10、CXCL11。这3 个基因均在 COPD 组与天龙组中下调，其中 Pf4、CXCL10 在正常对照组与COPD 组中为上调，在炎症免疫反应需要在外来侵袭下将白细胞募集到炎症部位。趋化因子是小的化学引诱肽，为细胞运输提供方向线索，因此对保护性宿主反应至关重要。此外，趋化因子调节造血细胞的多余的生物过程以引发细胞活化、分化和存活，趋化因子信号由免疫细胞上表达的趋化因子受体（G-蛋白偶联受体）转导。受体激活后，G 蛋白的 α 和 β-γ 亚基解离以激活多种下游途径，导致细胞极化和肌动蛋白重组。

　　PF4（血小板因子 4）是低分子量趋化因子超家族成员。Stoeckle MY 等发现 PF4 可能介导炎症和免疫反应。[④] 吴京凤等发现 COPD 急性加重患者存在异常血小板活化，而 PF4 和 β-TG 水平的增高可以作为反映疾病严重程度、判断患者血栓前状态的指标。[⑤] 活化后的血小板其自身结构发生变化，

————————

　　① BUCCI M, ROVIEZZO F, CICALA C, et al. Geldanamycin, an inhibitor of heat shock protein 90（Hsp90）mediated signal transduction has anti-inflammatory effects and interacts with glucocorticoid receptor in vivo［J］. Br J Pharmacol, 2000, 131：13 - 16.

　　② WALLIN R P, LUNDQVIST A, MORÉ S H, et al. Heat-shock proteins as activators of the innate immune system［J］. Trends Immunol, 2002, 23：130 - 135.

　　③ KAO TC1, SHYU M H, YEN G C. Glycyrrhizic acid and 18beta-glycyrrhetinic acid inhibit inflammation via PI3K/Akt/GSK3beta signaling and glucocorticoid receptor activation［J］. J Agric Food Chem, 2010, 58（15）：8 623 - 8 629.

　　④ STOECKLE M Y, BARKER K A. Two burgeoning families of platelet factor 4-related proteins：mediators of the inflammatory response［J］. New Biol, 1990, 2（4）：313 - 23.

　　⑤ WU J F, YANG Y H, PANG B S. Platelet factor 4 and β-thromboglobulin in blood plasma of patients with acute exacerbation of chronic obstructive pulmonary disease［J］. ZhonghuaYiXueZaZhi, 2013, 93（18）：1 378 - 1 382.

促进血小板黏附、聚集，促进血栓形成。同时 PF4 是强烈的粒细胞趋化因子，活化后可释放多种活化产物，通过激活白细胞、损伤血管内皮细胞等多种途径发挥促凝作用。[1] PF4 是 COPD 组与天龙组的 PPI 互作图的主要基因之一，并且相对于 COPD 组，它在天龙组是下调的。由此，我们推测天龙咳喘灵在治疗 COPD 的过程中，可以改善 COPD 急性加重期的凝血状态，起到抗血小板及抗凝的治疗，从而减少 COPD 患者血栓的发生。

Toll 样受体（TLR）是鉴定为果蝇 Toll 同系物的膜结合受体。哺乳动物 TLR 在先天免疫细胞如巨噬细胞和树突状细胞上表达，并对革兰氏阳性或革兰氏阴性细菌的膜组分作出反应。TLR 引起的病原体识别通过诱导促炎细胞因子的产生和共刺激分子的上调而激发先天免疫。Toll 样受体信号通路分为两组：MyD88 依赖性途径，其导致产生具有 NF-κB 和 MAPK 的快速激活的促炎细胞因子，以及与诱导 IFN-β 相关的 MyD88 非依赖性途径 IFN 诱导的基因，并且具有 NF-κB 和 MAPK 的缓慢激活的树突状细胞的成熟。在本研究中，发现有 2 个基因聚集在此通路上，分别为 CXCL10 和 CXCL11。

CXCL10 又称为干扰素 γ 诱导蛋白 10，属于 CXC 趋化因子超家族的非 ELR 类。CXCL10 主要介导 Th1 型炎症反应，趋化单核细胞、活化 T 细胞，可加强 Th1 反应的进程，破坏 Th2 反应的进程。在诸如病毒感染的炎症反应时，各系统中的 CXCL10 的浓度可呈现不同程度的增高。[2] COPD 的病理包括肺气肿和阻塞小气道，由于慢性支气管炎与炎症和免疫功能障碍有关。COPD 患者炎症、免疫反应发生改变，通常包括细胞因子增加，包括 IFN-γ，CXCL9（MIG），CXCL10 和 CCL5（RANTES）。这种肺细胞因子和趋化因子环境招募并激活炎症细胞，包括嗜中性粒细胞、巨噬细胞、B 细胞、CD4 + T 细胞和 CD8 + T 细胞。[3] Xia J B[4] 等人的研究结果表明，CMECs 中 CXCL10 的产生在缺氧、缺血时明显升高，至少部分通过激活 NF-κB 通路，随后与 CXCL10 启动子结合，最终促进 CXCL10 基因的转录。CXCL10 在正常对照组和 COPD 组中为上调，而在 COPD 组和天龙组中下调。因此，我们推测天龙

① 胡志坚，荀春华，徐炜，等. 代谢综合征患者血小板特异性活化指标的检测意义 [J]. 现代检验医学杂志，2011，26：120 - 122.

② 姜智星，梁敏锐，邹和建. 趋化因子在系统性硬化症中的作用 [J]. 中华医学杂志，2017，97（5）：398 - 400.

③ MARK BAZETT, AGNIESZKA BIALA, RYAN D, et al. Attenuating immune pathology using a microbial-based intervention in a mouse model of cigarette smoke-induced lung inflammation [J]. Respir Res, 2017, 18 (1): 92.

④ XIA J B, LIU G H, CHEN Z Y, et al. Hypoxia/ischemia promotes CXCL10 expression in cardiac microvascular endothelial cells by NFkB activation [J]. Cytokine, 2016, 81: 63 - 70.

咳喘灵可以通过减少 CXCL10 的表达，从而抑制 Toll 样受体信号通路上 NF-κB 通路的激活，从而达到控制免疫炎症反应的作用。

在 DEGs 中关键基因的 PPI 互作图中，可以直观地看到，Hsp90aa1 与其他关键基因的关系最密切，其次为 IFIT1、CXCL10 和 Pp2d1。如前所述，我们认为天龙咳喘灵通过上调 Hsp90aa 和下调 CXCL10 起到抗炎的作用。IFIT 没有酶功能，转录的诱导是由许多刺激引起的，通常在病毒和细菌感染时与一系列细胞和病毒 RNA 和蛋白质特异性相互作用，这些相互作用有助于介导其抗病毒作用。[1] 当 IFIT1 外源表达时，HT1080 细胞的整体细胞翻译可抑制 40%，这可能通过减缓整体细胞代谢来减缓病毒复制。当 IFIT1 外源表达时，HT1080 细胞的整体细胞翻译可抑制 40%[2]，这可能通过减缓整体细胞代谢来减缓病毒复制[3]。IFIT1 可能通过抑制细胞的代谢起到抑制病毒生长的作用。

根据以上的研究结果分析，可看出天龙咳喘灵治疗 COPD 的作用是多种途径的，体现出中医药治疗"多因、多效、多靶点"的特点。天龙咳喘灵可有效改善大鼠一般情况，缓解肺功能下降，减少大鼠肺泡中炎性因子的渗出，对大鼠肺组织具有一定保护作用。天龙咳喘灵主要是通过上调或者下调 Hsp90aa1、PF4、CXCL10、IFIT1 等基因，调控抗原处理和表现、趋化因子信号通路、Toll 样受体信号等通路，起到免疫调节、抗炎、抗病毒、抗血小板及抗凝等作用，从而改善 COPD 的症状，取得治疗效果。

天龙咳喘灵胶囊对大鼠慢性低氧性肺动脉高压的防治作用[4]

慢性阻塞性肺疾病（COPD）、肺心病为临床常见病、多发病，缺氧性肺动脉高压（hypoxia-induced pulmonary hypertension，HPH）是其发生发展的病

---

[1] FENSTERL V, SEN G C. Interferon-induced Ifit proteins：their role in viral pathogenesis [J]. J Virol, 2015, 89 (5)：2 462 - 2 468.

[2] GUO J, HUI D J, MERRICK W C, et al. A new pathway of translational regulation mediated by eukaryotic initiation factor 3 [J]. EMBO J, 2000, 19 (4)：6 891 - 6 899.

[3] FENSTERL V, SEN G C. Interferon-induced Ifit proteins：their role in viral pathogenesis [J]. J Virol, 2015, 89 (5)：2 462 - 2 468.

[4] 原载《广州医学院学报》2007 年第 35 卷第 4 期。作者：刘筱蔼、叶慧玲、胡景鑫、王峰、潘素滢、杨辉、潘俊辉。

理生理学基础，肺动脉压的高低与预后密切相关。因此，研究和寻找有效防治 HPH 的药物，已成为国内外医学界共同关注的课题。

近年来，本课题组对天龙咳喘灵胶囊治疗慢性咳喘症进行了大量临床观察，发现治疗喘息型慢性支气管炎总有效率达 70.0%，明显高于西药对照组；治疗 COPD 的临控率达 64.67%，总有效率为 95.33%，能使最大呼气流量有明显改善。[①] 在此基础上，本课题组通过对形态学和血流动力学等的观察，探讨了天龙咳喘灵胶囊对慢性低氧性肺动脉高压大鼠的防治效果。

1 材料和方法

1.1 动物分组及模型建立

SD 大鼠 24 只，体重 180~200 g，雌雄不限（广州医学院实验动物中心提供）。将大鼠随机分为正常对照组（control）、低氧组（hypoxia）和治疗组（hypoxia + TLC），每组 8 只。正常对照组不做任何处理。将低氧组和治疗组大鼠置于自制常压低氧舱内，舱内氧体积分数保持在（10 ±）0.5%，放钠石灰吸收二氧化碳，用无水氯化钙吸收水蒸气，每天低氧 8 h，持续低氧 4 周。治疗组每天低氧前用天龙咳喘灵胶囊（由广州医学院附属第一医院制剂室提供，批号：20060509）以 0.5 g/kg 剂量灌胃，而低氧组以等量蒸馏水灌胃。各组大鼠的常规饲养条件相同。

1.2 仪器与试剂

BL-420 生物机能实验系统（成都泰盟科技有限公司）、Leica DC 200 图像采集系统和 Leiea Qwin 图像分析系统（德国 Leiea Microsystems Ltd）。NO 和 NOS 试剂盒由南京建成生物有限公司提供。

1.3 血流动力学和右室肥厚指数（RVHI）的测定

用 3% 的戊巴比妥钠（30 mg/kg）腹腔注射将大鼠麻醉后仰卧位固定于手术台上，做颈正中切口，将一根灌有肝素钠溶液的聚乙烯导管经右颈外静脉插至肺动脉，通过压力换能器与 BL-420 生物机能实验系统相连，描记肺动脉压力曲线，测定平均肺动脉压（mean pulmonary arterial pressure，mPAP）。行左颈动脉插管测定体循环平均压（mean systemic artery pressure，mSAP）。然后打开胸腔，取出大鼠心脏，剪去心房组织，沿心室间隔边缘剪下右心室（RV）及左心室 + 室间隔（LV + S）并称重，计算 RV/（LV + S）值，即 RVHI 作为衡量右心室肥厚程度的指标。

---

① 邱志楠，潘俊辉，喻清和. 天龙咳喘灵胶囊治疗喘息型慢性支气管炎 368 例 [J]. 天津中医，2002，17（1）：16 - 17.

1.4 肺组织病理学检查

取大鼠左肺以 10% 中性甲醛溶液固定，常规石蜡包埋切片，进行常规苏木精—伊红（HE）组织学染色，进行肺组织病理学检查。

1.5 肺血管形态学检查

大鼠左肺常规石蜡包埋切片后，以 Hart'S 改良法行弹力纤维染色。每只大鼠随机选 1 张肺组织切片，每张切片随机选取断面较圆的直径 100～150 μm 肺小动脉 5 条，用 Leica DC 200 图像采集系统采集图片后，用 Leica Qwin 图像分析系统测量肺小动脉外径、动脉中膜厚度、管壁面积、管腔面积和血管总面积，然后计算出动脉中膜厚度占外径的百分比（MT%）、管壁面积占血管总面积的百分比（WA%）和管腔面积占血管面积的百分比（LA%）。

1.6 血浆 NO 含量和 NOS 活力测定

NO 的测定采用硝酸还原酶法，NO 和 NOS 指标的测定均按试剂盒说明书进行。

1.7 统计学方法

各项数据均以 $\bar{x} \pm s$ 表示，采用 SPSS 10.0 软件进行统计学分析，应用单因素方差分析判断其显著性。

2 结果

2.1 TLC 对 HPH 大鼠肺组织病理学的影响

HE 染色显示，慢性低氧组大鼠可见肺小血管明显充血、瘀血，血管壁增厚，肺泡隔呈弥漫性增厚。治疗组能使这些病理改变明显减轻，但与正常对照组相比，仍可见肺小血管充血和肺泡隔增厚现象。结果见图 1。

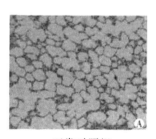
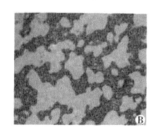
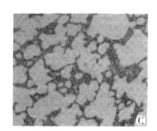

正常对照组　　　　　　　低氧组　　　　　　　治疗组

图 1　各组大鼠肺组织病理切片图（HE，×200）

2.2 TLC 对 HPH 大鼠血流动力学和右室肥厚指数的影响

低氧组大鼠呈现明显的肺动脉高压表现，并伴有明显的右心室肥厚，其

mPAP 和 RVHI 均显著高于正常对照组（$P < 0.01$）；低氧同时用 TLC 灌胃能使 mPAP 及 RVHI 显著下降，与正常对照组相比差异无统计学意义（$P > 0.05$）。3 组大鼠 mSAP 值差异无统计学意义（$P > 0.05$）。结果见表 1。

表 1　TLC 对大鼠 mPAP、mSAP 和 RVHI 的影响（$\bar{x} \pm s$）

组别	mPAP/mmHg	mSAP/mmHg	RVHI
对照组	14. 28 ± 2. 09	114. 79 ± 9. 720	20. 78 ± 1. 90
低氧组	19. 41 ± 3. 68[①]	111. 29 ± 15. 36	31. 05 ± 5. 42[①]
治疗组	15. 30 ± 2. 64[②]	104. 87 ± 9. 470	22. 92 ± 4. 25[②]

注：与对照比较，①$P < 0.01$；与低氧组比较，②$P < 0.01$。

2.3　TLC 对 HPH 大鼠肺血管形态学的影响

肺组织弹力纤维染色显示，正常对照组大鼠肺小动脉管壁较薄、管腔较大。低氧组大鼠肺小动脉管壁增厚且有厚度不均匀的现象，管腔狭窄甚阻塞，部分管腔形状不规则，呈现显著的肺血管重建现象；其动脉中膜厚度占外径的百分比（MT%）和管壁面积占血管总面积的百分比（WA%）均显著高于正常对照组，管腔面积占血管总面积的百分比（LA%）则显著低于正常对照组（$P < 0.01$）。TLC 干预后大鼠肺血管壁重构现象明显减轻，与低氧组大鼠各项形态学指标比较，差异有统计学意义（$P < 0.01$）。结果见图 2、表 2。

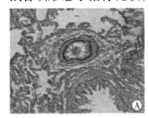 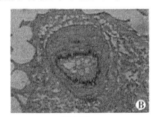 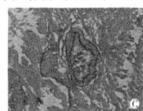

正常对照组　　　　　　　　低氧组　　　　　　　　治疗组

图 2　各组大鼠肺小动脉病理切片图（Elastic fiber staining，×200）

表 2　TLC 对大鼠 MT%、WA% 和 LA% 的影响（$\bar{x} \pm s$，$n = 25$）

组别	MT%	WA%	LA%
对照组	11. 78 ± 2. 43	49. 48 ± 7. 34	50. 52 ± 7. 34
低氧组	25. 67 ± 4. 65[①]	69. 53 ± 7. 74[①]	30. 47 ± 7. 74[①]
治疗组	10. 29 ± 4. 09[②]	53. 24 ± 11. 43[②]	46. 76 ± 11. 43[②]

注：与对照组比较，①$P < 0.01$；与低氧组比较，②$P < 0.01$。

2.4 TLC 对 HPH 大鼠血浆中 NO 含量和 NOS 活力的影响

慢性低氧引起大鼠血浆中 NO 含量和 NOS 活力显著下降（$P < 0.01$）。TLC 干预后 NO 含量和 NOS 活力明显上升，与正常对照组相比差异无统计学意义（$P > 0.05$）。结果见表 3。

表 3　TLC 对 HPH 大鼠血浆中 NO 含量和 NOS 活力的影响（$\bar{x} \pm s$，$n = 8$）

组别	NO/（μmol/L）	NOS/（U/L）
对照组	105.59 ± 6.95	28.35 ± 1.80
低氧组	84.25 ± 13.31[①]	16.51 ± 3.89[①]
治疗组	116.53 ± 15.19[②]	24.03 ± 3.54[②]

注：与对照组比较，①$P < 0.01$；与低氧组比较，②$P < 0.01$。

3　讨论

建立常压低氧动物模型是研究 HPH 常用的方法。在本实验中，持续低氧 4 周可引起大鼠肺动脉高压的形成，并伴有明显的肺组织形态学变化和肺血管重构现象。因此，本研究应用此模型，探讨了天龙咳喘灵胶囊（TLC）对低氧性肺动脉高压的干预作用，为其更好地应用于临床提供实验依据。

天龙咳喘灵胶囊是广东省名中医邱志楠教授的经验方，由青天葵、款冬花、法半夏、熟附子、五味子等组成。实验结果显示，大鼠低氧同时给予 TLC 灌胃能使平均肺动脉压显著降低，右心室肥厚指数明显减小，形态学研究和图像分析数据表明肺血管重构显著改善，而 3 组间体循环平均压无明显差异，提示 TLC 可防治慢性低氧性肺动脉高压，降低右心室后负荷，且对体循环平均压无明显影响。

已有证据表明，肺动脉高压的产生和发展与内皮功能不良密切相关，内皮功能不良使内皮衍生因子（主要是 NO 和 ET-1）的产生、释放和降解发生异常。[①] NO 对维持正常的肺血管阻力有着非常重要的作用，可抑制有慢性缺氧背景家兔因急性缺氧引起的血管收缩反应，对肺切除手术后代偿性血

---

① HAMPL V，HERGET J. Role of nitric oxide in the pathogenesis of chronic pulmonary hypertension [J]. Physiol Res，2000，80（4）：1 337 – 1 372.

管扩张起重要作用。① 近年研究表明 NO 是血管重构的重要介质。② 慢性低氧可导致肺动脉内皮细胞生成 NO 减少。为了探讨天龙咳喘灵胶囊防治慢性缺氧性肺动脉高压的机制，本研究测定了血浆 NOS 活力和 NO 含量，结果表明，大鼠持续低氧 4 周，血浆中 NOS 活力和 NO 含量显著降低，如同时给予 TLC 灌胃则能显著抑制这种变化，提示 TLC 降低肺动脉压的作用可能是通过减轻内皮细胞的损伤、增加 NO 的合成和释放实现的。

NO 作为一种重要的生物信使分子，具有血管舒张作用、抗血小板聚集黏附、抗平滑肌细胞增殖等多种生理功能的调节。使体循环平均压降低是大多数治疗肺动脉高压的扩血管药物的严重副作用。天龙咳喘灵胶囊在本研究所用剂量下能明显降低平均肺动脉压，但对体循环平均压无显著影响。

天龙咳喘灵胶囊防治大鼠慢性低氧性肺动脉高压的 NO 机制③

缺氧性肺动脉高压（hypoxic pulmonary hypertension，HPH）是慢性肺源性心脏病发生发展的病理生理学基础，肺动脉压的高低与预后密切相关，因此，研究和寻找有效防治 HPH 的药物，已成为国内外医学界共同关注的课题。

近年来，本课题组对天龙咳喘灵胶囊治疗慢性咳喘症进行了大量临床观察，发现其治疗喘息型慢性支气管炎总有效率达 70.0%，明显高于西药对照

① BABER S R, LI H, SINAKAJORNBOON N, et al. Analysis of pulmonary vascular response to acute alveolar hypoxic challenge in young rabbits subjected to chronic hypoxia from birth [J]. J cardiovasc pharmacol, 2005, 45 (5)：431 – 438.

② MAXEY T S, FEMANDEZ L G, REECE T B, et al. Endothelial nitric oxide synthase is essential for postpueumonectomy compensatory vasodilation [J]. Ann Thorac Surg, 2006, 81 (4)：1 234 – 1 238. 廖明芳，景在平，赵珺. 一氧化氮与基质金属蛋白酶介导的血管重构在动脉瘤中的作用 [J]. 中国病理生理杂志, 2002, 20 (7)：1 326 – 1 328. OZAKI M, KAWASHIMA S, YAMASHITA T, et al. Reduced hypoxic pulmonary vascular remodeling by nitric oxide from the endothelium [J]. Hypertension, 2001, 37 (2)：322 – 327. DUMITRASCU R, WEISSMANN N, GHOFRANI HA, et al. Activation of soluble guanylate cyclase reverses experimental pulmonary hypertension and vascular remodeling [J]. Circulation, 2006, 113 (2)：286 – 295.

③ 原载《中国医药导报》2007 年第 4 卷第 11 期。作者：叶慧玲、王峰、余湘文、潘素滢、郑晓和、郭丽媛、潘俊辉。

组；治疗慢性阻塞性肺病的临床控制率达 64.67%，总有效率达 95.33%，能使最大呼气流量有明显改善①，在此基础上，本课题探讨天龙咳喘灵胶囊对慢性低氧性肺动脉高压大鼠的防治效果及其 NO 机制。

1 材料和方法

1.1 动物分组及模型建立

SD 大鼠 24 只，体重 180~200 g，雌雄不拘（广州医学院实验动物中心提供）。将大鼠随机分为正常对照组（Control）、低氧组（Hypoxia）和治疗组（Hypoxia + TLC），每组 8 只。正常对照组不做任何处理，将低氧组和治疗组大鼠置于自制常压低氧舱内，舱内氧体积分数保持在（10 ± 0.5%），放钠石灰吸收二氧化碳，用无水氯化钙吸收水蒸气，每天低氧 8 h，持续低氧 4 周。治疗组每天低氧前用天龙咳喘灵胶囊（由广州医学院附属第一医院制剂室提供，批号：20060509）以 0.5 g/kg 剂量灌胃，而低氧组以等量蒸馏水灌胃。各组大鼠的常规饲养条件相同。

1.2 仪器与试剂

BL-420 生物机能实验系统（成都泰盟科技有限公司）；一氧化氮（NO）和一氧化氮合酶（NOS）试剂盒由南京建成生物有限公司提供。

1.3 肺动脉压力测定

用 3% 的戊巴比妥钠（30 mg/kg）腹腔注射将大鼠麻醉后仰卧位固定于手术台上，做颈正中切口，将一根灌有肝素钠溶液的聚乙烯导管经右颈外静脉插至肺动脉，通过压力换能器与 BL-420 生物机能实验系统相连，描记肺动脉压力曲线，测定平均肺动脉压（mean pulmonary arterial pressure，mPAP）。

1.4 血浆 NO 含量和 NOS 活力测定

NO 的测定采用硝酸还原酶法，NO 和 NOS 指标的测定均按试剂盒说明书进行。

1.5 统计学方法

各项数据均以 $\bar{x} \pm s$ 表示，采用 SPSS 10.0 软件进行统计学分析，应用单因素方差分析判断其显著性，并对两变量作直线相关分析。

2 结果

2.1 平均肺动脉压的变化

低氧组大鼠呈现明显的肺动脉高压表现，其 mPAP 值显著高于正常对照

---

① 邱志楠，潘俊辉，喻清和. 天龙咳喘灵胶囊治疗喘息型慢性支气管炎 368 例 [J]. 天津中医，2002，17（1）：16-17.

组；低氧同时用 TLC 灌胃能使 mPAP 显著下降，与正常对照组相比无显著性差异（见表1）。

表1　TCL 对大鼠平均肺动脉压的影响（$\bar{x} \pm s$，$n=8$）

组别	mPAP/mmHg
对照组	14.28 ± 2.09
低氧组	19.41 ± 3.68[①]
治疗组	15.30 ± 2.64[②]

注：与正常对照组比较，[①]$P < 0.01$；与低氧组比较，[②]$P < 0.01$。

2.2　血浆中 NO 含量和 NOS 活力的变化

慢性低氧引起大鼠血浆中 NO 含量和 NOS 活力显著下降。TLC 干预后 NO 含量和 NOS 活力明显上升，与正常对照组相比无显著性差异（见表2）。

表2　TLC 对 HPH 大鼠血浆中 NO 含量和 NOS 活力的影响（$\bar{x} \pm s$，$n=8$）

组别	NO/(μmol/L)	NOS/(U/L)
对照组	105.59 ± 6.95	28.35 ± 1.80
低氧组	84.25 ± 13.31[①]	16.51 ± 3.89[①]
治疗组	116.53 ± 15.19[②]	24.03 ± 3.54[②]

注：与对照组比较，[①]$P < 0.01$；与低氧组比较，[②]$P < 0.01$。

2.3　血浆中 NO 含量与 mPAP 的关系

直线相关分析提示两者存在显著负相关（见图1），$y = 31.32 - 0.15x$，$r = 0.745$，$P < 0.01$。

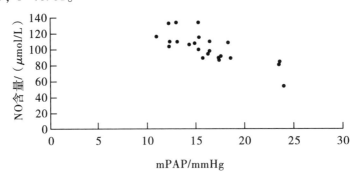

图1　NO 含量与 mPAP 的关系

3 讨论

天龙咳喘灵胶囊是广东省名中医邱志楠教授的经验方。由青天葵、款冬花、法半夏、熟附子、五味子等组成。本课题组在临床研究的基础上。通过建立常压低氧动物模型，观察天龙咳喘灵胶囊对低氧性肺动脉高压的干预作用，并初步探讨其 NO 机制，为其更好地应用于临床提供实验依据。

实验结果显示，持续低氧 4 周可引起大鼠平均肺动脉压显著高于对照组，提示慢性缺氧诱导了肺动脉高压的形成。大鼠低氧同时给予 TLC 灌胃能使平均肺动脉压显著降低，提示 TLC 可防治慢性低氧性肺动脉高压。为了进一步探讨天龙咳喘灵胶囊防治慢性缺氧性肺动脉高压的机制，本研究测定了血浆 NOS 活力和 NO 含量，结果表明，大鼠持续低氧 4 周，血浆中 NOS 活力和 NO 含量显著降低，如同时给予 TLC 灌胃则能显著抑制这种变化。相关分析显示，mPAP 与血浆 NO 含量之间呈负相关。

已有证据表明，肺动脉高压的产生和发展与内皮功能不良密切相关，内皮功能不良使内皮衍生因子（主要是 NO 和 ET-1）的产生、释放和降解发生异常。[1] NO 作为一种传统的内皮舒张因子，在肺动脉高压形成中的调节作用已被学术界公认[2]。NO 能选择性地扩张肺血管，直接抑制低氧性肺动脉高压的形成，还能通过抑制内皮素（ET-1）和血小板源性生长因子 B（PDGF-B）的产生，抑制肺血管结构重建来缓解低氧性肺动脉高压。

综上所述，天龙咳喘灵胶囊在本研究所用剂量下能明显降低平均肺动脉压，其作用可能是通过减轻内皮细胞的损伤，增加 NO 的合成和释放实现的。

天龙咳喘灵对人气道上皮细胞增殖和迁移的影响[3]

气道上皮作为气道理化屏障的重要组成部分，在各种内外病理因素的共同影响下，均可导致其损伤。气道上皮细胞损伤脱落是哮喘气道炎症的主要

① HAMPL V, HERGET J. Role of nitric oxide in the pathogenesis of chronic pulmonary hypertension [J]. Physiol Res, 2000, 80 (4): 1 337 – 1 372.

② MACLEAN MR MCCULLOCH KM. Influence of applied tension and nitric oxide on responses to endothelins in rat pulmonary resistance aneries: effect of chronic hypoxia [J]. Br J Phamacol, 1998, 123 (5): 991 –999.

③ 原载《中药材》2008 年第 31 卷第 4 期。作者：王鹏、潘俊辉、王峰、杨辉、徐军、邱志楠。

病理特征之一。气道上皮损伤是气道炎症发生的机制之一，也是导致气道重塑、哮喘难于治疗的重要因素[1]。既往研究表明，天龙咳喘灵改善哮喘的气促和肺功能有明显疗效，而且能够改善老年慢性阻塞性肺疾病急性发作、肺癌术后及 SARS 恢复期临床症状[2]。但目前尚不知道天龙咳喘灵口服入血后产生的一定药物浓度的血清（TLS），是否对机械划伤后的气道上皮细胞具有修复作用。故本研究采用与机械划伤后的气道上皮细胞（16HBE）共同培养的方式，观察 TLS 对 16HBE 的修复作用，以探讨天龙咳喘灵治疗哮喘的机制。

1 材料和方法

1.1 主要试剂

天龙咳喘灵胶囊由广州医学院第一附属医院药剂科提供。人气道上皮细胞株（16HBE）由英国 Southampton 大学 Lackie 博士惠赠；胎牛血清为杭州四季青公司产品。MEM 培养基为美国 Hyclone 公司产品；CCK-8 试剂盒购自日本 DOJNDO LABORATORIES 公司。

1.2 实验动物

SPF 级同龄雄性 SD 大鼠，（200±20）g，购自广州中医药大学实验动物中心。

1.3 天龙咳喘灵药液制备

取天龙咳喘灵，加相当于药材量 7 倍的冷水浸泡 1~2 h，煮沸 30 min，过滤。药渣加 5 倍量水继续煎煮，煮沸 20 min。合并两次煎液，于水浴上浓缩成每毫升相当于原药材 0.3 g 的悬浊药液。

1.4 药物血清制备

SD 大鼠共 10 只，随机分为空白血清（SRS）组和药物血清（HRS）组。药物血清组每天一次灌服天龙咳喘灵成人等效剂量的 10 倍量[3]，空白血清组每天一次灌服同体积的生理盐水，共 7 d。取血前 12 min 禁食不禁水，最后

---

① PAYNE D N, ROGERS A V, ADLEROTH E, et al. Early thickening of the reticular basement membrane in children with difficult asthma [J]. Am J Respir Crit Care Med, 2003, 167 (1)：78 – 82.

② 潘俊辉. 邱志楠教授治顽哮探要 [J]. 江苏中医，2000，21 (6)：8 – 9. 邱志摘. 中西医结合治疗慢性阻塞性肺疾病 228 例临床观察 [J]. 中国中医急症，2005，141：22 – 23. 潘俊辉. 邱志楠教授对肺癌术后的治疗经验 [J]. 中国中医药信息杂志，2000，7 (11)：66 – 67. 潘俊辉. 71 例 SARS 患者中医药介入治疗的临床研究 [J]，中国中西医结合急救杂志，2003，10 (4)：204 – 207.

③ 陈奇. 中药药理研究方法学 [M]. 北京：人民卫生出版社，1993：1 103.

邱志楠平治肺病学

448

一次给药 2 min 后取血，离心，各组血清分别混合，56 ℃灭活 35 min，分别得到 SRS 和 HRS。

1.5　细胞培养

16HBE 细胞培养于 MEM 培养液中，内含体积分数为 10% 的胎牛血清，置于 37 ℃、5% CO_2 培养箱中培养。

1.6　TLS 对 16HBE 细胞的增殖/抑制作用

取对数生长期细胞，按照 CCK-8 试剂盒说明书的要求进行检测。以每孔 $2 \times 10^3/100$ μl 接种于 96 孔培养板，孵育 24 h 后换液，分别加入含有 10% SRS、30% SRS、50% SRS 的 MEM 培养基设为对照组观察；含有 10% HRS、30% HRS、50% HRS 的 MSM 培养基设为药物组观察。每孔均为 100 μl，相同浓度的 SRS 和 HRS 重复 9 个孔。另外设 4 孔只加培养基和 CCK-8 作为本底对照。继续置于 37 ℃、5% CO_2 饱和湿度培养箱内培养 24 h 后换液，每孔加入 10 μl 的 CCK-8 试剂，培养板放在培养箱内培养 4 h，在显色反应后将培养板放在 4 ℃冰箱内终止反应。用酶联免疫检测仪在 450 nm 波长处测定吸光度（OD）值，参比波长为 620 nm。

增殖/抑制率 =（给药 - 对照)/(对照 - 本底)× 100%。

1.7　TLS 对 16HBE 细胞划伤后的迁移作用

取对数生长期细胞，以每孔 10^6/mL 接种于 12 孔培养板，待细胞长成单细胞层，并且生长达到过密状态后，用无菌刀片轻刮单细胞层，形成 16 mm^2 的方形损伤区域。损伤的起始位置在培养板上呈一条清晰的直线切迹，用于标记细胞迁移的起始线。立即更换培养液，并加入含有 10% SRS、30% SRS、50% SRS 的 MEM 培养基设为对照组观察；含有 10% HRS、30% HRS、50% HRS 的 MEM 培养基设为药物组观察，每孔均为 1 000 μl。分别于加药后 0 h、24 h、48 h 在倒置显微镜下拍照，观察细胞迁移情况。

1.8　统计学处理

数据以 $\bar{x} \pm s$ 表示，用 SPSS 11.0 统计软件进行 t 检验和均数差异统计学检验。

2　结果

2.1　TLS 对 16HBE 细胞的增殖/抑制作用

TLS 不同剂量对 16HBE 细胞均有明显的促增殖作用，与 SRS 相比，HRS 10（TLS 含量为 10% 的 MEM）对 16HBE 的促增殖作用最强（见图 1）。

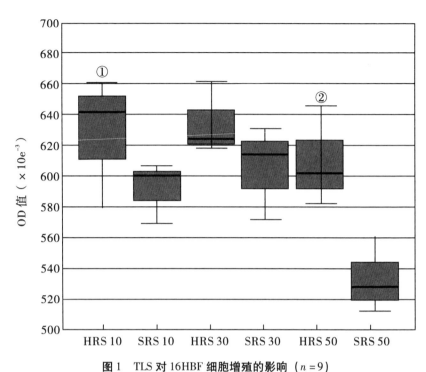

图1　TLS 对 16HBF 细胞增殖的影响（$n = 9$）

注：与 SRS 10 比较，①$P < 0.05$；与 SRS 50 比较，②$P < 0.05$。

2.2　TLS 对 16HBE 细胞划伤后的迁移作用

HRS 组的 16HBE 迁移速度较 SRS 组快。血清浓度为 10% 的 HRS 与 SRS 比较，差异具有显著性，如表1、图2 所示。

表1　TLS 对 16HBE 细胞迁移率的影响（$\bar{x} \pm s$，$n = 9$）

单位：μm/h

组别	血清浓度		
	10%	30%	50%
HRS	58.33 ± 10.04	45.71 ± 9.07	37.24 ± 7.62
SRS	31.49 ± 9.51①	38.68 ± 13.07	24.16 ± 10.38

注：与 HRS 比较，①$P < 0.01$。

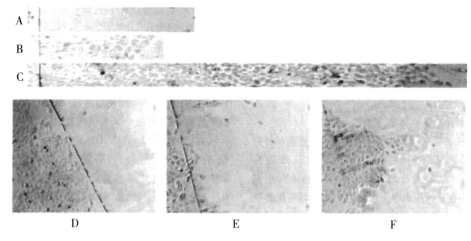

图 2　TLS 对 16HBE 细胞迁移的影响

注：A：HRS 10，0h；B：HRS 10，24h；C：HRS 10，48h；D：SRS 30，0h；E：SRS 30，24h；F：SRS 30，48h。

3　讨论

支气管哮喘和慢性阻塞性肺疾病的一个共同的病理基础是气道上皮细胞损伤，而此类气道疾病的缓解亦有赖于上皮完整性的修复和维持。一系列研究表明，损伤的气道上皮细胞可表达多种炎细胞因子、趋化因子，促进炎性细胞浸润、活化，释放炎性介质，抑制炎性细胞凋亡，加剧气道炎症。[①] 不仅如此，气道上皮损伤与气道重塑的关系也非常紧密。[②] 气道上皮细胞是气道内皮素 - 1 的重要来源，气道上皮细胞受损后内皮素 - 1 释放增多，能够刺激气道平滑肌细胞增生肥大，刺激成纤维细胞增生并促进其分泌纤维连接素、肌腱蛋白，促进气道纤维化形成。此外，气道上皮细胞受损后血小板衍生生长因子[③]、膜岛素样生长因子[④]等促纤维增生、促平滑肌增生的细胞因子的分泌增多，也参与了气道重塑的形成。哮喘是一种气道炎症引起的气道

---

① 蔡闯. 气道上皮损伤与支气管哮喘 [J]. 国外医学（内科学分册），2002，29（8）：323 - 325.

② JEFFERY P K. Remodeling in asthma and chronic obstructive disease [J]. Am J Respir Crit Care Med，2001，164：28 - 38.

③ WONG W S, LEONG K P. Tyrosine kinase inhibitors：a new approach for asthma [J]. J Biochim Biophys Acta，2004，1697（1 - 2）：53 - 69.

④ OYAMADA H, KAYABA H, KAMADA Y. An optimal condition of bronchial cell proliferation stimulated by insulin like growth factor [J]. I J Int Arch Allergy Immunol，2000，122（S1）：59 - 62.

高反应性疾病，气道上皮细胞受到各种损伤因素作用后，不仅其屏障及保护作用减退，还会释放多种前炎性因子参与气道高反应性。简而言之，气道上皮不仅是物理屏障及各种炎性介质的靶组织，其本身还是效应器，受到各种刺激后，受损的气道上皮细胞能够通过产生肽类因子、蛋白酶类及表达黏附分子，参与炎性细胞的募集、活化，促进气道平滑肌细胞、成纤维细胞、肌成纤维细胞增生，调节气道平滑肌张力及气道细胞外基质代谢，成为哮喘三联征的中心环节。

随着对气道上皮细胞与哮喘发生的关系逐渐明确，从气道上皮损伤的正常修复来探讨对哮喘长期迁延发作的控制便成为一种治疗上的新思路。但目前的报道非常少见。本文根据天龙咳喘灵在临床上对减缓哮喘发作所取得的良好控制效果，验证了天龙咳喘灵大鼠含药血清对机械划伤后人气道上皮细胞的修复作用，进一步说明天龙咳喘灵治疗慢性气道炎症性疾病，至少部分是通过其对受损上皮的修复来起作用的，并可能阻断了上皮细胞损伤后的一系列异常通路反应，最终减轻了气道的重塑和反应性的增高。

本研究采用了含药血清的方法进行观察，是为了在体外实验中最大限度地符合药物在体内正常代谢所产生的效果，并为今后进一步探讨天龙咳喘灵入血后所诱导的一系列蛋白质组的变化奠定基础。中药的作用靶点和途径大多是通过蛋白质来体现的[1]，TLS 之所以具有促进 16HBE 增殖以及受损后的迁移作用，有可能是通过诱导机体表达了某种或某几种蛋白质的变化所产生的结果。但是从图 1 及表 1 可以看出，TLS 呈负的量效关系，可能与血清浓度过大会产生一定细胞毒性作用有关，这一点在 SRS 组中表现得更为明显。至于 TLS 药理作用机制的物质基础，以及 TLS 是否真的能影响气道上皮细胞损伤后所产生的后继效应，则有待进一步研究。

天龙咳喘灵提取物抑制 A549 细胞上皮— 间质转化过程中的微 RNA 表达变化[2]

肺泡的上皮—间质转化（epithelial-mesenchymal transition，EMT）是肺间

---

① 范俊安. 分子生物学技术在中药领域的应用及其对中药新药研究的影响［J］. 中国药业，2005，14（5）：13 – 15.

② 原载《中华生物医学工程杂志》2013 年第 19 卷第 3 期。作者：王登、潘俊辉。

质纤维化发生发展的核心环节，是决定肺间质纤维化程度的关键因素。① 我们前期采用体外培养的人肺泡Ⅱ型上皮细胞株 A 549 细胞开展了天龙咳喘灵提取物干预肺泡上皮细胞 EMT 的研究，结果证明天龙咳喘灵提取物能有效阻止甚至逆转肺泡上皮细胞 EMT。②

微 RNA（microRNA，miRNA）是一类新近发现的长度约 22 个核苷酸的非编码小 RNA 分子，广泛存在于真核生物体，人类基因有近 1/3 受 miRNA 调控。已有研究证明，部分 miRNA 参与了肺间质纤维化的发生发展③，特定的 miRNA 有望成为肺间质纤维化治疗的新靶点。天龙咳喘灵是广东省名中医邱志楠教授的经验方，成方主要由法半夏、青天葵、款冬花、五味子、熟附子等 10 味中草药材组成，具有止咳、化痰、平喘、改善肺功能等功效，临床长期用于治疗慢性支气管炎、肺间质纤维化、哮喘等，疗效明确且无明显不良反应④。天龙咳喘灵提取物从中药复方天龙咳喘灵中提取，主要为黄酮类，通过薄层色谱法进行组分定性分析鉴定，可以分离到槲皮素、金丝桃苷、山奈酚、腺嘌呤核苷等成分。本研究采用 miRNA 芯片技术，观察天龙咳喘灵提取物抑制转化生长因子 β1（TGF-β1）诱导的肺泡上皮细胞 EMT 时 miRNA 表达谱的变化，为进一步研究 miRNA 在肺泡上皮细胞 EMT 中的生物学作用提供了实验依据。

---

① STRIETER R M. What differentiates normal lung repair and fibrosis? Inflammation, resolution of repair, and fibrosis [J]. Proc Am Thorac Soc, 2008, 5 (3)：305 – 310. DO J Y. Epithelial to mesenchymal transition in CAPD patients [J]. Yeungnam Univ J Med, 2006 (23)：8 – 10.

② 张敏，王鹏，潘俊辉，等. 天龙咳喘灵对转化生长因子-β₁ 诱导的气道 α-平滑肌肌动蛋白的影响及信号转导机制 [J]. 中国实用内科杂志，2007，27 (10)：755 – 757. 罗永峰，徐军. 天龙咳喘灵对慢性哮喘小鼠气道重塑的影响 [J]. 中国实用内科杂志，2010，30 增刊 (8)：1 – 4.

③ LIU G, FRIGGERI A, YANG Y, et al. miR-21 mediates fibrogenic activation of pulmonary fibroblasts and lung fibrosis [J]. J Exp Med, 2010, 207：1 589 – 1 597. OGLESBY I K, BRAY I M, CHOTIRMALL S H, et al. miR-126 is downregulated in cystic fibrosis airway epithelial cells and regulates TOM1 expression [J]. J Immunol, 2010, 184：1 702 – 1 709.

④ 邱志楠，潘俊辉，喻清和. 天龙咳喘灵胶囊治疗喘息型慢性支气管炎 368 例 [J]. 天津中医，2000，17 (1)：16 – 17. 喻清和，邱志楠. 天龙咳喘灵治疗慢性阻塞性肺疾病疗效观察 [J]. 中国中医急症，2004 (6)：354 – 355.

1 材料与方法

1.1 主要实验材料

A 549 细胞购自上海生命科学院生化细胞所。天龙咳喘灵提取物由本实验室提取纯化所得[①]，使用二甲基亚砜（DMSO）溶解配置，实验中 DMSO 终浓度 < 0.1%。F12 培养基、胎牛血清、0.25% 胰蛋白酶（美国 Gibco），重组人 TGF-β1、TRIzol 细胞裂解液（美国 Invitrogen），反转录-RCR 试剂盒（日本 Takara）。PCR 引物由上海英伟捷基生物技术有限公司合成。鼠抗人 α-平滑肌肌动蛋白（α-SMA）抗体（美国 Sigma），兔抗人 β-actin（美国 Cell Signaling）。

1.2 天龙咳喘灵提取物对 A549 细胞增殖的影响

A 549 细胞常规培养于含 10% 胎牛血清的 F12 培养基中，置于 37 ℃、5% CO_2 培养箱中，隔天换液，待细胞长至基本汇合状态时胰酶消化传代。将 A549 细胞以 5×10^3 细胞/孔接种于 96 孔培养板，细胞贴壁后换无血清 F12 培养基培养 24 h 以使细胞同步化。去除培养液，使用含 0.5% 胎牛血清的 F12 培养基培养细胞，对照组不加天龙咳喘灵提取物，实验组加入含不同终浓度的天龙咳喘灵提取物（25 mg/L、50 mg/L、100 mg/L、200 mg/L、400 mg/L），在 37 ℃、5% CO_2 培养箱中培养 24 h、48 h、72 h 后，弃上清液，每孔加入 5 g/L 的 MTT 液 20 μl 和 180 μl F12 培养液，孵育 4 h 后弃上清液，加入 150 μl DMSO，置于恒温振荡箱内振荡 10 min，酶标仪测定各组在 550 nm 波长处的吸光度值（A 值）。计算天龙咳喘灵提取物对 A549 细胞增殖的抑制率：抑制率 = （对照组 A 值 – 实验组 A 值）/对照组 A 值。

1.3 实验分组与细胞形态学观察

取对数生长期细胞，以 2×10^4 细胞/孔的密度接种于 6 孔板中，分为 6 组：①对照组：A549 细胞未进行任何干预；②天龙 1 组：使用 25 mg/L 天龙咳喘灵提取物干预 A549 细胞；③天龙 2 组：使用 50 mg/L 天龙咳喘灵提取物干预 A549 细胞；④TGF-β1 组：使用 5 μg/L TGF-β1 干预 A549 细胞；⑤天龙 1 + TGF-β1 组：使用 25 mg/L 天龙咳喘灵提取物 + 5 μg/L TGF-β1 干预 A549 细胞；⑥天龙 2 + TGF-β1 组：使用 50 mg/L 天龙咳喘灵提取

---

① 张敏，王鹏，潘俊辉，等. 天龙咳喘灵对转化生长因子-β1 诱导的气道 α-平滑肌肌动蛋白的影响及信号转导机制 [J]. 中国实用内科杂志，2007，27（10）：755 - 757.

物 +5 μg/L TGF-β1 干预 A549 细胞。参照文献①，后 3 组分别加入 5 μg/L 的 TGF-β1 刺激 60 min 后，再加入相应浓度天龙咳喘灵提取物，各组继续培养 48 h 后，相差显微镜下观察 6 组细胞形态。

1.4　α-SMA mRNA 表达检测

干预结束时，收集各组细胞提取总 RNA，核酸蛋白浓度测定仪测定 RNA 浓度和纯度。应用 Primer Premier 5.0 软件设计扩增引物，α-SMA 上游引物：5′ACCCAGATTATGTTTGAGACC 3′，下游引物：5′CCGTCAGGCAGTTCGTAG 3′，扩增产物长度 377 bp；β-actin 上游引物：5′CTCCATCCTGGCCTCGCTGT 3′，下游引物：5′GCTGTCACCTTCACCGTTCC 3′，扩增产物长度 268 bp。反应条件为 94 ℃预变性 1 min，94 ℃变性 30 s，55 ℃退火 30 s，72 ℃最后延伸 1 min，30 个循环。扩增产物取 5 μl 于 1.8% 琼脂糖凝胶电泳，医学成像分析系统（美国 Kodak）观察并扫描，应用 Kodak 2002 软件进行电泳条带吸光度值（A 值）分析。以目的条带与 β-actin 条带 A 值的比值作为 α-SMA mRNA 的相对表达量。

1.5　α-SMA 蛋白表达检测

干预结束时，收集各组细胞使用免疫印迹法检测 α-SMA 蛋白表达。收集细胞于 EP 管中，加细胞裂解液裂解后，用 100 ℃沸水煮 10 min。上样，80 V 积聚蛋白，100 V 使蛋白分离及转膜，5% 脱脂牛奶封闭 1 h。洗膜后依次加入鼠抗人 α-SMA 或兔抗人 β-actin 抗体（1∶1 000）、HRP 标记的羊抗鼠或羊抗兔 IgG 抗体。曝光成像后，使用医学成像分析系统（美国 Kodak）分析处理图像，Kodak 2002 软件进行各组条带吸光度值（A 值）分析。把目的条带与 β-actin 内参条带 A 值的比值作为 α-SMA 蛋白的相对表达量。

1.6　miRNA 差异表达谱检测

采用中国台湾华联芯片公司设计的人类 miRNA 芯片（HmiOA v4 Human miRNA OneArray®），比较对照组、TGF-β1 组以及天龙 2 + TGF-β1 组细胞干预时 miRNA 的差异表达，芯片扫描获得诱导前后 3 组 miRNA 差异表达图像并进行分析。由上海吉凯基因化学技术有限公司完成 miRNA 芯片检测，以 miRNA 差异表达 2 倍以上为有统计学意义。

1.7　统计学处理

采用 SPSS 16.0 统计软件包分析处理数据。各组 A549 细胞增殖的抑制

---

① HIDENORI K A, JEREMY T, Roger M, et al. TGF-β1 induces human alveolar epithelial to mesenchymal cell transition [J]. Biomed Central, 2005 (9)：15 – 16.

率、α-SMA mRNA 的相对表达量等计量资料数据以 $\bar{x} \pm s$ 表示，组间比较采用配对设计 t 检验。

2 结果

2.1 天龙咳喘灵提取物对 A549 细胞增殖的影响

在浓度为 100 mg/L、200 mg/L、400 mg/L 的天龙咳喘灵提取物干预下，分别在 24 h、48 h、72 h 各时间点呈现对 A549 细胞增殖的抑制效应，说明天龙咳喘灵提取物浓度不高于 50 mg/L 时为影响 A549 细胞增殖的最适浓度（见图 1）。

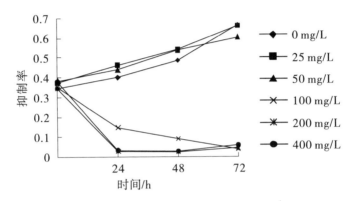

图1 不同浓度天龙咳喘灵提取物对 A549 细胞增殖的影响

2.2 细胞形态学观察

与对照组比较，TGF-β1 组大部分细胞形态明显拉长，细胞间连接变得疏松，呈现间质细胞形态；而天龙 2 + TGF-β1 组上述细胞形态改变明显逆转，显示同时添加 50 mg/L 天龙咳喘灵提取物可以抑制或逆转 TGF-β1 引起的 A549 细胞 EMT，见图 2。

2.3 α-SMA mRNA 表达检测

与对照组比较，TGF-β1 组 α-SMA mRNA 表达明显上调（$P < 0.05$）；与 TGF-β1 组比较，天龙 2 + TGF-β1 组 α-SMA mRNA 表达明显下调（$P < 0.05$），而天龙 1 + TGF-β1 组 α-SMA mRNA 表达无统计学意义（$P > 0.05$），显示 50 mg/L 天龙咳喘灵提取物可明显抑制 TGF-β1 引起的 A549 细胞 α-SMA mRNA 表达上调。见图 3、表 1。

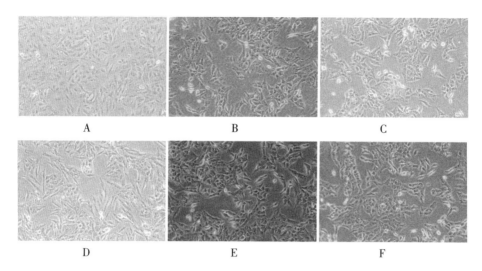

图2 各组 A549 细胞形态（×200）

注：A：对照组；B：天龙1组；C：天龙2组；D：TGF-β1组；E：天龙1+TGF-β1组；F：天龙2+TGF-β1组。

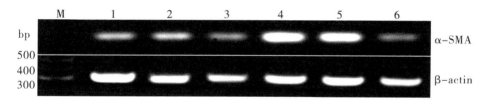

图3 各组 A549 细胞 α-SMA mRNA 表达（反转录 PCR）

注：M：Marker；1：对照组；2：天龙1组；3：天龙2组；4：TGF-β1组；5：天龙1+TGF-β1组；6：天龙2+TGF-β1组。

表1 各组 A549 细胞 α-SMA mRNA 的相对表达量（$\bar{x} \pm s$, $n = 3$）

组别	α-SMA mRNA 的相对表达量
对照组	0.587 ± 0.027
天龙1组	0.564 ± 0.023
天龙2组	0.557 ± 0.030
TGF-β1组	1.012 ± 0.100[1]
天龙1+TGF-β1组	0.901 ± 0.051[1]
天龙2+TGF-β1组	0.502 ± 0.061[2]

注：与对照组比较，[1]$P < 0.05$；与 TGF-β1 组比较，[2]$P < 0.05$。

2.4 α-SMA 蛋白表达检测

与对照组比较，TGF-β1 组 α-SMA 蛋白表达明显上调；与 TGF-β1 组比较，天龙 2 + TGF-β1 组 α-SMA 蛋白表达明显下调，而天龙 1 + TGF-β1 组 α-SMA 蛋白表达无明显差异，显示 50 mg/L 天龙咳喘灵提取物可明显抑制 TGF-β1 引起的 A549 细胞 α-SMA 蛋白表达上调。见图 4。

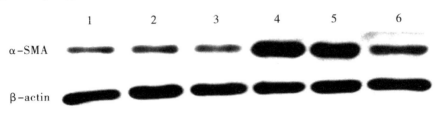

图4　各组 A549 细胞 α-SMA 蛋白表达（免疫印迹）

注：1：对照组；2：天龙 1 组；3：天龙 2 组；4：TGF-β1 组；5：天龙 1 + TGF-β1 组；6：天龙 2 + TGF-β1 组。

2.5 miRNA 表达检测

（1）A549 细胞 EMT 前、后 miRNA 的差异表达。与对照组比较，TGF-β1 组 A549 细胞有 41 种 miRNA 的表达出现显著改变，其中 26 种表达上调 2 倍以上，15 种表达下调 2 倍以上，见表 2。

表2　A549 细胞 EMT 前、后 miRNA 差异的表达

表达变化	差异表达的 miRNA
上调	miR-139-3p，miR-16-5p，miR-181，miR-363，miR-19-3p，miR-23，miR-21-5p，miR-1973，miR-424，miR-155，miR-5191，miR-211-3p，miR-3195，miR-27a-3P，miR-31-5p，miR-3184-3p，miR-365a-3p，miR-3146，miR-442，miR-4701-5p，miR-4492，miR-4778-3p，miR-513-5p，miR-5193，miR-532-3p，miR-668
下调	miR-29，miR-141，miR-200a，miR-548，miR-1254，miR-1915-3p，miR-3154，miR-3179，miR-3652，miR-378e，miR-3934，miR-4498，miR-4750，miR-210，miR-612

（2）天龙咳喘灵提取物抑制 TGF-β1 诱导的 A549 细胞 EMT 前、后 miRNA 的差异表达。与对照组比较，天龙 2 + TGF-β1 组 A549 细胞有 46 种 miRNA 的表达出现显著改变，其中 25 种表达上调 2 倍以上，21 种表达下调 1/2 以上，见表 3。

表3　天龙咳喘灵提取物抑制 TGF-β1 诱导的 A549 细胞 EMT 前、后 miRNA 差异的表达

表达变化	差异表达的 miRNA
上调	miR-29，miR-210，miR-105，miR-297，miR-3195，miR-548，miR-1289，miR-1469，miR-1909-3p，miR-1915-5P，miR-575，miR-3186-3P，miR-371a-5p，miR-4252，miR-4295，miR-4423，miR-4465，miR-451a，miR-4687，miR-5095，miR-606，miR-612，miR-638，miR-675-5p，miR-924
下调	miR-139-3P，miR-129，miR-16-5p，miR-181，miR-363，miR-19-3p，miR-23，miR-21-5p，miR-1973，miR-424，miR-125b-5p，miR-211-3p，miR-668，miR-5191，miR-3195，let-7e，miR-198，miR-2116-3P，miR-4486，miR-4507，miR-5194

（3）天龙咳喘灵提取物抑制 A549 细胞 EMT 时 miRNA 的差异表达。与 TGF-β1 组比较，天龙 2 + TGF-β1 组 A549 细胞有 17 种 miRNA 表达出现显著改变，其中 4 种表达上调 2 倍以上，13 种表达下调 1/2 以上，见表4。

表4　天龙咳喘灵提取物抑制 A549 细胞 EMT 时 miRNA 的差异表达

表达变化	差异表达的 miRNA
上调	miR-29，miR-210，miR-548，miR-612
下调	miR-139-3P，miR-129，miR-16-5p，miR-181，miR-363，miR-23，miR-19-3p，miR-21-5p，miR-1973，miR-668，miR-211-3p，miR-424，miR-5191

3　讨论

特发性肺间质纤维化（idiopathic pulmonary fibrosis，IPF）是一种原因未明的慢性肺间质性疾病，起病隐袭，呈进行性发展，近年来发病率有增高趋势。目前 IPF 的治疗尚缺乏理想有效的药物，西医常用激素或免疫抑制剂，但具有不良反应明显。近年来，中医药治疗 IPF 的研究越来越受到重视。天龙咳喘灵作为中药复方制剂，初步证实具有一定的抗氧化和抗纤维化作用。[1]

miRNA 是一种小的内源性非编码 RNA 分子，由 18～25 个核苷酸组成，这些小的 miRNA 通常靶向调控 1 个或多个 mRNA，通过翻译水平的抑制或断裂靶 mRNA 而调节基因的表达。近年研究表明，在 A549 细胞 EMT 过程中伴

---

[1]　张敏，王鹏，潘俊辉，等. 天龙咳喘灵对转化生长因子-β1 诱导的气道 α-平滑肌肌动蛋白的影响及信号转导机制［J］. 中国实用内科杂志，2007，27（10）：755 - 757.

随部分 miRNA 的上调和下调。① 本研究发现，在 TGF-β1 诱导 A549 细胞 EMT 时，有 41 种 miRNA 的表达出现显著改变，其中 26 种表达上调 2 倍以上，15 种表达下调 1/2 以上；在天龙咳喘灵提取物抑制 TGF-β1 诱导的 A549 细胞 EMT 前、后，有 46 种 miRNA 的表达出现显著变化，其中 25 种表达上调 2 倍以上，21 种表达下调 1/2 以上，表明在肺泡上皮细胞 EMT 中，miRNA 的表达起着重要作用；天龙咳喘灵提取物抑制 A549 细胞 EMT 时，有 17 种 miRNA 表达出现显著改变，其中 4 种表达上调 2 倍以上，13 种表达下调 1/2 以上，推测天龙咳喘灵提取物可能通过上调及下调部分关键 miRNA 的表达来抑制 EMT 的发生发展，进而起到抗纤维化的作用。

近年来，EMT 在肺间质纤维化中的作用逐渐受到重视，其原因是肺泡 II 型上皮细胞通过 EMT 演变为肌成纤维细胞导致肺纤维化的过程不仅可以预防，而且能够被抑制。② 本研究进一步观察了天龙咳喘灵提取物抑制 A549 细胞 EMT 时 miRNA 表达的差异，发现天龙咳喘灵提取物抑制 A549 细胞 EMT 时同样伴随着 miRNA 表达变化，其中 13 种明显下调，4 种明显上调，显示调控 miRNA 的表达与天龙咳喘灵提取物抑制 A549 细胞 EMT 有关。但其中 miRNA 究竟发挥怎样的功能、具体调控机制如何，还需要更深入的研究。

① KONG W, YANG H, HE L, et al. MicroRNA-155 is regulated by the transforming growth factor beta/Smad pathway and contributes to epithelial cell plasticity by targeting RhoA [J]. Mol Cell Biol, 2008, 28: 6 773 - 6 784. Pandit K V, MILOSEVIC J, KAMINSKI N. MicroRNAs in idiopathic pulmonary fibrosis [J]. Transl Res, 2011, 157: 191 - 199.

② PRUDHOMME G J. Pathobiology of transforming growth factor beta in cancer, fibrosis and immunologic disease, and therapeutic considerations [J]. Lab Invest, 2007, 87 (11): 1 077 - 1 091. BONNIAUD P, MARGETTS P J, KOLB M, et al. Progressive transforming growth factor beta1 -induced lung fibrosis is blocked by an orally active ALK5 kinase inhibitor [J]. Am J Respir Crit Care Med, 2005, 171 (8): 889 - 898.

天龙咳喘灵提取物对 A549 细胞上皮间质转化的影响及机制研究[①]

气道重塑是慢性呼吸道疾病的病理特征之一，以异常的上皮修复、成纤维细胞增生、细胞外基质沉积为主要表现，由此引起气道阻塞的症状[②]。近年的研究[③]发现，上皮—间质转化（epithelial-mesenehymal transition，EMT）是成纤维细胞的重要来源之一。发生 EMT 的气道上皮细胞的细胞外基质分泌增多，迁移能力增强，从而导致气道重塑及纤维化。预防和逆转气道上皮细胞的间质转变，成为治疗慢性肺部疾病的重要靶点。

天龙咳喘灵胶囊是广东省名老中医邱志楠教授研制的中药制剂，作为广州医科大学附属第一医院的院内制剂，已投入使用 20 余年，在临床上常用于治疗慢性咳嗽、慢性支气管炎、慢性阻塞性肺疾病、哮喘等慢性咳喘疾病[④]，能明显改善患者的咳、痰、喘等症状及肺功能。从前期实验[⑤]我们发现，天龙咳喘灵能够干预气道上皮下成纤维细胞向肌纤维母细胞转化，并且具有抗气道重塑的作用。本研究采用肺泡上皮来源的 A549 细胞作为研究对象，使用转化生长因子–β1（TGF–β1）诱导其发生 EMT，探索天龙咳喘灵

①　原载《中药新药与临床药理》2016 年第 27 卷第 5 期。作者：李航、潘俊辉、徐军、王鹏。

②　PAIN M, BERMUDEZ O, LACOSTE P, et al. Tissue remodelling in chronic bronchial diseases：from the epithelial to mesenchymal phenotype ［J］. European respiratory review, 2014, 23 (131)：118 – 30.

③　THIERY J P, ACLOQUE H, HUANG R Y J, et al. Epithelial-Mesenchymal transitions in development and disease ［J］. Cell, 2014, 139 (5)：871 – 890.

④　麦志广，夏鑫华. 天龙咳喘灵组方加味治疗慢性咳嗽 146 例 ［J］. 光明中医, 2009 (1)：56 – 57. 朱琳，潘俊辉，潘素滢，等. 天龙咳喘灵对慢性阻塞性肺疾病稳定期患者生存质量的影响 ［J］. 中药材, 2007 (6)：757 – 759. 邱志楠，潘俊辉，喻清和. 天龙咳喘灵胶囊治疗喘息型慢性支气管炎 368 例 ［J］. 天津中医, 2000, 17：16 – 17. 张志敏，邱志楠，潘俊辉，等. 天龙咳喘灵胶囊治疗哮喘患者的体质调查研究 ［J］. 辽宁中医药大学学报, 2008, 10：95 – 96.

⑤　张敏，王鹏，潘俊辉，等. 天龙咳喘灵对转化生长因子–β1 诱导的气道 α–平滑肌肌动蛋白的影响及信号转导机制 ［J］. 中国实用内科杂志, 2007, 27 (10)：755 – 757. 罗永峰，吴壮，徐军. 天龙咳喘灵改善慢性哮喘小鼠气道重塑的机制 ［J］. 辽宁中医杂志, 2011 (2)：357 – 359.

提取物（以下简称天龙提取物或 TL）对 EMT 的作用及机制。

1 材料与方法

1.1 **药品及试剂**

A549 细胞（上海生命科学院生化细胞所）；天龙提取物提取过程参考文献操作[①]；DMEM 培养基、胎牛血清、0.25% 胰蛋白酶（美国 Gibco）；重组人 TGF-β1（美国 Peprotech）；Trizol 细胞裂解液、lipofectamine 2000、Opti-MEM Ⅰ 培养基（美国 Invitrogen）；反转录试剂盒、qPCR 试剂盒（日本 TaKaRa）；RIPA 裂解液（中国碧云天）；兔抗人 E-cadherin、Notch1、Jagged1、GAPDH 抗体（美国 CST）；兔抗人 Fibronectin 抗体、Jagged1 siRNA（美国 Santa）。PCR 引物由上海英伟捷基生物技术有限公司合成，引物序列见表 1。

表 1 Real-time PCR 扩增产物引物序列

Gene	Forward primer （5′－3′）	Reverse primer （5′－3′）
E-cadherin	CGGGAATGCAGTTGAGGATC	AGGATGGTGTAAGCGATGGC
Fibronectin	CGTGCTTTGACCCCTACACA	GCCATTTTCTCCCTGACGGT
GAPDH	ACTTTGGTATCGTGGAAGGACT	GTAGAGGCAGGGATGATGTTCT
Notch1	ATGAGTTCCAGTGCGAGTGC	TGTAAGTGTTGGGTCCGTCC
Jagged1	GGCTTGGATCTGTTGCTTGG	CACGTTGTTGGTGGTGTTGT
Hey1	TCGGAGTTTGGGATTTCGGG	GCTGGGAAGCGTAGTTGTTG

1.2 **仪器**

倒置相差显微镜（日本 Nikon 公司）；CFX 96 荧光定量 PCR 仪（美国 BIO-RAD 公司）；垂直电泳仪（美国 BIO-RAD 公司）；分子成像系统 Kodak 2000（美国 Kodak 公司）。

1.3 **A549 细胞培养和药物处理**

取处于对数生长期的 A549 细胞，以每孔 2×10^5 的密度，接种于 6 孔板中，在 37 ℃、5% CO_2 培养箱中培养。待细胞长至 80% 时，将有血清培养基转换成无血清培养基，饥饿 24 h 后进行药物刺激。

在进行天龙提取物对 EMT 作用的研究时，细胞分为 4 组，分别为空白对照组：正常培养 A549 细胞；TGF-β1 组：加入 TGF-β1（5 ng·mL^{-1}）作用

---

① 王登，潘俊辉. 天龙咳喘灵提取物抑制 A549 细胞上皮—间质转化中的微 RNA 表达变化 [J]. 中华生物医学工程杂志，2013，19（3）：177－181.

48 h；TGF-β1 + 天龙 50 μg·mL⁻¹组，加天龙提取物低剂量（50 μg·mL⁻¹）预处理 1 h 后，再加 TGF-β1（5 ng·mL⁻¹）同时作用 48 h；TGF-β1 + 天龙 100 μg·mL⁻¹组：加天龙提取物高剂量（100 μg·mL⁻¹）预处理 1 h 后，再加 TGF-β1（5 ng·mL⁻¹）同时作用 48 h。48 h 后收取总 RNA 及总蛋白。

在进行天龙提取物对 Notch 信号通路影响的研究时，将 A549 细胞分为 2 组进行处理。一组只加入 TGF-β1（5 ng·mL⁻¹），另一组加入 100 μg·mL⁻¹ 天龙提取物 1 h 后再加入 TGF-β1（5 ng·mL⁻¹），两组分别刺激 0 h、12 h、24 h、36 h、48 h 后收取总 RNA 及总蛋白。

1.4　细胞形态学观察

药物刺激培养 48 h 后，采用日本 Nikon 相差倒置显微镜 200 倍摄像，各实验组随机选取 3 次实验的 10 个视野，观察 A549 细胞形态学改变。

1.5　Real-time PCR 检测 mRNA 表达变化

按照 TRIzol 说明书步骤提取细胞总 RNA，检测 RNA 的纯度和浓度。参照逆转录试剂盒说明书将 RNA 逆转录为 cDNA。两步法进行 Real-timePCR，按照说明书加入酶、SYBR 荧光染料、引物、ddH₂O 和 cDNA 后在 Real-timePCR 仪中进行反应。每组样品设置 3 个复孔。

1.6　Western blotting 法检测蛋白表达变化

提取细胞总蛋白，用于 Western blotting 方法检测目的蛋白的表达。方法如下：加 RIPA 裂解液裂解细胞，刮下细胞至 EP 管，用 BCA 法测定浓度，加入 SDS 凝胶加样缓冲液，95 ℃煮沸 5 min，冰上冷却，−80 ℃保存。取等量蛋白进行 SDS-PAGE 电泳，电转移至 PVDF 膜上，脱脂奶粉室温封闭 1 h，一抗 4 ℃孵育过夜（一抗浓度按相应说明书稀释），二抗室温孵育 1 h，ECL 发光显色，Kodak 2000 凝胶成像系统成像。

1.7　Jagged1 siRNA 干扰

使用 Lipofectamine 2000 转染 Jagged1 siRNA 进入细胞进行干扰实验。细胞分为 4 组：①阴性对照组：转染阴性对照的 control siRNA；②转染 Jagged1 siRNA 组；③TGF-β1 组：转染阴性对照的 control siRNA 48 h 后加入 TGF-β15 ng·mL⁻¹ 刺激 24 h；④Jagged1 siRNA + TGF-β 组：转染 Jagged1 siRNA 48 h 后加入 TGF-β15 ng·mL⁻¹ 刺激 24 h。转染方法按照公司提供的转染试剂说明书进行。提取细胞总蛋白，用 Western blotting 方法检测 Jagged1、E-cadherin 和 Fibronectin 的蛋白表达变化。

1.8　统计学处理方法

实验数据用 $\bar{x} \pm s$ 表示，使用 SPSS 18.0 软件进行统计分析。多组间比较采用单因素方差分析，两组间比较采用独立样本 t 检验。

2 结果

2.1 天龙提取物对 TGF-β1 诱导的 A549 细胞 EMT 的影响

在相差倒置显微镜下细胞形态可见：与空白对照组比较，经 TGF-β1（5 ng·mL^{-1}）刺激后，大部分细胞呈现梭形细长的间质细胞形态，细胞间的连接变得疏松；而添加 100 μg·mL^{-1} 浓度的天龙提取物后，上述形态改变被逆转，细胞恢复卵圆形的上皮细胞形态，且 100 μg·mL^{-1} 浓度比 50 μg·mL^{-1} 浓度的形态恢复程度更大，见图 1。

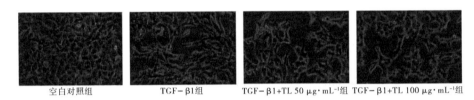

空白对照组　　　　TGF-β1组　　　TGF-β1+TL 50 μg·mL^{-1}组　TGF-β1+TL 100 μg·mL^{-1}组

图 1　TGF-β1 和天龙提取物刺激 A549 细胞 48 h 后的形态变化（×200）

Real-time PCR 和 Western blot 的结果均显示：与空白对照组相比，经 TGF-β1 刺激后，A549 细胞的上皮标志 E-cadherin 的表达下调，间质标志 Fibronectin 的表达上调。而加入天龙提取物后，相对于 TGF-β1 组，上皮标志 E-cadherin 的表达上调。间质标志 Fibronectin 的表达下调，且 100 μg·mL^{-1} 浓度比的作用 50 μg·mL^{-1} 浓度强，见图 2、图 3。

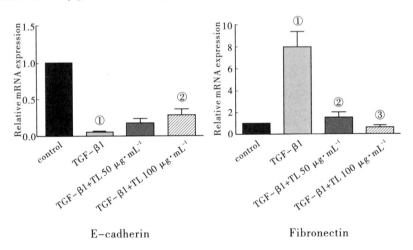

E-cadherin　　　　　　　　　Fibronectin

图 2　天龙提取物对 TGF-β1 诱导的 EMT 的影响（mRNA 水平）

注：与空白对照组比较，①$P < 0.01$；与 TGF-β1 组比较，②$P < 0.05$，③$P < 0.01$。

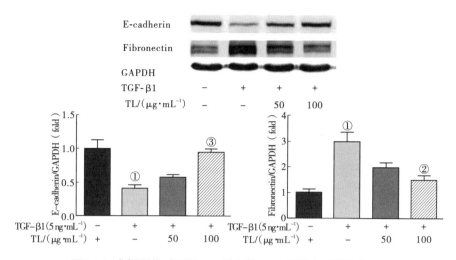

图3　天龙提取物对 TGF-β1 诱导的 EMT 的影响（蛋白水平）

注：与空白对照组比较，①$P<0.05$；与 TGF-β1 组比较，②$P<0.05$，③$P<0.01$。

2.2　天龙提取物对 Notch 信号通路的影响

Real-time PCR 和 Western blot 结果显示：与 0 h 相比，加入 TGF-β1 刺激后，Jagged1、Hey1 的表达量随着时间上调（$P<0.05$），而 Notch1 表达量无明显变化（$P>0.05$）；与 TGF-β1 组比较，天龙 100 μg·mL^{-1} 干预组的 Notch1、Jagged1、Hey1 总体的表达量随着时间下调（$P<0.05$），见图4、图5。

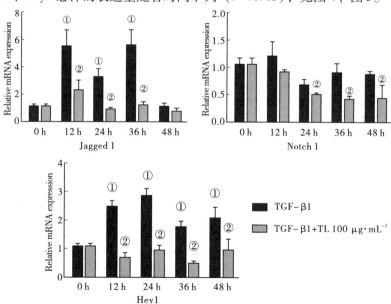

图4　天龙提取物对 Notch 信号通路的影响（mRNA 水平）

注：与 0 h 组比较，①$P<0.05$；与 TGF-β1 组相同时间点比较，②$P<0.05$。

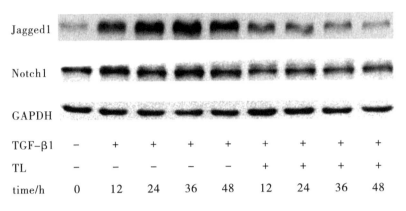

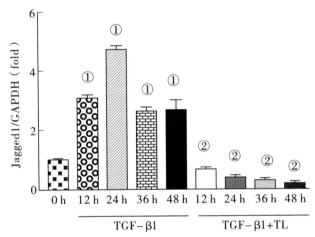

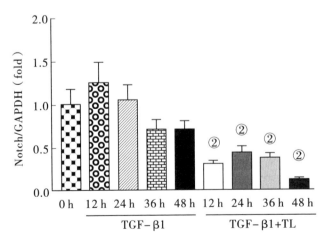

图 5　天龙提取物对 Notch 信号通路的影响（蛋白水平）

注：与 0 h 组比较，①$P < 0.01$；与 TGF-β1 组相同时间点比较，②$P < 0.01$。

2.3 敲除 Jagged1 对 TGF-β1 诱导的 EMT 的影响

与 control siRNA 组相比，control siRNA + TGF-β1 组在 TGF-β1 刺激后，Jagged1 表达上调，E-cadherin 表达下调，Fibronectin 表达上调；而在转染 Jagged1 siRNA 成功敲除 Jagged1 基因后，TGF-β1 诱导的 EMT 受到抑制，与 control siRNA + TGF-β1 组相比，Jagged1 siRNA + TGF-β1 组上皮标志 E-cadherin 蛋白表达量增高，Fibronectin 表达下调。如图6所示。

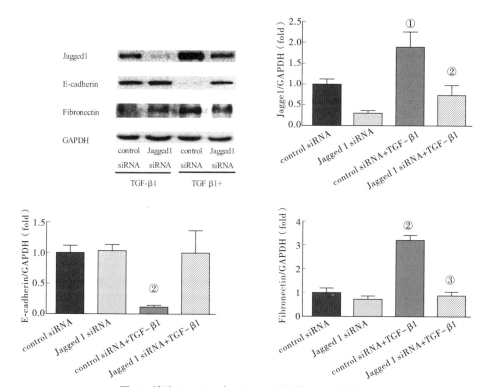

图6 敲除 Jagged1 对 TGF-β1 诱导的 EMT 的影响

注：与 siRNA 组比较，①P < 0.05，②P < 0.01；与 siRNA + TGF-β1 组比较，③P < 0.05。

3 讨论

EMT 是上皮细胞经历向间质细胞形态转变的过程。在这个过程中，上皮标志物如 ZO-1、E-cadherin 等表达下调，间质标志物 Fibronectin、vimentin、N-cadherin、a-SMA 等表达上调，细胞之间的连接变得疏松，间质基质蛋白增多。本实验使用 TGF-β1 成功诱导了肺泡上皮来源的 A549 细胞发生 EMT，而天龙提取物干预可以恢复 A549 细胞的上皮细胞形态，使得上皮标志上调，间质标志下调。天龙提取物能够成功抑制 TGF-β1 诱导的 EMT，减少间质基质的形成，预示着其具有潜在的抗气道重塑作用。

前期实验检测了天龙提取物抑制 A549 细胞 EMT 过程中 miRNA 表达谱的变化[①]，通过 TGF-β1 组和天龙/TGF-β1 共刺激组的 miRNA 表达谱的对比，选取差异最明显的几条 miRNA（miR-181、miR-29 和 miR-21 等）并预测它们的靶基因，推测天龙提取物抑制 TGF-β1 诱导的 EMT 可能与调控 Notch 信号通路存在密切的联系。多种信号通路参与了 EMT 的发生发展，Notch 信号通路是其中与其关系比较密切的信号通路之一。[②] 阻断 Notch 信号通路可以抑制 EMT、减少肌成纤维细胞的生成。[③] 在哺乳动物，Notch 信号通路有 4 种受体蛋白（Notch1-Notch4）和 5 种配体（Jagged1、Jagged2、Delta-like-1、Delta-like-3、Delta-like-4），其下游的靶基因有 Hey、p21 和 Hes 等。当 Notch 信号通路的配体和受体结合时，受体蛋白经历蛋白水解酶的酶切后释放受体胞内域，胞内域转移进入细胞核后与转录因子 CSL 结合形成复合物，启动下游靶基因如 Hey 家族的转录，由此发挥作用。因此，我们分别从基因水平和蛋白水平观察 TGF-β1 和天龙提取物对 Notch 信号通路的配体、受体和靶基因的影响。TGF-β1 刺激后上调了靶基因 Hey1 的表达，说明 TGF-β1 能激活 Notch 信号通路，而这是通过上调配体 Jagged1，不是上调受体 Notch1 实现的。天龙提取物能抑制 TGF-β1 引起的 Hey1 上调，说明其能抑制 Notch 号通路，这不仅是通过下调配体 Jagged1 的表达，还通过下调受体 Notch1 来实现。

我们通过 lipofectamine 2000 瞬时转染配体 Jagged1 的 siRNA 进入 A549 细胞，以研究通过敲除配体 Jagged1 抑制 Notch 信号通路之后，TGF-β1 诱导的 EMT 是否受到影响。当转染 iRNA 成功敲除配体 Jagged1 的表达后，TGF-β1 引起的上皮标志下调和间质标志上调得到抑制，这说明 Notch 信号通路抑制之后 EMT 发生也受到抑制。总之，TGF-β1 诱导的 A549 细胞的 EMT 与 Notch 信号通路的激活有关，而天龙提取物可以通过抑制 Notch 信号通路达到抑制 EMT 的作用。

慢性呼吸道疾病常伴有小气道的纤维化或气道重塑，从而导致疾病迁延

① 王登，潘俊辉. 天龙咳喘灵提取物抑制 A549 细胞上皮—间质转化中的微 RNA 表达变化［J］. 中华生物医学工程杂志，2013，19（3）：177-181.

② GONZALEZ D M, MEDICI D. Signaling mechanisms of the epithelial-mesenchymal transition［J］. Science Signaling, 2014, 7（344）：8.

③ Y M. Notch signaling mediates TGF-β1-induced epithelial mesenchymal transition through the induction of Snail［J］. The International Journal of Biochemistry & Cell Biology, 2012, 44：776-789.

难愈，甚至出现对激素和白介素受体拮抗剂等药物反应低下的情况。[①] 天龙咳喘灵胶囊成方主要由青天葵、熟附子、款冬花、黄芩、法半夏、五味子等组成，组方攻补兼施，具有补益肺肾、理气降逆、化痰祛瘀的功效。天龙咳喘灵胶囊在临床上用于治疗慢性咳喘性疾病，如哮喘、慢阻肺、慢性支气管炎等，疗效显著，但其作用机制尚未明确。本实验发现，天龙提取物能够抑制 TGF-β1 诱导的肺泡上皮的 EMT，并探索了其部分作用机制，推测天龙组方具有潜在的抗气道纤维化和气道重塑的作用。然而，中药复方成分复杂，作用靶点广泛，为探明天龙咳喘灵治疗慢性呼吸道疾病的作用机理，仍须进行更多更深入的研究。

---

① GIRODET P O, OZIER A, BARA I, et al. Airway remodeling in asthma: new mechanisms and potential for pharmacological intervention [J]. Pharmacology & Therapeutics, 2011, 130 (3): 325 –337.

第二十章 药理学研究

天龙咳喘灵胶囊的薄层色谱鉴别研究①

　　天龙咳喘灵胶囊是由青天葵、款冬花、法半夏、五味子、熟附子、白芥子等十多味药材经适宜的工艺提取制成的胶囊。该制剂是由广州医学院第一附属医院研制的新制剂，具有化痰止咳平喘、提高机体免疫力的功效，可用于治疗慢性支气管炎、喘息性支气管炎、哮喘、肺气肿、肺心病等症②。该制剂主要药材青天葵系兰科植物毛唇芋兰［Nervilia fordii（Hance）Schltr］的干燥全草③。款冬花系菊科植物款冬花（Tussilago farfara L.）的干燥花蕾。五味子系木兰科植物五味子［Schisandra Chinensis（Turcz）Baill］或华中五味子（Schisandra Sphenantheca Rehd. et Wils）的干燥成熟果实。法半夏系天角星科植物半夏［Pinellia teenata（Thunb.）Breit］的干燥块茎的炮制加工品。④ 本文对该制剂处方中的青天葵、款冬花、法半夏、五味子进行了薄层定性鉴别。⑤

---

　　① 原载《医药产业资讯》2006 年第 3 卷第 15 期。作者：潘俊辉、邱志楠、杨辉、杨冬阳、何园、罗健、区冠戴。

　　② 潘俊辉，等. 天龙咳喘灵镇咳祛痰平喘实验研究［J］. 现代临床医学生物工程学杂志，1997，3（2）：9.

　　③ 刘心纯. 两种青天葵的鉴别研究［J］. 中药材，1996，19（12）：612.

　　④ 中华人民共和国药典委员会. 中国药典（一部）［M］. 1995：51，96，295.

　　⑤ 陈发奎. 常用中草药有效成分含量［M］. 北京：人民卫生出版社，1998：289. 吕武清，等. 中成药中的药材薄层色谱鉴别［M］. 北京：人民卫生出版社，1998：122.

1　实验仪器与试药

1.1　仪器

薄层自动铺板器（PBQ-Ⅱ型）；EF-Ⅰ型三用紫外分析仪（上海顾村电光仪器厂）；定量毛细管点样器（美国 Drummond Scientific Company）；H66025T 超声清洗机。

1.2　试药

天龙咳喘灵胶囊（广州医学院第一附属医院研制）；青天葵、款冬花、法半夏等对照药材（广州市药品检验所提供）；五味子对照药材（中国药品生物制品检定所）；芦丁、槲皮素、金丝桃甙、甘草次酸对照品（均购自中国药品生物制品检定所）；聚酰胺薄膜（浙江黄岩市四青生化材料厂，规格：10 cm×20 cm）；硅胶 GF$_{254}$（薄层层析用，青岛海洋化工厂）；羧甲基纤维素钠（上海化学试剂采购供应站试剂厂）；其他试剂均为 A. R 级。

2　实验方法与结果

2.1　青天葵的 TLC 鉴别

（1）供试品液的制备。称取天龙咳喘灵胶囊粉末约 20 g，加入乙醇80 mL，冷浸约 10 min，水浴加热回流提取 1 h，滤过，合并滤液，水浴上浓缩至约 2 mL 加乙醇定容成 10 mL，制成供试品溶液。

（2）青天葵阳性对照药材溶液的制备。称取青天葵对照药材粗粉约 1 g，加入乙醇 30 mL，浸泡约 10 min，水浴加热回流提取 1 h，滤过，滤液在水浴上浓缩至约 2 mL，作为阳性对照药材液。

（3）青天葵阴性对照药材溶液的制备。按处方组成，称取缺青天葵的样品粗粉约 10 g，按"供试品液制备"方法，制成青天葵阴性对照药材溶液。

（4）槲皮素对照品溶液的制备。称取槲皮素对照品约 2 mg，加甲醇溶解、定容成 2 mL。

（5）TLC 层析条件及鉴别结果。分别吸取上述供试品液、阳性对照液、阴性对照液和槲皮素对照品液 1.5 μl、1 μl、1 μl 和 2 μl，点于同一聚酰胺薄膜上，以水 – 95% 乙醇（1∶3）展开后，取出晾干，置紫外 UV 光下（365 nm）检视，供试品色谱在与青天葵阳性对照药材色谱和槲皮素对照品色谱相应位置上显示相同颜色斑点，而阴性对照药材液无干扰。

2.2　款冬花的 TLC 鉴别

（1）供试品液的制备。称取天龙咳喘灵胶囊粉末约 10 g，加入甲醇70 mL，水浴加热回流提取 2 h，滤过，滤液浓缩至约 10 mL，用稀盐酸液调 pH 5~6，离心得上清液，作为供试品溶液。

（2）款冬花阳性对照药材溶液的制备。称取款冬花对照药材约 1 g，加入甲醇 50 mL，水浴加热回流提取 2 h，滤过，滤液浓缩至约 5 mL，作为阳性对照液。

（3）款冬花阴性对照药材溶液的制备。按处方组成，称取缺款冬花样品粗粉约 10 g，加甲醇 70 mL，按上述方法制成款冬花阴性对照液。

（4）金丝桃甙对照品溶液的制备。精称取金丝桃甙对照品约 2 mg，加入甲醇溶解、定容成 2 mL。

（5）TLC 层析条件及鉴别结果。分别吸取上述款冬花供试品液、阳性对照药材液、阴性对照药材液和金丝桃甙对照品溶液 10 μl、5 μl、5 μl 和 5 μl，点于同一硅胶 GF$_{254}$ 板上，以醋酸乙酯—甲醇—水（8∶1∶1）的上层液为展开剂展开，取出，晾干，在 UV 光（254 nm）下检视，供试品色谱在与阳性对照药材色谱和金丝桃甙对照品色谱相应位置上显相同颜色斑点，阴性对照药材液无干扰。

2.3　法半夏的 TLC 鉴别

（1）供试品液的制备。称取天龙咳喘灵胶囊粉末约 20 g，加入乙醇 80 mL，冷浸约 10 min，加热回流提取 1 h，滤过，滤液浓缩至约 2 mL，加乙醇定容成 10 mL，制成供试品溶液。

（2）法半夏阳性对照药材溶液的制备。称取法半夏对照药材粉末约 4 g，置圆底烧瓶，加盐酸 4 mL，氯仿 40 mL 加热回流提取 95 min，冷却，滤过，滤液蒸干，残渣加入无水乙醇约 2 mL 溶解，作为阳性对照溶液。

（3）法半夏阴性对照药材溶液的制备。按处方组成，称取缺法半夏样品粗粉约 10 g，按上述方法，制成法半夏阴性对照液。

（4）甘草次酸对照品液的制备。称取甘草次酸对照品约 2 mg，加入无水乙醇定容成 2 mL。

（5）TLC 层析条件及鉴别结果。分别吸取上述供试品液、阳性对照药材液、阴性对照药材液及甘草次酸对照品液 7 μl、7 μl、1.5 μl 及 5 μl，点于同一硅胶 GF$_{254}$ 板上，石油醚—苯—醋酸乙酯—冰醋酸（10∶20∶7∶0.5）展开，取出，晾干；在 UV 光（254 nm）下检视，供试品色谱在与阳性对照药材色谱和甘草次酸对照品色谱相应位置上显相同颜色斑点，阴性对照液无干扰。

2.4　五味子的 TLC 鉴别

（1）供试品液的制备。称取天龙咳喘灵胶囊粉末约 10 g，加入氯仿 50 mL，水浴加热回流提取 0.5 h，滤过，滤液蒸干，残渣加氯仿溶解、定容成 5 mL，制成供试品溶液。

（2）五味子阳性对照药材液的制备。称取五味子阳性对照药材约 0.5 g，按上述方法，制成五味子阳性药材溶液。

（3）五味子阴性对照药材液的制备。按处方组成，称取五味子样品粗粉约 10 g，按上述方法，制成五味子阴性对照溶液。

（4）TLC 层析条件及鉴别结果。分别吸取上述供试品液、阳性对照液、阴性对照液 10 μl、3 μl 和 3 μl，点于同一硅胶 GF_{254} 板上，用甲苯—醋酸乙酯（9∶1）展开，展开后取出，晾干，在 UV 光（254 nm）下检视，可见：供试品色谱在与阳性对照药材色谱的相应位置上显示相同颜色斑点，而五味子阴性对照液无干扰。

3　讨论

3.1　展开剂饱和时间的影响

不同的展开剂对饱和时间的要求不同。在本实验中，展开剂系统水—乙醇（1∶3）、石油醚（30 ℃～60 ℃）—苯—醋酸乙酯—冰乙酸（10∶20∶7∶0.5）和甲苯—乙酸乙酯（9∶1）的饱和时间对实验结果影响不大；而醋酸乙酯—甲酸—水（8∶1∶1）的上层液这一展开系统，则需点样后的薄层板放入层析缸预饱和 15 min 以上，否则会出现板易受冲击、斑点模糊不清、分离差、爬行弯曲等现象。

3.2　温度和湿度的影响

在适宜的温度范围（20 ℃～30 ℃）及湿度范围（40%～80%）内，展开后斑点分离清晰；在过低温度或湿度较大条件下，都会出现拖尾严重、斑点不清、展开速度慢、分离差的现象。

3.3　薄层板的选择

在青天葵、款冬花的鉴别实验中，曾尝试选择硅胶 G 板进行层析，结果均不理想，多次摸索后，青天葵用聚酰胺薄膜层析，款冬花用硅胶 GF_{254}，均取得较满意的结果。

天龙咳喘灵中总黄酮和槲皮素含量测定①

    天龙咳喘灵是根据广东医科大学附属第一医院广东省名中医邱志楠教授临床验方研制的中药复方制剂，由青天葵、法半夏、款冬花、熟附子、鱼腥草、五味子等多味药材组成。我院中医将其临床用于治疗慢性阻塞性肺疾病（COPD）、慢性哮喘以及喘息性支气管炎等展示明显的疗效，但其发挥作用的现代药理学机制和物质基础尚不明确。② 本课题组在前期研究中发现天龙咳喘灵具有显著抗哮喘动物模型气道高反应与防治气道重构作用，与其能调节 MAPKT 信号通路 ERK 1/2 磷酸化水平，抑制 TGF-β1 诱导的上皮—间充质转分化（EMT）密切相关。③ 我们对组成该复方中药可能的有效部位群初步分析发现：其多味中药含有丰富的黄酮类化合物，这与细胞外信号调节蛋白激酶（ERK 1/2）抑制剂 PD 98059 属同一类化合物。④ 已知黄酮类化合物具有保肝利胆、抗炎、抗氧化、抗菌、抗病毒、抗肿瘤等多种药理学作用，而且，属于黄酮类化合物的槲皮素是具有重要药理学作用的磷酸二酯酶抑制剂⑤。我们推测天龙咳喘灵发挥其药理作用可能与其含有丰富的黄酮类组分有关。因此，本实验采用紫外—可见分光光度法结合高效液相色谱法测定其中总黄酮和槲皮素的含量，明确其发挥药理学作用的重要有效成分及含量，并以此作为天龙咳喘灵的质量控制标准之一。

    ① 原载《辽宁中医药大学学报》2014 年第 16 卷第 1 期。作者：郝建新、付志萍、王鹏、袁牧、潘俊辉、徐军。

    ② 邱志楠，潘俊辉. 天龙咳喘灵治疗哮喘 186 例疗效观察 [J]. 新中医，1996（6）：28 - 30. 张志敏，邱志楠，潘俊辉，等. 天龙咳喘灵胶囊治疗哮喘患者的体质调查研究 [J]. 辽宁中医药大学学报，2008，10（4）：95 - 96.

    ③ 罗永峰，吴壮，徐军. 天龙咳喘灵改善慢性哮喘小鼠气道重塑的机制 [J]. 辽宁中医杂志，2011，38（2）：357 - 359. 张敏，王鹏，潘俊辉，等. 天龙咳喘灵对转化生长因子-β₁ 诱导的气道 α-平滑肌肌动蛋白的影响及信号传导机制 [J]. 中国实用内科杂志，2007，27（10）：755 - 757.

    ④ 潘俊辉，邱志楠，杨辉，等. 天龙咳喘灵胶囊的薄层色谱鉴别研究 [J]. 医药产业资讯，2006，3（15）：146 - 153. 杜冠华. 中药复方有效成分组学研究 [J]. 中成药，2002，24（11）：878 - 880.

    ⑤ 黄河胜，马传庚，陈志武. 黄酮类化合物药理作用研究进展 [J]. 中国中药杂志，2000，25（10）：589 - 592. 刘明学，魏光辉. 槲皮素的药理学作用及临床应用前景 [J]. 中国药房，2010，21（2）：2 581 - 2 583.

邱志楠平治肺病学

1 仪器与材料

1.1 仪器

Agilent 1200 高效液相色谱仪（美国 Agilent 公司），Agilent 8543 型分光光度计（美国 Agilent 公司），KQ-250DE 型数控超声波洗仪（上海科析实验仪器厂），AM 100 电子分析天平（上海第一分析仪器设备厂），Heidolph 旋转蒸发仪（德国 Heidolph 公司）。

1.2 材料

芦丁（中国药品生物制品检定所，批号 100080-200707），槲皮素（中国药品生物制品检定所，批号 100081-200907），甲醇（Fisher Scientific）、磷酸（天津科密欧化学试剂公司）为色谱纯，蒸馏水，其他试剂均为分析纯，大孔树脂 D312（天津南开大学化工厂），天龙咳喘灵（广州中医药大学花都制药厂）。

2 方法与结果

2.1 总黄酮的含量测定

（1）芦丁对照品和样品溶液制备。

对照品溶液制备：精密称取干燥至恒重的芦丁对照品 20 mg 置于 100 mL 容量瓶中，加 60% 乙醇溶解并定容，配成浓度为 0.2 mg·mL^{-1} 的溶液，现用现配。

样品溶液制备：精确称取天龙咳喘灵粉末适量，置于 250 mL 烧瓶中，用 12 倍量 60% 乙醇 90 ℃ 回流提取 1 h，重复提取 1 次，合并 2 次提取液，冷却后抽滤，回收乙醇，浓缩后的浓缩液过大孔树脂 D312，选择 50% 乙醇洗脱液洗脱，收集洗脱液制成冻干粉末，称重。称取冻干粉末 8.6 mg 置于 100 mL 容量瓶中，用 60% 乙醇溶解并定容，待用。

（2）测定波长的选择。[①] 精密吸取芦丁对照品溶液和样品溶液各 3 mL，分别置于 25 mL 容量瓶中，加入 60% 乙醇溶液至 6 mL，再加入 5% 亚硝酸钠 1 mL，摇匀，放置 6 min；加入 10% 硝酸铝 1 mL，摇匀，放置 6 min；加入 4% 氢氧化钠 10 mL，用 60% 乙醇溶液定容，摇匀，放置 15 min，在 200~800 nm 波长范围内进行扫描，对照品溶液和样品溶液在 508 nm 处有共吸收峰，故选择 508 nm 为测定波长。芦丁对照品和样品显色后全波长扫描见图 1。

---

① 滕晓弘，刘威. 紫外分光光度法测定复方山楂片总黄酮的含量 [J]. 辽宁中医杂志，2008，35（2）：261-262.

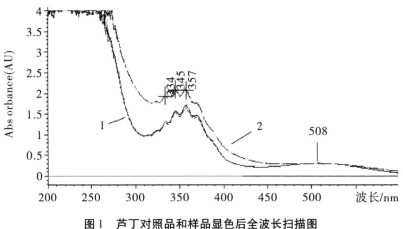

图 1　芦丁对照品和样品显色后全波长扫描图

注：1. 芦丁对照品；2. 待测样品。

（3）标准曲线的绘制。精密量取质量浓度为 0.2 mg·mL^{-1} 的芦丁对照品溶液 0 mL、1 mL、2 mL、3 mL、4 mL、5 mL、6 mL 分别置于 25 mL 容量瓶中，加入 60% 乙醇溶液至 6 mL，按（2）项操作，在 508 nm 波长处测定吸光度，以浓度 X（mg·mL^{-1}）为横坐标，以吸光度值 Y 为纵坐标，绘制标准曲线。回归方程为 $Y = 12.514X - 0.0006$（$r = 1$），即芦丁质量浓度在 $0.008 \sim 0.048$ mg·mL^{-1} 范围内与吸光度的线性关系良好。

（4）总黄酮的提取条件考察。根据天龙咳喘灵中总黄酮的理化性质及不同提取溶剂对吸收值的影响，决定采用乙醇为提取溶剂，以乙醇浓度（A）、料液比（B）、提取温度（C）、回流时间（D）为分析因素，以天龙咳喘灵中总黄酮的吸光度为分析指标进行四因素三水平 $L_9(3^4)$ 正交试验，对天龙咳喘灵中总黄酮的提取条件进行研究（见表 1 至表 3）。

表 1　正交试验水平表

水平	乙醇浓度（A）/%	料液比（B）/倍	提取温度（C）/℃	回流时间（D）/h
1	60	8	70	1
2	70	10	80	2
3	80	12	90	3

表2　正交试验与结果

序号	乙醇浓度（A）	料液比（B）	提取温度（C）	回流时间（D）	吸光度
1	60	8	70	1	0.276
2	60	10	80	2	0.335
3	60	12	90	3	0.419
4	70	8	80	3	0.359
5	70	10	90	1	0.386
6	70	12	70	2	0.339
7	80	8	90	2	0.340
8	80	10	70	3	0.262
9	80	12	80	1	0.366
K_1	1.031	0.975	0.877	1.028	
K_2	1.084	0.984	1.061	1.014	
K_3	0.968	1.124	1.145	1.040	
k_1	0.344	0.325	0.292	0.343	
k_2	0.361	0.328	0.354	0.338	
k_3	0.323	0.375	0.382	0.347	
R	0.039	0.050	0.089	0.009	

表3　方差分析

方差来源	离差平方和	自由度	均方	F 值	P 值
乙醇浓度	1.057 995	2	0.528 997 466	1.002 013 837	>0.05
料液比	1.060 447	2	0.530 223 316	1.004 335 811	<0.05
提取温度	1.068 270	2	0.534 134 892	1.011 745 022	<0.01
回流时间	1.055 869	2	0.527 934 292	1	>0.05
误差	1.055 869	2	0.527 934 292	—	—

从表1、表2可以看出，温度、乙醇浓度、料液比、回流时间这4个因

素中，提取温度对吸收值影响最大。由极差数据 R 可见，各因素对吸收值影响的主次顺序依次为提取温度（C）>料液比（B）>乙醇浓度（A）>回流时间（D）。由方差分析表（表 3）可以看出提取温度的影响是极显著的，料液比有显著影响，而乙醇浓度和回流时间的影响是不显著的。由正交实验得出的最佳提取工艺为 $A_2B_3C_3D_3$，即乙醇浓度为 70%，提取温度为 90 ℃，料液比为 1：12，提取时间为 3 h。但考虑到乙醇浓度和回流时间对试验结果影响不显著，从节约能源和节省时间来考虑，确定最佳提取条件为 $A_1B_3C_3D_1$，即乙醇浓度为 60%，提取温度为 90 ℃，料液比为 1：12，提取时间为 1 h。

在上述最佳条件下进行热回流提取 3 次，结果表明，提取率分别为 78.40%、16.19%、5.41%。综合考虑，确定最佳提取次数为 2 次。

（5）稳定性考察。分别精密吸取芦丁对照品溶液和样品溶液 3 mL 置于 25 mL 容量瓶中，加入 60% 乙醇溶液至 6 mL，按（2）项操作，在显色 15 min 后每隔 10 min 测定一次吸光度。芦丁对照品溶液在 65 min 内吸光度稳定性良好，而样品溶液在 45 min 内吸光度基本稳定，RSD 为 1.81%。表明在测定时间 45 min 内样品稳定性良好。

（6）精密度考察。精密量取芦丁对照品溶液 3 mL 置于 25 mL 容量瓶中，按（2）项操作，连续测定 6 次，RSD 为 0.287%。结果表明该仪器精密度良好。

（7）重现性考察。精密称取同一批样品 6 份，按样品溶液制备方法制备，每份取 3 mL，按（2）项操作，测定吸光度，结果 RSD 为 2.083%。表明该方法重现性良好。

（8）加样回收率试验。精密吸取已知含量的样品溶液 2 mL（6 份），分别加入 2 mL 芦丁对照品溶液，按（2）项操作，测定每份样品溶液的吸光度，计算其平均回收率为 98.98%，RSD 为 1.65%。

（9）样品含量测定。精密量取已制备的样品溶液 3 mL（6 份），按（2）项操作，测定吸光度，取 6 次测定的平均值，代入回归方程，计算天龙咳喘灵中总黄酮的平均含量，结果为 280.3 $mg\cdot g^{-1}$。

2.2　槲皮素的含量测定

（1）色谱条件。C_{18} 色谱柱（4.6 mm × 250 mm，5 μm，phenomenex），流动相为甲醇 - 0.4% 磷酸溶液（45：55，v/v），检测波长为 360 nm，流速 1 $mL\cdot min^{-1}$，柱温 30 ℃，理论塔板数不低于 5 000。

（2）对照品和样品溶液的制备。

对照品溶液制备：精密称取经五氧化二磷干燥过夜的槲皮素对照品适量置于 25 mL 容量瓶中，加甲醇溶解并定容，配成浓度为 0.168 $mg\cdot mL^{-1}$ 的溶液，现用现配。

样品溶液制备：精密称取天龙咳喘灵冻干粉末 65 mg，加 20 mL 甲醇使其溶解。加入不同浓度盐酸 5 mL 在不同条件下水解，过滤，浓缩，再用 0.45 μm 的滤膜过滤，转移滤液至 25 mL 容量瓶中，用甲醇定容，摇匀，即得。

（3）标准曲线的绘制。从槲皮素对照品溶液中，分别精密量取 1 mL、2 mL、3 mL、4 mL、5 mL 于 10 mL 容量瓶中并用甲醇定容。在上述色谱条件下分别进样 20 μL，记录峰面积的积分值，以进样浓度 X（mg·mL^{-1}）为横坐标，峰面积的积分值 Y 为纵坐标，得回归方程 $Y = 16266X - 20.901$，相关系数 r 为 0.999 9。结果表明槲皮素进样浓度在 0.016 8～0.084 0 mg·mL^{-1} 范围内与吸光度线性关系良好。槲皮素对照品及待测样品的 HPLC 色谱见图 2。

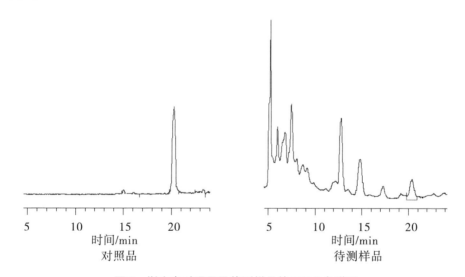

图 2　槲皮素对照品及待测样品的 HPLC 色谱图

（4）样品水解条件对分析结果的影响。对天龙咳喘灵提取物的水解时间从 30 min 到 150 min，水解温度从 55 ℃到 95 ℃，盐酸浓度从 5% 到 45% 进行预实验，结果显示水解时间过高或过低都会导致含量降低，温度过低水解过于缓和，盐酸浓度过高会导致含量偏低。从条件比较适合的几个水平入手，采用正交表 $L_9(3^4)$ 以高效液相色谱仪测定的槲皮素含量为指标，对水解时间、水解温度和盐酸浓度进行优选。结果见表 4 至表 6。

表4　水解因素水平

水平	水解时间/min	水解温度/℃	盐酸浓度（w/w）/%
1	60	75	5
2	90	85	15
3	120	95	25

表5　正交试验和结果

序号	水解时间/min	水解温度/℃	盐酸浓度（w/w）/%	误差	槲皮素浓度/（mg·mL^{-1}）
1	60	75	5	1	0.029 572
2	60	85	15	2	0.031 689
3	60	95	25	3	0.029 129
4	90	75	15	3	0.031 854
5	90	85	25	1	0.033 210
6	90	95	5	2	0.031 616
7	120	75	25	2	0.024 972
8	120	85	5	3	0.028 351
9	120	95	15	1	0.028 503
K_1	0.090 390	0.086 398	0.089 539	0.091 285	
K_2	0.096 680	0.093 250	0.092 046	0.088 277	
K_3	0.081 830	0.089 248	0.087 311	0.089 334	
k_1	0.030 130	0.028 799	0.029 846	0.030 428	
k_2	0.032 227	0.031 083	0.030 682	0.029 426	
k_3	0.027 275	0.029 749	0.029 104	0.029 778	
R	0.004 951	0.002 284	0.001 578	0.001 003	

表6　方差分析

方差来源	离差平方和（10^{-6}）	自由度	均方（10^{-6}）	F 值	P 值
水解时间	37.279 00	2	18.639 50	27.94	<0.05
水解温度	7.898 71	2	3.949 36	5.92	>0.05

续上表

方差来源	离差平方和 (10^{-6})	自由度	均方 (10^{-6})	F 值	P 值
盐酸浓度	3.741 03	2	1.870 51	2.80	>0.05
误差	1.334 20	2	0.667 102		

由表4、表5分析可知，水解温度、水解时间、盐酸浓度这3个因素对槲皮素含量测定的影响主次顺序依次为水解时间＞水解温度＞盐酸浓度。由方差分析表（见表6）可知水解时间的影响是显著的，而水解温度和盐酸浓度的影响是相对不显著的。由正交试验得出的最佳水解条件为15%盐酸、85 ℃ 水解90 min。

（5）精密度实验。取槲皮素对照品溶液连续进样6次，测得的峰面积RSD为0.52%。结果表明仪器的精密度良好。

（6）重复性实验。精密称取天龙咳喘灵样品6份，按（2）项操作制备样品溶液，在上述色谱条件下分别进样测定，结果RSD为1.07%，表明该方法重复性良好。

（7）样品稳定性实验。精密吸取同一份天龙咳喘灵样品溶液，分别于水解后0 h、2 h、4 h、6 h、8 h进样测定。按照槲皮素峰面积计算的RSD为1.19%。结果表明样品溶液在6 h内基本稳定。

（8）加样回收率。取已知含量的样品溶液6份，分别加入槲皮素对照品溶液适量，在上述色谱条件下进样测定，计算其平均回收率为99.83%，RSD为2.03%。

（9）样品测定。精密称取天龙咳喘灵样品6份，按（2）项操作制备样品溶液，在上述色谱条件下分别进样测定，取6次测定的平均值，代入回归方程，计算天龙咳喘灵中槲皮素的平均含量，结果为13.0 mg·g^{-1}。

3 讨论

本实验结果证实：天龙咳喘灵复方含有的28.03%黄酮类化合物为其主要有效部位群之一；其中代表性的化合物分子是具有磷酸二酯酶抑制剂效应的槲皮素，占总黄酮的1.30%。这表明天龙咳喘灵复方其主要有效部位群黄酮类化合物及其代表性化合物分子——槲皮素，是该制剂发挥抗哮喘气道高反应性及防治气道重构效应的重要物质基础。

黄酮类化合物大部分与糖结合成苷的形式存在，易溶于甲醇、乙醇、丙酮、乙酸乙酯等有机溶剂。乙醇具有较强的穿透植物细胞的能力，提取时间短，毒性小，价格便宜，并且易于回收，所以本实验用乙醇作为提取溶剂。

在考察不同的乙醇浓度对天龙咳喘灵中总黄酮的影响时，发现随着乙醇浓度升高，天龙咳喘灵中总黄酮的提取率呈上升趋势，当乙醇浓度达到 70% 后，总黄酮提取率开始下降。在考察 AB-8、D101 和 D312 等型号大孔树脂对天龙咳喘灵中总黄酮的影响时，发现 D312 大孔树脂对总黄酮具有较大的吸附量和解吸附率。我们选用 D312 大孔树脂，用 50% 乙醇洗脱对其成功地进行了富集。

槲皮素在植物药中通常以糖苷的形式存在，因而可以通过水解的方法使复杂的黄酮苷转化为简单的黄酮苷元而达到含量测定的目的①。槲皮素常用的含量测定方法有高效液相色谱法、毛细管电泳法和荧光光度法等②。用高效液相色谱法来检测中药复方制剂中槲皮素的含量是比较常用的检测方法，而流动相以甲醇—磷酸水溶液③或乙腈—磷酸水溶液④为主。从杂质干扰、峰形的对称性、溶剂的用量和分离度等多方面考虑，本实验的流动相采用甲醇—磷酸水溶液，选择 360 nm 作为槲皮素含量测定的检测波长。本实验采用方法能够准确地测定天龙咳喘灵中总黄酮和槲皮素的含量，从而作为该复方制剂质量控制的标准之一。

天龙咳喘灵治疗慢性阻塞性肺疾病的物质基础及作用机制的网络药理学研究⑤

慢性阻塞性肺疾病（chronic obstructive pulmonary disease，COPD）是一种以呼吸气道阻塞为特征的慢性肺部疾病，也是呼吸系统的常见病和多发病。天龙咳喘灵是国家级名老中医邱志楠教授根据温肾化痰法平治肺病的学

---

① 江维，王丽，周涛. HPLC 法测定脑心清片中槲皮素的含量［J］. 中国实验方剂学杂志，2004，10（5）：12-13. 钟尉方，王岳鸿，于莲. 银杏黄酮醇苷水解条件的正交试验研究［J］. 黑龙江医药科学，2006，29（5）：34-35.

② 惠秋沙. 槲皮素及其糖苷的提取和含量测定方法概述［J］. 药学服务与研究，2011，11（4）：294-295.

③ 梁洁，柳贤福，孙正伊，等. HPLC 测定鱼腥草配方颗粒中槲皮素的含量［J］. 中国实验方剂学杂志，2012，18（11）：140-143.

④ 李艳芳，夏泉，许风清，等. HPLC 法同时测定热淋清制剂中没食子酸和槲皮素的含量［J］. 中国实验方剂学杂志，2008，14（12）：15-17.

⑤ 原载《中药新药与临床药理》2018 年第 29 卷第 3 期。作者：王鹏、刘小虹、朱汉平、潘俊辉、张晓云。

术理论创制的经验方，具有止咳、化痰、平喘、改善肺功能等功效。研究表明①，COPD 患者坚持服用天龙咳喘灵胶囊能延缓肺功能下降，改善咳、痰、喘等症状。

中药方剂是由多味中药构成的有机整体，化学成分复杂，甚至多达数千种化合物，但是只有一部分化学成分具备良好的药代动力学性质，起到治疗作用，且中药方剂的疗效也可能来自多种中药成分的共同作用②。由于中药成分及人体相互作用的复杂性，阐明中药复方治疗疾病的作用机制尤其是分子机制仍然相对困难③。中药网络药理学是系统生物学研究中药复方的关键技术手段之一④，能在高通量组学、计算机技术、药理学及网络数据库检索等多学科融合的基础上，从系统生物学角度揭示中药、方剂的药理作用及其分子机制⑤。本文应用网络药理学技术预测天龙咳喘灵治疗 COPD 的药效物质基础和分子作用机制，以期为深入开展天龙咳喘灵的基础实验研究及临床合理应用提供理论依据。

1　方法与结果

1.1　化学成分构建

中药系统药理学数据库与分析平台（Traditional Chinese Medicine Systems Pharmacology Database and Analysis Platform，TCMSP）（http://lsp. nwu. edu. cn/tcmsp. php）基于中草药系统药理学框架建立，整合了药物代谢动力学、药物化学和药物—靶标蛋白网络—疾病网络，为药物的筛选和评估提供了 12

---

① 喻清和，邱志楠. 天龙咳喘灵治疗慢性阻塞性肺疾病疗效观察 [J]. 中国中医急诊，2004，13（6）：354－355. 邱志楠，潘俊辉，喻清和. 天龙咳喘灵胶囊治疗喘息性慢性支气管炎 368 例 [J]. 天津中医，2000，17（1）：16－17.

② LI X, XU X, WANG J, et al. A system-level investigation into the mechanisms of chinese traditional medicine：compound danshen formula for cardiovascular disease treatment [J]. PLoS One, 2012, 7（9）：e43918. RU J, LI P, WANG J, et al. TCMSP：a database of systems pharmacology for drug discovery from herbal medicines [J]. J Cheminform, 2014, 6（1）：13.

③ LIU Z Y, GUO F Y, WANG Y, et al. Batman-tcm：a bioinformatics analysis tool for molecular mechanism of raditional Chinese medicine [J]. Sci Rep, 2016, 6：21 146.

④ FAN X, SHAO L, FANG L, et al. Cross-platform comparison of microarray-based multiple-class prediction [J]. PloS One, 2011, 6（1）：16 067.

⑤ LI S, ZHANG B, JIANG D, et al. Herb network construction and co-module analysis for uncovering the combination rule of traditional Chinese herbal formulae [J]. BMC Bioinformatics, 2011, 11（s11）：S6.

个与药物动力学性质相关的数据，如口服生物利用度（oral bioavailability，OB）、半衰期、药物相似性（drug-likeness，DL）、Caco-2 渗透性、血脑屏障和 Lipinski 规则（the lipinski's rules，LR）等①。可以对中药复方的靶标进行预测和分析，探索中药有效成分和目标疾病的关联网络和作用机制。

利用 TCMSP 数据库，去除重复的化合物，从天龙咳喘灵（组方：半夏、款冬花、附子、鱼腥草、麻黄、北五味子、黄芩、芥子、细辛）中总共获取了 1 258 种化学成分，详细分布见表 1。

1.2 潜在有效成分构建

（1）LR 预测。LR 是药物分子设计和药物筛选的常用规则之一，可以比较准确地预测药物中化合物的吸收或渗透性能，使药物开发者能够尽早准确地筛选出有效药物成分，降低药物开发成本。②

LR 根据以下标准鉴定药物化合物③：①分子量不超过 500 Da（MWT ≤ 500）；②氢键供体的成分不超过 5 个（H-bond donors ≤ 5）；③氢键受体不超过 10 个（H-bond acceptors ≤ 10）；④脂水分配系数不超过 5（CLogP ≤ 5）。

未满足上述至少两种条件的化合物不太可能是口服活性药物④。本研究根据 LR 对数据库分析出的天龙咳喘灵化学成分进行筛选。

（2）DL 及 OB 预测。TCMSP 嵌入了用于计算 DLOB 的 Tanimoto 及 OBioavail 1.1 软件⑤，利用这两个软件可以预测鉴定出中药复方中的药物活性成分。TCMSP 数据库中的 DL 计算基于以下公式⑥：

---

① RU J, LI P, WANG J, et al. TCMSP: a database of systems pharmacology for drug discovery from herbal medicines [J]. J Cheminform, 2014, 6 (1): 13.

② 杨二冰，李正名. 药物分子设计中的 Lipinski 规则 [J]. 化学通报，2006, 69 (1): 16 - 19.

③ LIPINSKI C A, LOMBARDO F, DOMINY B W, et al. Experimental and computational approaches to estimate solubility and permeability in drug discovery and development settings [J]. Adv Drug Deliv Rev, 2012, 64 (1 - 3): 4 - 17.

④ URSU O, RAYAN A, GOLDBLUM A, et al. Understanding drug-likeness [J]. Wiley Interdiscip Rev Comput Mol Sci, 2011, 1 (5): 760 - 781.

⑤ TAO W, XU X, WANG X, et al. Network pharmacology-based prediction of the active ingredients and potential targets of Chinese herbal Radix Curcumae formula for application to cardiovascular disease [J]. J Ethnopharmacol, 2013, 145 (1): 1 - 10.

⑥ WANG X, XU X, TAO W, et al. A systems biology approach to uncovering pharmacological synergy in herbal medicines with applications to cardiovascular disease [J]. Evid Based Complement Alternat Med. 2012, 2012 (2): 519 031.

$$F\ (A,\ B)\ =A\times\dfrac{B}{A^2+B^2-A+B}$$

其中，A 是指目标化合物的分子性质，B 是指 Drugbank 数据库的所有药物的平均分子性质。

2011 年 Drugbank 数据库的 DL 指数为 6 511 个分子的平均值 0.18。根据 TCMSP 数据库的建议及综合文献的考虑[①]，本研究选择 DL≥0.18，OB≥30% 为筛选条件。

（3）预测结果。根据 LR、OB 和 DL 预测分析出天龙咳喘灵中共有 80 种潜在的有效成分，结果见表 1、表 2。

表 1　天龙咳喘灵中化学成分分布及预测结果

	附子	半夏	鱼腥草	麻黄	款冬花	北五味子	黄芩	芥子	细辛
化合物总数/种	65	116	50	363	148	130	143	51	192
满足 LR 规则	37 (56.9%)	74 (63.8%)	28 (56.0%)	284 (78.2%)	72 (48.6%)	97 (74.6%)	87 (60.8%)	37 (72.5%)	158 (82.3%)
满足 OB ≥ 30%，DL≥0.18	21 (32.3%)	13 (11.2%)	7 (14.0%)	23 (6.3%)	22 (14.9%)	8 (6.2%)	36 (25.2%)	3 (5.9%)	8 (4.2%)
满足所有标准	9 (13.8%)	6 (5.2%)	5 (10.0%)	12 (3.3%)	12 (8.1%)	4 (3.1%)	29 (20.3%)	1 (2.0%)	8 (4.2%)

①　TAO W, XU X, WANG X, et al. Network pharmacology-based prediction of the active ingredients and potential targets of Chinese herbal radix curcumae formula for application to cardiovascular disease ［J］. J Ethnopharmacol, 2013, 145 (1): 1 – 10. WANG X, XU X, TAO W, et al. A systems biology approach to uncovering pharmacological synergy in herbal medicines with applications to cardiovascular disease ［J］. Evid Based Complement Alternat Med. 2012, 2012 (2): 519 031.

表 2 天龙咳喘灵中的潜在有效成分

中药	潜在有效成分	中药	潜在有效成分
附子	Deltoin Deoxyandrographolide Karakoline Karanjin Benzoylnapelline 6-Demethyldesoline （R）-Norcoclaurine Ignavine Isotalatizidine	鱼腥草	Isoramanone Kaempferol Ruvoside_qt Vomitoxin Quercetin
黄芩	2,6,2′,4′-tetrahydroxy-6′-methoxychaleone （2 r）-7-hydroxy-5-methoxy-2-phenylchroman-4-one 5,2′,6′-trihydroxy-7,8-dimethoxyflavone 5,2′-dihydroxy-6,7,8-trimethoxyflavone 5,7,2,5-tetrahydroxy-8,6-dimethoxyflavone 5,7,2′,6′-tetrahydroxyflavone 5,7,4′-trihydroxy-6-methoxyflavanone 5,7,4′-trihydroxy-8-methoxyflavanone 5,7,4′-trihydroxy-8-methoxyflavone 5,8,2′-trihydroxy-7-methoxyflavone Acacetin Baicalein Carthamidin Coptisine Dihydrobaicalin_qt Dihydrooroxylin Dihydrooroxylin A Ent-Epicatechin Epiberberine Eriodyctiol（flavanone） Moslosooflavone Neobaicalein Norwogonin Oroxylin A Panicolin Rivularin Salvigenin Skullcapflavone Ⅱ Wogonin	款冬花	7beta-angeloyloxyoplopa-3（14）Z,8（10）-dien-2-one 7beta-（4-methylsenecioyloxy）oplopa-3（14）E,8（10）-dien-2-one （1R,3R,4R,5S,6S）-1-acetoxy-8-angeloxyloxy-3,4-epoxy-5-hydroxybisabola-7（14）,10-dien-2-one 7beta-（3-ethyl-cis-crotonoyloxy）-14-hydroxy-notonipetranone 14-acetoxy-7beta-angeloyloxy-notonipetranone 14-acetoxy-7beta-senecioyloxy-notonipetranone Senkirkine Tussilagin Femara Methyl 3-O-caffeoylquinate Kaempferol Quercetin
		细辛	4,9-dimethoxy-1-vinyl-beta-carboline Caribine Cryptopin Sesamin ｛（1S）-3-［（E）-but-2-enyl］-2-methyl-4-oxo-1-cyclopent-2-enyl｝（1R,3R）-3-［（E）-3-methoxy-2-methyl-3-oxoprop-1-enyl］-2,2-dimethylcyc-lopropane-1-carboxylate （3S）-7-hydroxy-3-（2,3,4-trimethoxyphenyl）chroman-4-one Kaempferol ZINC05223929
		北五味子	Longikaurin A Gomisin-A Gomisin R Wuweizisu C

邱志楠平治肺病学

续上表

中药	潜在有效成分	中药	潜在有效成分
半夏	Cavidine Baicalein Coniferin 12,13−epoxy−9−hydroxynonadeca−7,10−dienoic acid (3S,6S)−3−(benzyl)−6−(4−hydrox−ybenzyl)piperazine−2,5−quinone beta−D−Ribofuranoside, xanthine−9	芥子	Sinoacutine

1.3 生物信息学分析

BATMAN-TCM（http://bionet. ncpsb. org/batman-tcm/）是一款为中医药分子机制研究而设计的在线生物信息学分析工具，基于中药成分的目标预测和潜在药物靶点的网络药理学分析，有助于了解多成分、多靶点、多途径的中药复方作用机制[①]。NCBI 中的 PubChem 化合物数据库（https://www. ncbi. nlm. nih. gov/pccompound/）包含经过验证的化学物描述信息，存储在 PubChem 中的化合物结构是通过身份和相似性组进行预聚集和交叉引用的。将 LR、OB 及 DL 筛选出的潜在的有效成分，通过 NCBI 中的 PubChem Compound 共获得 59 个 PubChem CID，再将 PubChem CID 提交到 BATMAN-TCM 进行生物信息学分析，获取 KEGG 富集分析、GO 富集分析及疾病富集分析结果和成分靶标途径/疾病关联网络图。

（1）KEGG 富集分析。在设定预测候选目标得分（Score cutoff ≥ 20）的情况下，共得到 145 条 KEGG 信号通路，其中校正后的 P 值（FDR）≤ 0.05，显著富集的 KEGG 信号通路有 29 条，结果见表 3。综合目前研究文献分析，与 COPD 治疗机制相关性较大的通路共有 5 条，相关通路及天龙咳喘灵作用的潜在生物学靶点见表 4。

（2）GO 富集分析。GO 富集分析设定 FDR ≤ 0.05，共获得 36 个生物过程（biological process，BP）、10 个细胞组分（cellular component，CC）、7 个分子功能（molecular function，MF）。结果见图 1。

---

① LIU Z1, GUO F, WANG Y, et al. Batman-tcm: a bioinformatics analysis tool for molecular mechanism of traditional Chinese medicine [J]. Sci Rep, 2016, 6: 21 146.

表 3　显著富集的 KEGG 信号通路

KEGG 信号通路（英文）	KEGG 信号通路（中文）	FDR 值
Neuroactive ligand-receptor interaction	神经活性配体—受体相互作用	4.48E-19
Nervous system	神经系统	8.84E-16
Signaling molecules and interaction	信号分子和相互作用	4.43E-15
Calcium signaling pathway	钙信号通路	1.30E-10
Signal transduction	信号转导	6.79E-09
Serotonergic synapse	5-羟色胺能突触	3.26E-07
Dopaminergic synapse	多巴胺能突触	3.96E-07
Adrenergic signaling in cardiomyocytes	心肌细胞中的肾上腺素能信号传导	5.40E-07
cGMP-PKG signaling pathway	cGMP-PKG 信号通路	5.98E-07
Cholinergic synapse	胆碱能突触	7.02E-06
Jak-STAT signaling pathway	Jak-STAT 信号通路	9.70E-05
Circulatory system	循环系统	1.56E-04
Salivary secretion	唾液分泌	4.17E-04
Retrograde endocannabinoid signaling	逆行内源性大麻素信号	1.37E-03
Cytokine-cytokine receptor interaction	细胞因子—细胞因子受体相互作用	1.58E-03
Cardiac muscle contraction	心肌收缩	2.69E-03
MAPK signaling pathway	MAPK 信号传导途径	7.53E-03
Gastric acid secretion	胃酸分泌	9.59E-03
Endocrine system	内分泌系统	9.69E-03
Endocytosis	胞吞作用	1.22E-02
Oxytocin signaling pathway	催产素信号通路	1.22E-02
Digestive system	消化系统	1.55E-02
Chemokine signaling pathway	趋化因子信号通路	1.58E-02
Insulin secretion	胰岛素分泌	1.74E-02
Gap junction	间隙连接	2.07E-02
Vascular smooth muscle contraction	血管平滑肌收缩	3.53E-02
Long-term depression	长时程抑郁	3.53E-02
Inflammatory mediator regulation of TRP channels	TRP 通道的炎症介质调节	3.53E-02
PI3K-Akt signaling pathway	PI3K-Akt 信号通路	4.45E-02

注：按 FDR 值由小到大排序。

表4　潜在作用通路及生物学靶点预测分析结果

潜在作用通路（英文）	潜在作用通路（中文）	生物学靶点
MAPK signaling pathway	MAPK 信号通路	CACNA1C、HTR2A
Chemokine signaling pathway	趋化因子信号通路	ARRB2
Vascular smooth muscle contraction	血管平滑肌收缩	CACNA1C、ADRA1A、ADRA1B、ADRA1C
Inflammatory mediator regulation of TRP channels	TRP 通道的炎症介质调控	HTR2A、HTR2B、HTR2C
PI3K-Akt signaling pathway	PI3K-Akt 信号通路	CHRM2

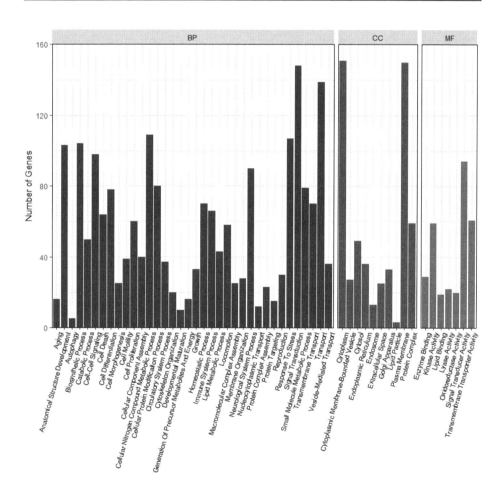

图 1　GO Term 分布图

（3）疾病富集分析。根据 OMIM（Online Mendelian Inheritance in Man）数据库分析，共获得 188 个天龙咳喘灵具有潜在治疗作用的疾病，其中肺部相关疾病包括 Asthma，Susceptibility To（过敏性哮喘）、Pulmonary Hypertension，Primary，3、Pulmonary Fibrosis and/or Bone Marrow Failure，Telomere-Related，1。根据（Therapeutic Target Database，TTD）数据库，共获得 30 个具有潜在治疗作用的疾病，其中包括呼吸困难、咳嗽、COPD、支气管痉挛等呼吸系统相关疾病。

（4）潜在有效成分靶标途径/疾病关联分析。根据分析结果，对显著富集的 KEGG 信号通路和 OMIM/TTD 疾病表型进行关联分析，制成成分靶标途径/疾病关联网络图（见图 2）。设定图中的节点具有不少于 3 个关联的化学成分，七边形节点表示化合物（9 个），五角星形节点表示生物学靶点（29 个），圆形节点表示 KEGG 信号通路（20 条），方形外圈节点表示 OMIM 疾病（24 个），方形内圈节点表示 TTD 疾病（23 个）。目标节点、通路节点和疾病节点的大小与其在网络中的权重成正比，包括作用于目标的化合物的数目、通路中所涉及的靶点数目，以及已知疾病相关基因的目标数量。进一步分析与呼吸系统疾病相关的显著富集的 OMIM 疾病，结果见表 5。

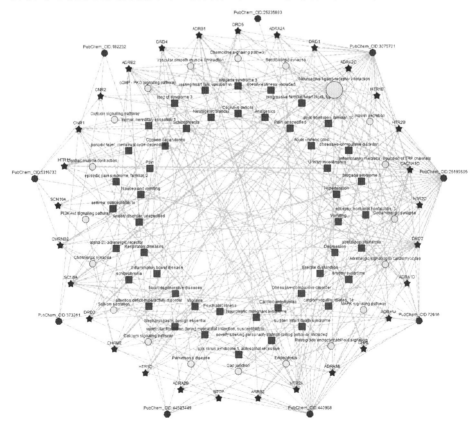

图2　潜在有效成分靶标途径/疾病关联网络图

表 5　与呼吸系统疾病相关的显著富集的 OMIM 疾病

OMIM ID	疾病名称	生物学靶点	FDR 值	目标成分数
600807	Asthma, Susceptibility To	ADRB2	3.05E-02	3
615343	Pulmonary Hypertension, Primary, 3	—	3.05E-02	1
614742	Pulmonary Fibrosis and/or Bone Marrow Failure, Telomere-Related, 1	—	3.05E-02	1

注：按 FDR 值由小到大排序。

2　讨论

通过网络药理学技术在天龙咳喘灵中筛选出 80 种潜在的有效成分，进一步分析预测出天龙咳喘灵潜在作用显著富集的信号通路 29 条、生物学靶点 29 个，综合研究文献分析，其中与 COPD 治疗机制相关性较大的通路有 MAPK 信号通路、趋化因子信号通路、血管平滑肌收缩、TRP 通道的炎症介质调控、PI3K-Akt 信号通路。

气道氧化应激水平较高引起的氧化—抗氧化剂不平衡是 COPD 的发病机制之一，气道氧化应激促进血管内皮细胞生长因子与其受体结合，从而导致肺泡细胞凋亡和肺气肿。研究①显示 MAPK 信号通路可以通过上调抗氧化基因的表达，从而增强细胞的抗损伤能力。MAPK 的 p38 亚组的激活参与了 COPD 的氧化应激和细胞凋亡，故该蛋白可能是治疗性干预 COPD 的合适药理学靶点②。

趋化因子是一种能引起白细胞移行到感染部位的低分子量化学引诱肽，在炎症反应中具有重要作用。COPD 主要涉及小气道和肺实质的慢性炎症，伴有炎症细胞的募集。这种炎症细胞的募集是由多种趋化因子调配的③。研究表明，CCL2 可能参与巨噬细胞在 COPD 患者肺部的积累④；CCR5 在 Th1

---

① LI C, SHI Q, YAN Y, et al. Recuperating lung decoction attenuates the oxidative stress state of chronic obstructive pulmonary disease by inhibiting the MAPK/AP-1 signal pathway and regulating γ-GCS [J]. Evid Based Complement Alternat Med, 2017, 2017 (1): 1-12.

② RENDA T1, BARALDO S, PELAIA G, et al. Increased activation of p38 MAPK in COPD [J]. Eur Respir J, 2008, 31 (1): 62-69.

③ DONNELLY L E, BARNES P J. Chemokine receptors as therapeutic targets in chronic obstructive pulmonary disease [J]. Trends Pharmacol Sci, 2006, 27 (10): 546-553.

④ BARNES P J. The cytokine network in asthma and chronic obstructive pulmonary disease [J]. J Clin Invest, 2008, 118 (11): 3 546-3 556.

和 Tc1 细胞上有选择性表达，有助于将这些细胞募集到 COPD 患者的气道中[1]；在 COPD 患者痰液中 CXCL1 和 CXCL8 水平明显升高，与嗜中性粒细胞比例增加相关[2]。本研究结果显示，与趋化因子信号通路直接关联的药物靶点是 ARRB2。

COPD 患者由于长期受炎症、低氧等因素影响，引起肺血管壁的增厚、毛细血管床破坏、毛细血管数目减少，以及肺血管的重建及肺小动脉内原位血栓形成、机化等，最终导致肺血管阻力增加和肺动脉高压，甚至引起慢性肺源性心脏病[3]。肺血管收缩发展的一个促成因素是增加肺动脉平滑肌细胞收缩。临床上常用血管扩张剂降低肺血管阻力来缓解肺动脉高压。我们推测天龙咳喘灵可能通过作用于与血管平滑肌收缩通路直接关联的药物靶点，抑制血管平滑肌收缩，从而达到改善 COPD 相关性肺动脉高压的效果。

研究[4]表明，TRP 通道在保护气道免受环境影响方面起着不可或缺的作用，当 TRP 通道被激活时，可以减少呼吸驱动，引发咳嗽，通过调节气道张力引起气道狭窄，并诱导协调的炎症反应，与哮喘、COPD 和慢性咳嗽等疾病密切有关。天龙咳喘灵可能通过作用于 HTR2A、HTR2B、HTR2C 靶点，起到调控 TRP 通道的功能。

① BARCZYK A, PIERZCHALA W, KON O M, et al. Cytokine production by bronchoalveolar lavage T lymphocytes in chronic obstructive pulmonary disease [J]. J Allergy Clin Immunol, 2006, 117 (6): 1 484 – 1 492.

② KEATINGS V M, COLLINS P D, SCOTT D M, et al. Differences in interleukin-8 and tumor necrosis factor-α in induced sputum from patients with chronic obstructive pulmonary disease or asthma [J]. Am J Respir Crit Care Med, 1996, 153 (2): 530 – 534. TRAVES S L, CULPITT S, RUSSELL R E K, et al. Elevated levels of the chemokines GRO-a and MCP-1 in sputum samples from COPD patients [J]. Thorax, 2002, 57 (7): 590 – 595.

③ ANDERSEN K H, ANDERSEN C B, GUSTAFSSON F, et al. Pulmonary venous remodeling in COPD-pulmonary hypertension and idiopathic pulmonary arterial hypertension [J]. Pulmonary circulation, 2017, 7 (2): 514 – 521. BURNETT D M. COPD and physical activity: a call to action for respiratory therapists and patients [J]. Respiratory care, 2018, 63 (1): 121 – 122. BRANDSMA C A, DEVRIES M, COSTA R, et al. Lung ageing and COPD: is there a role for ageing in abnormal tissue repair [J]. Eur Respir Rev, 2017, 26 (146): 170 073.

④ HELEN WALLACE. Airway pathogenesis is linked to TRP channels [M]. Neurobiology of TRP Channels, 2017: 2.

邱志楠平治肺病学

胰岛素是葡萄糖体内平衡的必需激素，也被认为具有抗炎和细胞保护作用。① 研究②显示，胰岛素介导的 PI3K-Akt、MAPK 和原始胰岛素诱导等信号通路在几种细胞类型凋亡中起重要的调节和保护作用。临床上越来越多的证据表明对重症患者进行强化胰岛素治疗对肺组织有益③。胰岛素还可以通过 PI3K-Akt 和 ERK 途径有效地抑制 TLR3／聚肌苷酸—多胞苷酸诱导的人支气管上皮细胞凋亡。④

根据潜在有效成分靶标途径/疾病关联网络图发现，天龙咳喘灵可能通过 ADRB2 改善过敏性哮喘。研究⑤表明 ADRB2 是 COPD 气道平滑肌张力的重要调节因子，损害 ADRB2 功能的变体可能会增加疾病风险，或降低对 COPD 内源性和吸入性肾上腺素能激动剂的反应。因此 ADRB2 可能是天龙咳喘灵治疗 COPD 的潜在治疗靶点。

综上所述，基于网络药理学技术预测天龙咳喘灵治疗 COPD 的作用机制，天龙咳喘灵胶囊呈现出多成分、多靶点、多途径的特点，根据研究结果预测其活性成分群可能通过影响 ADRB2、CACNA1C、ARRB2、ADRA1A、ADRA1B、ADRA1C、HTR2A、HTR2B、HTR2C 和 CHRM2 等靶点，调控 MAPK 信号通路、趋化因子信号通路、TRP 通道的炎症介质调节、血管平滑

① VAN DEN BERGHE G. How does blood glucose control with insulin save lives in intensive care [J]. J Clin Invest, 2004, 114 (9): 1 187 - 1 195.

② KANG S, SONG J, KANG H, et al. Insulin can block apoptosis by decreasing oxidative stress via phosphatidylinositol 3-kinase-and extracellular signal-regulated protein kinase-dependent signaling pathways in HepG2 cells [J]. Eur J Endocrinol, 2003, 148 (1): 147 - 155. GAO Y, ORDAS R, KLEIN J D, et al. Regulation of caspase-3 activity by insulin in skeletal muscle cells involves both PI3-kinase and MEK-1/2 [J]. J Appl Physiol (1985), 2008, 105 (6): 1 772 - 1 778. MEIER M, NITSCHKE M, HOCKE C, et al. Insulin inhibits caspase-3 activity in human renal tubular epithelial cells via the PI3-kinase/Akt pathway [J]. Cell Physiol Biochem, 2008, 21 (4): 279 - 286.

③ DERDE S, VANHOREBEEK I, VAN DEN BERGHE G. Insulin treatment in intensive care patients [J]. Horm Res, 2009, 71 (1): 2 - 11. VANHOREBEEK I, LANGOUCHE L, VAN DEN BERGHE G. Tight blood glucose control with insulin in the ICU: facts and controversies [J]. Chest, 132 (1): 268 - 278.

④ NUMATA T, ARAYA J, FUJII S, et al. Insulin-dependent phosphatidylinositol l3-kinase/Akt and ERK signaling pathways inhibit TLR3-mediated human bronchial epithelial cell apoptosis [J]. J Immunol, 2011, 187 (1): 510 - 519.

⑤ NIELSEN A O, JENSEN C S, ARREDOUANI M S, et al. Variants of the ADRB2 Gene in COPD: systematic review and meta-analyses of disease risk and treatment Response [J]. COPD, 2017, 14 (4): 451 - 460.

肌收缩通路、MAPK 信号通路和 PI3K－Akt 信号通路，起抗氧化应激、调节炎症反应、抑制肺血管平滑肌收缩、抗细胞凋亡等作用，进一步对 COPD 起到治疗效果。本研究仅为后续系统开展天龙咳喘灵胶囊治疗 COPD 的作用机制研究提供参考，结果仍需要通过进一步的体内外实验研究来证实。

第二十一章　教学研究

在高等医学院校中渗透中医素质教育的实践探索①

加强素质教育是时代的要求。进入 21 世纪，世界科学技术的发展日新月异，知识经济时代已初显端倪。医学院校开展文化素质教育工作是 21 世纪医学科学发展的需要。加强对医科大学生以人文素质为主的文化素质教育，在全面提高医科大学生文学、历史、哲学、艺术等方面文化素质的同时，尤其应加强中医文化修养和中国传统医学的科学精神培养，这对于培养具有创新精神、适应 21 世纪社会主义现代化建设要求的"中国医生"人才具有重要意义。中医学有 5 000 年历史，植根于中华文化，是我国临床医学生必备的人文素质之一。我院中医教研室作为"中医学"课程教学主体，如何将重视学生人才素质培养的思想在教学过程中体现出来，是医学高校实施素质教育真正显效的重要环节之一。

1　开展人文素质教育的重要性和紧迫性

我院作为一所专业口径相对狭窄的高等医学院校，长期、单一的专业教育观念，深刻影响了我院人才培养模式和人才质量。许多学生进入医院实习，书写病历时，连最基本的术语、名称也不会写，或错误百出。参加工作后，动手能力弱，适应能力较差，与老师、患者、同事缺乏沟通，暴露出专业知识基础薄弱、知识面狭窄、知识结构单一、文化素养不高等弱点，影响

①　原载《中国中医药现代远程教育》2006 年第 4 卷第 10 期。作者：潘俊辉、邱志楠、刘义海。

了后续的发展。长此以往，我们培养的学生将难以符合未来厚基础、宽专业、高素质人才的要求，在日益激烈的生存竞争中处于被动地位。面对机遇与挑战并存的新时代，面对国家乃至世界都在全面推广加强人文素质教育的大趋势，学生素质和教学质量的好坏将直接影响到学校的生存、发展前景。因此，在我院实施人文素质教育，提高教学质量和效益，已迫在眉睫。

2 中医教学中实施素质教育的必要性和途径

我校学生普遍存在的情况是缺乏远大的理想、明确的目标、坚强的意志，积极、进取的精神。如何在进入大学后，很快形成独立思考、自主学习的学习习惯，树立自己的学习目标，对大一新生尤其重要。中医学博大精深，本身就蕴含着丰富的人文精神，特别是中医学课程。中医学虽然是学校最后一年的专业必修课，但这并不代表它是浅显的、通俗易懂的。扎实地学好中医学，牢固地掌握中医学基础理论，对学生今后的学习、工作、学术发展都有重要影响，起到奠基石的作用。除"中医学"课程外，学院还开设了"中西医结合医学概论""中医养生保健学""针灸推拿学"三门选修课供全校医学生报读。

3 中医教学中渗透人文素质教育的思想与方法

在"中医学"教学中渗透人文素质教育，既有利于学生的学习、发展，也有利于增强教学效果，两者相得益彰。由于受到中国传统文化的深刻影响，中医学内容丰富，文字简练而又富含哲理，刚接触中医学的新生确实会觉得中医学艰涩、枯燥、难懂，学习兴趣不浓、信心不足。此时就需要专业课教师的帮助和引导，因为教师的言行、教师对待专业课的态度会对学生产生深刻的影响和示范作用。我们不能只管传授专业知识，而忽视新生中存在的这些问题，忽视对他们生活、情感的关心，应该抓住这个切入点，充分发挥中医学所蕴含的丰富传统文化精神和内容，循循善诱，在中医学教学中自觉地渗透人文素质教育。

在课堂上，应注意穿插介绍中医学这门学科的特点。中医学是自然科学与社会科学交叉、基础学科和应用学科交融的产物，"是科学、技艺和仁术的融合体"。教师应在教学专业理论知识的同时，交织讲述著名医家的经历、治病救人故事等，内容不一定要很多，但榜样的力量是无穷的，要让学生明白医生的一言一行都性命攸关。这样有助于激发学生学习中医的热情，引导他们认真学习专业知识，注重自身职业道德修养的培养和提高。

要注重介绍中医发展的前景，让学生正确认识、理解中医，明确自己的奋斗目标，形成危机感，坚定学习决心和信心，从而对学生学习临床医学专业课起到事半功倍的作用。

加强中医学临床见习教学。我们通过带学生进医院、进病房，利用学生和患者面对面的床边教学方式，克服课堂教学中情景、内容、形式的单一呆板，增强了教学效果，并使学生真正地体会到"大医精诚，一切为病人服务"的中医临床工作态度，培养学生主动服务的意识和高尚的医德。同时，通过这种床边教学的方法满足了学生对新技术、新技能的需求。

4　加强教师文化素养的提高

要想培养素质高、能力强的人才，必须先有高水平、高素质的教师队伍。而高水平、高素质的教师不仅取决于教师的学历学位、学术水平，而且取决于他的文化素养。"一个教师的文化素养在一定程度上影响着他能否具有严谨治学、认真执教、尽职尽责的精神和品格，是否真正做到教书育人。"因此教师也需要不断提高自身文化修养，学习再学习，从思想上彻底转变观念，在平常的教学中渗透人文素质教育，注重学生的主动发展，点滴之间言传身教。日积月累的工作将对学生良好文化素质的培养、创新能力的提高、高尚品格的塑造，起到深远的影响。

5　结语

综上所述，中医学既是科学、仁术、技艺三个方面有机的融合，也是真、善、美的统一，而人文素质教育的主要内涵正是追求真、善、美的创新。求真需要有严谨的科学作风和不断追求真理的探索精神，求善需要有良好的伦理道德和高尚的情操，求美需要有娴熟的技能和美的创造能力。展望未来，21世纪科技、经济国际化趋势愈加明显，世界各国之间的竞争将不仅体现在科学技术和经济实力的较量上，也体现在国民的文化底蕴、民族精神和精神文明水准的较量上。现在的大学生将成为未来推动国家发展的中坚力量，他们的素质高低影响着中华民族的未来，同样影响着学校的发展和未来。